J. Koppenberg, C. P. Both, U. Pietsch (Hrsg.)

Fälle Präklinische Notfallmedizin

WIR UNTERSTÜTZEN

MEDECINS SANS FRONTIERES
ÄRZTE OHNE GRENZEN e.V.

2024

… durch Spenden des Herausgeber- und Autorenhonorars. Ärzte ohne Grenzen e.V. hatte keinen redaktionellen Einfluss auf den Inhalt des Buches. Die Organisation wird nicht durch den Verkauf des Buches unterstützt.

Joachim Koppenberg, Christian Peter Both,
Urs Pietsch (Hrsg.)

Fälle Präklinische Notfallmedizin

Mit Beiträgen von:
Dr. med. Thomas Ahne, Schönau; Dr. med. Christian Peter Both, Zürich/Schweiz;
Prof. Dr. med. Sebastian Brenner, Dresden; Dr. med. Domagoj Damjanovic, Freiburg;
Dr. med. Carsten Einfeld, Scuol/Schweiz; PD Dr. med. Beate Grass, Zürich/Schweiz;
Dr. med. Eric Haffner, Lahr; Prof. Dr. med. Florian Hoffmann, München;
PD Dr. med. Björn Hossfeld, Ulm; Dr. med. Wolfgang Jakob, Erfurt; Dr. med. Philipp Jung,
Lübeck; PD Dr. med. Jürgen Knapp, Schwyz/Schweiz; Dr. med. Sascha Kolokowsky, Halle;
Susanne Konrad, Bogen; Dr. med. Joachim Koppenberg, Scuol/Schweiz; Dr. MBA,
MSc Ruth Kröss, Innsbruck/Österreich; Dr. med. Bernd Landsleitner, Nürnberg;
PD Dr. med. Urs Pietsch, St. Gallen/Schweiz; Prof. Dr. med. Michael Reng, Regensburg;
Dr. med. Felix Rockmann, Regensburg; Dr. med. Noemi Stähli, Zürich/Schweiz; Peter Stähli,
Luzern/Schweiz; Dr. med. Hartmut Stefani, Merseburg; PD Dr. med. Tom Terboven, Heidelberg;
Dr. med. Roland Wiener, Frankfurt a. M.

ELSEVIER

Elsevier GmbH, Bernhard-Wicki-Str. 5, 80636 München, Deutschland
Wir freuen uns über Ihr Feedback und Ihre Anregungen an kundendienst@elsevier.com

ISBN 978-3-437-21002-0
eISBN 978-3-437-05511-9

1. Auflage 2025

Wichtiger Hinweis
Die medizinischen Wissenschaften unterliegen einem sehr schnellen Wissenszuwachs. Der stetige Wandel von Methoden, Wirkstoffen und Erkenntnissen ist allen an diesem Werk Beteiligten bewusst. Sowohl der Verlag als auch die Autorinnen und Autoren und alle, die an der Entstehung dieses Werkes beteiligt waren, haben große Sorgfalt darauf verwandt, dass die Angaben zu Methoden, Anweisungen, Produkten, Anwendungen oder Konzepten dem aktuellen Wissensstand zum Zeitpunkt der Fertigstellung des Werkes entsprechen.
Der Verlag kann jedoch keine Gewähr für Angaben zu Dosierung und Applikationsformen übernehmen. Es sollte stets eine unabhängige und sorgfältige Überprüfung von Diagnosen und Arzneimitteldosierungen sowie möglicher Kontraindikationen erfolgen. Jede Dosierung oder Applikation liegt in der Verantwortung der Anwenderin oder des Anwenders. Die Elsevier GmbH, die Autorinnen und Autoren und alle, die an der Entstehung des Werkes mitgewirkt haben, können keinerlei Haftung in Bezug auf jegliche Verletzung und/oder Schäden an Personen oder Eigentum, im Rahmen von Produkthaftung, Fahrlässigkeit oder anderweitig übernehmen.

Für die Vollständigkeit und Auswahl der aufgeführten Medikamente übernimmt der Verlag keine Gewähr.
Geschützte Warennamen (Warenzeichen) werden in der Regel besonders kenntlich gemacht (®). Aus dem Fehlen eines solchen Hinweises kann jedoch nicht automatisch geschlossen werden, dass es sich um einen freien Warennamen handelt.

Bibliografische Information der Deutschen Nationalbibliothek
Die Deutsche Nationalbibliothek verzeichnet diese Publikation in der Deutschen Nationalbibliografie; detaillierte bibliografische Daten sind im Internet über https://www.dnb.de abrufbar.

25 26 27 28 5 4 3 2

In ihren Veröffentlichungen verfolgt die Elsevier GmbH das Ziel, genderneutrale Formulierungen für Personengruppen zu verwenden. Um jedoch den Textfluss nicht zu stören sowie die gestalterische Freiheit nicht einzuschränken, wurden bisweilen Kompromisse eingegangen. Selbstverständlich sind **immer alle Geschlechter** gemeint.

Planung: Dr. Barbara Schweighofer, München
Projektmanagement: Ulrike Schmidt, München
Redaktion: Dr. Nikola Schmidt, Berlin
Rechteklärung: Katja Sieger-Schauer, München
Herstellung: Dietmar Radünz, Leipzig
Satz: Thomson Digital, Noida/Indien
Druck und Bindung: Drukarnia Dimograf Sp. z o. o., Bielsko-Biała/Polen
Umschlaggestaltung: SpieszDesign, Neu-Ulm
Titelfotografie: Schweizerische Rettungsflugwacht Rega, Zürich/Schweiz

Aktuelle Informationen finden Sie im Internet unter **www.elsevier.de**

Vorwort

Es freut uns außerordentlich, die sehr erfolgreiche Fallbuch-Serie mit dem vorliegenden Werk nun auch um den Bereich „Präklinische Notfallmedizin" erweitern zu können.

Bei den insgesamt 61 Kasuistiken handelt es sich um spannende und lehrreiche Fälle aus der langjährigen gelebten Praxis und Erfahrung von erfahrenen Notärztinnen und Notärzten. Bei der Auswahl der Fälle orientierten sich die Herausgeber an den gemäß Literatur am häufigsten und relevantesten präklinischen Einsatzmeldebildern und -diagnosen. Joachim Koppenberg und Urs Pietsch sind zwei langjährige Allround-Notärzte und Christian Peter Both ist zusätzlich ein ausgewiesener Kindernotarzt – so sind auch zwei Drittel der dargestellten Kasuistiken Erwachsenenfälle und ein Drittel reine Kinderfälle.

Bei der Themenauswahl wurde darauf geachtet, dass mindestens 80% des Stoffumfangs der Lehr- und Lerninhalte für den Weiterbildungskurs der Zusatzweiterbildung „Notfallmedizin" gemäß Musterweiterbildungsordnung der Deutschen Bundesärztekammer (BÄK), der Österreichischen Ärztekammer (ÖÄK) und des Weiterbildungscurriculums der Schweizerischen Gesellschaft für Notfall- und Rettungsmedizin (SGNOR) abgedeckt sind.

Um das reine „Storytelling" von spannenden Einsätzen weiterzuentwickeln, wurden die Fälle von den Autoren gemäß Vorgaben der Herausgeber aufgearbeitet und werden aus didaktischen Gründen immer nach der gleichen Struktur präsentiert. Dies dient einerseits einer besseren Lesbarkeit, entspricht aber insbesondere der strukturierten Vorgehensweise bei einem präklinischen Einsatz inklusive typischer strukturierender Elemente, wie 4S, xABDCE, SAMPLER etc. So werden angehende Notärztinnen und Notärzte sowie Rettungsdienstmitarbeitende bereits beim Lesen mental für ein strukturiertes Vorgehen im Echteinsatz trainiert. Aber auch für „alte Hasen" gibt es immer wieder etwas Neues oder Interessantes zu entdecken.

Neben den aktuellen leitliniengerechten Empfehlungen dürften die Leser aber am meisten von den „Tops und Flops" im Sinne einer persönlichen und selbstreflektierenden Einschätzung des erfahrenen Teams aus Autorinnen und Autoren profitieren: Was ist besonders gut gelaufen? Was würde ich beim nächsten Mal anders machen? Was hat mich bei dem Einsatz am meisten persönlich beschäftigt/herausgefordert? Um die Einzelkasuistik zu „boostern", werden zum Schluss zudem optionale Entwicklung im Sinne „Was wäre, wenn …?" erläutert und besprochen, sodass der Blick deutlich über den Einzelfall-Tellerrand hinaus garantiert ist. Die wichtigsten Erkenntnisse werden letztlich in prägnanten Kernaussagen zusammengefasst, um die Take-home- oder besser „Take-to-the-next-emergency-Message" nachhaltig erfassen zu können.

Bedanken möchten wir uns auf Seiten des Verlags namentlich bei Frau Dr. Barbara Schweighofer, Frau Ulrike Schmidt und Frau Dr. Nikola Schmidt für ihre außerordentliche professionelle, stets angenehme und freundliche Begleitung und Unterstützung.

Unser Hauptdank gilt unseren zahlreichen tollen Autorinnen und Autoren, welche neben ihrem bereits intensiven Arbeitsalltag in ihrer wertvollen Freizeit zusätzlich Zeit und Lust fanden, ihre persönlichen Einsätze und Geschichten mit uns zu teilen und diese selbstkritisch zu analysieren. Dies umso mehr, da alle Honorare der Autoren und der Herausgeber freiwillig als Spende an die Ärzte ohne Grenzen fließen. Damit verfolgt dieses Buch einen weiteren lebensrettenden Ansatz.

In diesem Sinne wünschen wir Euch nun viel Spass beim Lesen und möglichst viele lehrreiche bleibende Aha-Momente.

Die Herausgeber: Joachim Koppenberg,
Christian Peter Both, Urs Pietsch,
im Juni 2024

Adressen

Herausgeber

Dr. med. Joachim Koppenberg
Abteilung für Anästhesiologie, Schmerztherapie und Rettungsmedizin
OSPIDAL – Gesundheitszentrum Unterengadin
Via da l'Ospidal 280
7550 Scuol/Schweiz

Dr. med. Christian Peter Both
Universitäts-Kinderspital Zürich – Eleonorenstiftung
Steinwiesstraße 75
8032 Zürich/Schweiz

PD Dr. med. Urs Pietsch
Kantonsspital St. Gallen
Klinik für Operative Intensivmedizin
Rorschacher Straße 95
9007 St. Gallen/Schweiz

Autorinnen und Autoren

Dr. med. Thomas Ahne
Gesundheitszentrum Schönau
Friedrichstraße 14
79677 Schönau im Schwarzwald

Prof. Dr. med. Sebastian Brenner
Klinik für Kinder- und Jugendmedizin
Universitätsklinikum Carl Gustav Carus
an der Technischen Universität Dresden
Fetscherstraße 74
01307 Dresden

Dr. med. Domagoj Damjanovic
Klinik für Herz- und Gefäßchirurgie
Universitätsklinikum Freiburg
Universitäts-Herzzentrum
Hugstetter Straße 55
79106 Freiburg

Dr. med. Carsten Einfeld
Abteilung für Anästhesiologie, Schmerztherapie und Rettungsmedizin
OSPISAL - Gesundheitszentrum Unterengadin
Via da l'Ospidal 280
7550 Scuol/Schweiz

PD Dr. med. Beate Grass
Klinik für Neonatologie
UniversitätsSpital Zürich
Frauenklinikstraße 10
8091 Zürich/Schweiz

Dr. med. Eric Haffner
Klinik für Anästhesiologie und Operative Intensivmedizin
Ortenau Klinikum Lahr-Ettenheim
Klostenstraße 19
77933 Lahr/Schwarzwald

Prof. Dr. med. Florian Hoffmann
Kinderklinik und Kinderpoliklinik im Dr. von Haunerschen Kinderspital
Interdisziplinäre Kinderintensivstation – Kindernotfallmedizin
LMUKlinikum – Campus Innenstadt
Lindwurmstraße 4
80337 München

PD Dr. med. Björn Hossfeld
Bundeswehrkrankenhaus Ulm
Anästhesiologie und Intensivmedizin
Oberer Eselsberg 40
89081 Ulm

Dr. med. Wolfgang Jakob
Helios Klinikum Erfurt
Interdisziplinäre Intensivmedizin & Intermediate Care
Nordhäuser Straße 74
99089 Erfurt

Dr. med. Philipp Jung
Klinik für Kinder- und Jugendmedizin
Universitätsklinikum Schleswig-Holstein
Campus Lübeck
Ratzeburger Allee 160
23538 Lübeck

PD Dr. med. Jürgen Knapp
Universitätsklinik für Anästhesiologie und Schmerzmedizin
Inselspital, Universitätsspital Bern
Freiburgstraße
3010 Bern/Schweiz

Dr. med. Sascha Kolokowsky
Universitätsmedizin Halle (Saale), Standort Medizin-Campus Steintor
Dorothea-Erxleben-Lernzentrum Halle (DELH)
Magdeburger Straße 20
06112 Halle

Susanne Konrad
Klinik Bogen, Notaufnahme
Mussinanstraße 8
94327 Bogen

Dr. MBA, MSc Ruth Kröss
Universitätsklinik für Anästhesie, Intensivmedizin und Notfallmedizin
Universitätsklinik Innsbruck
Anichstraße 35
6020 Innsbruck/Österreich

Dr. med. Bernd Landsleitner, Nürnberg
DIAKONEO KdöR
Klinik Hallerwiese-Cnopfsche Kinderklinik
Abteilung für Anästhesie und Intensivmedizin
St.-Johannis-Mühlgasse 19
90419 Nürnberg

Prof. Dr. med. Michael Reng
MedicDAT GmbH
Pfarrergasse 13
93047 Regensburg

Dr. med. Felix Rockmann
Krankenhaus Barmherzige Brüder
Notfallzentrum
Prüfeninger Straße 86
93049 Regensburg

Dr. med. Noemi Stähli
Kinderspital Zürich
Steinweisstraße 75
8032 Zürich/Schweiz

Peter Stähli
Kinderspital Zentralschweiz
Klinik für Kinderchirurgie
Spitalstraße
6000 Luzern 16/Schweiz

Dr. med. Hartmut Stefani
Carl-von-Basedow-Klinikum Saalekreis, Standort Merseburg
Klinik für Notfall- und Akutmedizin
Weiße Mauer 52
06217 Merseburg

PD Dr. med. Tom Terboven
Anästhesie und Intensivmedizin
St. Josefskrankenhaus Heidelberg GmbH
Landhausstraße 25
69115 Heidelberg

Dr. med. Roland Wiener
Klinik für Anästhesie und Kinderanästhesie
Bürgerhospital und Clementine Kinderhospital gemeinnützige GmbH
Nibelungenallee 37–41
60318 Frankfurt am Main

Abkürzungen

BiPAP	Biphasic Positive Airway Pressure
BZ	Blutzucker
CRT	kardiale Resynchronisationstherapie
$EtCO_2$	endtidales CO_2
Hb	Hämoglobin
HEMS-TC	helicopter emergency medical services technical crew
HF	Herzfrequenz
HFO	Hochfrequenzbeatmung
HME	heat and moisture exchangers
ICD	implantierter Defibrillator
LNA	Leitender Notarzt
RTW	Rettungswagen
MANV	Massenanfall von Verletzten
MAP	mittlerer arterieller Blutdruck
NEF	Notarzteinsatzfahrzeug
NIV	non invasive ventilation (nichtinvasive Beatmung)
NRS	Numerische Rating-Skala
OHCA	out of hospital cardiac arrest
OrgL	organisatorischer Leiter
OSG	oberes Sprunggelenk
PEEP	positive end-exspiratory pressure (positiver endexspiratorischer Druck)
PSA	procedural sedation and analgesia
pVT	pulslose ventrikuläre Tachykardie
ROSC	return of sponateous circulation
RS	rapid sequence induction
SBP	systolischer Blutdruck
SOP	standard operation procedure
SpO_2	periphere Sauerstoffsättigung
TCA	traumatic cardiac arrest
VF	ventricular fibrillation (Kammerflimmern)
VRS	Verbale Rating-Skala
ZOP	Zustandsorientierte Prüfung

Fehler gefunden?

An unsere Inhalte haben wir sehr hohe Ansprüche. Trotz aller Sorgfalt kann es jedoch passieren, dass sich ein Fehler einschleicht oder fachlich-inhaltliche Aktualisierungen notwendig geworden sind.
Sobald ein relevanter Fehler entdeckt wird, stellen wir eine Korrektur zur Verfügung. Mit diesem QR-Code gelingt der schnelle Zugriff.

https://else4.de/978-3-437-21002-0

Wir sind dankbar für jeden Hinweis, der uns hilft, dieses Werk zu verbessern. Bitte richten Sie Ihre Anregungen, Lob und Kritik an folgende E-Mail-Adresse: kundendienst@elsevier.com

Abbildungsnachweis

Der Verweis auf die jeweilige Abbildungsquelle befindet sich bei allen Abbildungen im Werk am Ende des Legendentextes in eckigen Klammern. Alle nicht besonders gekennzeichneten Grafiken und Abbildungen © Elsevier GmbH, München.

E1037 Nicolai T, Hoffmann F. Kindernotfall-ABC. 2019, Springer.

F201-045 Häske D et al. Entscheidungshilfe zur prähospitalen Wirbelsäulenimmobilisation (Immo-Ampel). In: Deutsches Ärzteblatt Int 2022; 119:753-8; DOI: 10.3238/arztebl.m2022.0291.

F705-023 Schwindt JC, Schäfer S, Grass B et al. Wenn die Maskenbeatmung beim Neugeborenen schwierig ist. Monatsschr Kinderheilkd 170, 1016–1022 (2022). https://doi.org/10.1007/s00112-022-01586-6.

F781-023 Kanz KG, Hornburger P, Kay MV et al. mSTaRT-Algorithmus für Sichtung, Behandlung und Transport bei einem Massenanfall von Verletzten. Notfall Rettungsmed 9, 264–270 (2006). https://doi.org/10.1007/s10049-006-0821-3.

F781-035 Soar, J, Böttiger BW, Carli P et al. Erweiterte lebensrettende Maßnahmen für Erwachsene. Leitlinien des European Resuscitation Council 2021 Notfall Rettungsmed (2021) www.springermedizin.de/link/10.1007/s10049-021-00893-x.

F781-040 Madar J, Roehr CC, Ainsworth S et al. Versorgung und Reanimation des Neugeborenen nach der Geburt. Leitlinien des European Resuscitation Council 2021 Notfall Rettungsmed (2021) www.springermedizin.de/link/10.1007/s10049-021-00894-w.

F781-041 Patrick Van de Voorde P, Turner MN, Djakow J et al. Lebensrettende Maßnahmen bei Kindern („Paediatric Life Support, PLS"). Leitlinien des European Resuscitation Council 2021 Notfall Rettungsmed (2021) www.springermedizin.de/link/10.1007/s10049-021-00887-9.

F802-004 Ring J, Beyer K, Biedermann T et al. Guideline (S2k) on acute therapy and management of anaphylaxis: 2021 update DGAKI, AeDA, GPA, DAAU, BVKJ, ÖGAI, SGAI, DGAI, DGP, DGPM, AGATE and DAAB. Allergo J Int 30, 1–25 (2021). https://doi.org/10.1007/s40629-020-00158-y.

F857-010 Godwin SA et al. American College of Emergency Physicians. Clinical policy: procedural sedation and analgesia in the emergency department. Ann Emerg Med. 2014 Feb;63(2):247-58.e18. doi: 10.1016/j.annemergmed.2013.10.015. Erratum in: Ann Emerg Med. 2017 Nov;70(5):758. PMID: 24438649.

F989-004 Friedman JN, Goldman RD, Srivastava R, Parkin PC. Development of a clinical dehydration scale for use in children between 1 and 36 months of age. J Pediatr. 2004 Aug;145(2):201-7. doi: 10.1016/j.jpeds.2004.05.035. PMID: 15289767.

F993-001 Wells PS, Anderson DR, Rodger M, et al. Excluding pulmonary embolism at the bedside without diagnostic imaging: management of patients with suspected pulmonary embolism presenting to the emergency department by using a simple clinical model and d-dimer. Ann Intern Med. 2001;135(2):98–107. doi:10.7326/0003-4819-135-2-200107170-00010.

G759 Lissauer T, Carrol W. Illustrated Textbook of Pediatrics. Elsevier, 5. Aufl. 2017.

H170-001 Apgar V. A proposal for a new method of evaluation of the newborn infant. Current Researches in Anesthesia & Analgesia . 1953;32(4):260-267.

H413-001 Cobb CO et al. Acute toxicant exposure and cardiac autonomic dysfunction from smoking a single narghile waterpipe with tobacco and with a „healthy“ tobacco-free alternative. Toxicol Lett. 2012 Nov 23;215(1):70-5. doi: 10.1016/j.toxlet.2012.09.026. Epub 2012 Oct 8. PMID: 23059956; PMCID: PMC3641895.
H443-001 Persson HE, Sjöberg GK, Haines JA, Pronczuk de Garbino J. Poisoning severity score. Grading of acute poisoning. J Toxicol Clin Toxicol. 1998;36(3):205-13. doi: 10.3109/15563659809028940. PMID: 9656975.
K206 Ronald Frommann, Hamburg
L106 Henriette Rintelen, Velbert
L143 Heike Hübner, Berlin
L231 Stefan Dangl, München
M844 Thomas Semmel, Petersberg
Prof. Dr. Gebhard Mathis, Hohenems (A)
M1391 Dr. med. Hartmut Stefani, Merseburg
O736 Silja Wurm, Nürnberg
O988 Dr. med. Marcus Rall, InPASS - Institut für Patientensicherheit & Teamtraining GmbH, Reutlingen
P167 Dr. med. Felix Rockmann, Regensburg
P454 PD Dr. Björn Hossfeld, Ulm
P1433 Prof. Dr. med. Michael Reng, Regenburg
P1434 Dr. med. Philipp Jung, Lübeck
P1435 OÄ Dr. Ruth Kröss MBA MSc EDAIC, Innbruck
P1436 Dr. med. Eric Haffner, Lahr/Schwarzwald
P1437 Dr. med. Christian Peter Both, Zürich (CH)
P1441 Dr. med. Tom Terboven, Heidelberg
P1442 Prof. Dr. med. Florian Hoffmann, München
P1443 Susanne Konrad, Straubing
P1444 Peter Stähli, Luzern (CH)
P1445 PD Dr. med. Beate Grass, Zürich (CH)
P1446 Dr. med. Domagoj Damjanovic, Freiburg
T843-001 Universitätsklinik für Radiologie, Innsbruck
T1160 Universitätsspital Zürich, Zürich (CH)
T1395 Prof. Dr. H. Brodoefel, Ortenau-Klinikum Lahr-Ettenheim
T1398 Dr. med. Joachim Koppenberg, Gesundheitszentrum Unterengadin OSPIDAL, Scuol (CH)
T1399 PD Dr. Urs Pietsch, Kantonsspital St. Gallen (CH)
T1400 Dr. Matthias Gass, Zürich (CH)
T1401 Dr. Georg Staubli, Zürich (CH)
T1402 Prof. Dr. med. M. Thiel, Universitätsmedizin Mannheim
T1403 Dr. med. Sylvi Thierbach, Ulm
T1413 Dr. med. Stephan Arlt, Car-von-Basedow-Klinikum Saalekreis GgmbH, Merseburg
T1414 Klinik Bogen, Bogen
V162 Drägerwerk AG & Co. KGaA, Lübeck
V420 Teleflex Medical GmbH, Fellbach
V973 Intersurgical Beatmungsprodukte GmbH, Sankt Augustin
V1046 Schnitzler Rettungsprodukte GmbH & Co. KG, Niederkassel-Mondorf
W204 Deutscher Allergie- und Asthmabund e.V. (DAAB), Mönchengladbach
W867-005 Bundesärztekammer (BÄK), Kassenärztliche Bundesvereinigung (KBV), Arbeitsgemeinschaft der Wissenschaftlichen Medizinischen Fachgesellschaften (AWMF). Nationale VersorgungsLeitlinie Asthma – Langfassung, 4. Auflage. Version 1. 2020 [cited: 2024-04-03]. DOI: 10.6101/AZQ/000469. www.asthma.versorgungsleitlinien.de.
X336-004 Deutsche Diabetes-Gesellschaft (DDG): Haak T el al. S3-Leitlinie Therapie des Typ-1-Diabetes, Version 5.1 (2023), AWMF-Registernummer: 057-013.

Inhaltsverzeichnis

IV Sonstige Notfälle

V Pädiatrische Notfälle

I Grundlagen und Techniken

KAPITEL

1 Glaube nicht alles, was du denkst!

Joachim Koppenberg

Fallbericht

Alarmierung und Anfahrt

Die Alarmierung im ländlichen Umfeld eines RTW und eines NEF erfolgt parallel zu einer „Bewusstlosigkeit" gegen 15:30 Uhr.

Eintreffen

Als das NEF nach 14 min in dem Neubaugebiet des Dorfes eintrifft, ist der RTW schon seit 6 min vor Ort. Aus dem Haus ist lautes und aggressives Hundegebell zu hören. Die heraneilende Ehefrau berichtet, dass der Schäferhund im Wohnzimmer eingesperrt sei und man sich keine Sorgen machen müsse, da ihr Mann ja im Flur liege. Der Notarzt und eine „neue" RTW-Besatzung sehen sich vor Ort zum ersten Mal und stellen sich kurz gegenseitig vor. Der Patient liegt im Flur des Hauses und ist bereits verkabelt (HF, RR und SpO_2) und auch ein i. v.-Zugang liegt bereits. Das Hundegebell ist recht laut und aggressiv und stört auch die akustische Verständigung. Die Ehefrau bemüht sich ständig, den Hund zur Ruhe zu bringen. Ein Rettungsteammitglied teilt mit, dass er eher „schlechte Erfahrung" mit Hunden habe und sich vor Ort unwohl fühle.

Ersteindruck

Der 62-jährige Patient liegt tief bewusstlos im Hausflur mit einem GCS von 3 und wirkt kaltschweißig. Sturzfolgen, wie z. B. Blut, sind bei der ersten orientierenden Untersuchung nicht feststellbar. ➤ Tab. 1.1.

Verdachtsdiagnose und Differenzialdiagnosen

Unklare Bewusstlosigkeit mit unklaren Sturzfolgen (DD: Trauma, ischämisches oder vaskuläres zerebrales Ereignis, Hypoglykämie u. a.).

Tab. 1.1 SSSS-Schema

Scene	Tief bewusstloser Patient
Safety	Aggressiver Schäferhund im abgesperrten Nachbarzimmer
Situation	Häusliches Umfeld
Support	Kräfte vor Ort ausreichend

1.1 Präklinische Therapie

Nachdem der Patient mit einem GCS von 3 tief bewusstlos ist, erfolgt nach einer ersten orientierenden Untersuchung ohne spezifische Hinweise die Vorbereitung für eine Intubation zur Sicherung der Atemwege (➤ Tab. 1.2). Der Patient atmet tief und langsam (AF 9/min) mit einer Raumluftsättigung von 88 %, HF 106/min und RR 105/68 mmHg, die Pupillen sind beidseits mittelgroß und lichtreagibel. Aufgrund der bedrohlich wirkenden Lage mit dem aggressiven Hund im Nebenraum wird der Patient nach kurzer Teamabsprache mit einer Sauerstoff-Reservoirmaske versorgt (8 l/min, SpO_2 steigt auf 94 %) und in den sicheren RTW vor der Tür zur weiteren Versorgung transportiert. Nach einer Präoxygenierung, zusätzlicher Volumengabe (500 ml) und Absprache mit dem Team zum weiteren Prozedere erfolgen dort die geplante problemlose Narkoseeinleitung und Intubation unter $etCO_2$-Kontrolle (Fentanyl, Propofol und Rocuronium). Dies findet aufgrund der unklaren Auffindesituation (Trauma?) primär unter manueller In-Line-Stabilisation der HWS statt. Nach der Intubation wird ein Halskragen

Tab. 1.2 X-ABCDE

X-ABCDE	Beschreibung	Maßnahme
e**X**sangiation	Keine	
Airway	Durch GCS von 3 beeinträchtigt	Intubation
Breathing	AF 9/min, Raumluft-SpO_2 von 88 %	O_2-Gabe über Sauerstoffbrille mit 8 l/min
Circulation	Stabil, HF 106/min, RR 105/68 mmHg	Volumengabe mit VE
Disability	GCS 3, unklare Bewusstlosigkeit	Intubation
Exposure & **E**nvironment	Keine Besonderheiten	

angelegt. Die Narkose wird mit Fentanyl und Midazolam aufrechterhalten.

Nachdem der Patient nun im RTW stabil versorgt ist (problemlose Intubation und Beatmung, SpO_2 98 % bei 50 % FiO_2, $etCO_2$ 43 mmHg, HF 98/min, RR 110/70 mmHg) und man sich an einem sicheren Ort befindet, leitet der Notarzt vor der Anmeldung in einer Zielklinik (Nahe Regelversorgungsklinik oder weiter entferntes Stroke- bzw. Neurochirurgisches Zentrum?) und der Abfahrt das strukturierte CRM-Element eines „10 für 10“ mit dem Team ein (➤ Abb. 1.1).

Dabei stellt sich schnell heraus, dass bis zu diesem Zeitpunkt der Blutzuckerwert noch nicht bestimmt wurde, was sofort nachgeholt wird. Es zeigt sich eine schwere Hypoglykämie von 38 mg/dl (2,1 mmol/l). Das Messen der Körpertemperatur wird ebenso nachgeholt und ergibt einen Wert von 38,1 °C.

DIAGNOSE

Schwere Hypoglykämie mit einem Blutzucker von 38 mg/dl (2,1 mmol/l) bei bekanntem nichtinsulinpflichtigen Diabetes mellitus sowie unbeobachteter Sturz

Einerseits hat man aufgrund der 10-für-10-Prozedur nun den wahrscheinlichsten Grund für die akute Bewusstlosigkeit (schwere Hypoglykämie) detektiert, andererseits ist der Patient nun aber bereits intubiert und relaxiert, was für das weitere Prozedere einen relevanten Einfluss hat.

1.2 Anamnese

Die indirekte Anamneseerhebung mit der anwesenden Ehefrau gestaltet sich von Anfang an schwierig. Einerseits besteht durch das Bellen des Hundes eine akustische Beeinträchtigung, andererseits verschwindet sie immer wieder kurz, um den Hund zu beruhigen. So erfolgt die Anamnese neben der Behandlung des Patienten nur häppchenweise (➤ Tab. 1.3): Ihr Ehemann habe praktisch den ganzen Tag im Garten gearbeitet. Am Morgen um 7:30 Uhr hätten sie noch normal zusammen gefrühstückt und er habe seine Medikation eingenommen – hier sei er sehr verlässlich und pflichtbewusst. Gegen 10 Uhr habe es wie immer noch eine kleine Zwischenmahlzeit gegeben, wobei er

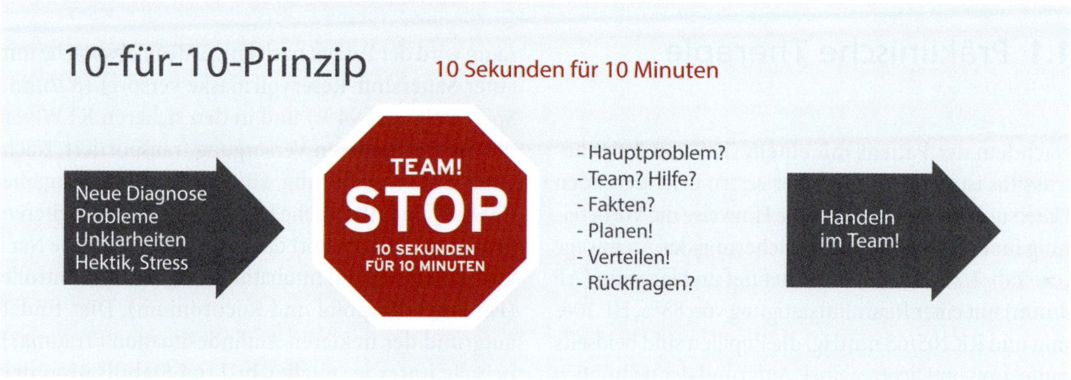

Abb. 1.1 10-für-10-Prinzip [O988]

Tab. 1.3 SAMPLER

SAMPLER	Beschreibung
Symptome und Befunde	Bewusstlos, kaltschweißig, hypoton, tachykard
Allergien	Keine
Medikation	Glibenclamid (Sulfonylharnstoff) 10 mg: 0–10 mg, Metoprolol 50 m: 0–50 mg
Patientenvorgeschichte	Arterieller Hypertonus, nicht insulinpflichtiger Diabetes mellitus, sonst gut belastbar und aktiv
Letzte Mahlzeit	Ca. 7:30 Uhr
Ereignisse direkt vor dem Notfall	Patient hat den ganzen Tag im Garten gearbeitet. Am späteren Nachmittag Unwohlsein und Fiebrigkeit, gemäß Ehefrau „untypisches" Verhalten wie Mittagsschlaf
Risikofaktoren	Arterielle Hypertonie, NIDDM

diesmal über Appetitlosigkeit geklagt und nur etwas getrunken habe, aber anschließend dennoch weiter im Garten arbeiten konnte. Das Mittagessen habe er dann auch nicht einnehmen wollen und sich stattdessen untypischerweise für 30 min hingelegt, da er sich nicht so wohl gefühlt habe und etwas schwer Luft bekommen habe. Er sei ihr auch recht blass vorgekommen. Da aber Regenwetter angesagt war, habe er die Gartenarbeit unbedingt abschließen wollen und sei wieder rausgegangen. Gegen 15:15 Uhr habe sie plötzlich einen lauten Knall im Flur gehört und ihren Mann dort bewusstlos aufgefunden.

1.3 Zielklinik und Transport

Der Notarzt entscheidet nach einem erneutem 10-für-10-Manöver für die Verabreichung von 20 g Glukose i. v. (50 ml Glukose 40 %) vor Ort bei gleichzeitiger Vertiefung der Narkose. Wenig später kann ein Blutzucker von 60 mg/dl (3,3 mmol/l) gemessen werden. In wie weit sich die neurologischen Symptome dadurch verbessert haben, kann aufgrund der Narkose nicht evaluiert werden. Gleichzeitig wird der Patient im nächstgelegenen Grundversorgungskrankenhaus angemeldet und aufgrund der speziellen Umstände (intubierter Patient bei Hypoglykämie) telefoniert der Notarzt auf der Anfahrt direkt mit der aufnehmenden Notfallärztin und schildert die Situation. Man einigt sich, vor einem Aufwachversuch und einer möglichen klinischen Beurteilung der Symptome ein Schädel-CT inklusive HWS zum Ausschluss anderer Ursachen (Stroke, ICB) bzw. Begleitverletzungen (HWS) durchzuführen. Der 20-minütige Transport erfolgt ohne weitere Probleme. Eine wiederholte Blutzuckermessung ergibt stabile Werte.

1.4 Klinischer Verlauf

Das bereits angemeldete cCT kann gleich nach Eintreffen in der Notaufnahme durchgeführt werden. Es finden sich keine intra- oder extrakraniellen Pathologien, sodass der Patient auf die Intensivstation für einen Aufwachversuch zur Extubation aufgenommen wird. Die problemlose Extubation erfolgt nach Absetzen der Sedativa bereits 1 h nach der Krankenhausaufnahme. Der Patient ist prompt wach und zeigt keinerlei neurologischen Auffälligkeiten. Die Kreislaufparameter sind nach Volumengabe stabil. Laborchemisch finden sich eine Leukozytose von 14.000/µl, ein CRP-Wert von 78 mg/l und ein Kreatinin von 147 µmol/l. Im Röntgen-Thorax-Bild kann eine Unterlappenpneumonie rechts diagnostiziert werden (ambulant erworbene Pneumonie), die mit Amoxicillin behandelt wird.

Der Patient kann nach 3 Tagen in gutem Allgemeinzustand das Krankenhaus verlassen.

Gleich nach der Übergabe des Patienten erfolgt unter Leitung des Notarztes ein gemeinsames Debriefing der RTW- und NEF-Besatzung zum Einsatz.

1.5 Tops und Flops

Bevor wir auf die Tops & Flops kommen, wollen wir erst rekapitulieren, was sich pathophysiologisch bei diesem Patienten zugetragen hat: Die initiale akute Bewusstlosigkeit war retroperspektiv klar auf eine schwere Hypoglykämie zurückzuführen, welche sich wohl multifaktoriell entwickelt hat:

- Einnahme von langwirksamen Sulfonylharnstoffen (Glibenclamid) bei bestehendem NIDDM
- Starke körperliche Belastung (Gartenarbeit)
- Gleichzeitig verzögerte Nahrungsmittelzufuhr aufgrund des Unwohlseins (zuletzt ca. 7:30 Uhr)
- Höherer Grundumsatz bei beginnendem Infekt
- Möglicherweise beginnende chronische Niereninsuffizienz wegen Flüssigkeitsmangel

All diese Faktoren können alleine oder im Zusammenspiel eine Hypoglykämie verursachen. Die Diagnose einer schweren Hypoglykämie kann präklinisch mit einer einfachen Blutzuckermessung eigentlich absolut treffsicher gestellt und zudem auch präklinisch gut und einfach behandelt werden! Was lief also schief?

Beginnen wir mit den **Flops,** die bei diesem Einsatz leider zunächst überwiegen:

- Im Rettungsdienstbereich ist es gemäß Vorgaben üblich, dass bei unklarer Bewusstlosigkeit beim Legen eines i. v.-Zugangs automatisch und ohne zusätzlichen Auftrag der Blutzucker bestimmt wird. Warum dies hier nicht erfolgt ist, kann mehrere Gründe haben: neue Rettungsdienstmitarbeitende, denen dieser Automatismus noch nicht geläufig war. Oder aber es war ihnen bekannt, aber die vermeintliche Bedrohung durch den aggressiven Hund hat sie so abgelenkt und gestresst, dass sie nicht daran gedacht oder es eben einfach mal schlicht vergessen haben (könnte tatsächlich ja auch jedem Erfahrenen passieren).
- Der nachrückende Notarzt nahm in dieser Situation an, dass der Blutzucker ja schon gemessen sein müsse, da der Venenzugang schon lag („Machen wir immer so!"). Er traf unbewusst die zweite stille Annahme, dass der Blutzucker ja normal sein müsse, sonst hätte man ihm dies beim Eintreffen ja sicher aktiv mitgeteilt, da es sich ja sonst um eine so offensichtliche und „banale" Diagnose handeln würde. Damit war die Diagnose „schwere Hypoglykämie" ohne ein weiteres Wort bereits mental ausgeschlossen. Zudem traf auch er eine laute, hektische und vermeintlich bedrohliche Situation an, in der sich ein Teammitglied sogar sichtlich unwohl fühlte und dies auch äußert, sodass primär der „Fluchtreflex" einsetzte und man den bewusstlosen, aber stabilen Patienten zur weiteren Versorgung (Atemwegssicherung) in die sichere Arbeitsumgebung RTW verbrachte. Dort wurde der Patient retroperspektiv unnötigerweise narkotisiert und intubiert und dadurch auch einer unnötigen Gefahr ausgesetzt.
- Das Team hat sich durch den vermeintlich „gefährliche" Situation mit dem Hund stressen und vor sich hertreiben lassen und wurde so vermeintlich zum schnellen Handeln genötigt.

Erfreulicherweise konnten einige **Tops** zumindest die Auswirkungen der Flops abfedern:

- Es wurde zumindest während des Einsatzes ein strukturiertes 10-für-10-Manöver durchführt und prompt damit auch die eigentliche Diagnose noch präklinisch gestellt und auch entsprechend fachgerecht therapiert. Somit konnte die initiale Fehleinschätzung noch während des Einsatzes korrigiert werden. Hätte man gleich bei der ersten Übergabe nach Eintreffen des Notarztes ein „10 für 10" im Team durchgeführt, wäre mit dem ersten mündlichen Hauptproblemabgleich sowie der Zusammenfassung der bisherigen bekannten Fakten die fehlende Blutzuckermessung sicher sofort aufgefallen.

MERKE

Das Geheimnis des 10-für-10-Manövers liegt im strukturierten und gemeinsamen Abgleich der Gedankenmodelle aller Teammitglieder. Ziel ist es, das Team immer wieder gedanklich abzustimmen und mögliche Fehlentwicklungen zu erkennen und rechtzeitig korrigieren zu können. In 10 s strukturierter Teamkommunikation werden die nächsten 10 min besprochen. Neben dem Abgleich der bekannten Fakten und Verdachtsdiagnose ist die Verteilung der Tätigkeiten und Aufgaben für die nächsten Minuten ein wesentlicher Bestandteil, sodass alle Teammitglieder strukturiert weiterarbeiten können. Zudem können auch noch weitere, bisher nicht beachteten oder geäußerten Inputs der Teammitglieder strukturiert einfließen.

- Nachdem der Patient wohl unnötig narkotisiert und intubiert wurde, konnte zumindest das weitere Vorgehen so gestaltet werden, dass es nicht zu weiteren zusätzlichen Gefährdungen kam. So wurde die Narkose bewusst vertieft, um eine präklinische Extubation nach der Glukosegabe zu verhindern und es wurde proaktiv mit der Klinik Kontakt aufgenommen, um das weitere Prozedere zu bahnen (cCT und Intensivaufnahme), was dann auch zeitnah und reibungslos über die Bühne ging.

- Nach dem Einsatz erfolgte sofort noch vor dem Abrücken ein kurzes Debriefing mit allen Teammitgliedern des RTW und NEF, um Lehren aus dem Einsatz für die Zukunft zu ziehen.
- Für die erfolgreiche Abarbeitung eines medizinischen Notfalls sind neben dem notwendigen Fachwissen und praktischen Fähigkeiten (i. v.-Zugang, Intubation etc.) insbesondere die *human factors* und das optimale Zusammenarbeiten im Team von großer Bedeutung. Praktische und konkrete Hilfestellung geben hier die 15 CRM-Prinzipien (➤ Tab. 1.4).

MERKE

Glaube nicht alles, was du denkst!

Tab. 1.4 Prinzipien des CRM (nach Rall/Gaba, 2009)

1	Kenne deine Arbeitsumgebung.
2	Antizipiere und plane voraus.
3	Hilfe anfordern, lieber früher als spät.
4	Übernimm die Führungsrolle oder sei ein gutes Teammitglied mit Beharrlichkeit.
5	Verteile die Arbeitsbelastung.
6	Mobilisiere alle verfügbaren Ressourcen (Personen und Technik).
7	Kommuniziere sicher und effektiv – sag, was dich bewegt.
8	Beachte und verwende alle vorhandenen Informationen.
9	Verhindere und erkenne Fixierungsfehler.
10	Habe Zweifel und überprüfe („double check", nie etwas annehmen).
11	Verwende Merkhilfen und schlage nach.
12	Reevaluiere die Situation immer wieder.
13	Achte auf gute Teamarbeit – andere unterstützen und koordinieren.
14	Lenke Deine Aufmerksamkeit bewusst.
15	Setze Prioritäten dynamisch.

Was wäre, wenn …

- … das 10-für-10-Manöver gleich bei der ersten Übergabe bei Eintreffen des Notarztes durchgeführt worden wäre?
  - Die fehlende Blutzuckermessung wäre sofort aufgefallen, wäre nachgeholt worden und der Patient wäre wohl nach der i. v.-Gabe von Glukose bereits wieder vor Ort aufgewacht. Dadurch hätte man ihm eine präklinische Notfallnarkose und -intubation sowie ein cCT ersparen können. Dennoch wäre wegen der Rebound-Gefahr (langwirksames Sulfonylharnstoff) bei beginnendem Infekt eine stationäre Einweisung nötig gewesen.
- … man nach der Feststellung, dass es sich „nur" um eine Hypoglykämie handelt, nach der i. v.-Gabe von Glukose den Patienten präklinisch wieder wach werde lassen würde?
  - Für den Notarzt handelt es sich um eine peinliche Situation. Er stellt noch präklinisch fest, dass er eigentlich unnötig intubiert hat und weiß, dass das Problem der Bewusstlosigkeit mit ein bisschen Verabreichung von Zucker höchstwahrscheinlich schnell und einfach behoben gewesen wäre. Die mitleidigen Blicke der aufnehmenden klinischen Kollegen sowie die Gesprächsinhalte der nächsten Tage auf der Rettungswache wären ihm somit ziemlich sicher. Wer hat nicht schon einmal von einer unnötigen Hypoglykämie-Intubation gehört und ist sich sicher, dass einem ein solcher Anfängerfehler nie selbst unterlaufen würde? Der Notarzt trägt es mit Fassung und entscheidet sich dennoch gegen eine präklinische Frühextubation im RTW und vertieft daher neben der indizierten Glukosegabe die Narkosetiefe. Einerseits ist der Patient zu diesem Zeitpunkt sicher noch restrelaxiert und nachdem glücklicherweise schon die präklinische Intubation ohne Komplikationen vonstattenging, möchte der Notarzt den Patienten

nicht ein zweites Mal im präklinischen Setting unnötig gefährden. Zudem wäre es dann mehr als peinlich, wenn der Patient nach einer ausreichenden Glukosegabe aufgrund einer doch vorhandenen Komorbidität (z. B. Stroke, ICB) zwar wacher werden würde, aber nicht über einen GCS von 9 kommen würde und dann erneut intubiert werden müsste. In diesem Fall also: Zum (Fehl-)Entscheid stehen, Augen zu und durch!

- … der Hund tatsächlich aggressiv sein Herrchen verteidigt hätte?
  - Der Selbstschutz geht immer vor! In einem solchen Fall sollte man selbst als Hundeliebhaber keine Experimente eingehen, wenn dies nicht mit einfachen Mitteln zu bewerkstelligen ist. Im Zweifelsfall müssen dafür ausgebildete Kräfte nachgefordert werden (z. B. Polizei, wenn möglich, inklusive Hundeführer).

Zusammenfassung

- Erkenne und akzeptiere, dass Notfallmedizin per se besonders fehlerträchtig ist und zu den Hochrisikobereichen zählt.
- Fehler entstehen meist multifaktoriell und summieren sich.
- Erkenne und akzeptiere zudem, dass der Mensch – also du und ich – die größte Fehlerquelle im System ist!
- 70–80 % aller Fehler in der Medizin werden daher dem *human factor* zugeschrieben.
- Verstehe und akzeptiere, dass durch eine entsprechende Sicherheitskultur, der Einführung von Risk-Management-Tools und von Team- und CRM-Trainings nachweislich ca. 80 % dieser Fehler verhindert werden können.
- Trainiere also aktiv und regelmäßig auch deine Soft Skills – alleine und im Team! Das Erlernen und das regelmäßige Üben der CRM-Techniken, wie z. B. der 10-für-10-Technik, sind für die Notfallmedizin neben den rein fachlichen Komponenten absolut unabdingbar und eine wesentliche Voraussetzung für eine professionelle Betreuung von Notfallpatienten!
- Glaube nicht alles, was du denkst!

LITERATUR

Graber ML. The incidence of diagnostic error in medicine. BMJ Qual Saf 2013; 22: 21–27.

Groszkruger D. Diagnostic error: untapped potential for improving patient safety? Journal of healthcare risk management 2014; 34(1): 38–43.

Koppenberg J, v. Hintzenstern U. Risikomanagement im Notarztdienst. In: v. Hintzenstern U (Hrsg.). Der Notarztleitfaden. 9. Aufl. Elsevier, 2021.

Koppenberg J, Henninger M, Gausmann P, Rall M. Patientensicherheit im Rettungsdienst: Welchen Beitrag können CRM und Teamarbeit leisten? Der Notarzt 2011; 27: 249–254.

Koppenberg J, Lackner K. Diagnose-Irrtümer. In: Moecke H, Lackner CK, Dormann H, Gries A (Hrsg.). Das ZNA-Buch. 2. Aufl. Medizinisch Wissenschaftliche Verlagsgesellschaft, 2017.

Rall M, Gaba DM. Human performance and patient safety. In: Miller RD (Hrsg.). Miller's Anesthesia. Philadelphia: Elsevier Churchill Livingstone, 2009. 93–150.

Rall M, Glavin R, Flin R. The "10-seconds-for-10-minutes principle" – Why things go wrong and stopping them getting worse. Bulletin of The Royal College of Anaesthetists – Special human factors issue 2008: 2614–2616.

KAPITEL

2 Wenn es steinig wird ...

Jürgen Knapp

Fallbericht

Alarmierung und Anfahrt

An einem heißen Hochsommertag in den Alpen werden Sie mit dem Rettungshubschrauber zu einem Wanderunfall gerufen. Ein Mann sei bei einer hochalpinen Wanderung gestürzt. Weitere Informationen liegen der Notrufzentrale nicht vor, da die Telefonverbindung sehr schlecht ist. Eine Lokalisation des Einsatzortes gelang letztlich nur über eine App, die der Anrufer glücklicherweise auf seinem Smartphone installiert hatte.

Eintreffen

Nach ca. 12 min Flugzeit befinden sich der Hubschrauber im Bereich der übermittelten Koordinaten. Der Wanderweg ist sehr gut besucht und es befinden sich zahlreiche Touristen im Gelände. Daher können Sie nicht unmittelbar erkennen, wo genau sich der Patient befindet. Nachdem die Pilotin zwei Volten über dem vermuteten Einsatzort gedreht hat, erkennt ihr HEMS-TC eine Person, die beide Hände Y-förmig in die Höhe streckt, und dann auch einen am Boden liegenden Körper, 2 m unterhalb dieser Person, in steilem, sehr grobem Geröll.

Eine Landung des Rettungshubschraubers an der Einsatzstelle ist unmöglich. Daher wird im Team entschieden, die Notärztin mithilfe der Rettungswinde abzusetzen. Da es einer der ersten „scharfen" Windeneinsätze für die Notärztin ist, macht der HEMS-TC seine Kollegin in einem kurzen Briefing sicherheitshalber nochmals darauf aufmerksam, den Bergesack während des Windenvorgangs unbedingt in möglichst senkrechter Position zwischen den Beinen zu fixieren. So bietet er keine Angriffsfläche für den Downwash und induziert keine Drehbewegung der Ärztin an der Winde. Das Windenmanöver gelingt problemlos und die Ärztin kann unmittelbar neben dem Patienten abgesetzt werden.

Ersteindruck

Es handelt sich um einen ca. 40-jährigen, männlichen Patienten. Er macht auf den ersten Blick einen kritischen Eindruck. Dies kommuniziert die Notärztin umgehend dem Rest ihres Teams im Helikopter. Der Patient liegt in einer vollkommen unnatürlichen Position, den Kopf talwärts gerichtet, die Beine verdreht übereinander geschlagen. Große, aktiv blutende Skalpierungsverletzung. Der Patient reagiert auf Ansprache nur zögerlich, ist zwar zur Person, aber nicht zu Zeit, Ort und Situation orientiert. Aus dem Deckelfach des Notfallrucksacks holt sie Notärztin mehrere Kompressen und Verbandsmaterial, um die Blutung aus der Kopfverletzung durch manuelle Kompression zu stoppen. Sie bittet den Ersthelfer, die Kompression zu übernehmen, um per Funk mit dem Rest ihres Teams kommunizieren zu können.

Da der Ärztin eine Versorgung des Patienten an der Unfallstelle unmöglich erscheint, entscheidet sie, den Patienten möglichst schnell aus dem ungünstigen Gelände auszufliegen und bittet den Piloten, den Helikopter nicht an einem Zwischenlandeplatz abzustellen. Sie kommuniziert, dass sie innerhalb von 5–10 min abholbereit wäre und eine weitere Versorgung nur an einem geeigneten Zwischenlandeplatz möglich ist (➤ Tab. 2.1). Nachdem die Notärztin die Hände wieder frei hat, übernimmt sie abermals die Kompression der blutenden Kopfverletzung und verbindet die Wunde provisorisch, sodass die Blutung gestillt ist.

Verdachtsdiagnose und Differenzialdiagnosen

Eine Eigenanamnese des Patienten ist nicht möglich. Fremdanamnestisch erfährt die Notärztin, dass er auf einem alpinen Wanderweg unterwegs war, dort aus unbekannten Gründen ins Stolpern geriet und ca. 30 m über ein steiles Geröllfeld stürzte, bevor er regungslos zu Liegen kam. Die Notärztin geht daher von einem schweren Polytrauma aus. Führend als Differenzialdiagnose ist sicher ein Schädel-Hirn-Trauma zu vermuten aufgrund der zögerlichen Reaktion des Patienten auf Ansprache, der fehlenden Abwehrbewegung, da der Patient immer noch in äußerst unangenehmer Position kopfüber im Geröllfeld aufgefunden wurde und aufgrund der großen Skalpierungsverletzung. Als weitere mögliche Verletzungen müssen bei solchen Sturzhöhen immer Wirbelsäulenverletzungen bedacht werden. Ferner sind Blutungen im Abdomen oder Thorax möglich, ein (Spannungs-)Pneumothorax muss bedacht werden und Extremitätenfrakturen.

Tab. 2.1 SSSS-Schema

Scene	Steiles Geröll, Patient liegt schräg im Hang kopfüber Richtung Tal, zunächst ein Ersthelfer vor Ort, im Verlauf dann zwei Ersthelfer (einer davon Bergführer) direkt beim Patienten
Safety	Nicht sicher für eine Patientenversorgung, Steinschlag möglich, Patient nicht von allen Seiten zugänglich
Situation	Patient in kritischem Zustand
Support	Vor Ort unzureichend, Notärztin ist einzige medizinische Fachperson.

2.1 Präklinische Therapie

An der Unfallstelle ist eine weitere Diagnostik oder Therapie unmöglich. Der Patient liegt nach wie vor unbeweglich im Geröll und die Notärztin findet keine Ablagefläche für ihren Notfallrucksack, wo nicht die Gefahr besteht, dass er abrutscht oder umkippt. Ein sicheres Arbeiten am Patienten ist so nicht möglich. Auch ein Entkleiden des Patienten und Monitoring sind in diesem Gelände zu gefährlich und darüber hinaus würde der Patient in dieser Höhe auch im Hochsommer sofort auskühlen. Die akute Blutung aus der Skalpierungsverletzung des Kopfes ist gestillt. Der Patient atmet zwar flach, aber mit normaler Frequenz und gleichmäßig, die Lippen sind rosig. Der Radialispuls ist gut und regelmäßig tastbar. Ein schweres A-, B- oder C-Problem liegt also nicht vor (➤ Tab. 2.2). Glücklicherweise ist nun vom Wanderweg oberhalb ein weiterer Ersthelfer an die Unfallstelle gekommen. Es handelt sich um einen Bergführer, der auf dem Wanderweg mit seinem Gast auf dem Hüttenzustieg war.

Da nun zwei Ersthelfer zur Verfügung stehen, die sich in dem Gelände sicher bewegen können, und der Patient nicht über Schmerzen klagt, entscheidet

Tab. 2.2 X-ABCDE

X-ABCDE	Beschreibung	Maßnahme
e**X**sangiation	Skalpierungsverletzung	Blutstillung durch Verband
Airway	Frei, aktuell nicht gefährdet	–
Breathing	Regelmäßig, aber sehr flach	Sauerstoffmaske mit Reservoir (Fluss von 12 l/min)
Circulation	Radialispuls gut und regelmäßig tastbar	–
Disability	GCS 9 (A4/V4/M1), keine aktive Bewegung der Extremitäten, Pupillen seitengleich, rund und lichtreagibel	Patient bereits immobilisiert auf der Vakuummatratze
Exposure & **E**nvironment	Außer der Kopfverletzung nur einige Schürfwunden, Thorax stabil, nicht schmerzhaft bei Kompression, Abdomen weich und ebenfalls nicht schmerzhaft, Extremitäten ohne Frakturzeichen	–

sich die Notärztin, den vermutlich Schwerverletzten zusammen mit den Ersthelfern in den **Bergesack** zu legen, um möglichst schnell mit dem Patienten evakuiert werden zu können und ihn unter besseren Umgebungsbedingungen adäquat zu versorgen. Auch hierzu ist Improvisation notwendig. Die einzig sinnvolle und sichere Position für den Bergesack und die darin integrierte Vakuummatratze in diesem steilen Gelände findet sich am Kopfende des Patienten quasi in Verlängerung seiner Körperachse. So ist es möglich, dass die Notärztin und der Bergführer den Patienten so gut wie möglich achsengerecht in den Bergesack ziehen. Der weitere Ersthelfer wurde von der Ärztin instruiert, darauf zu achten, dass der Bergesack in seiner Position liegen bleibt und das Fußende von Sack und Vakuummatratze beim Draufziehen des Patienten nicht einschlägt. Nachdem der Patient auf der Vakuummatratze gelagert wurde, bittet die Notärztin den Bergführer, sich talseitig zum Bergesack zu positionieren und so ein Abrutschen des Bergesacks zu verhindern, und saugt die Luft aus der Matratze ab. Sie bereitet sich im Anschluss daran für die Windenaktion vor. Nachdem die korrekte Positionierung des Gehänges, der vollständige Verschluss des Bergesacks und die Karabiner überprüft wurden, gibt die Notärztin dem Piloten das Signal, dass die Windenoperation starten kann.

Die **Windenoperation** läuft nach Standard ab und HEMS-TC und Pilot können Ärztin und Patient bereits 2 min später auf der Wiese einer Alp gut 600 Höhenmeter unterhalb der Unfallstelle absetzen. Der Pilot landet die Maschine etwa 100 m entfernt und der HEMS-TC eilt umgehend zu Patienten und Ärztin. Es ist hier deutlich wärmer und windgeschützt, sodass der Patient entkleidet werden kann und gemeinsam mit einem strukturierten Primary Survey begonnen werden kann.

Der Monitor zeigt unter der Sauerstoffgabe pulsoxymetrisch gemessen nur eine Sättigung von 85–89 % an. Die Atembewegungen sind nach wie vor auffallend flach und der Patient wirkt allmählich erschöpft. Daher entscheiden HEMS-TC und Notärztin zusammen, dass vor dem Hubschraubertransport ins Traumazentrum eine Narkoseeinleitung und tracheale Intubation notwendig sind (➤ Abb. 2.1).

Die Narkoseeinleitung erfolgt mit 200 µg Fentanyl, 10 mg Midazolam und 100 mg Rocuronium. Durch den primären Einsatz des Videolaryngoskops gelingt

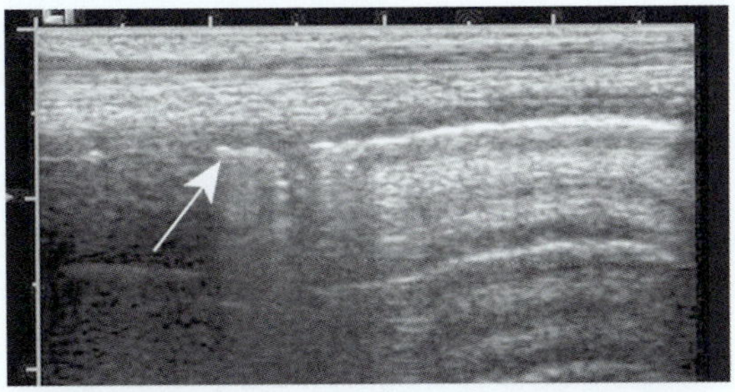

Abb. 2.1 Pneumothorax: fehlendes Lungengleiten, waagerechte Reverberationsechos (A-Linien) im Bereich des Pneumothorax. Lungenpunkt (Pfeil) am Übergang zur normalen Lunge. [M984]

die tracheale Intubation ohne Reklination der Halswirbelsäule. Eine manuelle In-Line-Stabilisation ist allerdings nicht möglich, da Ärztin und HEMS-TC allein den Patienten versorgen müssen. Durch den Einsatz der Videolaryngoskopie und eines Bougie kann jedoch auf eine Reklination des Kopfes verzichtet werden und der Patient in seiner Position in der Vakuummatratze problemlos tracheal intubiert werden.

Die Kapnografie zeigt sofort eine regelrechte Kurve an. Die Auskultation durch den HEMS-TC ergibt ein seitengleiches vesikuläres Atemgeräusch. Dennoch entscheidet das Team, vor dem Verladen des Patienten in den Helikopter eine Lungensonografie durchzuführen, um einen Pneumothorax sicher auszuschließen, da der Transport ins Traumazentrum sicher 30 min dauern würde und Maßnahmen wie eine Fingerthorakostomie in der Kabine des Hubschraubers unmöglich sind. Tatsächlich kann in der Sonografie links apikal kein Pleuragleiten detektiert werden. Die Darstellung eines Lungenpunkts gelingt jedoch nicht. Links basal und rechtsseitig ist dagegen ein Pleuragleiten klar zu erkennen. Daher entscheidet sich das Team gemeinsam vor, linksseitig eine Fingerthorakostomie durchzuführen. Bei Eröffnung der Pleura ist zwar kein Ausströmen von Luft zu detektieren, das Sonografie-Bild war aber eindeutig und die Gefahr der Entwicklung eines Spannungspneumothorax beim intubierten und mit Überdruck beatmeten Patienten während des Lufttransports wäre erheblich gewesen, zumal auch im Unterschied zum bodengebundenen Transport kein „Zwischenstopp“ zur Entlastung des Pleuraraums bei einer eventuellen Verschlechterung der kardiopulmonalen Situation möglich gewesen wäre.

DIAGNOSE

In der CT-„Polytraumaspirale":
- Kleiner Pneumothorax links bei Rippenserienfraktur Costa 5–8 links
- Milzlazeration Grad 1
- Nicht dislozierte Fraktur des Dens axis
- Inkomplette Berstungsfraktur BWK 4
- Inkomplette Berstungsfraktur BWK 5
- Chance-Fraktur BWK 6
- Beginnende Hirnparenchymschwellung frontal
- Sprengung der Sutura frontozygomatica rechts

Im MRI:
- Mehrere Shearing Injuries mit Balkenbeteiligung

2.2 Anamnese

Siehe oben.

2.3 Zielklinik

Überregionales Traumazentrum, Universitätsklinikum.

2.4 Klinischer Verlauf

- Wundebridement, Spülung und Adaptation der Skalpierungsverletzung am Unfalltag
- Densverschraubung von ventral am 1. Tag nach Trauma
- Unauffällige sonografische Verlaufskontrolle der Milzlazeration
- Spondylodese Th2 auf Th8 am 2. Tag nach Trauma
- Dilatative Tracheotomie am 6. Tag nach Trauma

2.5 Tops und Flops

Tops

- Aufgrund des regelmäßigen Trainings von Windeneinsätzen gelang der Einsatz problemlos, auch wenn das Team in dieser Konstellation noch nie zusammengearbeitet hat. Aufgrund des standardmäßigen Prozederes und klarer SOPs wusste jedes Teammitglied, was zu tun ist. In einem kurzen Briefing vor der Aktion wurde auf besondere Gefahrenpunkte aufmerksam gemacht.
- Die Notärztin ist eine erfahrene Klinikerin. So gelang es ihr, auch in der stressigen Situation, die Übersicht zu bewahren. Sie konnte den kritischen, aber aktuell noch stabilen Zustand des Patienten innerhalb weniger Sekunden auch ohne Monitoring und andere Hilfsmittel einschätzen. So war eine rasche Entscheidung zur zügigen Evakuation möglich.
- Insgesamt betrug die Zeit vom Eintreffen an der Einsatzstelle bis zum Start des Transports ins Traumazentrum 56 min. Dies erscheint auf den ersten Blick lang. Allerdings war eine Rettung aus dem Gelände notwendig, außerdem eine Narkoseeinleitung, tracheale Intubation, Lungensonografie und linksseitige Fingerthorakostomie. Zudem war die medizinische Crew nur zu zweit. Die präklinisch getroffenen Maßnahmen waren notwendig. Auch retrospektiv zeigte sich, dass die tracheale Intubation indiziert war. Der Patient erlitt nämlich im Rahmen seines Sturzes einen komplette Querschnittsverletzung in Höhe der Halswirbelkörper C1/2, sodass vermutlich bereits initial eine Zwerchfelllähmung bestand und eine Eigenatmung des jungen Mannes nur mithilfe der Atemhilfsmuskulatur möglich war. Ohne tracheale Intubation und Beatmung hätte sich der Patient vermutlich während des Transports erschöpft. Eine Studie aus dem Deutschen Traumaregister der Deutschen Gesellschaft für Unfallchirurgie (DGU) zeigt zudem, dass invasive Maßnahmen, die im Schockraum nachgeholt werden müssen, weil sie – obwohl indiziert – prähospital nicht ergriffen wurden, die Gesamtversorgungszeit des Patienten bis zur Übernahme in den OP oder auf die Intensivstation nicht verkürzen.

Flops

Aufgrund der schlechten Mobiltelefonverbindung konnte die Rettungsleitstelle nicht eruieren, dass es sich um einen Absturz handelte. Es kam nur die Information „Sturz … Wanderweg“ an. Daher war kein Bergführer/Rettungsspezialist mit an Bord. Bei einer besseren Telefonverbindung oder gar der Möglichkeit, via Smartphone eine Videoverbindung zur alarmierenden Person aufzubauen und sich so einen Eindruck vom Gelände (und ggf. Zustand des Patienten) zu machen, wäre hier sicher eine bessere Disposition gelungen.

MERKE

- Polytrauma-Versorgung ist Teamarbeit.
- Prähospitale Notfallmedizin braucht erfahrene Kliniker, die es durch ihre innerklinische Tätigkeit im OP, im Schockraum oder auf Intensivstation schaffen, auch unter ungünstigen äußeren Bedingungen die Ruhe zu bewahren, ein korrektes Team Ressource Management beherrschen, richtige Prioritäten zu setzen, eine leitliniengerechte Therapie durchzuführen und handwerkliche Fähigkeiten, z. B. die tracheale Intubation, auch unter erschwerten Bedingungen perfekt beherrschen.
- Prähospitale Notfallmedizin braucht kontinuierliche Weiterbildung und regelmäßiges Teamtraining.

Was wäre, wenn …

- … nicht zufällig ein weiterer Ersthelfer (Bergführer) vor Ort gewesen wäre?
  - Dann wäre es notwendig gewesen, weitere Rettungskräfte (in diesem Fall Bergführer/Rettungsspezialist Helikopter, in anderen Fällen beispielsweise Feuerwehrkräfte) vor Ort zu bringen. Dies hätte allerdings zu einer deutlichen Verzögerung der definitiven Versorgung des Patienten geführt. Führend in den Entscheidungen muss jedoch immer die Sicherheit von Patienten und Team vor äußeren Gefahren (Absturz, Steinschlag in der geschilderten Situation bzw. Feuer, Gase, Giftstoffe etc. in anderen Einsatzsituationen) sein.
- … ein akutes A-Problem bestanden hätte?
  - In diesem Fall wäre die Anwendung einer oropharyngealen oder nasopharyngealen Atemwegshilfe indiziert gewesen sowie die zusätzliche Gabe von Sauerstoff über eine Maske mit Reservoir. Ein weitergehendes Atemwegsmanagement sollte nur unter möglichst optimierten äußeren Bedingungen erfolgen (Lagerung, Zugang zum Patienten, kompetente Assistenz).
- … ein akutes B-Problem bestanden hätte?
  - Rasch reversible Ursachen eines akuten B-Problems (z. B. Spannungspneumothorax) müssen sofort behoben werden, beispielsweise durch eine Nadeldekompression (bevorzugt in Monaldi-Position). Darauf muss jedoch immer (!), sobald es die Situation zulässt, eine Fingerthorakostomie (ggf. mit Drainageneinlage) folgen.
- … ein akutes C-Problem bestanden hätte?
  - In der beschriebenen Situation wäre ein C-Problem (außer bei Spannungspneumothorax mittels Pleuradekompression) schwer zu beherrschen gewesen. Eine noch zügigere Evakuation wäre kaum möglich gewesen. In der geschilderten Situation war das Lagern des Patienten auf der Vakuummatratze notwendig für die Evakuation per Rettungswinde. In anderen Situationen (ohne Windeneinsatz) kann bei Patienten mit einem akuten A-, B- oder C-Problem für die Evakuation auf eine Immobilisation verzichtet werden.

Zusammenfassung

- Prähospitale Notfallmedizin findet manchmal unter erschwerten äußeren Bedingungen statt.
- Unter diesen Bedingungen sind ein gutes Crew Ressource Management, eine gute Kommunikation, umfassende innerklinische Erfahrung und gute körperliche Leistungsfähigkeit entscheidend für die Sicherheit von Patienten und Team.
- Die Patientenversorgung muss den äußeren Bedingungen angepasst sein. Gegebenenfalls sind eine Minimalversorgung (Stoppen externer Blutungen, Offenhalten des Atemwegs) vor Ort und eine Evakuation an einen sicheren Platz im Sinne der Sicherheit von Patient und Team indiziert.
- Training, klinische Erfahrung und ein „mentales Modell" helfen, solche Situationen zu meistern.
- Neben den medizinischen Aspekten muss notfallmedizinisches Personal in der Lage sein, im Spannungsfeld zwischen zügiger Patientenversorgung, leitliniengerechter Therapie und maximaler Sicherheit die richtige Balance zu finden.

LITERATUR

AWMF Leitlinienregister. 001-028l_S1_Atemwegsmanagement_2023-09.pdf (awmf.org).

AWMF Leitlinienregister. 001–040. Prähospitales Atemwegsmanagement. 2019. (awmf.org).

AWMF Leitlinienregister. S1-Leitlinie Prähospitale Notfallnarkose beim Erwachsenen. 2015 (awmf.org).

Pietsch U et al. Advanced airway management in hoist and longline operations in mountain HEMS – considerations in austere environments: a narrative review This review is endorsed by the International Commission for Mountain Emergency Medicine (ICAR MEDCOM). Scand J Trauma Resusc Emerg Med. 2018 Apr 3; 26(1): 23.

Pietsch U et al. Challenges of helicopter mountain rescue missions by human external cargo: need for physicians onsite and comprehensive training. Scandinavian Journal of Trauma, Resuscitation and Emergency Medicine 2019; 27: 17.

KAPITEL

3 Im Zweifelsfall immer zum Maximalversorger?

Michael Reng

Fallbericht

Alarmierung und Anfahrt

Die Alarmierung für den RTW und das NEF erfolgt über die Integrierte Leitstelle in eine ländliche Hausarztpraxis mit dem Stichwort „bewusstloser Patient nach Sturz", medizinisches Personal sei vor Ort.

Eintreffen

Kurz nacheinander treffen Notfallsanitäter mit RTW und Notarzt mit NEF ein und werden von der Ehefrau des Patienten eingewiesen und in die Praxis eingelassen. Ein älterer Patient liegt in stabiler Seitenlage auf dem Boden im leeren Wartezimmer und atmet tief und fest. Eine kleine Blutlache findet sich neben dem Kopf. ➤ Tab. 3.1.

Ersteindruck

Der Patient hat die Augen geschlossen, antwortet auf laute Ansprache mit unverständlichen Lauten und reagiert auf Schmerzreize mit gezielten Abwehrbewegungen (GCS 8) (➤ Tab. 3.2 , ➤ Abb. 3.1). Einen Guedel-Tubus toleriert der Patient nicht und spuckt diesen beim Versuch der Einlage aktiv aus. Die anwesende Medizinische Fachangestellte (MFA) berichtet, dass es sich um einen bekannten 68-jährigen bekannten Patienten der Praxis handle. Folgendes sei ihr bis jetzt bekannt: Der Patient klagte zu Hause über retrosternale Schmerzen, die vor etwa 2 h aus der Ruhe heraus aufgetreten seien. Die Art der Schmerzen sei ihm wohl bekannt, traten aber bisher nur bei Belastung auf, waren jedoch noch nie so heftig wie jetzt. Er wurde deshalb von seiner Frau ohne Voranmeldung gegen 12:10 Uhr in die Praxis seines Hausarztes verbracht. Der Hausarzt sei selbst zu Hausbesuchen unterwegs gewesen, die Medizinische Fachangestellte (MFA) bat ihn deshalb, im Wartezimmer Platz zu nehmen, und verständigte sofort ihren Chef. Während die Ehefrau des Patienten das Auto vor der Praxis richtig umparkte, hörte die Praxisangestellte einen lauten „Rumms" im Wartezimmer. Sie eilte sofort dorthin und fand den Patienten neben seinem Stuhl liegend auf dem Boden. Der Patient reagierte auf Ansprache nur mit unverständlichen Lauten. Sie stellte dann fest, dass der Patient atmete und brachte ihn in die stabile Seitenlage, um eine Aspiration zu vermeiden. Sie blieb beim Patienten und verständigt jetzt auch den Praxisinhaber sowie parallel die Rettungsleitstelle. Die zurückkehrende Ehefrau wurde gebeten, das Rettungsteam einzuweisen.

Verdachtsdiagnose und Differenzialdiagnosen

Akutes Koronarsyndrom mit Synkope bzw. Kollaps (ob initial eine Bewusstlosigkeit bestanden hat, was für die Diagnose Synkope obligat zu fordern ist, ist unklar).

Sekundär entstandenes Schädel-Hirn-Trauma mit Kopfplatzwunde.

Tab. 3.1 SSSS-Schema

Scene	Notfall in einer ländlichen Hausarztpraxis
Safety	Sichere Umgebung
Situation	Professionelle Ersthelferin vor Ort, Patient bereits in stabiler Seitenlage, 2 Geschehnisse: Thoraxschmerzen und Sturz
Support	Kräfte vor Ort ausreichend, keine weiteren Hilfskräfte nötig

Tab. 3.2 X-ABCDE

X-ABCDE	Beschreibung	Maßnahme
e**X**sangiation	Keine lebensbedrohliche äußere Blutung, Kopfplatzwunde	Sterile Abdeckung
Airway	Offen	Stabile Seitenlage Absaugbereitschaft bei Bewusstlosigkeit
Breathing	Kein erkennbares Problem, AF 14/min, SpO_2 95 % bei Raumluft	
Circulation	Puls 122/min, RR 162/88 mmHg	
Disability	GCS 8	BZ 112 mg/dl
Exposure & **E**nvironment	Keine Auffälligkeiten, Temperatur 36,5 °C aurikulär	

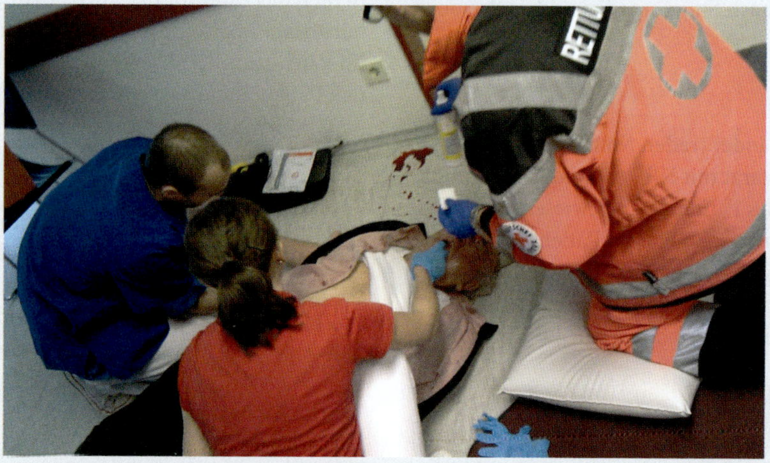

Abb. 3.1 Ersteindruck am Patienten: bewusstlos, Kopfplatzwunde. Die MFA entfernt mit ihrer Hand gerade das Gebiss. [P1433]

3.1 Präklinische Therapie

In Ergänzung zu der Erstuntersuchung durch die Notfallsanitäter erhebt der Notarzt noch einen erweiterten neurologischen Status entsprechend dem DIVI-Protokoll (➤ Tab. 3.2).

Die Pupillen sind seitengleich und mittelweit. Auch die Pupillenreaktion ist seitengleich. Das Reflexverhalten ist soweit beurteilbar unauffällig.

Ein klinischer Anhalt für einen abgelaufenen Krampfanfall (Zungenbiss, Einnässen) findet sich nicht. Ein venöser Zugang wird gelegt, um beim Auftreten von Komplikationen (z. B. Krampfanfall) rasch eingreifen zu können. Der Blutzucker liegt im Normbereich.

Im zügig geschriebenen 12-Kanal-EKG zeigt sich ein tachykarder Sinusrhythmus ohne Erregungsrückbildungsstörungen. Ein akuter ST-Hebungsinfarkt kann somit ausgeschlossen werden.

Die Kopfplatzwunde wird steril abgedeckt, die Verletzung durch einen zirkulären Kopfverband komprimiert, um die Blutung zu stillen.

Wegen des unbeobachteten Sturzes und der eingeschränkten Vigilanz wird zur Absicherung der HWS ein Stifneck angelegt.

DIAGNOSE

Ursächlich scheint ein akutes Koronarsyndrom vorgelegen zu haben, das im Rahmen einer – am ehesten kardiogenen – Synkope den Sturz des Patienten herbeigeführt hat. Differenzialdiagnostisch können auch andere Ursachen von Thoraxschmerz und Sturz nicht ausgeschlossen werden. So kommen u. a. auch rezidivierende Lungenembolien oder ein dissezierendes Aortenaneurysma in Betracht.

Die Bewusstlosigkeit wurde als Sturzfolge interpretiert, zumal der Patient die Praxis ja noch fußläufig aufgesucht hatte. Hier kommen ursächlich eine primäre Hirnblutung, eine Hirnkontusion, aber auch ein Krampfanfall (z. B. zerebrale Minderperfusion im Rahmen des kardialen Ereignisses) infrage.

3.2 Anamnese

Zwischenzeitlich ist der Praxisinhaber am Notfallort eingetroffen. Mit ihm und der Ehefrau des Patienten kann die Anamnese nach dem SAMPLER-Schema vervollständigt werden (➤ Tab. 3.3).

Tab. 3.3 SAMPLER

SAMPLER	Beschreibung
Symptome und Befunde	(Kardiale) Synkope mit sekundärem SHT
Allergien	Es sind keine Allergien bekannt
Medikation	Der Patient nimmt einen ACE-Hemmer und einen Betablocker als Antihypertensivum ein.
Patientenvorgeschichte	Arterielle Hypertonie, ein Zoster vor 3 Jahren und eine Hemikolektomie links nach perforierter Sigamadivertikulitis
Letzte Mahlzeit	Frühstück gegen 7:30 Uhr
Ereignisse direkt vor dem Notfall	Vor dem Auftreten der Thoraxschmerzen am Morgen im häuslichen Bereich kam es zu keinen Auffälligkeiten.
Risikofaktoren	Nikotinabusus bis vor etwa 5 Jahren und die vorgenannte arterielle Hypertonie

3.3 Zielklinik und Transport

Die Praxis befindet sich im 1. Stock und ist über eine relativ enge Treppe und einen Aufzug erreichbar. Für den Transport einer Rettungstrage ist der Aufzug zu klein, der Transport im Sitzstuhl ist dem Patienten nicht zuzumuten. Der Abtransport des Patienten erfolgt daher mit dem Tragetuch über die Treppe.

Die Voranmeldung im nachversorgenden Krankenhaus ist erforderlich. Es stellt sich aber die Frage: Wohin soll der Patient verbracht werden? Hierzu sind die Kenntnisse der lokalen Versorgungsstrukturen inklusive Versorgungsmöglichkeiten (Diagnostische und therapeutische Möglichkeiten? Tag/Nacht/Wochenende?) in der Rettungsdienstregion unabdingbar. Der lokale Notarzt ist bestens in der Region verankert und weiß: Die Praxis befindet sich in unmittelbarer Nähe eines Landkrankenhauses (Fahrzeit 5 min) mit interdisziplinärer Notaufnahme, betriebsbereitem CT, Intensivstation, Chirurgie, Innere Medizin und Anästhesie. Es wird kein Herzkatheter vorgehalten. Der nächstgelegene Maximalversorger in der nahen Großstadt (CT, Herzkatheter, Kardiologie, Neurochirurgie, Neurologie) ist in 20 min Fahrzeit zu erreichen.

Bei den folgenden strategischen Überlegungen wird idealisiert davon ausgegangen, dass beide Kliniken uneingeschränkt aufnahmebereit und mit einer performanten Zentralen Notaufnahme ausgestattet sind. Für die Wahl des geeigneten Krankenhauses sollte das jeweils geplante weitere innerklinische Vorgehen bedacht werden (➤ Abb. 3.2):

Welches Vorgehen wird bei Anlieferung im Landkrankenhaus gewählt?

- Schädel-CT nativ
- Schockraumversorgung
- Kontakt mit Maximalversorger bezüglich weiterem Prozedere
- Entscheidung Verbleib vor Ort zur Überwachung oder Verlegung zur Intervention

Welches Vorgehen wird bei Anlieferung im Maximalversorgenden Krankenhaus gewählt?

- Schädel-CT nativ
- Schockraumversorgung
- Wenn Hirnblutung: OP, soweit möglich und erforderlich, vorerst kein Herzkatheter

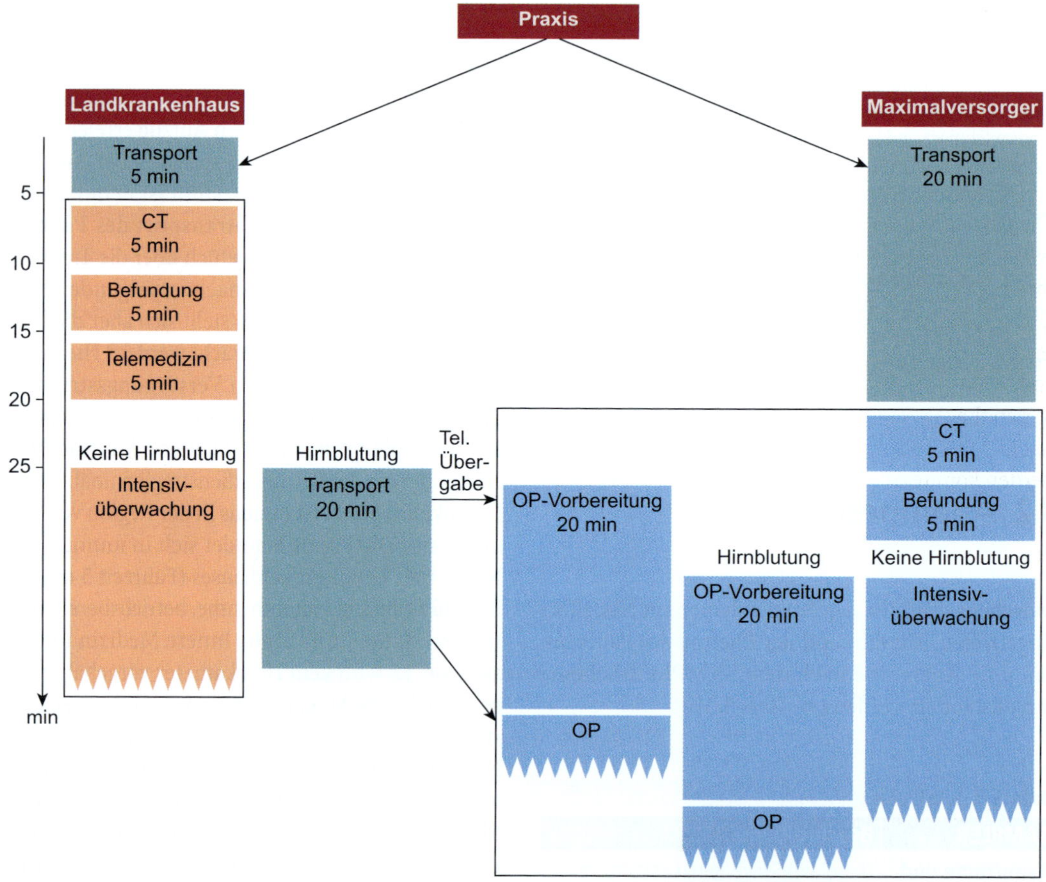

Abb. 3.2 Vereinfachter zeitlicher Ablauf bei unterschiedlichen Diagnosen. Zeitachse senkrecht. [P1433, L231]

- Wenn keine Hirnblutung und kreislaufstabil: intensivmedizinische Überwachung, Herzkatheter erst bei Instabilität bzw. etwa 3 Tage nach dem Sturzereignis

Es zeigt sich, dass der Verlauf über den regionalen Versorger im gegebenen Fall beim Vorliegen einer Hirnblutung schneller sein kann als der direkte Weg zum Maximalversorger. Damit soll nicht gesagt werden, dass der Umweg über einen Erstversorger vor Ort immer vorteilhaft ist. Bei eindeutigen Diagnosen (z. B. STEMI, SHT III, CVI etc.) ist es zielführend, primär immer den Maximalversorger anzusteuern. Aber die häufige Annahme, im Zweifelsfall bzw. bei häufig unklaren Diagnosen besser jeden Patienten immer zum Maximalversorger zu fahren, ist ebenso falsch. Eine unnötig lange Blockierung der Rettungsmittel muss ebenso vermieden werden wie die Flutung der Maximalversorgung mit nicht indizierten Patienten.

3.4 Klinischer Verlauf

Bei dem langsam wieder wacher werdenden Patienten kann im CT des Landkrankenhauses eine akute zerebrale Blutung ausgeschlossen werden. In Absprache mit dem Maximalversorger bleibt der Patient dort für 3 Tage zur Überwachung auf der Intensivstation. Am Tag nach der Aufnahme ist er wieder uneingeschränkt ansprechbar und orientiert, sodass von einer Commotio als Ursache der neurologischen Beeinträchtigung ausgegangen werden muss. Die kardialen Marker im Blut des Patienten steigen passager an, Pumpfunktion und Kontraktilität des Herzens bleiben unbeeinträchtigt. In der Folge wird der Patient gezielt und geplant zum Maximalversorger für eine Herzkatheteruntersuchung verlegt. Dort zeigt sich in der Koronarangiografie eine hochgradige Stenose der rechten Kranzarterie, die durch zwei Stents überbrückt wird. Die Ursache des Kollapses wird als am ehesten rhythmogen gedeutet. Der Patient kann am gleichen Tag wieder in das Landkrankenhaus rückverlegt werden. Im Verlauf treten keine Kollapsepisoden und Synkopen mehr auf, ein Langzeit-EKG erbringt keinen therapiebedürftigen Befund, sodass er im Verlauf in gutem Allgemeinzustand nach Hause entlassen werden konnte

3.5 Tops und Flops

Als Top kann sicher die Reaktion der MFA in der Hausarztpraxis bezeichnet werden. Neben einer suffizienten Erstversorgung des Patienten hat sie die vorhandenen Ressourcen optimal eingesetzt (Ehefrau des Patienten, Rückruf des Praxisinhabers und Alarmierung der Leitstelle) und eine perfekte Übergabe durchgeführt.

Auch der Entscheid, den Patienten im Tragegtuch zum RTW zu verbringen, kann als sinnvoll erachtet werden, da eine mögliche Rettung mit der Drehleiter der Feuerwehr zu einer deutlichen Verzögerung geführt hätte, die hier sicher vermieden werden musste und konnte.

Den Transport bodengebunden durchzuführen, kann in Kenntnis der lokalen Begebenheiten als sinnvoll erachtet werden. Die Überlegung, ggf. einen Helikopter für die Verlegung zum Maximalversorger primär einzuschalten, wäre wenig zielführend gewesen, da bei Transportzeiten bis 20 min die Notwendigkeit mehrfachen Umladens kaum Zeitvorteile im Vergleich zum bodengebundenen Transport bringt. Zudem wäre ein Landen in der Nähe der Arztpraxis nicht möglich gewesen. Der nächstgelegene Helikopterlandeplatz liegt direkt am Landkrankenhaus.

Die Entscheidung des Notarztes, den Patienten trotz eingeschränktem Bewusstsein nicht zu intubieren, muss bei einem primären GCS von 8 kritisch hinterfragt werden. In der Tat ist es oftmals klinisch wünschenswert, wenn eine Intubation bei neurologisch unklarer Situation nicht frühzeitig erzwungen wird, um den Verlauf besser beobachten zu können. Die Leitlinie zum Schädel-Hirn-Trauma bei Erwachsenen sieht für bewusstseinsgetrübte (nicht bewusstlose) Patienten eine Intubation nicht zwingend vor. Gleichzeitig wird als Anhaltsgröße für den Unterschied zwischen Bewusstlosigkeit und Bewusstseinstrübung aber eine GCS ≤ 8 als Anhaltsgröße gegeben. Im gegebenen Fall handelt es sich also um einen Grenzfall. Eine Intubation wäre hier keinesfalls zu kritisieren. In diesem Fall wäre wegen des höheren Aufwands beim Umlagern des Patienten eventuell die Verbringung des Patienten dann direkt zum Maximalversorger naheliegender.

Im gegebenen Fall liegt es zunächst nah, den Patienten direkt zu einem Krankenhaus mit Herzkatheter und Neurochirurgie zu transportieren: aufgrund der vermuteten Differenzialdiagnosen auf den ersten Blick das einzig logische Vorgehen. Strategisch gesehen ist die direkte Maximalmedizin gegenüber dem regionalen Flächenversorger im gegebenen Fall aber bestenfalls gleichwertig. Es floppt, wer nur an das Naheliegende denkt, aber dabei nahe Liegendes übersieht.

Letztlich bestätigte der Verlauf des Patienten alle Entscheidungen des Rettungsteams, sodass es keine Flops im engeren Sinn gab, auch weil der Notarzt die lokalen Strukturen bestens kannte. Kritische Punkte werden daher unter „Was wäre, wenn…“ diskutiert.

MERKE

Nur bei einer gut eingespielten Rettungskette und einem ebenso gut informierten Rettungsteam kann die ideale Versorgung des Patienten durch ideale Ressourcennutzung gewährleisten werden. Die Kenntnis der regionalen Besonderheiten der medizinischen Versorgung ist unabdingbar und darf keinesfalls unterschätzt werden. Der Entscheid für das richtige Zielkrankenhaus hat für den Patienten ebenso eine große Bedeutung wie eine gelungene präklinische Erstversorgung.

Die längerfristige Bindung der Rettungsmittel muss bei der Entscheidung über ggf. längere Transportwege auch berücksichtigt werden.

3

Was wäre, wenn ...

- ... der Patient im EKG einen STEMI gehabt hätte?
  - Bei einem STEMI hätte der Patient unmittelbar nach entsprechender Voranmeldung zum Herzkatheterlabor des Maximalversorgers gebracht werden müssen.
- ... sich der Patient während der Fahrt ins Krankenhaus neurologisch verschlechtert hätte (GCS-Abnahme oder einsetzende Pupillendifferenz)?
  - Einerseits müsste nach Voranmeldung über die Leitstelle die Zielklinik zum Maximalversorger umdisponiert werden und die Fahrt mit Sondersignal fortgeführt werden. Andererseits müsste je nach klinischem Zustand der Patient noch vor Erreichen der Klinik intubiert werden (siehe Überlegungen dazu oben). Dazu müsste der RTW anhalten, sodass die Intubation unter guten Bedingungen erfolgen kann.
- ... der Patient Marcumar® oder NOAKs in der Medikamentenanamnese gehabt hätte?
  - Patienten mit einer solchen Medikamentenanamnese gelten als Risikopatienten bei Kopfverletzungen und sollten umgehend einem cCT zugeführt werden. Dies war bei diesem Patienten aufgrund des GCS von 8 unabhängig davon bereits indiziert.

LITERATUR

Rettungsdienstgesetze der Bundesländer samt Ausführungsverordnungen, siehe z. B. https://www.gesetze-bayern.de/Content/Document/BayRDG und https://www.gesetze-bayern.de/Content/Document/BayAVRDG

KAPITEL

4

Joachim Koppenberg

Sweet dreams are made of this

Fallbericht

Alarmierung und Anfahrt

Die Alarmierung einer Helikoptergebirgsbasis mit einer Dreier-Crew (Pilot, Paramedic und Notarzt) erfolgt an einem schönen Sommertag zu einem Mountainbikesturz in unwegsamen Geländen auf ca. 2.300 m. ü. M. Von der Leitstelle wird aufgrund des Einsatzorts bereits eine notwendige Windenaktion antizipiert und kommuniziert. Der Notarzt zieht deshalb bereits vor dem Abflug den Kellergurt an und richtet sich das Rettungsmodul her. Nach 8 Flugminuten wird die Einsatzstelle erreicht und wie bereits vermutet, ist eine Landung vor Ort nicht möglich, sodass der Notarzt allein inklusive Rettungsmodul an der Winde ca. 40 m tief in der Nähe der Einsatzstelle abgesetzt wird (➤ Abb. 4.1).

Eintreffen

Am Unfallort befinden sich zwei junge Mountainbiker, wobei es einen verletzten Patienten gibt und sich dieser schmerzverzehrt den linken Knöchel hält.

Ersteindruck

Die orientierende Untersuchung zeigt bei dem sportlichen 24-jährigen Mann mit ca. 80 kg KG ein Monotrauma des linken OSG im Sinne einer Luxationsfraktur mit einer deutlichen Fehlstellung. Er gibt stärkste Schmerzen mit einer Verbalen Rating-Skala/Numerischen Rating-Skala (VRS/NRS) von 8 an und klagt über Parästhesien im Vorfuß. Eine Bewusstlosigkeit wird verneint, er kann sich an das Sturzereignis erinnern (➤ Tab. 4.1).

Verdachtsdiagnose und Differenzialdiagnose

Monotrauma mit V. a. auf Luxationsfraktur OSG links.

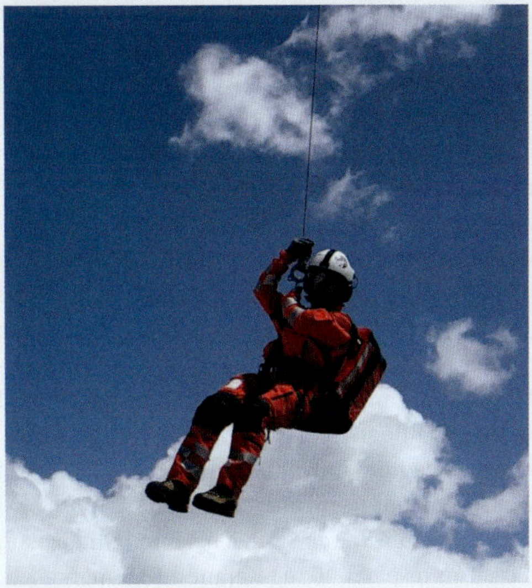

Abb. 4.1 Der Notarzt wird mittels Winde alleine an der Unfallstelle abgesetzt. [T1398]

Tab. 4.1 SSSS-Schema

Scene	MTB-Trail in unwegsames Gebirgsgelände auf ca. 2.300 m über dem Meeresspiegel
Safety	Keine Absturzgefahr
Situation	Ein verletzter Mountainbiker mit einem Monotrauma
Support	Wünschenswert, aber im vorhandenen Setting mit dem Paramedic als Winchoperator nicht vorhanden

4.1 Präklinische Therapie

Schnell ist klar, dass der Patient eine gute und schnelle Analgesie und ggf. sogar eine Sedierung für eine Reposition der Luxationsfraktur benötigt (➤ Tab. 4.2). Der Notarzt bereitet einen 18-G-Venenzugang vor und zieht Fentanyl, Midazolam und Ketanest auf. Der Patient wird mit dem Minimalmonitoring Pulsoxymetrie versorgt (HF 86/min, SpO_2 96 %) und ein Venenzugang am rechten Handrücken gelegt. Nach Gabe von 0,15 mg Fentanyl zur Analgesie und einer ca. 50%-igen Schmerzreduktion nach 3 min auf VRS/NRS 4 kann mithilfe des Freundes vorsichtig der linke Bikeschuh inklusive Socken abgezogen werden. Der Vorfuß imponiert bleich, die A. dorsalis pedis kann nicht getastet werden und die Rekap.-Zeit an den Zehennägeln ist deutlich > 2 s verlängert, sodass in Kombination mit den Parästhesien von einer Nerven-Gefäß-Irritation ausgegangen werden muss. Dies erfordert eine unverzügliche Reposition. Neben einer reinen Analgesie empfiehlt sich zur Reposition eine sog. PSA (*procedural sedation and analgesia*). Vorab bereit der Notarzt ein Samsplint inklusive Verbandsmaterial für die anschließende Stabilisierung vor und instruiert die Begleitperson über die nötige Unterstützung (Beugung in Hüfte und Knie des Patienten sowie Gegenhalten des Unterschenkels).

Dem Patienten werden zunächst 2 mg Midazolam und ca. 1 min später 40 mg Ketanest (0,5 mg/kg KG, alternativ S-Ketanest 0,25 mg/kg KG) i. v. gespritzt. Nachdem dieser deutliche Anzeichen einer eintretenden moderaten Sedierung zeigt, erfolgt mit einem beherzten „Schuhausziehgriff" die achsengerechte Reposition des OSG links, was mit einem deutlichen „Klacken" quittiert wird. Der Vorfuß wird prompt rosig, der Puls ist wieder tastbar und die Rekap.-Zeit liegt < 2 s. Es erfolgt die achsengerechte Fixierung mittels Samsplint und Verband, um eine Reluxation zu vermeiden. Der Patient wird für den Abtransport mittels Windenbergung im Bergedreieck vorbereitet und der Helikopter entsprechend über Funk aufgeboten.

DIAGNOSE

Dislozierte, geschlossene OSG Fraktur links mit Z. n. Reposition in PSA

4.2 Anamnese

Der Patient ist mit dem Mountainbike bei einem Down-Hill-Trail mit dem linken Fuß an einem Stein hängengeblieben und hat sich aufgrund der Fixierung mittels Klickpedalen beim Sturz das linke, fixierte OSG verdreht, was letztlich zur Luxation führte. Er sei dabei weder auf den Kopf gefallen noch habe er sich andere Verletzungen außer minimalen Schürfungen an beiden Unterarmen zugezogen. ➤ Tab. 4.3.

Tab. 4.2 X-ABCDE

X ABCDE	Beschreibung	Maßnahme
e**X**sangiation	Keine	
Airway	Frei	
Breathing	Problemlos	
Circulation	Problemlos, HF 86/min, SpO_2 96 %	
Disability	Eingeschränkte Durchblutung des linken Vorfußes und Kribbelparästhesien	Reposition des OSG links in PSA
Exposure & **E**nvironment	Unwegsames Gelände	Windeneinsatz

Tab. 4.3 SAMPLER

SAMPLER	Beschreibung
Symptome und Befunde	Fehlstellung im linken Sprunggelenk mit Durchblutungsstörung und Parästhesien, inital stärkste Schmerzen mit VRS 8
Allergien	Pollinosis
Medikation	Keine
Patientenvorgeschichte	Blande, sportlich, bisher keine Operationen
Letzte Mahlzeit	Vor 2 h Mittagessen
Ereignisse direkt vor dem Notfall	Eigensturz mit dem Mountainbike
Risikofaktoren	Keine

4.3 Zielklinik und Transport

Nachdem der Patient nach den Vorbereitungen für den Abtransport nach ca. 10 min wieder wacher wird, erfolgt die erneute Gabe von 0,1 mg Fentanyl bei einer VRS von 4–5. Nach der Windenaktion kann der Patient problemlos in die nahe gelegene Unfallklinik zur operativen Versorgung geflogen werden und mit einer VRS/NRS von 3 und einer Gedächtnislücke zur Reposition sowie Windenbergung in der Notaufnahme übergeben werden. Das Notarztprotokoll kann erst in der Notaufnahme ausgefüllt werden, wobei neben der Medikamentengabe insbesondere die temporäre Durchblutungs- und Sensibilitätsstörung dokumentiert wird.

4.4 Klinischer Verlauf

Radiologisch bestätigt sich die Verdachtsdiagnose einer trimalleolären OSG-Fraktur links und der Patient wird gleichtags operativ versorgt. Nach zwei Nächten kann er die Klinik verlassen.

4.5 Tops und Flops

Der Einsatz konnte zügig und routiniert abgearbeitet werden, sodass es mehr Tops als Flops zu erwähnen gibt. Die Flop-Möglichkeiten waren jedoch zahlreich gegeben und werden im ➤ Kasten „Was wäre, wenn …?“ aufgezeigt.

Hier also die **Tops:** Dies wäre insbesondere die suffiziente Analgesie bei stärksten Schmerzen. Akute Schmerzen sind die häufigste Ursache für einen Notarzteinsatz oder die Alarmierung des Rettungsdienstes, sodass es sich definitiv lohnt, gute und robuste Analgesie- und auch Sedationskonzepte im Repertoire zu haben.

Wie bei jeder Therapiesteuerung braucht es auch für einen suffiziente **Analgesie** und Titration der Medikation zunächst geeignete Steuerungsparameter, wie z. B. bei einer hypertensiven Krise die Höhe und den Verlauf des Blutdrucks. In der präklinischen Schmerztherapie hat sich dazu die Verbale Rating-Skala oder die Numerische Rating-Skala durchgesetzt. Diese kann einem Notallpatienten schnell und einfach erklärt werden, analog einer Schulnote, mit der Skala „keinen Schmerzen“ (min. VRS/NRS 0) bis „maximal vorstellbare Schmerzen“ (max. VRS/NRS 10). Unser Patient mit VRS 8 leidet also an extremen akuten Schmerzen. Ziel der Analgesie ist idealerweise eine VRS/NRS ≤ 3 bzw. mindestens eine Reduktion der initialen Schmerzen um 50 % bis zum Erreichen der Notaufnahme, was in diesem Fall gut gelungen ist. Eine komplette Beschwerdefreiheit ist weder das erklärte Ziel noch selten erreichbar.

Die **schnellste, sicherste und einfachste Applikationsart von Schmerzmitteln** ist in der Notfallmedizin der **i. v.-Zugang.** In speziellen Situationen mit erschwerten Venenzugängen, wie bei eingeklemmten, schwer zugänglichen Patienten, Kindernotfällen oder stark hypotonen, septischen Patienten, können letztlich je nach Eignung der Schmerzmittel auch alle anderen Applikationsarten wie intraossär, nasal, bukkal, rektal oder oral zum Einsatz kommen. Nur die subkutane Gabe bleibt den palliativen Situationen vorbehalten, die es auch immer häufiger im Notarztdienst gibt. In all diesen Situationen empfiehlt es sich, entweder über eine webbasierte oder papiergestützte Tabelle die Dosierung der diversen Applikationsarten gegenzuchecken.

Idealerweise verwendet man v. a. jene Medikamente, welche man auch regelmäßig selbst in der Klinik oder Praxis zum Einsatz bringt und die einem so bezüglich Dosis, Wirkeintritt und -dauer, Applikationsarten, Nebenwirkungen etc. vertraut sind. Die häufigsten in der Präklinik verwendeten **Opioidanalgetika** finden sich in (➤ Tab. 4.4).

In gewissen Situationen, wie in diesem Fall die nötige Reposition, ist eine suffiziente Analgesie für gewisse Maßnahmen nicht ausreichend und es benötigt zusätzlich eine **Sedation** bzw. **PSA** (= *procedural sedation and analgesia*). Dies ist auch notwendig, z. B. bei der Anlage einer Thoraxdrainage bei nicht intubierten Patienten, einer Kardioversion oder einer externen Schrittmachertherapie bei wachen Patienten. Die häufigsten Medikamente und deren Charakteristika können der (➤ Tab. 4.5) entnommen werden. Hier ist v. a. für Nichtanästhesisten zu beachten, dass der Grad zwischen gewünschter Sedierung und nicht

Tab. 4.4 Auswahl häufig verwendeter Opioidanalgetika

Opiat	Applikation	Wirkungs-eintritt (min)	Wirkungs-dauer	Dosierung	Wichtige Hinweise/Neben-wirkungen*
Morphin	Amp. à 10 mg i.v. -Gabe	15–30	2–4 h	Initial 2,5–5 mg, danach Titration	Zudem Sedierung und Vorlastsenkung, Mittel der Wahl bei Myokardinfarkt
Piritramid	Amp. à 15 mg i.v. -Gabe	5–15	4–6 h	Initial 0,1 mg/kg KG langsam i.v., danach Titration	Weniger emetisch, aber stärker sedierend als Morphin
Pethidin	Amp. à 100 mg i.v. -Gabe	2–15	2–4 h	Initial 25 mg langsam i.v., danach Titration	Hilft gut gegen Shivering (Kältezittern)
Fentanyl	Amp. à 0,1 mg Amp. à 0,5 mg i.v. -Gabe	2–5	20–30 min	Initial 0,05–0,1 mg, danach Titration	**Cave:** Off-Label-Anwendung! Fentanyl ist nicht für eine reine i.v. Analgesie zugelassen, starke Atemdepression.

* Achtung: Bei den angeführten Hinweisen/Nebenwirkungen handelt es sich nicht um eine abschließende Aufzählung!

Tab. 4.5 Auswahl häufig verwendeter Sedativa

Sedativum	Applikation	Wirkungs-eintritt (min)	Wirkungs-dauer (min)	Dosierung	Wichtige Hinweise/ Nebenwirkungen*
Midazolam	Amp. à 5 mg Amp. à 15 mg	1–3	15–30	i.v.: 0,05–0,1 mg/kg KG i.m.: 0,2–0,3 mg/kg KG Rektal: 0,5–1,0 mg/kg KG Nasal: 0,4 mg/kg KG	Atemdepression in Kombination mit Opiat, Vorsicht bei Schlaf-Apnoepatienten
Propofol 1 %	Amp. à 200 mg Amp. à 500 mg	1–2	5–8	i.v. Boli à 1 mg/kg KG titrieren und als Erhaltungsdosis via Perfusor 1–2 mg/kg/h	RR-Abfall, Atemdepression **Cave:** Darf nur durch erfahrenes und geschultes Personal im geeigneten Setting angewandt werden! Narkosemedikament!
S-Ketanest	Amp. 2 ml = 50 mg Amp. 10 ml = 250 mg	1–2 min	5–15 min	i.v.: 0,125–0,25 mg/kg KG i.m.: 0,25–0,5 mg/kg KG Rektal: Kinder 2–5 mg/kg KG Nasal: Kinder 2–5 mg/kg KG	In Kombination mit Midazolam verabreichen

* Achtung: Bei den angeführten Hinweisen/Nebenwirkungen handelt es sich nicht um eine abschließende Aufzählung!

gewollter Narkoseeinleitung sehr schmal sein kann (➤ Tab. 4.6) und man dies entsprechend antizipieren muss. Umso wichtiger ist die Titration der eingesetzten potenten Medikamente: „Nachspritzen kann man immer, Rausziehen geht nimmer!" Solange der Patient Schmerzen mit einer VRS von 3 hat, wird er auch atmen, denn der Schmerz ist der physiologische Antagonist der Atemdepression! Um die Atmung durch die Sedativa nicht zusätzlich zu beinträchtigen, kommt hier meistens, wie auch in diesem Fall, Ketamin oder S-Ketamin zum Einsatz, um die Spontanatmung zu erhalten. Da es sich bei dem Wirkstoff um einen LSD-Abkömmling handelt, empfiehlt sich die Kombination mit einem Benzodiazepin (hier Midazolam), um *bad trips and dreams* zu vermeiden.

Erfreulicherweise haben die Analgesie wie auch die Sedierung in diesem Fall fast idealtypisch funktio-

Tab. 4.6 Stadien der Sedierung [F857-010]

	I: minimal	II: moderat	III: tief	IV: Narkose
Reaktion auf Ansprache	Patient reagiert adäquat auf verbale Ansprache.	Bewusstseinstrübung, Reaktion auf laute Kommandos und zudem ggf. taktile Stimulation	Bewusstseinstrübung, schwer erweckbar, reagiert gezielt auf taktile Reize oder Schmerzreiz	Patient nicht weckbar, reagiert nicht auf Schmerzreize.
Spontanatmung	Unbeeinträchtigt	Adäquat	Inadäquat, assistierte Beatmung kann erforderlich sein	Nicht suffizient, Maskenbeatmung, Larynxmaske oder ITN

niert, was aber nicht immer so sein muss (➤ Kasten „Was wäre, wenn …?“).

Aber ein **Flop** muss doch dabei sein? Man könnte kritisch hinterfragen, ob das Ausziehen des Schuhs **vor** der Reposition nicht unnötig war und man dies nicht in einer Aktion mit der Reposition hätte machen können. Grundsätzlich sicher möglich, jedoch hätte man dann wohl nicht die eindeutige Durchblutungsstörung feststellen und dokumentieren können. Solange alles gut geht, ist das sicher kein Problem und effizienter. Sollten jedoch Residuen nach dem Unfall bleiben, könnte man auch ggf. diese auf die präklinische Reposition zurückführen. Idealerweise sollte man also den Gefäß-Nerven-Status **vor** der Reposition am unbeschuhten Fuß dokumentieren.

MERKE

Schmerz ist der physiologische Antagonist der Atemdepression!

Was wäre, wenn …

- … der Patient nach dem Sturz zudem kurz bewusstlos gewesen wäre und sich beim Eintreffen des Notarztes mit einem GCS 14 präsentiert hätte?
  - Dann muss auch ein SHT I (Commotio) diagnostiziert werden. In diesem Fall wäre Ketamin/S-Ketanest für die reine Sedierung ungeeignet, da es als Wirkung bekannte „dissozative“ psychischen Veränderungen auslöst, inklusive Wirkung auf die Okkulomotorik und somit die neurologische Beurteilung des Patienten deutlich erschweren kann – gerade bezüglich einer Verlaufskontrolle eines (Symptome wegen SHT oder Medikation?). Zudem erhöht Ketamin/S-Ketamin bei nichtbeatmeten und normoventilierten Patienten den intrakraniellen Druck. In diesem Fall wäre für die Sedierung z. B. Propofol zu verwenden.
- … die OSG-Fraktur **offen** gewesen wäre?
  - Das grundsätzliche Vorgehen wäre identisch, jedoch müsste vor der Reposition die offene Stelle steril verbunden werden. Idealerweise fertigt man noch mit der Handykamera ein Foto an, sodass dies dem Unfallchirurgen in der Klinik ohne erneutes Auspacken gezeigt werden kann.
- … die OSG-Luxation **ohne** neurovaskuläre Beeinträchtigungen gewesen wäre?
  - Unabhängig vom Vorliegen primär neurovaskulärer Symptome wird bei OSG-Luxationen die präklinische Reposition empfohlen. Einerseits wirkt die Reposition selbst schmerzlindernd, aber v. a. kann durch die Reposition eine anhaltende Strapazierung der Weichteile und somit das Ausmaß der späteren Schwellung reduziert werden, was für den postoperativen Verlauf bezüglich des Heilungsverlaufs nicht unerheblich ist. Im besten Fall kann gar ein drohendes Kompartementsyndrom vermieden werden. Repositionsbedingte Komplikationen sind zudem äußerst selten.
- … mit der gewählten Sedierungsform die Reposition nicht gelungen wäre?

– Grundsätzlich hätte man die Ketamindosis auch nochmals wiederholen können, jedoch muss man sich immer bewusst sein, dass sich mit einer Sedierung die meist hinderliche Muskelrelaxation nur minimal beeinflussen lässt, der Grad zur Narkose fließend ist und man in diesem Fall allein mit einem Ersthelfer vor Ort in unwegsamen Gelände unterwegs ist. Daher: vor einem nächsten Versuch die Lagerung kontrollieren (Hüfte und Knie des Patienten abgewinkelt? Patient genügend tief sediert?). Sollte dieser Versuch ebenso fehlschlagen, erfolgt eine Planänderung! Die Luxation wird belassen und der schnelle Transport unter Voranmeldung des Problems in der Klinik forciert. Idealerweise stehen bei der Übergabe bereits der Unfallchirurg und das Anästhesieteam für die Reposition bereit.

Zusammenfassung

- Akute Schmerzen sind der häufigste Einsatzgrund: Es lohnt sich, ein gutes Schmerzkonzept zu haben!
- Gute Lagerung und Repositionen können ebenso schmerzlindernd sein.
- Kenne deine Schmerz- und Sedationsmedikamente.
- Titration der Opioidanalgetika bis VRS/NRS ≤ 3: Schmerz ist der physiologische Antagonist der Atemdepression!
- „Nachspritzen kann man immer, Rausziehen geht nimmer!"
- Die Übergänge zwischen einer suffizienten Analgesie, einer Sedation bis zu einer (ungewollten) Narkose sind fließend!

LITERATUR

Cohen M, Quintner J, van Rysewyk S. Reconsidering the International Association for the Study of Pain definition of pain. Pain Rep 2018; 3(2): e634.

Koppenberg J, Hohenstein C. Analgesie und Sedierung. In: Fleischmann T, Hohenstein C (Hrsg.). Klinische Notfallmedizin; Band 2 Skills. 2. Aufl. Elsevier, 2022.

Koppenberg J, Ittner KP, Albrecht R, Bucher M. Sichere Pharmakotherapie im Notfall. Praxis 2019; 108(6): 419–423.

Pietsch U, Lischke V, Koppenberg J. Notfälle im Hochgebirge – die Rolle der alpinen Luftrettung. Notfallmedizin up2date 2023; 18: 101–115.

KAPITEL

5

Björn Hossfeld

„Be prepared"

Fallbericht

Alarmierung und Anfahrt

Die Rettungsleitstelle alarmiert einen RTW und den RTH zu einer gestürzten Radfahrerin mit Schädel-Hirn-Trauma und Mittelgesichtstrauma.

Eintreffen

Auf eine Gefällstrecke ist eine etwa 60-jährige Radfahrerin unbehelmt gestürzt. Ersthelfer berichten, sie habe seit dem Sturz nicht mehr auf Ansprache reagiert. Deshalb habe man sie in die stabile Seitenlage gelegt. ➤ Tab. 5.1.

Ersteindruck

Ein erster Blick zeigt ein blutverschmiertes geschwollenes Gesicht, die periphere Sauerstoffsättigung beträgt 87 %, die Herzfrequenz ist 104/min, der Radialispuls ist schwach tastbar. Bevor die Patientin auf den Rücken gedreht wird, legt das Rettungsteam eine HWS-Orthese an und prüft den Rücken auf Verletzungen.

In Rückenlage imponiert die Patientin mit einem röchelnden Atemgeräusch; offensichtlich ist der Tonus der Zunge deutlich reduziert. Um die oberen Atemwege freizuhalten, wird ein Wendl-Tubus vorsichtig durch die Nase platziert und die korrekte Lage durch einen Blick oral in den Rachen verifiziert.

Zusammengefasst ergeben sich folgende erste Befunde: ➤ Tab. 5.2.

Verdachtsdiagnosen und Differenzialdiagnosen

Polytrauma mit Mittelgesichtstrauma. Verdacht auf Schädel-Hirn-Trauma bei eingeschränktem Bewusstsein, z. A. Wirbelsäulentrauma.

Tab. 5.1 SSSS-Schema

Scene	Straße
Safety	Kein fließender Verkehr
Situation	Patientin liegt bewusstlos auf der Straße
Support	Einsatzkräfte ausreichend

Tab. 5.2 X-ABCDE

X-ABCDE	Beschreibung	Maßnahme
e**X**sangiation	Blutendes Mittelgesichtstrauma ohne relevanten Blutverlust	
Airway	Rachen frei, Gesicht geschwollen, HWS immobilisiert	
Breathing	Seitengleiches vesikuläres Atemgeräusch, pulsoxymetrisch gemessene SpO_2 87 %	Applikation vom Sauerstoff über Maske mit Reservoir 15 l/min
Circulation	Schwach tastbarer tachykarder Radialispuls	Anlage von zwei i. v.-Zugängen
Disability	Bewusstlos, GCS 6 (A:1; V:1; B:4)	Entschluss zu Narkose und Atemwegssicherung
Exposure & **E**nvironment		Bisher keine Maßnahmen zum Wärmeerhalt

5.1 Präklinische Therapie

In einer kurzen Abstimmung entscheidet das Team, die weitere Versorgung im RTW fortzusetzen. Ein Notfallsanitäter wird beauftragt, Narkose und Atemwegssicherung vorzubereiten, während der Rest des Teams die Patientin mit Schaufeltrage auf die RTW-Trage mit Vakuummatratze lagert. Unmittelbar nach Verbringen in den RTW wird eine Präoxygenierung über eine Gesichtsmaske mit Reservoir-Beutel (15 l/min) begonnen, darunter steigt die SpO_2 nur langsam an auf Werte knapp über 90 %. Parallel werden zwei i. v.-Zugänge an beiden Unterarmen etabliert und je 500 ml Vollelektrolytlösung angehängt.

Eine Notfallnarkose und die damit verbundene Sicherung der Atemwege ist eine der zentralen Herausforderungen der prähospitalen Notfallmedizin mit direkten Auswirkungen auf Morbidität und Letalität von Notfallpatienten. Das Vorgehen ist in einer Handlungsanweisung und einer S1-Leitlinie gut beschrieben (s. Literatur).

Die Indikation zu Notfallnarkose und Atemwegssicherung basiert primär auf dem Patientenzustand. In der Entscheidung zur Durchführung jedoch müssen ebenso die aktuelle Position des Notfallpatienten, die unmittelbare Umgebung, die Ausbildung des Teams und die Erfahrung des durchführenden Notarztes mit einfließen. Die prähospital optimalen Bedingungen erreicht man im RTW, in dem der Patient auf dem Tragentisch in einer optimalen Höhe gelagert ist und alle erforderlichen Geräte positioniert sind. Deshalb hat der Notarzt im Fallbeispiel entschieden, die Patientin unter Analgosedierung zunächst dorthin zu bringen und die Maßnahmen nicht auf der Straße durchzuführen.

Die Lagerung des Patienten auf der Trage unterstützt die direkte laryngoskopische Sicht auf die Stimmbandebene durch Annäherung von Mundhöhle, Pharynx und Glottisebene an eine gemeinsame Sichtachse durch leicht erhöhten Kopf (sog. „Schnüffelstellung" oder verbesserte Jackson-Position). Zusätzlich kann der Tragentisch in eine schräge Position mit erhöhtem Oberkörper gebracht werden, um die Sichtachse weiter zu optimieren. Notfallpatienten können anatomische und physiologische Besonderheiten bieten: Im konkreten Fall weist die Patientin eine blutende Mittelgesichtsverletzung auf. Dies kann mit Schwellungen und auch Blutungen einhergehen, welche die laryngoskopische Sicht bei der Atemwegssicherung erschweren. Traumapatienten haben schockbedingt ein höheres Risiko für hypotone Kreislaufreaktionen auf die Narkoseinduktion und pulmonal weniger Reserven, was in der Folge zu einer schnelleren Hypoxämie führen kann. Mit einer frühzeitigen Gabe von Sauerstoff mit einem hohen Flow (mind. 12 l/min) über eine gut sitzende Gesichtsmaske mit Reservoirbeutel erfolgen eine Denitrogenisierung und Oxygenierung der Lunge, wodurch die Hypoxietoleranz verlängert und Zeit für die Atemwegssicherung gewonnen wird.

Die Narkosemedikamente sollten so gewählt werden, dass die Kreislaufdepression minimal bleibt. Daneben sollte vor der Applikation der Narkosemedikamente eine großzügige Infusionstherapie erfolgen und Katecholamine (z. B. Noradrenalin wie im Fallbeispiel) vorbereitet werden, um einer etwaigen Hypotonie entgegenzuwirken. Diese zu erkennen, erfordert kurze Intervalle (3 min) der Blutdruckmessung.

Gerade bei Patienten im Volumenmangel kann die intravenöse Punktion erschwert sein und im Notfall besteht ein größeres Risiko, dass eine Kanüle disloziert. Deshalb empfiehlt die Handlungsempfehlung für die prähospitale Notfallnarkose als Redundanz die Anlage eines zweiten i. v.-Zugangs.

Der Notarzt bespricht seine Überlegungen für das weitere Vorgehen mit dem gesamten Team:

Für die Narkoseeinleitung bittet er, 200 mg Esketamin (25 mg/ml) und 100 mg Rocuronium (10 mg/ml) aufzuziehen. Dazu kommen Fentanyl und Midazolam für die anschließende Narkosefortführung sowie Noradrenalin (10 µg/ml) als Notfallmedikament zur Kreislaufstabilisierung (Push Pressor Dose).

Für die Atemwegssicherung wird eine videolaryngoskopische Intubation angestrebt. Dazu wird das Videolaryngoskop mit einen Macintosh-Spatel (Gr. 3) vorbereitet. Bei offensichtlich schwierigem Atemweg durch das Mittelgesichtstrauma werden alternativ ein hyperangulierter Spatel und ein Intubationskatheter (Bougie) bereitgelegt.

Da das Team bei blutender Gesichtsverletzung und nicht nüchterner Patientin mit Sekret und Blut im Rachen rechnet und eine Regurgitation nicht ausgeschlossen ist, wird die Absaugpumpe mit einem starren, großlumigen Absaugkatheter (Yankauer) vorbereitet.

Für den Fall, dass die Intubation auch mit diesen Hilfsmitteln nicht gelingen sollte, wird als supraglottische Alternative eine Larynxmaske (Gr. 4) besprochen und sich vergewissert, dass das Koniotomie-Set als Ultima Ratio griffbereit ist (➤ Abb. 5.1, ➤ Abb. 5.2).

Ziel jeder Atemwegssicherung ist ein erfolgreiches Platzieren der Atemweghilfe im ersten Versuch (First Pass Success; FPS). Zum einen steigt das Risiko für Komplikationen mit jedem weiteren Versuch der Atemwegssicherung, zum anderen kann die Hypoxietoleranz von Notfallpatienten deutlich reduziert sein (s. o.). Für die Videolaryngoskopie ist die Wahrscheinlichkeit auf einen FPS doppelt so hoch beschrieben, deshalb empfiehlt die S1-Leitlinie für die

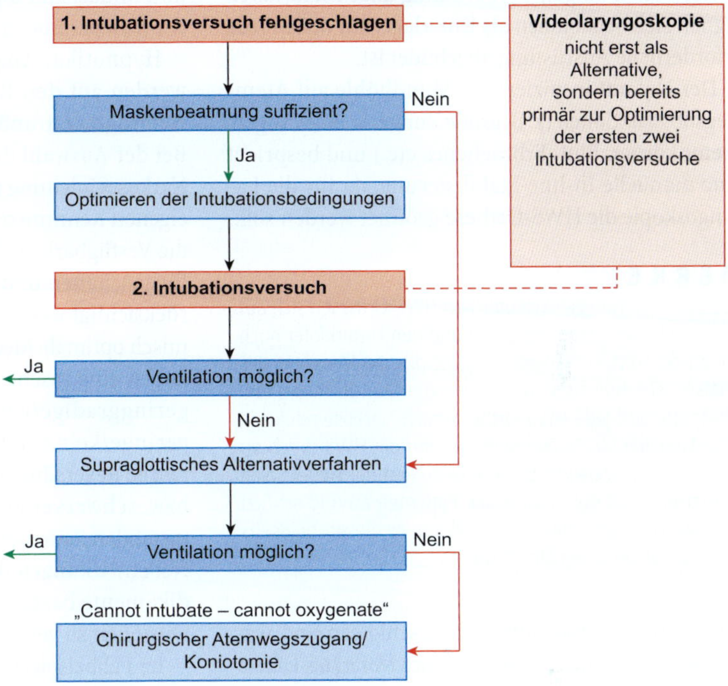

Abb. 5.1 Einfacher Algorithmus für die Atemwegssicherung im Notfall [P454, L231]

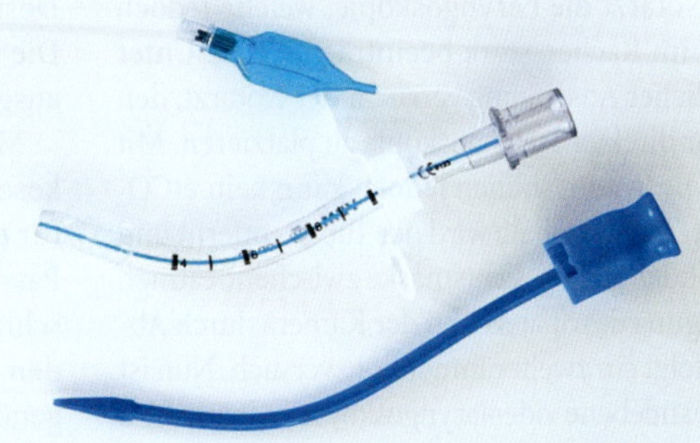

Abb. 5.2 Koniotomie-Tubus der Fa. VBM (Sulz a. N.) plus Mandrin mit atraumatischer Spitze, welche stufenlos auf den Tubus übergeht [T1403]

prähospitale Atemwegssicherung die Verwendung eines Videolaryngoskops mit Macintosh-ähnlichem Spatel bereits für den ersten Versuch.

Keinesfalls jedoch ist ein Videolaryngoskop ein Garant für eine erfolgreiche Atemwegssicherung. Deshalb müssen alternative Techniken im Rahmen eines Difficult-Airway-Algorithmus antizipiert, routiniert vorbereitet und vom Team beherrscht werden.

Zur vollständigen Vorbereitung aller Materialien eignen sich Schablonen als Unterlage, auf denen jede erforderliche Ausrüstung abgebildet ist.

Der Notarzt inspiziert die Mundhöhle auf Atemwegsobstruktionen (z. B. große Zunge, Schwellungen, Fremdkörper, Blut, Erbrochenes etc.) und bespricht eine manuelle In-line-Stabilisierung, da für die Laryngoskopie die HWS-Orthese geöffnet werden soll.

MERKE

Da die im Rettungsdienst üblichen HWS-Orthesen sich auf den Schlüsselbeinen abstützen und den Unterkiefer nach oben drücken, schränken sie nicht nur die Mobilität des Halses, sondern funktionell auch die Mundöffnung ein. Deshalb wird jede HWS-Orthese nach Narkoseinduktion zur Atemwegssicherung geöffnet und die HWS durch einen Helfer manuell stabilisiert. Dazu legt der Helfer seine Unterarme auf dem Thorax des Patienten ab und schützt dessen Kopf vor Mobilisation, indem er diesen beidseits lateral auf Höhe der Ohren greift.

Nachdem alle Vorbereitungen abgeschlossen sind, werden wie besprochen auf Weisung des Notarztes Esketamin und Rocuronium in unmittelbarer Folge appliziert. Nach etwa 60 s ist die Patientin analgosediert und relaxiert. Nach Öffnen der HWS-Orthese und manueller In-line-Stabilisierung durch einen Notfallsanitäter beginnt der Notarzt die Laryngoskopie, welche jedoch durch Blut im Rachen stark beeinträchtigt ist. Unter kontinuierlicher Absaugung versucht der Notarzt, den Tubus unter direkter Laryngoskopie zu platzieren. Mit den ersten Beatmungshüben jedoch kann kein $etCO_2$ detektiert werden. Deshalb wird der Tubus entfernt und der Patient kurz über Gesichtsmaske zwischenbeatmet. Nach Reinigung des Spatels und der Kamera durch Abwischen erfolgt ein zweiter Intubationsversuch. Nun ist die Stimmbandebene videolaryngoskopisch deutlich zu identifizieren und kann mit einen Intubationskatheter problemlos intubiert werden. In Seldinger-Technik wird der Tubus nun sekundär unter videolaryngoskopischer Kontrolle in der Trachea platziert. Unmittelbar mit dem nächsten Beatmungshub kann nun $etCO_2$ detektiert und eine beidseitige Ventilation auskultatorisch verifiziert werden.

Der Tubus wird in dieser Position fixiert, die HWS-Orthese wieder geschlossen, die Narkose mit Fentanyl und Midazolam unter kontinuierlichem Monitoring der Vitalparameter fortgeführt.

Hypnotika, Analgetika und Muskelrelaxanzien werden auf den Rettungsmitteln in einer großen Heterogenität und standortabhängig vorgehalten. Bei der Auswahl der Medikamente im Rahmen der Narkoseeinleitung und -aufrechterhaltung sollten die eigenen Kenntnisse im Umgang mit den Substanzen, die Verfügbarkeit, die jeweiligen pharmakologischen Eigenschaften und die Patientencharakteristika berücksichtigt werden. Pharmakokinetisch und -dynamisch optimale Medikamente für eine Notfallnarkose haben eine rasche Anschlagszeit, kurze Wirkdauer, geringgradige/keine hämodynamischen Effekte, geringe/keine Nebenwirkungen und weisen eine rasche Reversibilität auf. Gerade bei kritisch kranken bzw. schwerverletzten oder sogar kardiopulmonal instabilen Patienten müssen die kreislaufdepressiven Nebenwirkungen der zur Narkose eingesetzten Medikamente beachtet werden, um ungewollte Hypotensionen zu vermeiden.

Im Fallbeispiel wird Esketamin verwendet, welches eine Sonderstellung einnimmt, da mit dieser Substanz dosisabhängig sowohl eine Analgesie bewirkt wird, bei der Schutzreflexe als auch Spontanatmung des Patienten erhalten bleiben, als auch in höherer Dosierung eine komplette Narkoseeinleitung erfolgt. Die Kreislaufdepression von Ketamin ist eher gering ausgeprägt.

Muskelrelaxierung ist im Rahmen der Notfallnarkose ein fester Bestandteil, um optimale Bedingungen für einen Intubationserfolg im ersten Versuch (First Pass Success) zu schaffen. Dabei ist eine kurze Anschlagzeit ein wichtiges Entscheidungskriterium: In den vergangenen Jahren hat sich Rocuronium gegenüber Succinylcholin als geeignetes Medikament durchgesetzt.

5.2 Zielklinik und Transport

Die Patientin wird im Schockraum des nächstgelegenen überregionalen Traumazentrums angemeldet und unter kontinuierlicher Fortführung von Narkose und Beatmung sowie unter Monitoring von EKG, Blutdruck, Pulsoxymetrie und endtidaler Kapnografie dorthin transportiert.

5.3 Weiterer klinischer Verlauf

Die strukturierte Diagnostik im Schockraum ergibt eine traumatische Subduralalblutung mit beginnender Mittellinienverlagerung zur Gegenseite, eine Absprengung der Querfortsätze an den Halswirbelkörpern 3 und 4 sowie eine distale Radiusfraktur, welche prähospital nicht imponierte.

Operativ erfolgen die Entlastung des subduralen Hämatoms und die Einlage einer Ventrikeldrainage.

Nach 6 Tagen kann die Patientin bei stabilen Hirndruckwerten von der Beatmung entwöhnt und 11 Tage nach Trauma spontanatmend zur Frührehabilitation verlegt werden.

5.4 Tops und Flops

Die Wahl der Einleitungsmedikation hat in diesem Fall für einen kreislaufstabilen Narkoseverlauf ausgereicht.

Gerade bei polytraumatisierten Patienten imponieren jedoch hypotone Phasen, denen frühzeitig durch die Gabe von Katecholaminen begegnet werden muss. Das Mittel der Wahl ist Noradrenalin, welches in Boli zu 10 µg/ml gegeben wird. Diese Verdünnung erreicht man am einfachsten, indem eine Ampulle Noradrenalin (1 mg/ml) in eine Flasche mit 100 ml Kochsalzlösung gegeben wird. Jeder Milliliter dieser Verdünnung enthält nun 10 µg Noradrenalin, welches mit einen Zielblutdruck von 110 mmHg systolisch verabreicht wird.

5

Was wäre, wenn…

- … die Patientin Abwehr oder Würgereize zeigen würde?
  - Es ist denkbar, dass die Dosierung der Narkosemedikamente unzureichend oder der verwendete i. v.-Zugang paravenös platziert ist. In diesem Fall ist eine Narkosevertiefung über den zweiten i. v.-Zugang erforderlich.
- … die Atemwegssicherung nicht gelingen würde, aber eine suffiziente Beutel-Maske-Beatmung möglich wäre?
  - Sollte eine endotracheale Intubation oder Einlage einer supraglottischen Atemwegsalternative nicht möglich sein, kann bei einer suffizienten Oxygenierung mittels Beutel-Maske-Beatmung auf eine direkte chirurgische Atemwegssicherung verzichtet und der Patient zügig zur definitiven Atemwegssicherung in den nächsten geeigneten Schockraum verbracht werden.
- … die Atemwegssicherung weder über eine endotracheale Intubation noch mit einer supraglottischen Alternative gelänge und eine Beutel-Masken-Beatmung nicht suffizient wäre?
  - Da Notfallpatienten nur eine geringe Hypoxietoleranz aufweisen, zielen alle Maßnahmen der Atemwegssicherung auf eine zeitgerechte Oxygenierung. Im Falle eines fehlgeschlagenen ersten Intubationsversuch greift ein Difficult-Airway-Algorithmus. Für die prähospitale Notfallmedizin ist ein solcher Algorithmus als S1-Leitlinie publiziert, der über Beutel-Masken-Beatmung, supraglottische Atemwegsalternativen zu einer definitiven chirurgischen Atemwegssicherung leitet. Um eine erfolgreiche Anwendung eines solchen Algorithmus zu erleichtern, sollten alle Teammitglieder nach diesem Algorithmus trainiert sein.
  - Die Anzahl der Intubationsversuche im Notfall ist streng auf zwei Versuche limitiert, um Fixierungsfehler zu vermeiden und die Oxygenierung mit alternativen Mitteln schnellstmöglich wiederherzustellen. Zwischen den beiden im Algorithmus erlaubten Intubationsversuchen müssen wesentliche Änderungen des Vorgehens (z. B. Vertiefung

von Narkose und Relaxierung, Verbesserung der Lagerung, Wechsel des Laryngoskopspatels, Verwendung eines Intubationskatheters [„Bougie"] etc.) stattfinden. Eine erneuter Intubationsversuch ohne Strategiewechsel wird mit hoher Wahrscheinlichkeit ebenfalls scheitern und steigert lediglich das Komplikations- und Letalitätsrisiko.

- Alternativ erfolgt nach dem zweiten Intubationsversuch die Einlage einer supraglottischen Atemwegshilfe (Larynxmaske oder Larynxtubus).
- Gelingt dies ebenfalls nicht, bleibt als Ultima Ratio eine chirurgische Atemwegssicherung. Hierbei wird die Platzierung eines Tubus durch des Lig. cricothyreoideum angestrebt.

Dazu werden Punktionssets angeboten. Komplikationsärmer jedoch ist ein chirurgisch präparatives Vorgehen, mit senkrechtem Hautschnitt über dem Schild- und Ringknorpel, stumpfer Präparation mit einer Metzenbaumschere (gebogen stumpf) bis zur Identifikation des Lig. cricothyreoideum, das schließlich mit einem Skalpell quer durchtrennt wird. Nach Eröffnung des Atemwegs kann ein Intubationskatheter (Bougie) in die Trachea eingeführt werden, über den sekundär der Endotrachealtubus oder eine Trachealkanüle eingeführt geführt wird, oder wie im SurgiCric II – Set (VBM, Sulz a. N.) ein spezieller Tubus mit integriertem Führungsstab verwendet werden (➤ Abb. 5.2).

5

Zusammenfassung

Atemwegssicherung und Narkose im prähospitalen Notfall sollten nach klaren Algorithmen erfolgen. Checklisten helfen, das Vorgehen zu strukturieren und nichts zu vergessen:

- Präoxygenierung starten
- Material und Medikamente vorbereiten.
- Team-Time-Out mit klarer Aufgabenverteilung
- Applikation der Einleitungsmedikation (z. B. Esketamin und Rocuronium)
- Apnoeische Oxygenierung
- Videolaryngoskopische Intubation
- Unmittelbare Kapnografie mit der ersten Beatmung
- Alternativ supraglottische Atemwegshilfen
- Als Ultima Ratio chirurgische Atemwegssicherung

LITERATUR

Bernhard M et al. Prähospitale Notfallnarkose beim Erwachsenen. A&I 2015; 56: 2–19.

Timmermann A et al. S1-Leitlinie Prähospitales Atemwegsmanagement. A&I 2019; 60: 316–336.

KAPITEL

6 Unerwartete Aufgaben

Hartmut Stefani

Fallbericht

Alarmierung und Anfahrt

Am Dienstagnachmittag 16:15 Uhr wird das NEF der City-Wache gemeinsam mit einem RTW aus einem abgelegenen Stützpunkt zum Einsatz mit der Meldung „Verkehrsunfall – unklare Lage" alarmiert. Im dichten Feierabendverkehr kommt das Einsatzfahrzeug nur langsam voran. Es meldet sich die Leitstelle mit aktuellen Informationen: Auf einer Stadtschnellstraße seien mehrere Fahrzeuge kollidiert, über die Anzahl der Verletzten und deren Verletzungsschwere gibt es widersprüchliche Angaben der Notrufenden. Die Leitstelle bitte um eine frühzeitige Lagerückmeldung. Kurze Zeit später trifft das NEF als erstes Einsatzmittel an der Einsatzstelle ein.

Eintreffen

Die Einsatzstelle ist bisher nicht abgesichert, das NEF ist das erste Einsatzfahrzeug am Einsatzort, auch die Polizei ist noch auf Anfahrt. Die Unfallstelle liegt in einer langgezogenen Kurve der vierspurigen Straße ohne Mittelleitplanken. Auf dem trennenden Grünstreifen stehen zwei stark deformierte Pkws, dahinter auf einer der Richtungsfahrbahnen zwei weitere beschädigte Pkws. Offenbar nicht unfallbeteiligte Fahrzeuge stehen vor und hinter der Unfallstelle und es befinden sich ca. 15 Personen rund um den Schadensort. Der Verkehr rollt auf beiden Seiten an den Personen und Fahrzeugen vorbei, in beiden Fahrtrichtungen hat sich ein Stau gebildet. Das NEF wird so abgestellt, dass der Verkehr einer Richtungsfahrbahn vollständig blockiert ist.

Ersteindruck

Notfallsanitäterin und Notarzt verlassen das Fahrzeug und beginnen unverzüglich mit einer Erkundung der Einsatzstelle (➤ Tab. 6.1).

Es erfolgt die erste Rückmeldung an die Leitstelle: Geschildert werden die vorgefundene Lage und der Bedarf weiterer Mittel und Kräfte:

- Zwei weitere Notärzte
- LNA und OrgL
- Sechs weitere RTW
- Kräfte der Feuerwehr zur technischen Rettung von eingeklemmten Personen und zur Aufnahme auslaufender Flüssigkeiten

Tab. 6.1 SSSS-Schema

Scene	Verkehrsunfall mit vier beteiligten Pkws auf einer vierspurigen Schnellstraße ohne Mittelleitplanke, mehrere Verletzte
Safety	Der Verkehr in einer Richtungsfahrbahn steht, in der Gegenrichtung fahren weiterhin Fahrzeuge sehr dicht an der Schadensstelle vorbei, Personen befinden sich auf allen Fahrbahnen, Flüssigkeiten treten aus mindestens zwei Fahrzeugen aus.
Situation	Zwei Fahrzeuge sind frontal offenbar mit hoher Geschwindigkeit kollidiert, zwei weitere Fahrzeuge aufgefahren. Zwei Personen sind eingeklemmt, drei weitere Verletzte befinden sich sitzend oder liegend am Straßenrand, zwei Verletzte laufen umher.
Support	Das eingetroffene NEF und der auf Anfahrt befindliche RTW reichen nicht aus, für die technische Rettung und medizinische Behandlung werden erhebliche weitere Mittel und Kräfte benötigt: Polizei für Absicherung, Umleitungseinrichtung und spätere Ermittlungen, Feuerwehr für technische Rettung, Brandabsicherung und Aufnahme von auslaufenden Betriebsstoffen.

- Polizeikräfte zur großräumigen Absperrung der Einsatzstelle und Umleitung des Verkehrs

Aufgrund der Anzahl der Verletzten und der Tatsache, dass die aktuell verfügbaren Ressourcen an der Einsatzstelle nicht ausreichen, eine individualmedizinische Behandlung der Verletzten sicherzustellen, wird ein **MANV (Massenanfall von Verletzten)** der Stufe 1 festgestellt. Damit nimmt der ersteintreffende Notarzt die Aufgaben des Leitenden Notarztes so lange wahr, bis dieser eintrifft.

Vorläufige Beurteilung der Einsatzlage

Verkehrsunfall mit sieben Verletzten. MANV-Stufe 1 (➤ Tab. 6.2).

Tab. 6.2 MANV-Stufen in Bundesland Sachsen-Anhalt

MANV-Stufe	Anzahl Erkrankte/Verletzte
I	5–7
II	Bis 15
III	Bis 25
IV	Bis 50
V	> 50

Nach der Rückmeldung an die Leitstelle beginnen der Notarzt und die Notfallsanitäterin mit einer Vorsichtung der Patienten nach dem **mSTaRT-Algorithmus („modified Simple Triage and Rapid Treatment")** (➤ Abb. 6.1). Die Dokumentation erfolgt auf der dafür vorgesehenen Sichtungsübersicht aus dem NEF.

Während der Vorsichtung wird auch eine Ordnung der Einsatzstelle herbeigeführt. Dort, wo bereits Verletzte am Straßenrand liegen, werden auch die bisher umherlaufenden Verletzten gesammelt. Die freiwilligen Ersthelfer werden verteilt: Bei jeder eingeklemmten Person wird ein Ersthelfer postiert. Bei der bereits gebildeten Verletztensammelstelle am Straßenrand werden drei weitere Ersthelfer zusammengezogen. Sie erhalten den Auftrag, zu verhindern, dass bereits gesichtete Verletzte die Sammelstelle unaufgefordert wieder verlassen, und sich bemerkbar zu machen, sollte sich der Zustand von Verletzten verschlechtern (z. B. Bewusstseinsverlust).

Mit dem Ergebnis der Vorsichtung erfolgt die zweite Rückmeldung an die Leitstelle (➤ Tab. 6.3).

Tab. 6.3 Ergebnis Vorsichtung

Patient*in	Sichtungsergebnis mSTaRT	Ort/erste Maßnahmen
1	Rot	Eingeklemmt
2	Gelb	Straßenrand/Verletztensammelstelle
3	Gelb	Straßenrand/Verletztensammelstelle
4	Gelb	Eingeklemmt
5	Grün	Läuft umher → Verbringung Sammelstelle
6	Grün	Läuft umher → Verbringung Sammelstelle
7	Grün	Straßenrand/Verletztensammelstelle

6.1 Einsatz der Kräfte

Die Besatzung des inzwischen eingetroffenen ersten RTW wird mit der Betreuung der eingeklemmten Patientin der Kategorie Rot (Patientin 1) beauftragt (➤ Tab. 6.4).

Tab. 6.4 Einsatz der ersten verfügbaren Kräfte

Rettungsmittel	Aufgabe	Ort
NEF 1	Amtierender LNA	Gesamte Einsatzstelle
RTW 1	Versorgung Patientin 1 (rot)	Fahrzeug (eingeklemmt)
RTW 2	Versorgung Patienten 2,3 (gelb)	Verletztensammelstelle
RTW 3	Versorgung Patient 4 (gelb)	Fahrzeug (eingeklemmt)
Ersthelfer	Betreuung Patienten 5, 6, 7	Verletztensammelstelle

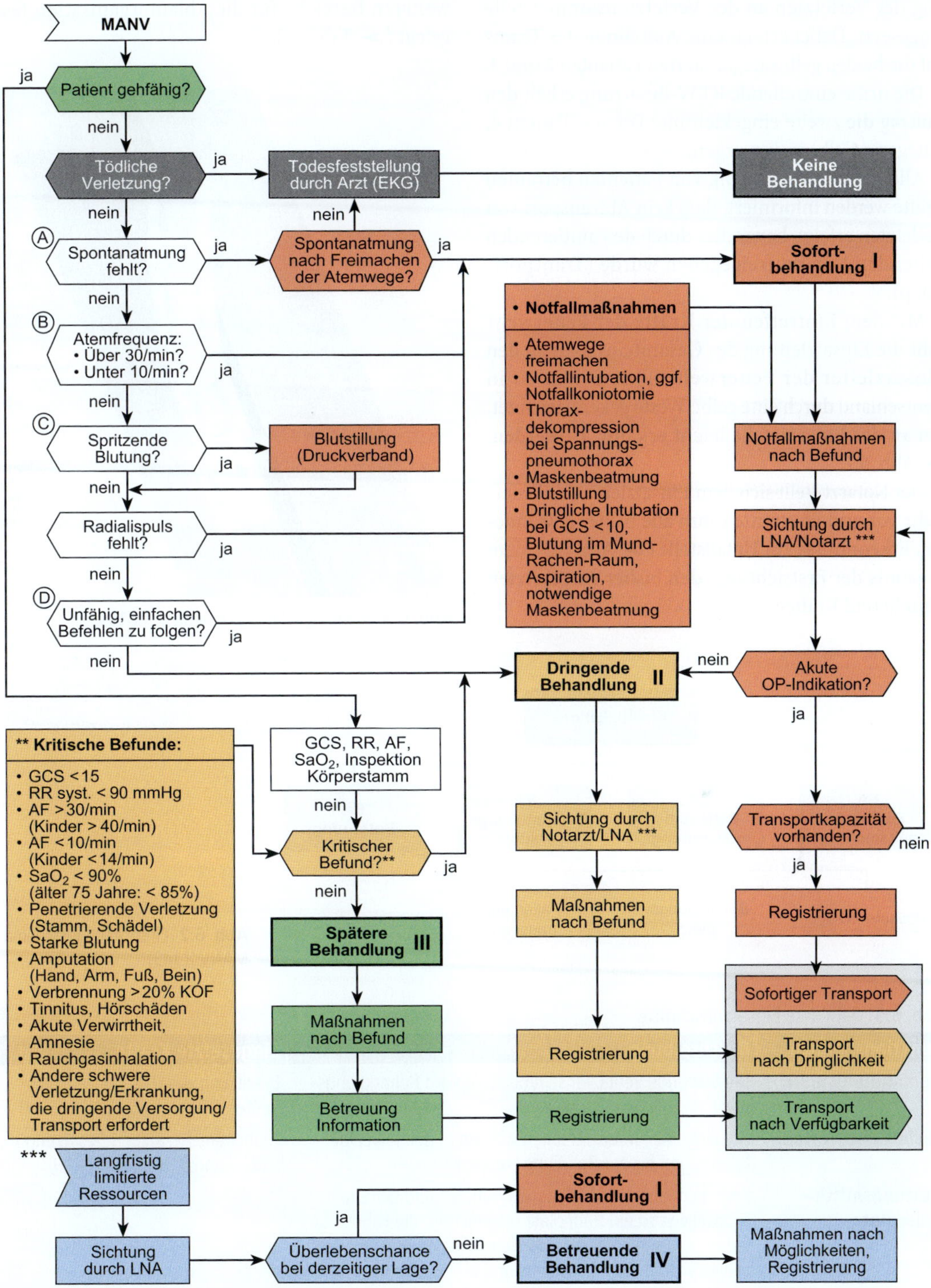

Abb. 6.1 mSTaRT-Algorithmus [F781-023, L231]

Das Team des zweiten RTW wird für die Betreuung der Verletzten an der Verletztensammelstelle eingesetzt. Dabei erfolgt eine Aufteilung des Teams auf die beiden gelb kategorisierten Patienten 2 und 3.

Die dritte eintreffende RTW-Besatzung erhält den Auftrag die zweite eingeklemmte Person (Patient 4, Kategorie Gelb) zu versorgen.

Alle mit der Versorgung von Patienten betrauten Kräfte werden informiert, dass kein Abtransport von Verletzten erfolgt, bevor dies durch den amtierenden Leitenden Notarzt freigegeben wurde (Transportstopp).

Mit dem Eintreffen der Kräfte der Feuerwehr geht die Einsatzleitung des Gesamteinsatzes an den **Einsatzleiter der Feuerwehr** über. Dieser ist in Deutschland durch eine gelbe Weste gekennzeichnet, um an der Einsatzstelle leicht erkannt zu werden. ➤ Abb. 6.2.

Der Notarzt stellt sich dem Einsatzleiter der Feuerwehr vor und übermittelt ihm alle bisher gewonnenen Erkenntnisse zur Unfallstelle (➤ Abb. 6.3), dem Ergebnis der Erstsichtung, den bisher eingesetzten Mitteln und Kräften.

Gemeinsam mit dem Einsatzleiter werden nun die weiteren Bereiche für die Ablauforganisation festgelegt (➤ Tab. 6.5).

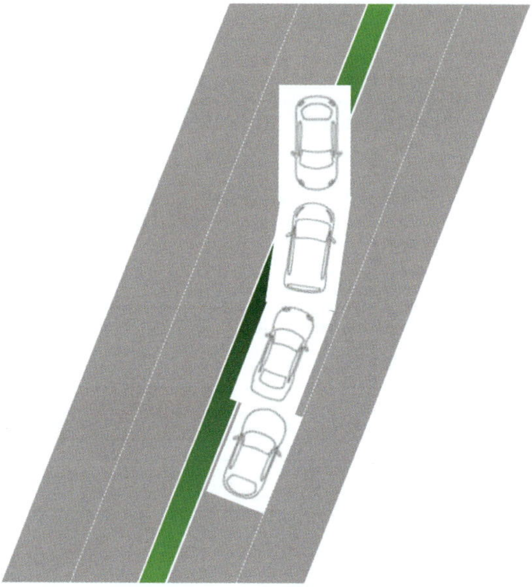

Abb. 6.3 Schemazeichnung Unfallstelle [M1391]

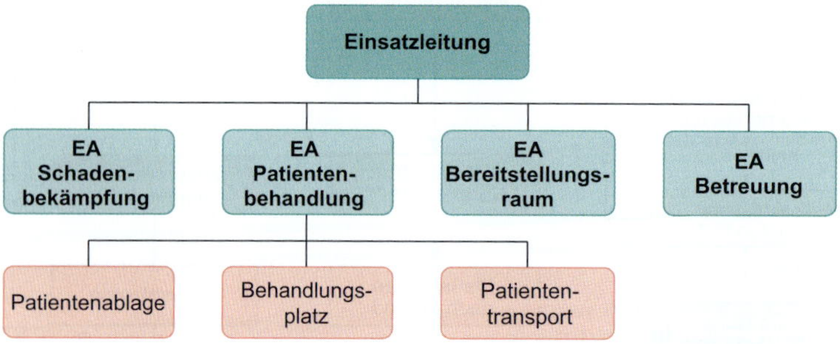

Abb. 6.2 Einsatzleitungsschema MANV [L143]

Tab. 6.5 Gebildete Einsatzabschnitte

Funktionsbereich	Beschreibung	Eingesetzte Kräfte
Behandlungsplatz	Die bisherige Verletztensammelstelle wird Behandlungsplatz.	Besatzung des RTW 2 Später: RTW 4, 5, 6, 7, NEF 1 und 2
Technische Rettung	Die eingeklemmten Personen werden in den jeweiligen Fahrzeugen bis zur Befreiung versorgt.	Feuerwehr, Besatzung Besatzung RTW 1 und 3, Besatzung RTH
Rettungsmittelhalteplatz	Zwischen einer nahegelegenen Auffahrt und der Einsatzstelle wird ein Halteplatz eingerichtet, die Fahrzeuge fahren entgegen der eigentlichen Fahrtrichtung an und stellen sich in Fischgrätaufstellung am Straßenrand auf.	
Hubschrauberlandestelle	Im nicht befahrbaren Bereich der Schnellstraße hinter der Unfallstelle wird die Landestelle festgelegt.	RTH

DIAGNOSE
Verkehrsunfall mit sieben Verletzten
MANV-Stufe 1

Der Notarzt des gelandeten RTH wird mit der Versorgung der Patientin 1 (rot) beauftragt. Er leitet deren medizinische Behandlung und stimmt gemeinsam mit der Feuerwehr die Maßnahmen zur Befreiung aus dem Fahrzeug ab.

Der Notarzt des zweiten eingetroffenen NEF übernimmt die Betreuung der Patienten auf dem Behandlungsplatz.

6.2 Anamnese

Aus den Beobachtungen an der Einsatzstelle, den Berichten der Augenzeugen und der Verletzten lässt sich rekonstruieren, dass das Fahrzeug mit der Patientin 1 (rot) in den Gegenverkehr geraten und dort mit hoher Geschwindigkeit (mind. 70 km/h) frontal gegen ein etwa gleich schnelles Fahrzeug geprallt ist. Zwei nachfolgende Fahrzeuge konnten nicht mehr ausweichen und fuhren direkt auf die zuerst verunfallten Fahrzeuge auf.

6.3 Sichtung, Zielklinik und Transport

Vierzig Minuten nach seiner Alarmierung trifft der diensthabende leitende Notarzt (LNA) an der Einsatzstelle ein. Der zuerst eingetroffene und bisher amtierende Leitende Notarzt übermittelt ihm alle bisher gewonnen Erkenntnisse zur Unfallstelle, dem Ergebnis der Erstsichtung, den bisher eingesetzten Mitteln und Kräften. Gemeinsam entscheiden sie sich, die ärztliche Sichtung aller Patienten vorzunehmen (➤ Tab. 6.6). Dazu werden die Patienten mit Verletztenanhängekarten versehen, die medizinische ärztliche Sichtung durchgeführt, die Verletztenerfassungsliste geführt und ein geeignetes Transportziel festgelegt.

In Abstimmung mit dem behandelnden Notarzt des RTH wird für die Patientin 1 (rot) direkt nach der Sichtung der Transport in das nächstgelegene überregionale Traumazentrum festgelegt.

Tab. 6.6 Verletzungsmuster der Patienten

Patient	Sichtung	Verletzungen
1	Rot	Thorax- und Becken-Verletzungen, SHT
2	Gelb	SHT, Extremitätenfraktur
3	Gelb	Gesichts- und Extremitätenverletzung, stumpfes Abdomen
4	Gelb	Gesichtsverletzungen SHT, Extremitätenverletzung
5	Grün ↑ → Gelb	Offene Extremitätenfraktur
6	Grün	Extremitätenverletzung
7	Grün	Gesichts- und Augenverletzung

Während der Sichtung wird bei Patient 5 festgestellt, dass er weitaus schwerere Verletzungen aufweist als bei der Vorsichtung erkannt. Er wird daraufhin im Rahmen der ärztlichen Sichtung in der Kategorie Gelb erfasst.

Der Abtransport der Patienten erfolgt in der Reihenfolge der Dringlichkeit. Alle Patienten werden bodengebunden transportiert, die Verteilung erfolgt auf drei Kliniken (2× überregionales Traumazentrum, 1× lokales Traumazentrum), die weiteste Transportentfernung beträgt 20 km.

6.4 Klinischer Verlauf

Alle sieben Verletzten wurden in Krankenhäusern behandelt, fünf stationär, zwei ambulant. Alle Patienten haben den Unfall überlebt.

6.5 Tops und Flops

Das unklare Lagebild für die Leitstelle führte zunächst zur Alarmierung nur weniger Einsatzmittel. Dass es sich um einen MANV der Stufe 1 handelte, wurde erst durch die Rückmeldung des ersteintreffenden

Rettungsmittels offenbar. Dadurch waren in der ersten Phase des Einsatzes im Verhältnis zu der Anzahl Verletzter nicht ausreichende Kräfte vor Ort und mussten nachgefordert werden. Aufgrund der hohen Verkehrsdichte zum Unfallzeitpunkt nahm dies viel Zeit in Anspruch.

Die Einsatzstrategien für MANV-Lagen sehen vor, dass der ersteintreffende Notarzt die Aufgaben des LNA so lange übernimmt, bis der beauftragte Leitende Notarzt an der Einsatzstelle eintrifft. Diese Situation zu erkennen und die Aufgabe anzunehmen, stellt eine große Herausforderung für den ersteintreffenden Notarzt dar. Die Unterlassung der individualmedizinischen Versorgung eines einzelnen Patienten zugunsten der übergeordneten Organisation und der Verteilung von Ressourcen ist eine im sonstigen ärztlichen Alltag meist ungeübte Aufgabe.

Gerade in einer so unübersichtlichen Lage ist es unerlässlich, sich auf einfache eingeübte Algorithmen zurückzuziehen. Dazu gehören Schemata zur Einschätzung der Einsatzstelle wie das **4S-Prinzip** oder der **mSTaRT-Algorithmus** zur Vorsichtung.

Ein weiterer für den Notarzt im Alltag ungeübter Aspekt ist die Eingliederung in eine fest vorgegebene Einsatzleitungsstruktur: In Einsatzlagen der Gefahrenabwehr gemeinsam mit der Feuerwehr obliegt die Gesamteinsatzleitung dem Einsatzleiter der Feuerwehr. Er ist auch den Rettungsdienstkräften, die den Einsatzabschnitt „Medizinische Rettung“ bilden, weisungsbefugt.

MERKE

Die Vorsichtung erfolgt nach einem Algorithmus – z. B. mSTaRT.

Dass trotz der Anwendung eines Algorithmus zur Vorsichtung ein Patient falsch eingeschätzt wird, ist kaum zu vermeiden. Hier wies der Patient 5 eine offene Unterschenkelfraktur auf, war mit dieser jedoch noch eine ganze Zeit an der Unfallstelle umhergelaufen und hatte auf Nachfrage bei der Vorsichtung angegeben, dass es sich um eine „Schramme“ handle. Daran wird auch die Bedeutung der ärztlichen Hauptsichtung und regelmäßigen Re-Evaluation offenbar, die nach dem ersten Ordnungsprozess erfolgt und dazu dient, ein umfassenderes Bild von den Patienten zu gewinnen und die Transportziele festzulegen.

Der Übergang der Leitung des Einsatzabschnitts Medizinische Rettung auf den später eintreffenden regulären LNA wird für den bis dahin amtierenden LNA oft eine große Erleichterung darstellen. Jedoch verfügt gerade dieser über ein großes Maß an Wissen über den bisherigen Einsatzablauf und die Patienten. Insofern stellt **die gemeinsame Durchführung der ärztlichen Sichtung** ein gutes Instrument dar, um die Übergabe der Einsatzabschnittsleitung umfassend zu realisieren.

Was wäre, wenn …

- … mehrere Notärzte etwa zeitgleich an der Einsatzstelle eintreffen würden?
  - In dieser Situation sollte der erfahrenste der eintreffenden Notärzte die Rolle des amtierenden leitenden Notarztes übernehmen. Dazu sollten sich die zuerst eintreffenden Kräfte einmal kurz zusammenfinden und sich abstimmen. Insbesondere sollte in die Entscheidung einfließen:
    - Wer verfügt über die meiste Erfahrung (z. B. LNA-Qualifikation)?
    - Wer hat die meiste Situations- und Ortskenntnis?
    - Wer hat das höchste Erfahrungslevel im Rettungsdienst?
    - Wer hat die höchste medizinische Expertise bezüglich der Haupterkrankungsbilder (Trauma – Unfallchirurg, Vergiftungen – Internist)?

  Ein großer Vorteil des gleichzeitigen Eintreffens mehrerer Notärzte ist die Möglichkeit zur Verteilung der Aufgaben. So kann ein Arzt die Leitung des Behandlungsplatzes übernehmen und ein weiterer eine Sichtung etablieren. Entscheidend ist in allen Konstellationen, dass die Aufgaben klar an den

Gesamteinsatzleiter von der Feuerwehr (gelbe Weste) kommuniziert werden.

- ... die Anzahl der Verletzten nach der ersten Erkundung nicht festgelegt werden könnte?
  - Gerade bei großflächigen Schadensausbreitungen oder unübersichtlichen Lagen ist es in der Initialphase oftmals nicht erwartbar, dass unerfahrene ersteintreffende Kräfte eine korrekte Abschätzung der Verletztenanzahl erreichen. Die Leitstelle sollte daher immer sowohl konkret über das informiert werden, was bereits festgestellt wurde („Gebäudebrand Mehrfamilienhaus 5 Etagen") als auch darüber, was nicht feststellbar ist („wie viele Personen sich darin befinden, ist aktuell nicht bekannt"). Im Zweifel ist die Anforderung von mehr Kräften als endgültig benötigt weniger kritisch als eine unzureichende Anforderung mit gravierenden Folgen für den Einsatzablauf und die Betroffenen.
- ... an der Einsatzstelle Gefahren für Leib und Leben der Einsatzkräfte bestehen würden?
  - Prinzipiell hat auch und gerade bei MANV-Lagen der Eigenschutz höchste Priorität! Sobald durch eine Gefahrenquelle erkannt wird, die eine potenzielle Gefahr darstellt, gilt es, die eingesetzten Rettungskräfte in einen sicheren Bereich zurückzuziehen. Solche Gefahren können sein:
    - Ausbreitung von Feuer oder Explosion
    - Ausbreitung von giftigen biologischen oder chemischen Substanzen
    - Einsturzgefahr von Brücken, Straßen, Gebäuden oder verunfallten Maschinen
    - Elektrischer Strom (Oberleitungen!)
    - Gewalt (Amok, Terror)

Zusammenfassung

- Der zuerst eintreffende Notarzt übernimmt die Aufgabe des amtierenden Leitenden Notarztes für den Einsatzabschnitt medizinische Rettung.
- Der Eigenschutz der eingesetzten Rettungsdienstkräfte hat höchste Priorität.
- Mit dem Eintreffen der Feuerwehr übernimmt der Einsatzleiter der Feuerwehr die Gesamteinsatzleitung.
- Die Beurteilung der Einsatzstelle sollte einem Schema folgen (z. B. 4S).
- Die Vorsichtung der Patienten sollte nach einem Algorithmus (z. B. mSTaRT) erfolgen.
- Die Verhängung eines Transportstopps in der ersten Phase sorgt dafür, dass es zum Aufwuchs der benötigten Kräfte kommt. Für Schwerverletzte sollte im Verlauf frühestmöglich ein Abtransport ermöglicht werden, um ihre Überlebenschancen zu erhalten.
- Die Leitstelle benötigt immer wieder konkrete Rückmeldungen zur Lage, der Anzahl von Verletzten und der benötigten Mittel und Kräfte.
- Durch die Nutzung von Anhängekarten und Erfassungslisten entsteht eine kontinuierliche Übersicht über die Anzahl der Patienten/Verletzten und deren Schwere.

6

LITERATUR

Faißt M, Stuhr M, Kerner T. Maßnahmen der ersteintreffenden Rettungskräfte beim Massenanfall von Verletzten. Notarzt 2023; 39(01): 47–52.

Kanz KG, Hornburger P, Kay MV, Mutschler W, Schäuble W. Notfall Rettungsmed 2006; 9: 264–270.

KAPITEL

7

Thomas Ahne und Joachim Koppenberg

Last Chance

Fallbericht

Alarmierung und Anfahrt

An einem schwülheißen Frühsommertag werden gegen 11 Uhr RTW und NEF zu einer bewusstlosen Person alarmiert. Die Leitstelle gibt als Zusatzinformationen, dass es sich um eine 86-jährige Dame handeln soll, die erst vor wenigen Tagen aus einer Rehabilitationsklinik entlassen worden war.

Eintreffen

Das parallel eintreffende Team wird von der Schwiegertochter der Patientin in die Wohnung eingelassen mit den Worten, dass sie keine Lebenszeichen bei ihrer Schwiegermutter feststellen könne. Diese hätte auf Telefonanarufe nicht reagiert, sodass sie sich auf dem Weg gemacht habe, um nach dem Rechten zu sehen und sie so leblos in der Küche vorgefunden habe. ➤ Tab. 7.1.

Ersteindruck

Die Patientin wird leblos sitzend auf dem Küchenboden vorgefunden und ist an die Küchenzeile gelehnt. Offensichtlich gibt es eine okzipitale Kopfplatzwunde mit einer blutigen Abrinnspur an der Küchenzeile und eine kleine Blutlache am Fliesenboden.

Der Ersteindruck nach ABCDE lässt sich in diesem Fall abkürzend wie folgt zusammenfassen (➤ Tab. 7.2): keine Lebenszeichen feststellbar, Asystolie im EKG, Pupillen beidseits weit und entrundet. Beginnende Leichenstarre im Kiefer und den Fingergelenken, zudem einsetzende wegdrückbare Leichenflecken im Bereich der Bauchwand/Flanke. Kleinere Kopfplatzwunde okzipital mit extern nicht relevantem Blutverlust.

Verdachtsdiagnose und Differenzialdiagnosen

Todesfeststellung, aktuell unklare Todesursache.

Tab. 7.1 SSSS-Schema

Scene	Leblose Person im häuslichen Umfeld
Safety	Keine offensichtliche Gefährdung für das Team
Situation	Leblose Person
Support	Die alarmierten Kräfte sind ausreichend, wobei noch zu klären ist, ob die Polizei hinzugezogen werden muss.

Tab. 7.2 X-ABCDE

X-ABCDE	Beschreibung	Maßnahme
e**X**sangiation	Minime Blutung aus okzipitaler Kopfplatzwunde	Keine
Airway	Einsetzende Kiefersperre	Keine
Breathing	Nicht vorhanden	Keine
Circulation	Nicht vorhanden	Keine
Disability	Nicht beurteilbar	Keine
Exposure & **E**nvironment		

7.1 Präklinische Therapie

Bei sicheren Zeichen des Todes sieht der Notarzt keine Indikation zur Reanimation und stellt bei bereits vorhandenen sicheren Todeszeichen den Tod der Frau fest. Auch wenn die Anruferin ihre Schwiegermutter bereits als leblos bezeichnete, ist sie von der Mitteilung des eingetretenen Todes deutlich schockiert.

DIAGNOSE
Todesfeststellung

7.2 Anamnese

Die Schwiegertochter gibt an, die Patientin kurz vor dem Notruf in der gegebenen Situation aufgefunden zu haben. Sie wollte ihr eigentlich das vorbereitete Mittagessen vorbeibringen, damit sie nach ihrem Reha-Aufenthalt nicht für sich kochen muss. Als die Schwiegermutter jedoch nicht auf einen Telefonanruf reagierte hatte, machte sie sich sofort auf den Weg. Die Wohnung hat sie mit ihrem Wohnungsschlüssel betreten. Zuletzt gesehen wurde die ältere Dame gegen 8 Uhr am selben Morgen. Am Vortag habe sie über Schwindel und bleierne Müdigkeit geklagt, hat es jedoch selbst auf die Klinikentlassung bzw. Heimfahrt bei heißer Witterung vor zwei Tagen geschoben.

Die Auffindesituation lässt vermuten, dass es zunächst zu einem Kollaps gekommen ist mit konsekutivem Anprall des Kopfes an der Küchenzeile. Dabei sollte die Kinetik auf den Kopf so gering gewesen sein, dass ein schweres Schädel-Hirn-Trauma für das Rettungsteam unwahrscheinlich erscheint.

Nur mit Mühe kann der Notarzt die Notfall-Anamnese nach SAMPLER bei der Schwiegertochter erheben: ➤ Tab. 7.3.

Tab. 7.3 SAMPLER

SAMPLER	Beschreibung
Symptome und Befunde	Leblos aufgefunden. Am Vortag Schwindel und Abgeschlagenheit.
Allergien	Penicillin
Medikation	Ramipril. Simvastatin, Bisoprolol. Bis vor 2 Tagen niedermolekulares fraktioniertes Heparin in prophylaktischer Dosierung.
Patientenvorgeschichte	Arterielle Hypertonie, Hypercholesterinämie. Vor 6 Wochen Oberschenkelhalsfraktur rechts bei häuslichem Sturz. Nach operativer Versorgung mit fast zweiwöchigem stationärem Aufenthalt aufgrund zögerlicher Mobilisierbarkeit Verlegung zur geriatrischen Rehabilitation. Entlassung vor 2 Tagen nach Hause.
Letzte Mahlzeit	Frühstück
Ereignisse direkt vor dem Notfall	Unbeobachteter Kollaps
Risikofaktoren	Arterielle Hypertonie, Hypercholesterinämie, zögerliche Mobilisation nach großem orthopädischen Eingriff, Beendigung der Thromboseprophylaxe vor 2 Tagen, vermeintlich Exsikkose bei heißer Witterung

7.3 Zielklinik und Transport

Der Notarzt entschließt sich, lediglich eine Todesfeststellung zu bescheinigen und für die Leichenschau den betreuenden Hausarzt hinzuzubitten. Hierzu ruft er den Kollegen an. Dieser vermutet zunächst einen natürlichen Tod bei geriatrischer und multimorbider Patientin. Dann stutzt er jedoch und gibt zu bedenken, dass der plötzliche Todeseintritt womöglich ja schon mit dem Unfallereignis vor 6 Wochen in Zusammenhang stehen könnte bzw. dies nicht auszuschließen ist. Darauf einigen sich die beiden Ärzte, dass die Polizei durch den Notarzt über den Sachverhalt informiert wird und der Hausarzt dann mit den Beamten das weitere Vorgehen abstimmt. Der Schwiegertochter wird das weitere Vorgehen mitgeteilt, wobei diese zunächst nicht nachvollziehen kann, warum nun auch noch die Polizei informiert werden müssen – es sei doch offensichtlich, dass es sich um einen „normalen Tod" handele. Ob man sie ggf. sogar verdächtige? Der Notarzt erklärt die Situation und dass es sich dabei um einen üblichen Ablauf handle, der letztlich auch sie selbst vor möglichen Verdächtigungen schütze.

Circa 20 min später übergibt der Notarzt die Einsatzstelle an die Polizei.

Etwa 1 Woche später meldet sich der Hausarzt der Verstorbenen beim Notarzt und informiert diesen, dass die Verstorbene schlussendlich nach gerichtlicher Anordnung in der Rechtsmedizin obduziert wurde. Dabei wurde eine schwere Lungenembolie als Todesursache festgestellt. Diese stellt wiederum als klassische posttraumatische Komplikation einen Zusammenhang zum häuslichen Sturz vor 6 Wochen her. Relevant wird dieser Zusammenhang dadurch, dass so die Unfallversicherung eine versicherte Prämie auszahlen muss. Dies besänftigt auch die Angehörigen, die zunächst durch die Obduktion und verspäteter Beisetzung sehr belastet waren.

7.4 Tops und Flops

Zunächst ist festzuhalten, dass die notärztliche Todesfeststellung bzw. Leichenschau gespickt ist mit zahlreichen, z. T. sehr relevanten medizinischen, juristischen, aber auch versicherungsrechtlichen Stolperfallen. Die unübersichtlichen gesetzlichen Vorgaben und Regelungen zur Leichenschau sind dabei leider nicht gerade hilfreich. Nicht nur zwischen den Ländern, wie z. B. der Schweiz und Deutschland, gibt es formelle und organisatorische Unterschiede, sondern sogar innerhalb der Länder gibt es zwischen den Kantonen bzw. Bundesländern erhebliche Abwandlungen. Es gelten die jeweiligen Regelungen am Ort des Todeseintritts. Dies scheint logisch, sorgt aber bei grenzüberschreitenden Rettungsdiensteinsätzen oder einem Wohnort in Grenznähe schnell für Verwirrung. Darüber hinaus unterscheiden sich nicht nur die Gesetzestexte, sondern auch die Begrifflichkeiten: Während in Deutschland die Polizei bei Todesart „ungeklärt" und „nichtnatürlich" informiert werden muss, existiert in der Schweiz hierfür neben dem Begriff „nichtnatürlich" noch der Sammelbegriff „außergewöhnlicher Todesfall" (AGT), welcher die Polizei auf den Plan ruft. Zumindest sind in allen 16 deutschen Bundesländern die Notärzte von der Verpflichtung zu Durchführung einer vollständigen Leichenschau befreit und dürfen sich auf die Todesfeststellung beschränken.

Tops

Es wurde keine Reanimation eingeleitet. In unserem Fall lagen bereits eindeutige Todeszeichen vor (Leichenflecken und Totenstarre im Kiefergelenk), sodass konsequenterweise auch keine Reanimation eingeleitet wurde. Als **sichere Todeszeichen** gelten Totenflecken, Totenstarre, Fäulnis oder Verletzungen, die nicht mit dem Leben vereinbar sind – eine Reanimation ist dann klar obsolet. Im Umkehrschluss kann man daher festhalten, dass bei Abwesenheit sichere Todeszeichen initial mit einer Reanimation zu beginnen ist, bis man sich einen weiteren Überblick verschaffen konnte. Konsens ist, das nach 20 min erfolgloser suffizienter Reanimation die Maßnahmen beendet werden können, wenn keine besonderen Umstände vorliegen (z. B. Hypothermie). Gemäß der TOR-Regeln (*termination of resuscitation*) kann auch früher abgebrochen werden, wenn der Stillstand nicht beobachtet wurde, keine Laienmaßnahmen eingeleitet wurden, primär kein defibrillierbare Rhythmus vorlag und nach vier Zyklen kein ROSC eingetreten ist. Tatsächlich treten bei frustran verlaufenden Reanimationen oft bereits während der laufenden Wiederbelebungsmaßnahmen erste sichere Todeszeichen ein, meist in Form von Leichenflecken im Nacken oder am Rücken (im Normalfall spätestens 20 min nach Reanimationsabbruch, ➤ Kap. 10). Hier gilt es, insbesondere dem möglichen Wunsch bzw. Druck von aufgebrachten und besorgten Angehörigen zu widerstehen, die nichts unversucht lassen wollen, ihren Angehörigen zu retten. Hier muss das Rettungsteam gefasst den bereits eingetreten Tod respektieren und den Angehörigen diese Nachricht pietätvoll übermitteln. Das kann mitunter belastend sein, jedoch wissen wir aus der Trauerforschung, das mit dieser professionellen Standhaftigkeit für die Angehörigen das schicksalhafte Ereignis bestätigt wird und nicht signalisiert wird, es hätte sich um Minuten oder gar Sekunden gehandelt. Das „Nichts-mehr tun-können" selbst des Notarztteams macht den Tod für die Angehörigen letztlich annehmbarer.

Der Notarzt hat keinen Totenschein ausgefüllt. Genauso, wie jeder Mensch nur eine Geburtsurkunde im Leben hat, gibt es auch nur einen Totenschein. Was zunächst selbstverständlich klingen mag, birgt jedoch eine enorme Verantwortung für diejenigen, welche diese hochamtlichen Dokumente ausstellen. Der Notarzt wechselt in diesem Fall die Rolle und wird vom Notfallmediziner schlagartig zum Ermittler und Standesbeamten in einer Person und vertritt das öffentliche Rechtsinteresse. Viele Notärzte sind sich dieses gewichtigen Rollenwechsels oft nicht bewusst und verkennen, dass sie, nachdem sie in ihrer originären Funktion als Notärzte nicht zum Zug kommen konnten, für den toten Patienten – und ggf. auch deren Angehörigen – eine letzte enorm wichtige Aufgabe einnehmen. Totenscheine haben daher aus gutem Grund einen Urkundencharakter und somit ist ein Dokumentationsfehler grundsätzlich juristisch als Urkundenfälschung zu werten. Sollte sich ein Vorsatz des Arztes nachweisen lassen (z. B. auf Bitten oder Drängen Dritter wie Angehörigen oder Polizei) droht sogar eine Freiheitsstrafe. Selbst bei Unbedachtheit und Nachlässigkeit kann ein empfindliches Ordnungsbuße verhängt werden. Nachträgliche Änderungen oder gar Erstellen eines zweiten „richtigen" Totenscheins verbietet sich daher von selbst. In erster Linie geht es im Kern um die Frage, ob der Patient eines „natürlichen" oder einer anderen Todesart (nichtnatürlich, ungeklärt, AGT) verstorben ist – und da der Patient ja eh schon tot ist, muss man sich dafür so viel Zeit nehmen wie nötig. In diesem Fall wurde durch den Notarzt nur der Tod festgestellt und dokumentiert inklusive Zeitpunkt der Todesfeststellung, aber kein Totenschein ausgestellt, und der Hausarzt und die Polizei wurden informiert.

Es wurde durch den Notarzt kein „natürlicher Tod" attestiert. Bestätigt der Notarzt einen „natürlichen Tod", ist dieser die letzte offizielle Person, die sich mit den Todesumständen des Verstorbenen befasst hat. Die Hürden sind daher aus gutem Grund sehr hoch und die Autoren empfehlen daher, wann immer möglich, im Notarztdienst nur die Todesfeststellung durchzuführen und die Ausstellung des Totenscheins den nachfolgenden Profis zu überlassen (siehe unten). Sollte man doch die Leichenschau durchführen wollen, was natürlich grundsätzlich erlaubt ist, muss man vor der eigentlichen Leichenschau folgende Punkte eindeutig klären:

- Die Identität des Toten ist eindeutig geklärt.
- Der leichenschauende Arzt muss von einer Erkrankung Kenntnis haben, die den Tod zum jetzigen Zeitpunkt hat erwarten lassen. Dies kann dadurch der Fall sein, dass der Arzt den Patienten als Hausarzt kennt oder sich telefonisch mit dem Hausarzt in Verbindung gesetzt hat.
- Es darf keine Hinweise auf Fremdeinwirkung geben, sowohl im Umfeld (z. B. verwüstete Wohnung, bekannte Drohungen) oder am Leichnam selbst (z. B. frische Wunden).

Die eigentliche Leichenschau ist eine strukturierte Ganzkörperuntersuchung:

- Der leichenschauende Arzt führt die Untersuchung komplett selbstständig durch.
- Die Leichenschau findet am komplett entkleideten Körper bei guter Beleuchtung statt.
- Die komplette Körperoberfläche ist zu inspizieren.
- Es ist gezielt nach auffälligen Verletzungen zu suchen (z. B. Petechien, Strangulationen etc.).
- Neben versteckten Regionen (hinter den Ohren, zwischen den Finger und Zehen) müssen auch alle Körperöffnungen (nasal, oral, Gehörgang, genital, anal) inspiziert werden.
- Die Leichenschau ist nur so lange durchzuführen, bis sich Hinweise auf eine nichtnatürliche Todesart ergeben. Liegen diese Hinweise von Anfang an vor, so ist von einer Leichenschau zunächst abzusehen und umgehend die Polizei zu informieren.
- Der Totenschein verlangt nach einer plausiblen Todesursache, wobei hier die zugrunde liegende Erkrankung gemeint ist, welche zum Tod geführt hat, also z. B. ein Karzinom oder eine Lungenembolie. Dies ist jedoch mit einer reinen äußerlichen Leichenschau meist nicht eindeutig feststellbar. Finale Endzustände wie „Atemstillstand" oder „Herzkreislaufversagen" sind klar keine Todesursachen und führen sicher zu Rückfragen.

Abgesehen vom Zeitfaktor bei einer sorgfältigen Untersuchung von mind. 20 min ergeben sich bereits aus den genannten Gründen zahlreiche Punkte, die gegen eine Ausstellung eines Totenscheins mit „natürlicher Tod" durch den Notarzt sprechen. Ausnahme: Der Notarzt ist zufällig, wie auf dem Land noch üblich, auch zugleich der betreuende Hausarzt des Patienten gewesen und kann alle oben genannten Anforderungen erfüllen. Alle anderen Notärzte sollten die nächsten Schritte einleiten und sich nach einer sauberen Übergabe an die Polizei/Haus- oder Amtsarzt besser für die „Noch-Lebenden" schnellstmöglich bei der Leitstelle einsatzfrei meldet.

Es wurden der Hausarzt und die Polizei hinzugezogen. Wird durch den Notarzt kein „natürlicher Tod" attestiert (siehe oben), muss immer die Polizei informiert werden, egal ob klar „nichtnatürlich", „ungeklärt" oder „AGT". Dies kann bereits durch die Auffindesituation und Umstände indiziert sein (Unfall, Suizid, Einbruch, Gewaltverbrechen etc.). Die Auffindesituation ist hierbei möglichst nicht zu verändern. Ist dies nicht zu verhindern, sind diese Veränderungen an die Polizei weiterzugeben bzw. ist die Dokumentation im Notarztbericht zielführend. Dies betrifft zum Beispiel auch die Schließverhältnisse von Türen und Fenstern sowie die Funktion von Geräten/Lampen. Auch ggf. die am Toten durchgeführten medizinischen Maßnahmen sind zu dokumentieren (Lageänderung, Intubation, i. o. Bohrer etc.). Tatsächlich sollte man sich nicht selbst zum Hobbydetektiv erheben und die Ermittlungen den Profis überlassen, welche dafür geschult wurden und die richtigen Mittel haben. Den ggf. verständnislosen Angehörigen gegenüber („Was sollen denn die Nachbarn denken?") kann man dies mit der letzten Verpflichtung gegenüber dem Toten sowie tatsächlich auch zu ihrer Entlastung gegenüber Gerüchten/Verdächtigungen begründen. In diesem Fall war es sogar noch versicherungsrechtlich von Bedeutung! Da die tödliche Lungenembolie nach einem Unfall vor mehreren Wochen eintrat und eine Kausalität hochwahrscheinlich war, gab es eine Auszahlung einer Unfallversicherung an die Hinterbliebenen, welche bei einem „natürlichen Tod" nicht zu Auszahlung gekommen wäre.

Flops

Es wurde nicht an alle möglichen Szenarien gedacht. Auch wenn es sich hier primär um eine unverdächtige Situation handelte: Konnte in der kurzen Zeit abgeklärt werden, ob die Antikoagulation korrekt verordnet und verabreicht wurde oder ob ggf. ein ärztlicher Behandlungsfehler ursächlich war nach der OP? Und die vermeintlich nette Schwiegertochter, welche sich liebevoll und vorbildlich um Schwiegermutter kümmerte und sogar den Rettungsdienst alarmierte? Könnte es sich ggf. ganz anders zugetragen haben? Man stelle sich vor, im vorliegenden Fall hätte sich wenige Tage nach dem Tod herausgestellt, dass die verstorbene vermögende Mutter geplant hatte, ihren Sohn und somit auch die „hilfsbereite" Schwiegertochter aufgrund einer Streitigkeit zu enterben? Gegebenenfalls kam es ja nach dem Betreten der Wohnung zu einem Streit und die Schwiegertochter hatte die Schwiegermutter gestoßen und diese hat sich unter der Antikoagulation ein tödliches SHT durch den Sturz gegen die Küche zugezogen? Nur weil die Schwiegertochter den Notruf absetzte, könnte sie auch die Täterin sein! Muss man als Rettungskraft so kriminalistisch denken? Eher nein, aber deshalb sollte man die echten Spezialisten dazuholen und entweder nur die Todesbescheinigung ausstellen oder, wenn nicht vermeidbar, bei unklaren Situationen „ungeklärt" oder einen „AGT" ankreuzen. Im deutschsprachigen Raum ist die Fremdtötung weiterhin glücklicherweise eine Rarität. Dennoch gibt es Befürchtungen, dass auch hierzulande jedes zweite bis dritte Tötungsdelikt übersehen wird. Beschränken wir uns also als Notärzte auf unsere Kernkompetenzen und kümmern uns um die Lebenden!

MERKE

Als Notarzt muss man regelmäßig eine Todesfeststellung durchführen. Eine komplette Leichenschau und das Ausstellen eines Totenscheins sind damit nicht zwingend verknüpft und sollte den Profis überlassen werden! Die Leichenschau ist nicht zeitkritisch und hat relevante medizinische, juristische, versicherungsrechtliche und ethische Implikationen. Kümmern wir uns um die Lebenden!

Was wäre, wenn…

- … die Patientin extrem kalt angetroffen worden wäre?
  - Jeder in der Notfallmedizin Tätige kennt den Leitspruch „*nobody is dead, until warm and dead*". Leider gilt aber auch der Spruch „*most of the dead are cold*", da alle Leichname zügig auskühlen und davon keine reversible Reanimationsursache abzuleiten ist. Daher gilt dies nur bei Patienten, bei denen die Unterkühlung aufgrund der äußeren Umstände als primäre Reanimationsursache vermutet werden kann, z. B. bei einer akzidenteller Hypothermie bei einem bewusstlosen Obdachlosen im winterlichen Park oder bei Lawinenopfern in speziellen Konstellationen.
- … die Patientin auffällige Hauteffloreszenzen gezeigt hätte?
  - Bei einigen **Infektionskrankheiten** besteht auch und insbesondere im Todesfall eine Meldepflicht gegenüber den Gesundheitsbehörden. Als klassisches und eindeutiges Exempel sei hier eine Ebola-Infektion genannt. Hierbei geht es den Behörden weniger um die statistische Erfassung, sondern um Ergreifung aller zur Verfügung stehender Maßnahmen um eine weitere Ausbreitung der Erkrankung zur Verhinderung.
- … die Patientin hellrote Leichenflecken gezeigt hätte?
  - Wahrscheinlich wäre es dann schon zu spät für einen selbst und man würde neben oder auf der Patientin mit einer CO-Vergiftung liegen. Vermutet man aufgrund des Unfallcharakters eine Kohlenmonoxidvergiftung, so ist nicht nur bei Vergiftung die Polizei, sondern auch die Feuerwehr zur weiteren Gefahrenabwehr zu alarmieren.

Zusammenfassung

- Die Todesfeststellung kann bei Vorhandensein mindestens eines sicheren Todeszeichens (Totenflecken, Leichenstarrem, Fäulnis, mit dem Leben nicht vereinbaren Verletzungen) oder nach mind. 20 min frustraner Reanimation erfolgen.
- Der Notarzt darf sich auf die Todesfeststellung (Zeitangabe!) und die Dokumentation der Umstände beschränken.
- Die ausführliche und abschliessende Leichenschau inklusive Ausstellung des Totenscheins sollte man aus medizinischen, juristischen, versicherungsrechtlichen und ethischen Gründen den Profis überlassen.
- Sollten die Leichenschau und die Ausstellung des Totenscheins doch durch den Notarzt erfolgen, sollte aufgrund der mit Recht hohen Hürden nur in absoluten Ausnahmefällen (Notarzt ist gleich Hausarzt des Patienten) ein „natürlicher Tod" attestiert werden. In allen anderen Fällen die Polizei hinzuzuziehen („ungeklärt, AGT").

7

LITERATUR

Onduruschka B, Buschmann CT. Todesfeststellung und Leichenschau im Rettungsdienst. Notmed up2date 2019; 14: 153–168.

Schröder AS, Sperhake JP, Ondruschka B et al. Todesfeststellung und Leichenschau in der Notfallmedizin. Notfall Rettungsmed 2021; 24: 1070–1078.

Verhoff MA, Risse M, Lasczkowski G et al. Notärztliche Leichenschau: Spezielle rechtsmedizinische und medizinrechtliche Aspekte. Notfall Rettungsmed 2008; 12: 293–298.

II

Internistische Notfälle

KAPITEL

8 Staying alive

Joachim Koppenberg

Fallbericht

Alarmierung und Anfahrt

Gegen 01:50 Uhr geht der Notruf einer besorgten Ehefrau in der Rettungsleitstelle ein: Ihr Mann leide seit einigen Stunden zunehmend unter linksseitigen Arm- und Brustschmerzen sowie Atemnot. Während des Anrufs verschlechtert sich der Zustand des Patienten rapide. Um 01:52 Uhr wird der NAW im Kompaktsystem eines ländlichen Krankenhauses alarmiert. Er kommt bereits um 01:56 Uhr am Notfallort an.

Eintreffen

Aufgrund der kritischen Alarmmeldung wird neben der Standardausrüstung auch primär das Beatmungsgerät mitgenommen. Das Team wird an der Haustür von der Ehefrau in Empfang genommen. Sie berichtet, dass ihr Mann kurz vor Eintreffen des NAW ohnmächtig geworden und nun nicht mehr aufweckbar sei.

Ersteindruck

Das Rettungsteam findet 2 min später in der ordentlichen Wohnung auf dem Wohnzimmersofa einen normalgewichtigen 58-jährigen Mann liegend vor (➤ Tab. 8.1).

Der Patient ist leblos, dunkel-livid verfärbt sowie apnoisch und pulslos. Aufgrund der Pulslosigkeit wird durch den Notarzt deutlich die Reanimationspflichtigkeit ausgesprochen. Gemäß dem Leitsatz *„treat first what kills first"* ist die Situation als absolut kritisch einzustufen und der Primary Survey und Second Survey können in der Reanimationssituation nicht linear abgearbeitet werden, sondern müssen parallel zu den laufenden Reanimationsmaßnahmen eruiert werden.

Verdachtsdiagnose und Differenzialdiagnosen

Präklinischer Kreislaufstillstand (OHCA: *out of hospital cardiac arrest*) bei V. a. auf Myokardinfarkt (DD: Lungenembolie).

Tab. 8.1 SSSS-Schema

Scene	Privates häusliches Umfeld
Safety	Keine Hinweise auf mögliche Gefährdungen
Situation	Patient liegt auf dem Sofa im Wohnzimmer.
Support	Einsatzkräfte ausreichend

8.1 Präklinische Therapie

Es wird unverzüglich mit der **kardiopulmonalen Basisreanimation** (BLS-CPR) in einem Verhältnis der Thoraxkompression (100–120/min und 5–6 cm Drucktiefe) zur problemlosen Maskenbeatmung mit 100 % Sauerstoff von 30:2 begonnen (➤ Tab. 8.2).

Parallel dazu erfolgt so schnell wie möglich die Platzierung der Defibrillationspads und eine erste **EKG-Analyse,** die um 01:58 Uhr ein Kammerflimmern (VF) ergibt (➤ Abb. 8.1).

DIAGNOSE

Gemäß den ALS-Leitlinien liegt mit dem Kammerflimmern ein defibrillierbarer (schockbarer) Rhythmus vor (neben der pulslosen ventrikulären Tachykardie, pVT).

Während die Herzdruckmassage fortgeführt wird, erfolgen das sofortige Laden und eine biphasische

Tab. 8.2 X-ABCDE

X-ABCDE	Beschreibung	Maßnahme
e**X**sangiation	Keine Hinweise für Blutung	
Airway	Offen	
Breathing	Apnoe	Maskenbeatmung bei CPR
Circulation	Pulslos	Herzdruckmassage
Disability	Tief bewusstlos, GCS = 3	CPR
Exposure & **E**nvironment	Patient im Schlafanzug	Oberkörper wird entkleidet.

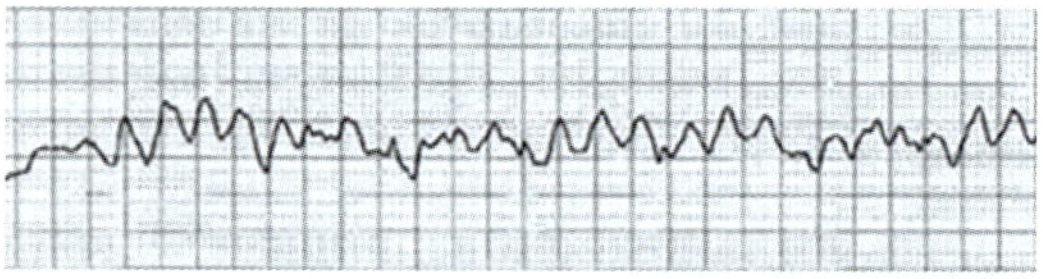

Abb. 8.1 Defipad-Ableitung: Kammerflimmern [T1398]

Defibrillation mit 120 J (gemäß Herstellerempfehlung) sowie die sofortige Wiederaufnahme der CPR für weitere fünf Zyklen (ca. 2 min, ➤ Abb. 8.2). In der anschließenden Analyse zeigt sich ein bradykarder ventrikulärer Ersatzrhythmus mit einem schwach tastbaren Puls und einem Blutdruck von 87/53 mmHg (ROSC: *return of sponatous circulation*). Die Vigilanz bessert sich jedoch zunächst nicht, der Patient kann weiter problemlos beatmet werden. Der Herzrhythmus stabilisiert sich zu einem Sinusrhythmus (HF = 84/min) bei gleichbleibender Hämodynamik (02:00 Uhr). Die sofortige Defibrillation eines erneuten Kammerflimmerns mit 200 J (02:01 Uhr), gefolgt von fünf CPR-Zyklen, führt wiederum zunächst zu einem bradykarden Kammerersatzrhythmus, der sich in den nächsten 3 min zu einer absolut arrhythmischen Schmalkomplextachykardie mit einer Herzfrequenz von 147/min entwickelt (Blutdruck 94/72 mmHg). Parallel erfolgt bei nun suffizienter Atmung die **Sauerstoffgabe** von 4 l/min über eine Maske (SaO_2 96 %). Es gelingt zudem die Anlage eines **Venenzugangs** in der V. cubitalis links. Adrenalin 1 mg wird zur Verabreichung aufgezogen, aber nicht gegeben. Beim Verdacht auf einen akuten Myokardinfarkt erfolgen die i. v.-Applikation von 500 mg Acetylsalicylsäure (ASS) und 5.000 I. E. Heparin sowie die langsame Infusion mit 500 ml Ringeracetat.

Die Tachyarrhythmie stabilisiert sich zunehmend und pendelt sich bei einer Herzfrequenz um die 110/min (02:05 Uhr) ein. Der nun wache und orientierte Patient (GCS = 14) gibt keine Dyspnoe an, klagt jedoch über die bereits initial bestehenden ausstrahlenden thorakalen Schmerzen mit einer NRS von 6. Dies werden initial mit 4 mg Morphin behandelt und nach 10 min nochmals repetiert, sodass die NRS im Verlauf auf 2 sinkt.

In den nachfolgenden Minuten wird ein 12-Kanal-EKG geschrieben, das einen STEMI im Bereich der Vorderwand $V_1 - V_5$ zeigt (➤ Abb. 8.3).

8.2 Anamnese

In der mit Ehefrau und Patienten durchgeführten Anamnese ergeben sich keine relevanten Besonderheiten, bis auf eine vor einer Woche problemlos verlaufenen ambulanten Kniearthroskopie links (➤ Tab. 8.3). Aufgrund des eindeutigen Infarkt-EKGs, der typischen Beschwerdesymptomatik sowie fehlender Dyspnoe wird die potenzielle Differenzialdiagnose Lungenembolie als unwahrscheinlich eingestuft.

Tab. 8.3 SAMPLER

SAMPLER	Beschreibung
Symptome und Befunde	Seit ca. 2 h aus dem Schlaf heraus retrosternale Schmerzen mit Ausstrahlungen in den linken Arm
Allergien	Keine
Medikation	Gelegentlich Ibuprofen bei Knieschmerzen
Patientenvorgeschichte	Bisher gut belastbar, regelmäßige sportliche Betätigung, vor einer Woche problemlose ambulante Kniearthroskopie links
Letzte Mahlzeit	Vor 6 h
Ereignisse direkt vor dem Notfall	Tagsüber Holz gehackt, ohne Beschwerden ins Bett, dann aufgrund der Schmerzen erwacht, die Schmerzen wurden seitens des Patienten auf das Holzhacken zurückgeführt.
Risikofaktoren	Keine

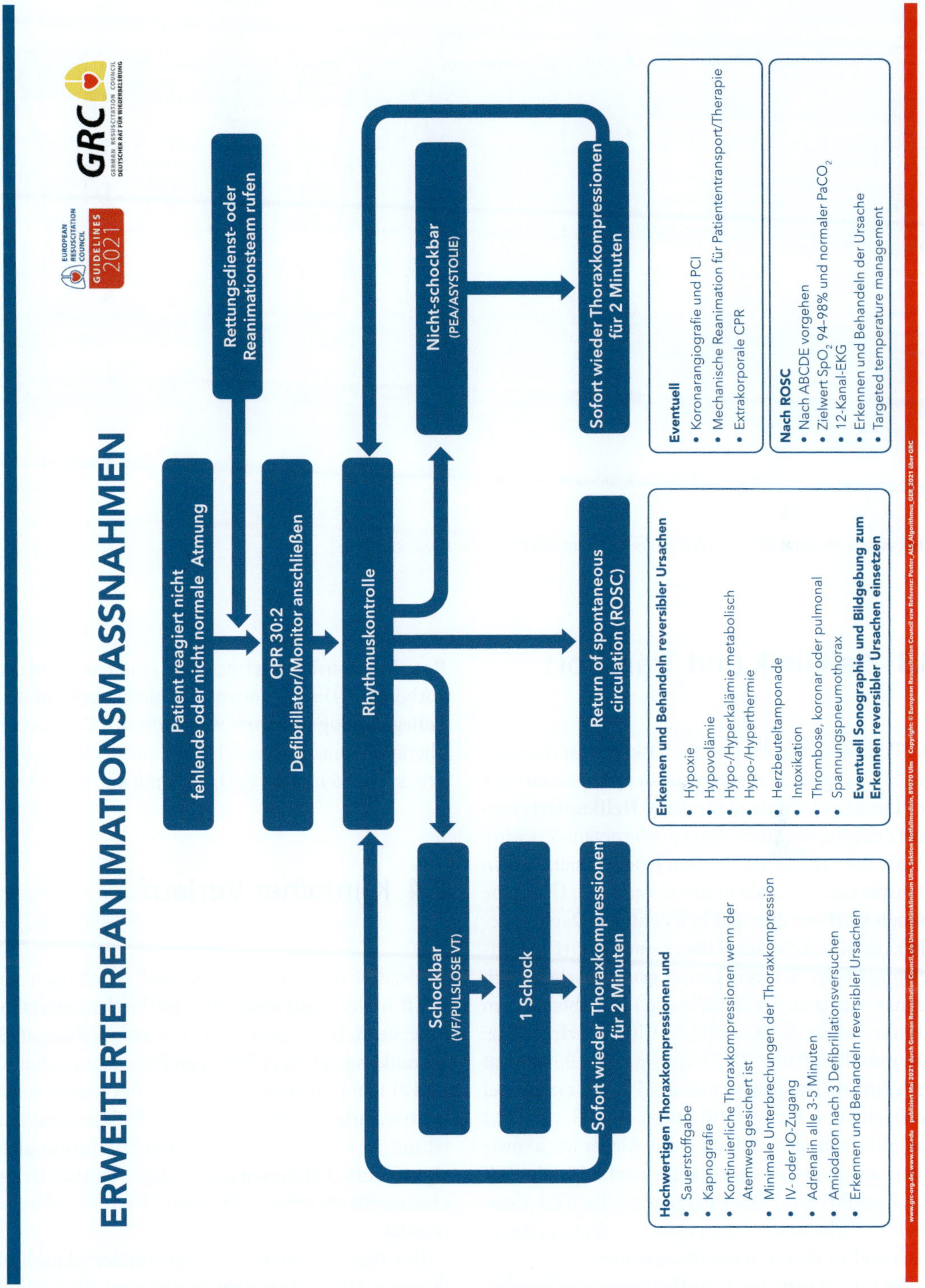

Abb. 8.2 ERC-ALS-Algorithmus (© German Resuscitation Council [GRC] und Austrian Resuscitation Council [ARC] 2021) [F781-035]

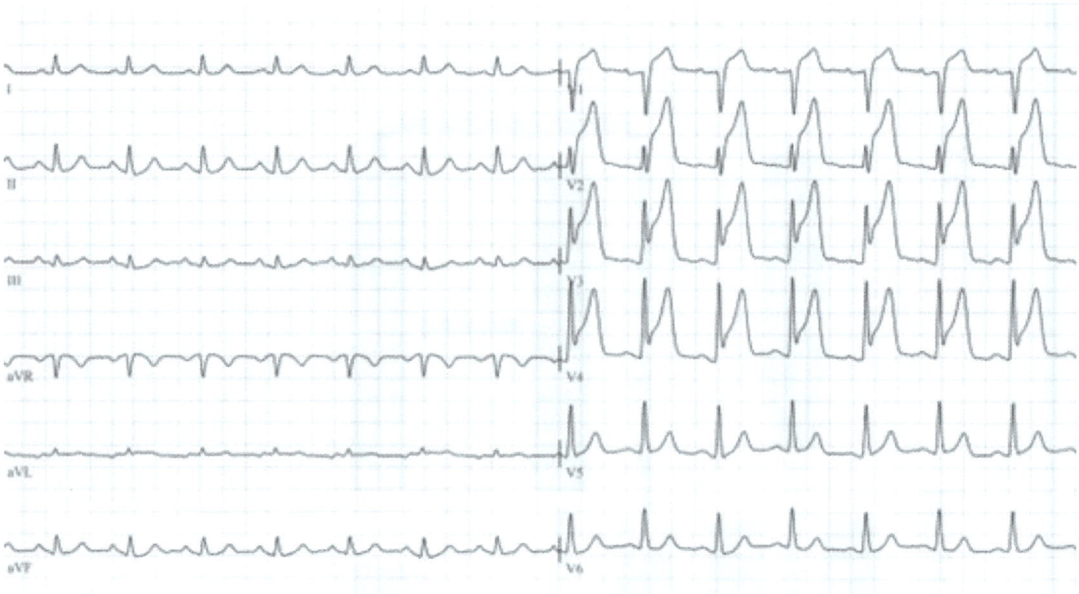

Abb. 8.3 12-Kanal-EKG ($V_1 - V_5$): akuter Myokardinfarkt der Vorderwand [T1398]

8.3 Zielklinik und Transport

Der Patient wird in der Universitätsklinik für eine zeitnahe PCI angemeldet. Aufgrund der peripheren Lage des Einsatzorts muss dies mittels **Helikoptertransport** erfolgen, der durch die Leitstelle organisiert wird. Wegen der örtlichen Nähe zum Krankenhaus (5 min Transportzeit) beschließt der Notarzt, die Übergabe an den RTH auf dem gut beleuchteten Dachlandeplatz des Krankenhauses durchzuführen. (Die Luftrettung in der Schweiz landet grundsätzlich auch primär nachts an der Notfallstelle.) Die Abfahrt zum Krankenhaus erfolgt um 02:25 Uhr (Herzfrequenz: 103/min, Blutdruck: 97/73 mmHg, SpO_2 95 %). Auf dem kurzen Transport muss der Patient erneut bei beobachtetem Kammerflimmern einmal mit 200 J defibrilliert werden und ist prompt wieder wach sowie sofort ansprechbar, sodass keine nachfolgende CPR durchgeführt wird. Bei Übergabe an die RTH-Crew um 02:45 Uhr ist der Patient kardiopulmonal stabil, wach und zu Person sowie Ort orientiert.

Der Patient wird durch die Helikoptercrew prophylaktisch für den Transport auf einer **mechanischen Reanimationshilfe** gelagert und eine **Larynxmaske** vorbereitet. Die Hämodynamik bleibt auch auf dem Verlegungsflug stabil bzw. verbessert sich ohne weitere Therapie (Sinusrhythmus, Herzfrequenz 92/min, Blutdruck 117/86 mmHg, SpO_2 98 % mit 4 l/min O_2).

8.4 Klinischer Verlauf

Der stabile und wache Patient wird gleich nach Ankunft in der Zentrumsklinik im Herzkatheterlabor untersucht. Dort findet sich eine koronare Zweigefäßerkrankung mit einer 75%-igen Hauptstammstenose und einem proximalen Verschluss des Ramus interventricularis anterior (RIVA). Die Ejektionsfraktion ist mit 53 % erhalten. Die PCI mit **Dilatation aller signifikanten Stenosen** und Einlage von zwei **Drug-eluting-Stents** führen zu einem guten Interventionsresultat.

Der Patient kann nach 3 Tagen in der Akutklinik im guten Allgemeinzustand in eine Herz-Reha-Klinik entlassen werden.

8.5 Tops und Flops

Der gute Verlauf hat in erster Linie mit der zeitlichen Komponente zu tun. Der Patient war nur wenige Minuten vor Eintreffen des Notarztteams in den Kreislaufstillstand gekommen. Auch wenn keine Ersthelfer-CPR durchgeführt wurde, handelte es sich um einen von der Ehefrau beobachteten Kreislaufstillstand mit unter 5 min *no-flow time*. Die klinische Diagnose Kreislaufstillstand konnte durch das Notarztteam zügig gestellt werden und die Basismaßnahmen unmittelbar eingeleitet werden. So schnell wie möglich wurden die Defi-Pads geklebt, um die Art des Kreislaufstillstands zu identifizieren.

Beim Kreislaufstillstand ist zu differenzieren zwischen:

- einem **defibrillierbaren (schockbaren) Rhythmus:** entweder Kammerflimmern oder eine pulslose ventrikuläre Tachykardie
- und einem **nichtdefibrillierbaren (nichtschockbaren) Rhythmus:** Asystolie und pulslose elektrische Aktivität (PEA).

Der ALS-Algorithmus (➤ Abb. 8.2) unterscheidet nur diese beiden Behandlungspfade und erleichtert die Therapie des Kreislaufstillstands. Die defibrillierbaren (schockbaren) Rhythmen sind mittels der **Defibrillation** deutlich besser behandelbar und weisen höhere Überlebenschancen auf, es muss daher schnell wie möglich eine Defibrillationsmöglichkeit detektiert werden. Dies wurde im vorliegenden Fall mit der zügigen Anlage der Defi-Pads konsequent umgesetzt und führte auch jeweils unmittelbar nach der sofortigen Defibrillation nach weiteren fünf Zyklen CPR zu einem kreislaufwirksamen Rhythmus.

Im Team wurden auch mehrfach die Gabe von Adrenalin sowie eine Atemwegssicherung mittels Intubation diskutiert. Adrenalin (1 mg) war bereits vorbereitet, musste aber aufgrund der jeweils sofortigen Konversion nach jeder Defibrillation in einen kreislaufwirksamen Rhythmus nie eingesetzt werden. Für den anästhesiologischen Notarzt war besonders die Abwägung der Atemwegssicherung – auch bei der Übergabe an den verlegenden RTH-Notarzt – ein Thema. Die primäre Maskenbeatmung war problemlos möglich.

MERKE

Die Atemwegssicherung in der Frühphase der Reanimation ist nicht prioritär – auch nicht für Anästhesisten!

Da sich der Patient jeweils nach den Defibrillationen unmittelbar wach und orientiert mit einer suffizienten Eigenatmung zeigte, hätte eine Atemwegssicherung konsequenterweise die Einleitung einer Narkose zur Folge gehabt. Bei einem frisch reanimierten Patienten mit einem zugrunde liegenden akuten STEMI wurde dies seitens der beiden Teams als High-Risk-Prozedur gewertet und nur die Vorbereitung für eine allfällige Verschlechterung während des Transports geplant und antizipiert.

8

Was wäre, wenn …

- … der Patient im Kammerflimmern geblieben wäre?
  - Die meisten Patienten wechseln nicht gleich nach der ersten Defibrillation in einen kreislaufwirksamen Rhythmus und der ALS-Algorithmus (➤ Abb. 8.2) muss dann konsequent abgearbeitet werden:
    - Nach fünf Zyklen bzw. 2 min CPR wird der Rhythmus erneut analysiert. Besteht weiterhin ein Kammerflimmern oder eine pulslose ventrikuläre Tachykardie wird ein weiteres Mal defibrilliert und die CPR sofort fortgeführt. Parallel kann ein i. v.- bzw., falls nicht möglich, i. o.-Zugang gelegt und nach der 3. Defibrillation 1 mg **Adrenalin** appliziert werden. Adrenalin 1 mg kann dann im Weiteren alle 3–5 min, d. h. im Abstand von jeweils zwei Zyklen, verabreicht werden. Zudem kann bei entsprechender Erfahrung parallel der Atemweg mittels Intubation oder Larynxmaske gesichert werden, was jedoch nicht zur Verzögerung des Ablaufs führen darf.
    - Nach weiteren fünf Zyklen wird erneut eine Rhythmusanalyse durchgeführt. Bestehen das Kammerflimmern oder die pulslose ventriku-

läre Tachykardie nach der dritten Defibrillation weiter, werden 300 mg **Amiodaron** i. v/i. o. als Bolus verabreicht; ein erneuter Bolus von 150 mg Amiodaron kann bei weiterer Persistenz im nächsten Zyklus gegeben werden. Liegt die Sonderform einer Torsade de Pointes vor, kann die Gabe von **Magnesiumsulfat** (1–2 g i. v./i. o.) erwogen werden. Ansonsten wird dem Schema: „CPR – Rhythmusanalyse – Defibrillation – CPR – Adrenalin – CPR" gefolgt.
Bei persistierendem Kammerflimmern/pulsloser ventrikuläre Tachykardie ist neben der Anamneseerhebung nach potenziell behandelbaren Ursachen zu suchen, den 4 Hs und HITS:
4 Hs:
- Hypoxie
- Hypovolämie
- Hypothermie
- Hypo-/Hyperkaliämie (metabolisch)

HITS:
- Herzbeuteltamponade
- Intoxikation
- Thromboembolien (kardial und pulmonal)
- Spannungspneumothorax

Ein neu auftretender Spontankreislauf (ROSC) korreliert mit einem kreislaufkompatiblen EKG-Rhythmus, einem Anstieg des endtidalen CO_2 nach Atemwegssicherung, einem tastbaren Puls und/oder Lebenszeichen (Atmung, Abwehrbewegungen u. a.).

- … der Patient im EKG keinen STEMI, sondern Hinweise für eine Lungenembolie gehabt hätte?
  - Aufgrund der vor einer Woche stattgehabten Kniearthroskopie hätte auch eine Lungenembolie infolge einer Thrombose differenzialdiagnostisch ursächlich für den Kreislaufstillstand sein können. Dies muss spätestens bei einer frustran verlaufenden Reanimation im Rahmen der 4 Hs und HITS in Erwägung gezogen werden. Gegebenenfalls können auch bei einer erweiterten Untersuchung typische **Thrombosezeichen** wie Schwellung, Rötung oder andere Hautveränderungen zielführend sein. Legt man sich auf eine Lungenembolie als Ursache fest, kann auch unter der laufenden Reanimation eine systemische **Lysetherapie** sicher durchgeführt werden. Wird eine Lysetherapie eingeleitet, sollten die Reanimationsbemühungen noch 60–90 min nach Applikation konsequent vor einem Abbruch fortgeführt werden.
  Eine grundsätzliche Lysetherapie bei kardialen Kreislaufstillständen kann wegen Unwirksamkeit jedoch nicht empfohlen werden.
- … der Patient asystol angetroffen worden wäre und der Zeitpunkt des Kreislaufstillstands nicht bekannt gewesen wäre?
  - So erfreulich die schnelle Erholung des Patienten, umso ungewöhnlicher ist der Verlauf für eine typische präklinische Reanimation. Es finden sich meist u. a. ein unbeobachteter Stillstand, eine längere Anfahrtszeit, ältere und kränkere Patienten oder eine primäre Asystolie. Dies ist leider nach wie vor die am häufigsten angetroffene Reanimationssituation im Notarztdienst, daher wird dieser Situation ein eigener Fall gewidmet (➤ Kap. 9).

Zusammenfassung

- Die Diagnose Kreislaufstillstand wird ausschließlich klinisch über die **Pulslosigkeit** bzw. **Leblosigkeit** definiert und indiziert die sofortige Einleitung der Reanimationsmaßnahmen.
- Die schnellstmögliche **Rhythmusanalyse** über die Defi-Pads dient nur dazu, die Art des Kreislaufstillstands zu klären: Liegt ein defibrillierbarer Rhythmus (Kammerflimmern [KF] oder eine pulslose ventrikuläre Tachykardie [pVT]) vor, so muss so schnell wie möglich eine Defibrillation erfolgen, da die Chancen für eine erfolgreiche Reanimation dadurch deutlich gesteigert werden können.
- Wird initial ein Kreislaufstillstand diagnostiziert, sind die **Reanimationsmaßnahmen** unmittelbar einzuleiten und der Primary und Second Survey müssen, wenn überhaupt möglich, im Verlauf abgearbeitet werden. Letztlich kommen nach 5–10 min die 4 Hs und HITS zum Einsatz: Was könnte die (ggf. behebbare) Ursache des Stillstands sein?
- Nach einem ROSC muss so schnell wie möglich (ideal innerhalb der ersten 10 min) ein **12-Kanal-EKG** zur Ursachensuche geschrieben werden und der Patient muss innerhalb von 2 h einem PCI-Zentrum zugeführt werden.

LITERATUR

Soar J, Böttiger BW, Carli P et al. European Resuscitation Council Guidelines 2021: Adult advanced life support. Resuscitation 2021; 161: 115–151. Erratum in: Resuscitation. 2021 Oct; 167:105–106.

KAPITEL

9 Rien ne va plus

Joachim Koppenberg

Fallbericht

Alarmierung und Anfahrt

Die Alarmierung durch die Leitstelle erfolgt an einem Apriltag gegen 12:20 Uhr auf einen Bauernhof im ländlichen Gebiet mit dem Meldebild „Bewusstlosigkeit". Ein RTW sowie ein NEF werden parallel alarmiert, die Anfahrt in einem Mittelgebirge wird bei typischem Aprilwetter durch nasses Schneetreiben deutlich erschwert bzw. verlangsamt.

Eintreffen

Beide Einsatzfahrzeuge treffen praktisch gleichzeitig nach knapp 20 min gegen 12:40 Uhr auf einem abgelegen Weiler auf dem Bauernhof ein und werden von der Ehefrau des Patienten erwartet. Diese führt das Team in die nahegelegene Scheune (ca. 3 min Fußweg), wo der Patient rücklings auf dem Boden liegend vorgefunden wird.

Ersteindruck

Der 63-jährige Mann ist regungs- und leblos, sein Hautkolorit ist grau – aschfahl, neben ihm liegt ein Besen auf dem Boden. Äußere Verletzungen sind auf den ersten Blick nicht eruierbar. Es kann kein zentraler Puls getastet werden. Eindeutige Todeszeichen sind zu diesem Zeitpunkt nicht feststellbar. ➤ Tab. 9.1.

Verdachtsdiagnose und Differenzialdiagnosen

Unbeobachteter Kreislaufstillstand (OHAC: *out of hospital cardiac arrest*) unklarer Genese.

Tab. 9.1 SSSS-Schema

Scene	Notfall im bäuerlichen Umfeld
Safety	Keine ungesicherten Maschinen oder freilaufenden Tiere
Situation	Ein Patient im Stall liegend
Support	Einsatzkräfte vor Ort ausreichend

9.1 Präklinische Therapie

➤ Tab. 9.2. Unmittelbar nach der klaren Aussage „Kreislaufstillstand und Reanimation" durch den Notarzt wird sofort mit den BLS-Maßnahmen (Herzdruckmassage und Beatmung) begonnen. Die erste Defi-Ableitung zeigt eine Asystolie, sodass keine Defibrillation erfolgt. Während ein Rettungssanitäter zügig einen i. v.-Zugang in der rechten Kubitalvene etablieren kann, führt der Notarzt mit einem zweiten Rettungssanitäter die problemlose Atemwegssicherung mittels Intubation ohne weitere Medikation durch. Dank des anwesenden Vierer-Teams,

Tab. 9.2 X-ABCDE

X-ABCDE	Beschreibung	Maßnahme
e**X**sangiation	Keine Blutung sichtbar	
Airway	Zunge zurückgefallen	Guedel-Tubus
Breathing	Atemstillstand	Intubation
Circulation	Asystolie	BLS- und ACLS-Maßnahmen
Disability	GCS 3, Pupillen beidseits weit und entrundet, lichtstarr	
Exposure & **E**nvironment	Trockene Umgebung, leichte Hypothermie	

können alle BLS- und ALS-Maßnahmen ruhig und korrekt gemäß Algorithmus durchgeführt werden (➤ Kap. 8 BLS und ALS), inklusive regelmäßiger 1 mg Adrenalin-Gaben i. v. sowie Wechsel der Herzdruckmassageposition. Die 4 H und HITS werden aktiv angesprochen und abgearbeitet: Ein Trauma/Sturz aus großer Höhe kann ausgeschlossen werden, die tympanale Temperatur liegt bei 35,5 °C, sodass am ehesten ein primäres kardiales Ereignis als ursächlich erscheint.

MERKE

Der Kreislaufstillstand ist eine klinische Diagnose und wird über die Pulslosigkeit definiert!

DIAGNOSE

Unbeobachteter präklinischer Kreislaufstillstand (OHAC)

9.2 Anamnese

Nach erfolgter und kapnografisch kontrollierter Intubation kann sich der Notarzt nach 7 min seit Start der Reanimation aus den suffizient laufenden ACLS-Maßnahmen auskoppeln und die Anamnese mit der Ehefrau erheben (➤ Tab. 9.3). Sie habe ihren Ehemann zuletzt um ca. 10 Uhr zur gemeinsamen Kaffeepause gesehen, danach wollte er den Stall reinigen. Außer über seine chronischen Rückenschmerzen habe er nichts Besonderes beklagt. Als er nicht wie üblich gegen 12 Uhr zum Mittagessen erschienen sei, habe sie ihn im Stall gesucht und dort leblos aufgefunden und habe sofort die Notrufnummer gewählt. Zur Einweisung der Rettungskräfte habe sie sich dann sofort zur Hofeinfahrt begeben.

Der Notarzt kann aufgrund der gemachten Angaben und notierten Zeitangaben folgende Schlüsse ziehen: Es handelt sich um einen unbeobachteten Kreislaufstillstand, die reine Anfahrtszeit betrug 20 min und das Auffinden des Patienten vor Ort benötigte weitere 3 min. Während dieser Zeit gab es keinerlei BLS-Maßnahmen vor Ort (somit nachweislich mindestens 23 min *no flow time*). Die Ehefrau vermisste den Patienten zudem mindestens weitere 20 min, wobei der Patient bereits irgendwann zwischen 10 Uhr und 12:20 Uhr den Kreislaufstillstand erlitten haben könnte. Gegen diese lange Zeit spricht hingegen das bei Eintreffen der Rettungskräfte Fehlen von sicheren Todeszeichen. Eine schriftliche Patientenverfügung gibt es gemäß Ehefrau nicht, aber ihr Mann hätte nie an „Maschinen hängen" wollen.

Tab. 9.3 SAMPLER

SAMPLER	Beschreibung
Symptome und Befunde	Apnoe und Pulslosigkeit
Allergien	Keine
Medikation	ASS, unklarer Betablocker, bei Rückenschmerzen regelmäßig „reichlich" Ibuprofen
Patientenvorgeschichte	Schlecht eingestellt arterielle Hypertonie, NSTEMI vor 2 Jahren, chronische Rückenschmerzen
Letzte Mahlzeit	Ca. 10 Uhr
Ereignisse direkt vor dem Notfall	Nicht eruierbar, Patient wurde leblos aufgefunden.
Risikofaktoren	Arterielle Hypertonie, Nikotinabusus mit mind. 40 py

Aufgrund dieser eindeutigen Zeitparameter, des primär asystolen Patienten und der gut laufenden Reanimation ohne jegliche Reaktion des Patienten (weiterhin asytol), informiert der Notarzt zunächst die Ehefrau über die infauste Prognose und beendet nach Rücksprache mit seinem Team kurz darauf nach insgesamt 13 min und 3 mg Adrenalin i. v. die Reanimationsmaßnahmen. Neben der telefonischen Kontaktaufnahme mit dem Sohn der Familie werden wegen der grundsätzlich ungeklärten Todesart ein Care-Team und die Polizei über die Leitstelle angefordert.

9.3 Zielklinik und Transport

Die suffizienten Reanimationsmaßnahmen werden 13 min nach Beginn vor Ort beendet und es erfolgt kein Transport in eine Klinik. Der Leichnam wird abgedeckt und bis zum Eintreffen der Polizei vor Ort belassen. Alle invasiven Maßnahmen wie Intubation,

i. v. Zugang etc. verbleiben im Patienten. Der Notarzt kümmert sich bis zum Eintreffen des Care-Teams um die Ehefrau, während das restliche Team die Einsatzbereitschaft wiederherstellt. 10 min nach Abbruch der Reanimationsmaßnahmen können durch den Notarzt eindeutige Todeszeichen (wegdrückbare Totenflecken am Rücken) dokumentiert werden. Es erfolgt eine Übergabe an die eingetroffene Polizei mit dem Hinweis auf die grundsätzlich „ungeklärte Todesart" (D) bzw. den „außergewöhnlichen Todesfall" (CH). Dies wird entsprechend im Notarztprotokoll dokumentiert und dieser an die Polizei ausgehändigt. In der Folge wird ein Bestattungsunternehmen aufgeboten und der RTW und das NEF melden sich bei der Leitstelle wieder einsatzbereit.

9.4 Tops und Flops

Reanimation werden oft in erster Linie als rein medizinisches Thema betrachtet, jedoch stellen sich insbesondere präklinisch neben den rein medizinischen und organisatorischen Entscheidungen auch immer zahlreiche ethische Fragen, denen aufgrund der meist frustran verlaufenden Bemühungen letztlich oft mehr Bedeutung zukommt als den rein medizinischen Themen. Daher müssen diese Fragestellung seitens Teamleader mit dem Rettungsdienstpersonal und den ggf. anwesenden Angehörigen aktiv erläutert und beantwortet werden:

Wann soll erst gar nicht mit einer Reanimation begonnen werden? Sind die Verletzungen eindeutig nicht mit dem Leben vereinbar bzw. liegen bereits sichere Todeszeichen vor, sollte eine Reanimation klar nicht begonnen werden. Dies gilt für alle Altersgruppen. Zudem ist zu respektieren, wenn für den Patienten eine **DNRA-Anweisung** (*do not attempt resuscitation*) vorliegt. Da diese Punkte häufig beim Eintreffen des Notfallteams nicht schnell und eindeutig zu klären sind (wie in diesem Fall), sollte man bis zu einer orientierenden Erstuntersuchung respektive Anamnese mit den BLS-Maßnahmen beginnen und sich bei Bedarf schnell wieder zurückziehen.

Wie lange soll bzw. muss reanimiert werden? Eindeutige Empfehlungen gibt es nicht, jedoch wird allgemein akzeptiert, dass bei einer über 20 min anhaltenden Asystolie trotz erweiterter Maßnahmen (ALS) ohne behebbare Ursachen die Reanimation eingestellt werden kann. Letztlich ist aber jeweils jeder Einzelfall zu bewerten (Ursache, Begleitumstände, Dauer bis zu BLS- und ALS-Maßnahmen, Vorerkrankungen etc.?). Nur weil man mit einer Reanimation im Sinne auch einer Orientierungs- und Informationsbeschaffungsphase begonnen hat, heißt das nicht, dass man dann auch 20 min reanimieren muss. Auch in diesem Fall wurden die Reanimationsbemühungen nach einer Gesamtzusammenschau bereits nach 13 min eingestellt. In diesen Situationen sind die **„Termination-of-resuscitation (TOR)-Regeln"** hilfreich. Diese besagen, dass eine Reanimation frühzeitig beendet werden kann, wenn

- der Kreislaufstillstand nicht beobachtet wurde,
- keine Laienreanimation begonnen wurde,
- bei Eintreffen des Rettungsdienstes kein defibrillierbarer Rhythmus vorlag und
- nach 4 Zyklen à 2 min keine Rückkehr eines spontanen Kreislaufs (ROSC) eingetreten ist.

Das Beenden der Maßnahmen sollte gegenüber den Angehörigen jedoch nie unvermittelt, sondern immer angekündigt und mit Begründung der Gründe vorgenommen werden.

Sollen bzw. dürfen Angehörige bei den Reanimationsmaßnahmen anwesend sein? Mehrfach konnte nachgewiesen werden, dass Angehörige die Anwesenheit während der Reanimationsmaßnahmen wünschen. Daher sollte man ihnen immer diese Möglichkeit anbieten, es sei denn, sie stören den medizinischen Ablauf physisch. Ideal ist es, wenn ein Teammitglied den Angehörigen die Maßnahmen empathisch erläutern kann – in diesem Fall hat dies der Notarzt nach den Erstmaßnahmen übernommen, um gleichzeitig auch noch die Anamnese zu erheben. Die Trauerforschung zeigt, dass selbst bei letztlich frustran verlaufenden Reanimationen die Angehörigen von ihrer Anwesenheit beim Reanimationsversuch profitieren: Der Tod kann besser akzeptiert werden, die Maßnahmen werden nicht als schrecklich, sondern als kompetent und maximal erlebt, und die Angehörigen können direkt Abschied nehmen.

Wann soll unter laufender Reanimation transportiert werden? Wann soll vor Ort abgebrochen werden? Aufgrund diverser neuer Techniken wie mechanischer Reanimationsgeräte oder maschineller Herz-Kreislauf-Unterstützungssystemen (ECLS: *extracorporal life support*) stellt sich immer wieder die Frage, wann ein Transport unter laufender Reanimation in einen Klinik sinnvoll wäre. Grundsätzlich kann die Frage ganz einfach beantwortet werden: Nur wenn in der Klinik sinnvolle Maßnahmen durchgeführt werden können, welche vor Ort nicht verfügbar sind, soll unter laufender Reanimation transportiert werden. Dabei begrenzt sich die Frage schnell auf wenige, seltene und spezielle Begleitumstände, wie tiefe Hypothermie (ECMO), schwere Elektrolytstörungen (Dialyse) oder therapierefraktäres Kammerflimmern (PCI). Zudem muss dem behandelnden Team bewusst sein, dass die Effektivität der Reanimation unter Transportbedingungen in der Regel immer schlechter wird als vor Ort. In den allermeisten Fällen kann also der Entscheid zum Reanimationsabbruch klar und eindeutig vor Ort gefällt werden und die Todesfeststellung sollte nicht unnötigerweise in eine Klinik verlagert werden – auch aus ethischen Gründen. So werden unnötig Rettungsmittel und auch eine Notaufnahme mit einer „laufenden Rea" blockiert, obwohl medizinisch längst klar ist, dass der Patient keine Chance hat. Zudem wird mit dem Notfalltransport in die Klinik den Angehörigen auch eine falsche Hoffnung vermittelt und der Eindruck erweckt, es gehe nur um wenige Sekunden oder Minuten. Und letztlich können diese nicht in Ruhe im häuslichen Umfeld von ihren Liebsten Abschied nehmen, was meist erst viel später seitens der Angehörigen als sehr wertvoll betrachtet wird.

Der Autor hat sich daher in den letzten Jahren ein vierstufiges Ablaufschema für anhaltend frustrane Reanimationen zurechtgelegt, welches sich regelmäßig bewährt (➤ Tab. 9.4).

MERKE

Präklinische Reanimationsabbrüche sind präklinisch häufiger als erfolgreiche Reanimationen. Bei einem Reanimationsabbruch wechselt der professionelle Fokus auf die Betreuung der Angehörigen!

Dabei können folgende erlebte **Flops** benannt werden:

- Frustrane Reanimationen als persönliche Niederlage werten. Man kann lediglich die eigene Rea-Performance ab Beginn des Eintreffens kritisch bewerten und ggf. optimieren. Wenn daran nichts auszusetzen ist, hat der Patient seine Chance bekommen, aber nicht angenommen.
- Angehörigen aus falschen Schuldgefühlen ausweichen und zum Beispiel einen Transport unter laufender Reanimation in die Klinik initiieren, um der Situation zu entkommen
- Angehörige beschuldigen bzw. mitverantwortlich machen: z. B. „Hätten Sie doch nur 5 min eher angerufen …!"

Im Gegenzug sollten folgende **Tops** bei frustranen Reanimationen angewandt werden:

- Offener und offensiver Umgang mit dem Ereignis
- Angehörige proaktiv darauf hinweisen, dass alles Mögliche vor Ort unternommen wurde und eine andere Therapie im Krankenhaus nicht vorhanden bzw. zielführend gewesen wäre
- Ganz konkrete praktische Hilfestellung geben (z. B. Care-Team, Angehörige, Trauerhilfen)

Tab. 9.4 Ablaufschema für frustran verlaufende Reanimationen gemäß J. Koppenberg

	Phasen	Ungefähre Dauer	Erläuterungen
I	**Pflichtphase**	5–10 min	Start BLS und ALS: rein medizinisch-technisches Vorgehen gemäß Algorithmen
II	**Kürphase**	10–15 min	Anamneseerhebung, Orientierung und Klärung und mögliche Behebung von Hs und HITS, TOR-Punkte prüfen
III	**Vorbereitungsphase**	15–20 min	Information der Angehörigen über die frustrane Situation, ggf. bereits Organisation einer Anschlussbetreuung wie weitere Angehörige oder Care-Team
IV	**Abbruch und Trauerphase**	20 min	Abbruch und empathische Begleitung der anwesenden Angehörigen, Unterstützungsangebote organisieren

- Anwesende Angehörigen möchten häufig wissen, ob die nach außen oft brachial wirkenden invasiven Maßnahmen wie Herzdruckmassage, Defibrillation oder Intubation dem Verstorbenen zuletzt noch Schmerzen bereitet haben. Hier darf man nach jetzigem Kenntnisstand von Nahtodereignissen guten Gewissens tröstend mitteilen, dass der „Herztod" als schneller, schmerzfreier und friedlicher Tod beschrieben werden kann.
- Der Autor selbst hinterlässt vor dem Abrücken proaktiv seine Visitenkarte mit dem Hinweis, dass sich die Angehörigen bei weiteren Fragen gerne an ihn wenden könnten. In bald 25 Jahren kontinuierlichem Notarztdienst gab es bis jetzt keine einzige Reklamation oder gar Anzeige, aber unerwarteterweise zahlreiche Dankeskarten trotz der erfolglosen Reanimation!

Was wäre, wenn ...

- ... der Patient nach den BLS- und ALS-Maßnahmen einen ROSC (*return of spontanous circulation* = Spontankreislauf) gehabt hätte?
  - Tatsächlich hat man es nun auf einen Schlag mit einem kritisch kranken Patienten in einem Stall zu tun und die medizinischen Herausforderungen steigen. Je nach Vigilanz muss eine Sedierung des intubierten Patienten eingeleitet werden. Ein 12-Kanal-EKG ist umgehend zu schreiben, um einen ST-Hebungsinfarkt zu detektieren und ggf. behandeln zu können. Entsprechend der Stabilisation des Kreislaufs ist eine Unterstützung mit Katecholaminen und ggf. auch Volumen nötig. Aufgrund des schlechten Wetters kann keine Luftrettung zum Einsatz kommen und der Patient muss bodengebunden nach entsprechender Voranmeldung in eine Zentrumsklinik transportiert werden. Der Transport ist unter ständiger Reanimationsbereitschaft durchzuführen.
- ... der Patient nachweislich vom Heustall mehrere Meter auf den Betonboden gestürzt gewesen wäre?
  - Ein traumatischer Kreislaufstillstand (TCA = *traumatic cardiac arrest*) hat eine sehr schlechte Prognose (Überlebensrate ca. 2,2 %). Hier müssen neben den üblichen ALS-Maßnahmen auch erweiterte Maßnahmen wie eine aggressive Volumentherapie, beidseitige Thoraxdrainagen oder eine Notfallthorakotomie (Clam Shell) erwogen werden.
- ... die Ehefrau auf einen Transport in die Klinik unter laufender Reanimation bestanden hätte?
  - Für Angehörige ist es im ersten Moment meist selbstverständlich, dass seitens des Rettungsteams alles „Menschenmögliche" unternommen werden soll und ggf. auch eingefordert wird. Hier hilft eine empathische, aber nüchterne und klare Einordnung der Ereignisse, z. B.: „Es tut mir aufrichtig leid, aber das Herz Ihres Mannes schlägt nicht mehr und ihr Mann ist tot. Alle nötigen und möglichen Maßnahmen können wir hier vor Ort genauso und sogar besser durchführen als während des Transports". Damit unterstreicht man einerseits das Schicksalhafte des Todesfalls und andererseits bringt der Notarzt damit auch seine eigene „Machtlosigkeit" gegenüber dem Tod zum Ausdruck, was den Angehörigen in der Trauerverarbeitung helfen kann, insbesondere, wenn diese sich selbst Vorwürfe machen wie z. B. „Hätte ich doch nur früher nach ihm gesehen, dann würde er ggf. jetzt noch leben!"

Zusammenfassung

- Die meisten präklinischen Reanimationen verlaufen aufgrund der grundsätzlichen Umstände frustran und können bzw. sollten vor Ort abgebrochen werden.
- Nach Einleitung der ersten medizinischen Maßnahmen (BLS und ALS) braucht es eine Orientierungsphase. Sollten sich die Fakten für einen Abbruch verdichten, sind die Angehörigen über das geplante Beenden der Maßnahmen vorzuinformieren und nach Möglichkeit schon Anschlussangebote (z. B. weitere Angehörige oder Care-Team) zu organisieren.
- Mit dem Entscheid, eine Reanimation zu beenden, wechselt der professionelle Fokus auf die Betreuung der Angehörigen.
- Auch medizinisch frustran endende Reanimation können dank einer empathischen Begleitung der Angehörigen zu einem „guten" Einsatz gekehrt werden mit viel Dankbarkeit der Angehörigen. Die Angehörigen werden nicht die medizinisch-professionellen Reanimationsmaßnahmen beurteilen, sondern allein den Umgang mit dem unerwarteten Tod eines Familienmitglieds.

LITERATUR

Koppenberg J. Wiederbelebung. In: Fleischmann T, Hohenstein C (Hrsg.). Klinische Notfallmedizin, Band 2: Skills. 2. Aufl. Elsevier, 2022.

Koppenberg J. Herz-Kreislauf-Stillstand. In: Fleischmann T, Hohenstein C (Hrsg.). Klinische Notfallmedizin, Band 1: Wissen. 1. Aufl. Fleischmann T, Hohenstein C., Elsevier, 2020.

Nolan JP, Maconochie I, Soar J et al. Executive Summary 2020 International Consensus on Cardiopulmonary Resuscitation and Emergency Cardiovascular Care Science With Treatment Recommendations. Resuscitation 2020 Nov; 156: A1–A22.

Schröder AS, Sperhake JP, Ondruschka B. et al. Todesfeststellung und Leichenschau in der Notfallmedizin. Notfall Rettungsmed 2021 Aug; 1070–1078.

KAPITEL

10

Hartmut Stefani

Falsche Fährte

Fallbericht

Alarmierung und Anfahrt

An einem Dienstagmorgen um 5:30 Uhr geht der Melder des City-NEF: „Nachforderung RTW: Synkope, Schmerztherapie". Zuvor war der RTW allein zu einem 56-jährigen Mann ausgerückt, der nach einer Synkope im Schlafzimmer gegen den Schrank gestürzt war. Die Anfahrt führt das Team in eine gepflegte Einfamilienhaussiedlung in einem Vorort.

Eintreffen

Beim Eintreffen der NEF-Besatzung im Schlafzimmer sitzt der Patient an der Bettkante und wird durch die beiden Teammitglieder des RTW betreut. Es sind ein Pulsoxymeter, 5-Kanal-EKG und Blutdruck angeschlossen, die nervöse Ehefrau sucht gerade den Medikationsplan.

Ersteindruck

In Augenschein fällt sofort, dass der Patient kaltschweißig ist und über starke Schmerzen in beiden Händen klagt (➤ Tab. 10.1).

Die Übergabe der RTW-Besatzung ergibt, dass der bisher weitgehend gesunde Mann gegen 5 Uhr aus dem Bett aufgestanden ist, um zur Toilette zu gehen. Nach wenigen Schritten sei er beobachtet durch die Ehefrau „wie ein Baum nach vorne" umgefallen und mit den Händen voran gegen den Schlafzimmerschrank gestürzt. Nach einer Reorientierungszeit von etwa 1 min habe er über starke Schmerzen in beiden Handgelenken geklagt. Diese sind inzwischen deutlich angeschwollen.

Die Nachforderung des NEF durch die RTW-Besatzung ist veranlasst worden, um eine adäquate Analgesie durchzuführen.

Verdachtsdiagnose und Differenzialdiagnosen

Synkope mit Sturzfolge. Verdacht auf Frakturen beider Hände bzw. Handgelenke.

Tab. 10.1 SSSS-Schema

Scene	Ein Patient in privatem häuslichem Umfeld
Safety	Keine Hinweise auf Gefahren an der Einsatzstelle
Situation	Patient sitzt an der Bettkante im Schlafzimmer
Support	Einsatzkräfte ausreichend

10.1 Präklinische Therapie

Der Patient ist sehr aufgeregt und fokussiert auf die Schmerzen in seinen Händen. Erst nach längerem Zureden gelingt es, ihn von der Notwendigkeit einer weiteren Befragung und Untersuchung zu überzeugen (➤ Tab. 10.2).

Der Patient wird nach dem X-ABCDE als kritisch eingestuft und diese Information in einem „10-für-10" an das Team weitergegeben. Es erfolgt die Anlage eines i. v.-Zugangs (Ellenbeuge links 18 G) und die Anlage eines 12-Kanal-EKGs, um nach möglichen Ursachen für die B- und C-Probleme zu suchen. Der Patient kann durch diese Maßnahme so weit von seinen Schmerzen abgelenkt werden, dass Nachfragen zum Ablauf der Ereignisse vor dem Sturz möglich werden. Dabei berichtet er, dass er zur Toilette habe gehen wollen, weil ihm übel gewesen sei und er ein starkes Völlegefühl im Oberbauch gehabt habe. Jetzt fällt ihm auch auf, dass der Brustkorb schmerzt und er versucht dies sofort selbst dadurch zu erklären,

Tab. 10.2 X-ABCDE

X ABCDE	Beschreibung	Maßnahme
eXsangiation	Keine kritische Blutung	
Airway	Atemwege frei	
Breathing	AF 25/min, SpO_2 85 %	Sauerstoffgabe 6 l/min
Circulation	RR 85/43 mmHg, Rekap.-Zeit 3 s	Volumengabe 500 ml Vollelektrolytlösung
Disability	GCS 15	
Exposure & Environment	Schwellung beider Handgelenke	Vorbereitung Schienenanlage

dass er auch mit dem Oberkörper gegen den Schrank geprallt sein muss.

Diese Annahme ist widerlegt, als der Notfallsanitäter das 12-Kanal-EKG ausdruckt: ➤ Abb. 10.1.

DIAGNOSE

STEMI-ACS (Hinterwand) mit kardiogenem Schock. Verdacht auf Frakturen beider Hände bzw. Handgelenke.

Der Notarzt entscheidet sich für ein zweites „10-für-10“: Die Einsatzsituation muss komplett neu bewertet werden. Der Patient ist weiterhin kritisch. Es erfolgen die Antikoagulation und Thrombozytenaggregationshemmung mit 5.000 IE Heparin und 500 mg ASS i. v. Insgesamt erhält der Patient 1.000 ml Vollelektrolytlösung und letztlich 15 l Sauerstoff über die Maske mit Reservoir. Dadurch kann eine Sauerstoffsättigung von 93 % erreicht werden. Die Analgesie erfolgt mit Morphin fraktioniert in 1-mg-Schritten. Der Patient und die inzwischen wieder im Schlafzimmer angekommene Ehefrau werden über die Befunde und die Notwendigkeit eines sofortigen Transports in ein geeignetes Herzkatheterlabor informiert. Beide sind noch immer ungläubig und fragen, ob die Versorgung der Verletzungen an beiden Händen nicht Vorrang haben müsse.

Während des Aufklärungsgesprächs durch den Notarzt nimmt der Notfallsanitäter des NEF bereits mit dem nächstgelegenen Krankenhaus mit Linksherzkatheter Kontakt auf und fragt die Verfügbarkeit für die Versorgung eines STEMI im kardiogenen Schock ab.

10.2 Anamnese

Während das Team die Transportvorbereitungen trifft, komplettiert der Notarzt die Anamnese: Der Patient ist bisher herzgesund, hatte noch nie Angina pectoris oder Belastungsdyspnoe. Er geht regelmäßig wegen seines Bluthochdrucks zum Hausarzt und raucht seit vielen Jahren nicht mehr. Als das Gespräch auf den frühen plötzlichen Herztod des Vaters kommt, wird der bis dahin immer noch umtriebige Patient plötzlich einsilbig und wirkt ängstlich. ➤ Tab. 10.3.

Tab. 10.3 SAMPLER

SAMPLER	Beschreibung
Symptome und Befunde	Synkope mit vermutlichen Frakturfolgen an beiden Händen/Handgelenken, anhaltende Brustschmerzen, STEMI-EKG
Allergien	Keine bekannt
Medikation	Ramipril 5 mg 1× tgl.
Patientenvorgeschichte	Arterieller Hypertonus, keine kardialen Vorerkrankungen
Letzte Mahlzeit	Am Vorabend gegen 18:30 Uhr
Ereignisse direkt vor dem Notfall	Übelkeit, Völlegefühl, dann Synkope
Risikofaktoren	Leichtes Übergewicht, Ex-Raucher, positive Familienanamnese für plötzlichen Herztod

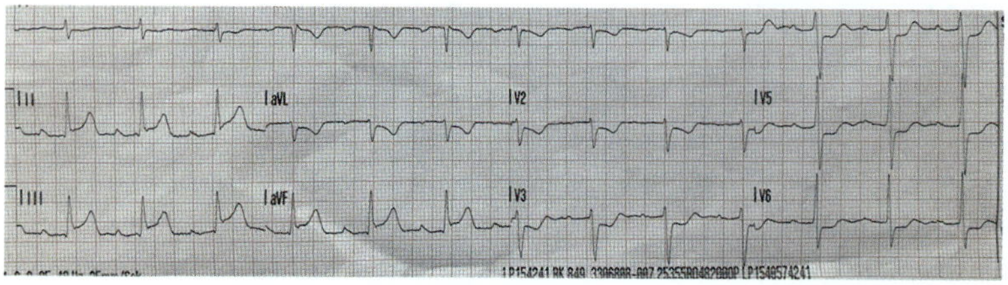

Abb. 10.1 EKG mit STEMI der Hinterwand [M1391]

Ergänzend zur Anamneseerhebung beim Patienten werden die Kontaktdaten der Ehefrau und des Hausarztes notiert.

10.3 Zielklinik und Transport

Noch im Schlafzimmer erhält das Team die Zusage vom nächsten Krankenhaus mit Linksherzkatheter. Dort wird auch ein Intensivbehandlungsplatz für den Patienten geblockt. Die Voranmeldung am Zielkrankenhaus erfolgt über den **interdisziplinären Versorgungsnachweis (IVENA)** durch die Übermittlung des **IVENA-Codes** 346-56-1. Der **Patienten-Zuweisungs-Code (PZC)** ist ein sechsstelliger Zuweisungsschlüssel, bei dem die ersten drei Ziffern das Krankheitsbild beschreiben (hier: 346 für kardiogener Schock), die Ziffern 4 und 5 das Alter (hier: 56 Jahre) und die letzte Ziffer die Behandlungsdringlichkeit zwischen 1 und 3 (hier: Dringlichkeit 1, Lebensgefahr). Nach der Anmeldung erfolgt ein „10-für-10“: Der Transport zum Fahrzeug soll schonend geschehen, dabei muss eine Treppe mit 17 Stufen ins Erdgeschoss überwunden werden. Das Team entscheidet sich für das Tragetuch. Erschwert wird der Transport im Gebäude durch die Notwendigkeit der Sauerstoffgabe und der kontinuierlichen Rhythmusüberwachung. Kurz diskutiert das Team, ob eine Tragehilfe durch die örtliche freiwillige Feuerwehr nützlich sei, wegen der damit verbundenen Zeitverzögerungen entscheiden sich alle gemeinsam, den Patienten und das Equipment zu viert zu tragen.

Auf dem 18-minütigen Transport zeigen sich im EKG mehrfach selbstlimitierende ventrikuläre Tachykardien. Die Kreislaufsituation wird trotz der Volumengabe nur geringfügig besser. Klinisch wirkt der Patient zunehmend grau und schweißig. Das Zielkrankenhaus wird auf der Anfahrt telefonisch über den kritischen Zustand des Patienten informiert. In dem Telefonat erhält das Rettungsteam bereits die Information, dass das Herzkatheterteam bereitstehe.

10.4 Klinischer Verlauf

Die Übergabe des Patienten erfolgt direkt im Herzkatheterlabor. Unmittelbar nach der Umlagerung auf den Untersuchungstisch kommt es zu einer nun anhaltenden ventrikulären pulslosen Tachykardie und der Patient wird bewusstlos. Nach einmaliger Defibrillation mit 180 J wird ein Sinusrhythmus aufgezeichnet. In der Koronarangiografie zeigt sich ein frischer thrombotischer Verschluss der rechten Kranzarterie. Diese wird mit einem DES (Drug-Eluting-Stent) versorgt. Bei der Verlegung auf die Intensivstation ist der Patient katecholaminpflichtig und muss nichtinvasiv beatmet werden.

Die weitere Diagnostik bestätigt eine Radiusfraktur links und eine Fraktur des Os metacarpale IV und V. rechts. Diese Verletzungen werden konservativ behandelt. Nach 11 Tagen kann der Patient in die kardiologische Rehabilitation verlegt werden.

10.5 Tops und Flops

Ein klassisches Fokussierungsproblem – sowohl des Patienten als auch des Teams! Der Patient hatte ein typisches akutes Koronarsyndrom bei einem Hinterwandinfarkt: Übelkeit, Oberbauchbeschwerden, Synkope, Brustschmerzen, ST-Hebungen. Sein eigener starker Fokus auf die Schmerzen in den Händen hat das Finden der Hauptdiagnostik aber deutlich erschwert. Ein wichtiges Instrument ist hier das **X-ABCDE-Schema:** Durch das stringente Überprüfen möglicher Störungsbilder, unabhängig von den vom Patienten präsentierten Beschwerden (und Verletzungen), wurde erkannt, dass der Patient kritisch einzuschätzen ist und es einer zielgerichteten Ursachensuche für seinen Zustand bedarf.

Optimal verliefen die Voranmeldung und Übergabe an der Klinik: Auf das Schlagwort „STEMI“ wurde ein eingespielter Algorithmus aktiviert. Bereits auf der Anfahrt erfuhr das Rettungsteam, dass das Katheterteam schon bereitstehe. Das lebensbedrohliche Rhythmusereignis bei der Übergabe beweist, dass jede Minute zählt und die Wiedereröffnung des verschlossenen Gefäßes höchste Priorität beim ST-Strecken-Hebungsinfarkt besitzt.

Im Debriefing mit dem Team kam die Frage auf, ob man bei den vermuteten Frakturen die Strategie zur Antikoagulation und Thrombozytenaggregationshemmung beeinflussen sollte. Hier ist die klare Priorität auf das lebensbedrohliche Ereignis (ST-Strecken-Hebungsinfarkt) zu legen. Angemerkt sei, dass inzwischen die deutsche ACS-Leitlinie eine Dosierung von 250 mg ASS empfiehlt. In diesem Zusammenhang stellt sich auch die Frage, ob bereits präklinisch eine duale Thrombozentenaggregationshemmung, beispielsweise mit Tigacrelor oder Clopidogrel, erfolgen sollte. Dies wird durch die aktuellen Therapieleitlinien nicht empfohlen, da viele Faktoren die Auswahl des bestgeeigneten zweiten Thrombozytenaggregationswirkstoffs beeinflussen und diese Entscheidung daher erst im Herzkatheterlabor getroffen werden sollte. Die Gabe von 500–1.000 ml Vollelektrolytlösung bei einem Herzinfarkt wurde ebenso beim Debriefing thematisiert. Es handelt sich in diesem Fall um einen typischen Hinterwand, bei dem sich durch eine moderate Volumengabe durch die verbesserte Füllung des rechten Herzens die Auswurfleistung erhöhen kann.

MERKE

Eine frühzeitige Information des Zielkrankenhauses über die Diagnose STEMI ist für eine verzögerungsfreie Versorgung an der Nahtstelle Rettungsdienst-Klinik unerlässlich.

Was wäre, wenn ...

- ... der Patient keine ST-Hebungen im EKG gehabt hätte?
  - Brustschmerzen – vor allem in Verbindung mit Übelkeit und Oberbauchbeschwerden oder anderen vegetativen Begleitsymptomen – charakterisieren das akute Koronarsydrom (ACS). Die Ursachen können ein ST-Strecken-Hebungsinfarkt (STEMI), ein Infarkt ohne ST-Hebungen (NSTEMI) oder eine instabile Angina-pectoris-Symptomatik sein. Während der STEMI anhand des prähospitalen 12-Kanal-EKGs diagnostiziert und sofort (maximal binnen 120 min) in einem Herzkatheterlabor versorgt werden sollte, bedarf es zur Differenzierung von NSTEMI und Angina pectoris wiederholter Laborbestimmungen und EKG-Interpretationen. Diese Diagnostik erfolgt optimal in Chest Pain Units, in die Patienten mit ACS regelhaft transportiert werden sollten.
- ... die Oxygenierung durch die Sauerstoffgabe nicht ausreichend gebessert werden könnte?
  - Das Ziel der Therapie ist eine SpO_2 von 94 %. Kann diese durch die hochdosierte Sauerstoffgabe mit 15 l/min über eine Maske mit Reservoir erreicht werden, sollte prähospital zunächst eine NIV-Therapie mit positivem PEEP erfolgen. Die Einleitung einer Narkose zur invasiven Beatmung führt beim bereits bestehenden kardiogenen Schock häufig zu massiven Kreislaufstörungen bis hin zur Reanimation. Daher sollte diese Maßnahme nur ergriffen werden, wenn auch unter NIV eine erhebliche Oxygenierungsstörung fortbesteht. Eine pauschale Sauerstofftherapie hingegen ist nicht angezeigt! Sollte der Patient unter Raumluft eine ausreichende Oxygenierung (≥ 94 %) aufweisen, ist eine Sauerstoffgabe nicht angezeigt, sondern vielmehr kontraindiziert.
- ... ein Transport zu viert durch das Treppenhaus nicht möglich wäre?
  - Frühzeitige Entscheidungen haben hier höchste Priorität, um die prähospitale Versorgungszeit des Patienten nicht zu verlängern! Wenn sich bereits bei der Ankunft zeigt, dass ein Transport des Patienten bis zum RTW nicht durch die vor Ort befindlichen Kräfte allein realisieren lässt, sollte die Nachforderung einer Tragehilfe (durch die Feuerwehr oder ein zusätzliches Rettungsmittel, ggf. sogar eine Drehleiter) so früh wie möglich erfolgen. Erfolgt die Nachforderung solcher Kräfte erst kurz, bevor der Transport beginnen soll, vergeht wertvolle Zeit. Häufig lohnt es sich schon beim Eintreffen an einer Einsatzstelle einmal in die Runde zu fragen: „Wie kommen wir hier eigentlich wieder raus?“

Zusammenfassung

- Das akute Koronarsyndrom kann als Ursachen einen Myokardinfarkt mit ST-Hebungen (STEMI), ohne ST-Hebungen (NSTEMI) oder die instabile Angina pectoris haben.
- Zur Identifikation der Patienten mit STEMI erfolgt ein prähospitales 12-Kanal-EKG spätestens 10 min nach Erstkontakt.
- Patienten mit STEMI werden in einer Klinik mit Herzkatheter vorangemeldet und idealerweise direkt im Herzkatheterlabor an das innerklinische Behandlungsteam übergeben.
- Patienten mit ACS ohne ST-Hebungen sollten in ein Krankenhaus mit Chest Pain Unit transportiert werden.
- Bei einem akuten Koronarsyndrom besteht die prähospitale Therapie aus Antikoagulation mit unfraktioniertem Heparin, Thrombozytenaggregationshemmung mit ASS, Schmerztherapie mit Morphin und ggf. einer Sauerstoffgabe mit Ziel-SpO_2 von 94 %.

LITERATUR

Schieffer B, Kreutz J, Markus B, SchäferA-C. Das akute Koronarsyndrom in der präklinischen Notfallmedizin. Anästhesiol Intensivmed Notfallmed Schmerzther 2021; 56(11/12): 734–745.

KAPITEL

11

Carsten Einfeld

Under pressure

Fallbericht

Alarmierung und Anfahrt

Gegen 15:00 Uhr geht der Anruf einer Hebamme aus ihrer Praxis ein. Eine „ihrer Schützlinge im achten Monat" leide seit 1 h unter Übelkeit und könne nicht mehr aufstehen.

Einsatzmeldung: Notfall bei einer schwangeren Patientin.

Einsatz für einen RTW und ein NEF zur Hebammenpraxis. Fahrzeit ca. 15 min.

Eintreffen

Das NEF trifft ca. 3 min nach dem RTW in der ländlich gelegenen Hebammenpraxis ein. Beim Eintreffen des RTW ist neben der Patientin die Hebamme anwesend, in einem Nebenraum sitzen sich zudem fünf weitere schwangere Frauen.

Die Frau befindet sich in einem abgedunkelten Raum. Das Team des RTW hat begonnen, das Kreislaufmonitoring anzulegen. Die Hebamme kümmert sich inzwischen wieder um die anderen Patientinnen im Unterrichtsraum der Praxis.

Ersteindruck

Der Notarzt findet eine 27 Jahre alte hochschwangere, adipöse Patientin vor. Sie liegt auf einer Couch in einem abgedunkelten, kühlen Raum.

Sie berichtet von Kopfschmerzen seit dem Vormittag, die im Verlauf des Tages zunehmend stärker geworden sind. ➤ Tab. 11.1.

Verdachtsdiagnose und Differenzialdiagnosen

Hypertensive Krise in der Schwangerschaft (Gestationshypertonie, Differenzialdiagnose Präeklampsie). Differenzialdiagnosen: Emesis gravidarum, bei stärksten Kopfschmerzen ICB.

Tab. 11.1 SSSS-Schema

Scene	Hebammenpraxis in einem alleinstehenden Haus im ländlichen Gebiet
Safety	Keine Gefährdung der Anwesenden ersichtlich
Situation	Patientin liegt auf der Couch in einem abgedunkelten Raum der Praxis
Support	Einsatzkräfte ausreichend

11.1 Präklinische Therapie

Zweimal wiederholte Blutdruckkontrollen bestätigen die hypertensiven Werte von 220/105 mmHg. Im vorgelegten Mutterpass finden sich bei den letzten beiden Untersuchungen bereits erhöhte Werte (RR 160/90 mmHg und 165/100 mmHg). ➤ Tab. 11.2.

DIAGNOSE
Präeklampsie

Es erfolgt die Anlage eines venösen Zugangs (G 18) in eine Handrückenvene links und es wird mit der Infusion von 500 ml VEL begonnen.

Initial werden langsam 20 mg Urapidil i. v. appliziert. Zudem wird eine zweite körperliche Untersuchung durchgeführt. Es zeigen sich deutliche prätibiale Ödeme. Abgesehen vom Augenflimmern finden sich keine weiteren Auffälligkeiten der Kopfnerven (Pupillen isokor und beidseits lichtreagibel) und kein Meningismus. Es können aber gesteigerte Reflexe beobachtet werden.

Tab. 11.2 X-ABCDE

X-ABCDE	Beschreibung	Maßnahme
e**X**sangiation	Kein Hinweis für eine Blutung	
Airway	Offen	
Breathing	Unauffällig, AF ca. 17/min, SpO_2 97 %	
Circulation	Stabil, HF 90/min, RR 220/105 mmHg, prätibiale Ödeme	Wiederholung der Blutdruckmessung an beiden Armen
Disability	GCS 15, zu allen Qualitäten orientierte, aber sehr beunruhigte, ängstliche Patientin; sie berichtet zudem über Augenflimmern und Sehstörungen	
Exposure & **E**nvironment	Patientin angekleidet, der Raum ist abgedunkelt, 36. SSW	Verbessern der Lichtverhältnisse

Fünf Minuten nach der ersten Gabe von Urapidil sinkt der Blutdruck auf 190/100 mmHg. Es werden weitere 10 mg verabreicht. Zudem werden 20 mg Furosemid gegeben.

Nach weiteren 5 min sind die Kopfschmerzen deutlich gebessert, das Augenflimmern ist verschwunden und die Patientin fühlt sich deutlich besser. Der Blutdruck ist auf 160/90 mmHg gesunken.

Mit der Patientin und der inzwischen anwesenden Hebamme wird die Verlegung in eine geburtshilfliche Abteilung besprochen. Von Seiten der Patientin kommt jetzt erheblicher Widerspruch. Es gehe ihr doch jetzt wieder gut, Kopfschmerzen habe sie vorher auch schon mal gehabt und überhaupt sei alles nicht so schlimm. Zudem möchte sie unbedingt eine Hausgeburt und in den letzten Untersuchungen sei ja auch alles in Ordnung gewesen.

Es folgen mehrere Minuten intensiven Zuredens und der Hinweis, dass es auch um die Gesundheit des ungeborenen Kindes geht. Letztlich gelingt es der betreuenden Gynäkologin in einem Telefonat, die Schwangere von der stationären Aufnahme zu überzeugen.

Nach Kontaktaufnahme mit der gynäkologischen Abteilung einer 30 km entfernten Universitätsklinik wird die Patientin zum Transport vorbereitet.

11.2 Anamnese

Die Patientin berichtet von starken Kopfschmerzen und Übelkeit seit ca. 1 h (VAS 8 von 10). Sie hätten am Vormittag begonnen, seien zunehmend stärker geworden und nachdem sie ihre Frauenärztin nicht erreichen konnte, sei sie zu ihrer Hebamme gefahren.

Heute habe sie zudem das erste Mal ein Flimmern vor den Augen gehabt. Die Übelkeit sei nicht Neues, die habe sie schon während der gesamten Schwangerschaft.

Nachdem die Kopfschmerzen eher stärker geworden seien, habe die Hebamme die Leitstelle angerufen. In den letzten Wochen hatte sie schon des öfteren Kopfschmerzen, allerdings geringer ausgeprägt. Sie ist in der 36. Schwangerschaftswoche und habe große Angst um ihr Kind.

Die Hebamme berichtet, dass sie der Patientin 5 Globuli viscum album D6 gegeben habe. Die Patientin befindet sich seit Beginn der Schwangerschaft in ihrer Betreuung. Bisher sei die Schwangerschaft unauffällig gewesen und es sei eine Hausgeburt geplant.

Im Mutterpass finden sich regelmäßige Vorsorgeuntersuchung: Die Entwicklung des Kindes scheint normal zu sein, keine Vorerkrankungen der Mutter, in den letzten beiden Untersuchungen sind erhöhte Blutdruckwerte dokumentiert.

Als Erklärung für die erhöhten Blutdruckwerte spricht die Patientin von situativer Erhöhung: immer wenn sie bei ihrem Gynäkologen ist, sind die Werte erhöht. Zu Hause seien sie normal.

Abgesehen von der Schwangerschaft sei sie gesund und gut belastbar. Auf das Übergewicht angesprochen erklärt sie eine Gewichtszunahme von ca. 15 kg seit Beginn der Schwangerschaft, vor allem in den letzten 3 Wochen habe sie kräftig zugenommen. ➤ Tab. 11.3.

Tab. 11.3 SAMPLER

SAMPLER	Beschreibung
Symptome und Befunde	Hypertensive Blutdruckwerte, Kopfschmerzen, Übelkeit und Augenflimmern, prätibiale Ödem, gesteigerte Reflexe
Allergien	Nicht bekannt
Medikation	Folsäurepräparate
Patientenvorgeschichte	Zweite Schwangerschaft nun in der 36. SSW, Abort in der ersten Schwangerschaft nach 12 Wochen; bisher unauffällige Schwangerschaft bei im Mutterpass erhöht dokumentierten RR-Werten; keine relevanten Vorerkrankungen vor der Schwangerschaft
Letzte Mahlzeit	Kleines Frühstück
Ereignisse direkt vor dem Notfall	Stärkste Kopfschmerzen seit ca. 1 h, zudem Augenflimmern
Risikofaktoren	Adipositas, Schwangerschaft

11.3 Zielklinik und Transport

Während der Anmeldung auf der geburtshilflichen Station wird von den Kollegen die Empfehlung gegeben, während des Transports 4 g Magnesium als Kurzinfusion zu applizieren.

Die Kopfschmerzen sind weitestgehend gebessert (VAS 2–3 von 10) und wiederholte Blutdruckmessungen ergeben Werte von 160–180/90–100 mmHg. Die Patientin beklagt einen zunehmenden Harndrang.

Der Transport in die ca. 25 min entfernte Universitätsklinik erfolgt zunächst ohne Sondersignal. Bei der Durchfahrt durch ein kleines Dorf wird vom RTW-Fahrer das Sondersignal eingeschaltet, um eine zügige Durchfahrt zu gewährleisten. Kurz danach kommt es zu einem tonisch-klonischen Krampfanfall. Mit der Applikation von insgesamt 5 mg Midazolam kann dieser nach wenigen Minuten durchbrochen werden. Bei weiterhin stabilen, eher hypertensiven RR-Werten (150–90 mmHg) ist die Patientin bei Eintreffen in der Zielklinik schläfrig, reagiert aber auf Ansprache.

Die Übergabe in der Universitätsklinik erfolgt nach Rücksprache mit der aufnehmenden Abteilung im Kreissaal.

11.4 Klinischer Verlauf

Nach der orientierenden Untersuchung erfolgt die Übernahme auf die Intensivstation und die kontinuierliche Blutdrucksenkung mit Dihydralazin. Damit kann der Blutdruck auf Werte um die 150/80 mmHg eingestellt werden. Zudem erhält die Patientin nochmals 2 g Magnesium.

Die Reife des Kindes wird in einem fetalen Ultraschall beurteilt. Es wird am Folgetag eine problemlose Sectio cesarea durchgeführt. Ein gesundes Mädchen (3.200 g) wird entbunden.

Mutter und Kind werden am dritten postpartalen Tag auf eigenem Wunsch bei unauffälligem Verlauf aus der Klinik entlassen.

11.5 Tops und Flops

Es gibt keine absoluten Grenzwerte, ab denen von einer hypertensiven Gefahrensituation gesprochen wegen kann – entscheidender ist die Geschwindigkeit des Blutdruckanstiegs und der Genese der hypertensiven Entgleisung.

Meist wird ab einer drittgradigen Hypertonie (RR > 180/110 mmHg) von einer hypertensiven Krise/einem hypertensiven Notfall gesprochen. Es wird differenziert zwischen einer **hypertensiven Krise** (Grad 3 ohne Organschädigung) und einem **hypertensiven Notfall** (Grad 3 mit akuter Endorganschädigung), der einen sofort behandlungspflichtigen, oft lebensbedrohlichen Notfall darstellt. Die Mortalität eines hypertensiven Notfalls beträgt bis zu 40 %.

Anhand der dieser Definition wird klar, dass es sich in diesem Fall um einen behandlungsbedürftigen hypertensiven Notfall handelt.

Nach Eintreffen des Rettungsdienstes war es schnell möglich, zu einer validen Verdachtsdiagnose zu kommen. Hilfreich war dabei die umfassend zur Verfügung stehende Anamnese inklusive des vorliegenden Mutterpasses. Es empfiehlt sich daher, bereits im Vorfeld einmal den Mutterpass einzusehen, um die dort hinterlegten Informationen nutzen zu können. Vor allem wesentliche Vorerkrankungen und Voruntersuchungen des Fetus können zur Abschätzung der aktuellen Situation hilfreich sein.

Die Ursache einer Präeklampsie ist nicht eindeutig geklärt: Vermutet wird eine Durchblutungsstörung im Bereich der Plazenta, die dann im Verlauf zur Hypertension führen kann. Die einzig kausale Therapie ist die zügige Entbindung des Kindes und damit die Beendigung der Schwangerschaft. Die größte Gefahr geht für Mutter und Kind von einem Krampfanfall aus. Es kann zudem zur Plazentalösung und intrakraniellen Blutungen kommen.

Gut war sicher die entspannte Umgebung, in der sich die Schwangere in der Praxis befunden hat. Auch wenn sich die Patientin Sorgen um ihr Kind gemacht hat, konnte durch einen angepassten, emphatischen Umgang eine gewisse Ruhe in die Situation gebracht werden. Wenig hilfreich waren dagegen die Diskussionen mit der Patientin und der Hebamme bezüglich der stationären Einweisung. Wie oben erwähnt, sind die stationäre Überwachung und dann die Beendigung der Schwangerschaft zwingend erforderlich.

Ob der Krampfanfall im RTW zu verhindern gewesen wäre, ist schwer zu sagen: Vielleicht hätte die Gabe von Magnesium zu einem früheren Zeitpunkt (also bereits in der Hebammenpraxis) einen protektiven Effekt gehabt. Unter Umständen hat auch die Situation im RTW mit dem unvermittelten Einschalten des Sondersignals ohne Vorwarnung der angespannten Patientin den Krampfanfall begünstigt.

Letztendlich konnte der Krampfanfall zügig durchbrochen werden und die Patientin in stabilen Zustand in der Zielklinik übergeben werden.

Eine Unsicherheit besteht oft in der Medikamentengabe bei schwangeren Patientinnen wegen der möglichen Interaktion mit dem Fetus. Hilfreich sind Portale wie z. B. Embryotox der Charité-Universitätsmedizin Berlin (https://www.embryotox.de/). Über die entsprechende App kann man zuverlässig und schnell Informationen einholen.

MERKE

Beim hypertensiven Notfall soll eine unverzügliche Blutdrucksenkung erfolgen.
Wie aggressiv der Blutdruck gesenkt werden soll, hängt im Wesentlichen von der Ursache ab: i. d. R. ca. 25 % des Ausgangswerts bzw. bis zur Besserung der klinischen Symptome, allerdings allenfalls vorsichtige Blutdrucksenkung beim ischämischen Schlaganfall auf max. RRsys 180 mmHg. Unterschiedliche Medikamente können zum Einsatz kommen, aufgrund der Verfügbarkeit empfiehlt sich als Mittel der ersten Wahl zumeist Urapidil 10–50 mg i. v.

Was wäre, wenn …

- … die hypertensive Entgleisung eine kardiale Ursache gehabt hätte?
  - Neben des Handlungsempfehlungen für ein akutes Koronarereignis (➤ Kap. 10) sollte ein zügige Blutdrucksenkung auf Werte von RRsys < 140 mmHg erfolgen. Bei einem kardial bedingten Lungenödem wird zusätzlich die Gabe eines Schleifendiuretikums (z. B. Furosemid) empfohlen.
  - Als Medikamente der Wahl kommen wegen der allgemeinen Verfügbarkeit Nitroglyzerin und Urapidil in Betracht. Die Schwierigkeit mit der i. v.-Gabe von Nitroglyzerin ist die Notwendigkeit einer Applikation über einen Perfusor (2–8 mg/h). Einfacher zu handhaben ist die Gabe von Urapidil (10–20 mg langsam i. v., bei Bedarf wiederholen, i. d. R. bis zu 50 mg möglich).
  - Bei Tachykardien ist die zusätzliche Gabe eines kurz wirksamen und gut steuerbaren Betablockers wie Esmolol (0,5–1 mg/kgKG) sinnvoll.
- … die vorrangige Verdachtsdiagnose eine akute Aortendissektion wäre?
  - Präklinisch ist die akute Aortendissektion nicht einfach zu diagnostizieren: Die Betroffenen berichten meist (zu ca. 80 %) über einen vernichtenden thorakalen (Angina-pectoris-ähnlichen) oder abdominellen Schmerz. Hinweisend ist u. U. eine Blutdruckdifferenz an beiden oberen Extremitäten – eine beidseitige RR-Messung ist daher obligat. Bei Verdacht hat eine aggressive Senkung auf RRsys < 120 mmHg und der HF auf < 60/min zu

erfolgen. Geeignete Medikamente sind auch hier Urapidil und Esmolol. Zudem muss eine adäquate Analgesie erfolgen. Es ist der unverzügliche Transport in eine Klinik mit operativer Versorgungsmöglichkeit anzustreben.
- … die hypertensive Entgleisung eine zerebrale Ursache gehabt hätte?
  - Bei einem ischämischen Schlaganfall darf nur eine vorsichtige und moderate Blutdrucksenkung erfolgen. Die Hypertonie ist hier entscheidend für die Perfusion der Periinfarktzone und kann damit das Ausmaß des Schlaganfalls beeinflussen. Empfohlen wird eine Senkung des RRsys auf maximal 180 mmHg, Werte bis 200 mmHg können toleriert werden. Als Medikament der Wahl gilt auch hier Urapidil.
  - Schwierig ist bekanntermaßen die präklinische Unterscheidung zur ICB. Auch hier gibt es Empfehlungen, präklinisch bis zur Diagnosesicherung nur eine moderate Blutdrucksenkung anzustreben.
- … Urapidil und Esmolol nicht verfügbar gewesen wären?
  - Für die Klinik existiert eine Vielzahl an Medikamenten, die zur Therapie der Hypertonie eingesetzt werden (z. B. Kalziumantagonisten, Diuretika, ACE-Hemmer etc.). Nachteile für die präklinische Anwendung sind der oft langsame Wirkungseintritt, die schlechte Steuerbarkeit oder die erforderliche Gabe über Perfusor.
  - Neben Esmolol gibt es mit Metoprolol und Labetolol (nur in Österreich und der Schweiz) weitere verfügbare, gut steuerbare i.v. Betablocker.
  - Bei hypertensiven Krisen mit vegetativen Begleitsymptomen (z. B. bei Alkoholentzugsdelir) empfiehlt sich die i. v.-Gabe von Clonidin (Anfangsdosis 75–150 µg).
  - Zudem kann u. U. auch eine Sedierung (z. B. im Rahmen von Drogenintoxikationen) mit Benzodiazepinen erforderlich sein.
  - Von oralen Präparaten (z. B. Nifedipin-Kapseln) ist wegen der schlechten Steuerbarkeit abzusehen.

Zusammenfassung

- Erforderlich ist ein Herz-Kreislauf-Monitoring, als adäquate Lagerung empfiehlt sich die Oberkörperhochlagerung.
- Ein sicherer venöser Zugang ist fast immer erforderlich, um eine entsprechende i. v.-Therapie durchführen zu können.
- Entscheidend sind eine sorgfältige Anamnese und Untersuchung, um zu einer gut gesicherten Verdachtsdiagnose zu kommen. Von der Verdachtsdiagnose ist letzten Endes die Aggressivität der Blutdrucksenkung abhängig.
- Vor allem bei Verdacht auf ein intrakranielles Geschehen (Apoplex/ICB) nur moderate RR-Senkung
- Die wesentlichen Medikamente zur Therapie des hypertensiven Notfalls sind Urapidil und kurzwirksame Betablocker (z. B. Esmolol, Metoprolol).
- Je nach Verdachtsdiagnose die adäquate Zielklinik auswählen (Gynäkologie, Herz-/Thoraxchirurgie, Neurologie/Neurochirurgie)

LITERATUR

Bopp A et al. Die hypertensive Krise, Swiss Medical Forum 2021; 1(4142): 702–711.

Embryotox Charité Berlin : https://www.embryotox.de (letzter Zugriff 01.01.2024).

Leitlinien für das Management der arteriellen Hypertonie. Deutsche Gesellschaft für Kardiologie/European Society of Cardiology. Version 2018. https://leitlinien.dgk.org/files/28_2018_pocket_leitlinien_arterielle_hypertonie_aktualisiert.pdf (letzter Zugriff 01.01.2024).

S2e-Leitlinie Akuttherapie des ischämischen Hirninfarkts. https://register.awmf.org/de/leitlinien/detail/030-046 (letzter Zugriff 01.01.2024).

S2k-Leitlinie Hypertensive Schwangerschaftserkrankungen: Diagnostik und Therapie. https://register.awmf.org/de/leitlinien/detail/015-018 (letzter Zugriff 01.01.2024).

KAPITEL

12 Wer rastet, der rostet

Domagoj Damjanovic

Fallbericht

Alarmierung und Anfahrt

Um 15:12 unter der Woche lautet die Notfallmeldung: „RTW und NEF; Alarmstichwort RD2 Atemprobleme, Zusatz „Bluthusten" [Name] M, 39 Jahre, [Adresse]." Es ist Spätherbst, die ersten fröstеligen Tage sind angebrochen. Von der städtischen NEF-Wache geht es in einen Nachbarort, die Anfahrt dauert 14 min. Der RTW kommt aus einem anderen Ort und ist um 15:21 eingetroffen. Während wir die möglichen Differenzialdiagnosen durchgehen, fragt der NEF-Praktikant, ob wir denn eine Sengstaken-Blakemore-Sonde haben und benutzen würden. Bei dem Alarmstichwort ist zwischen Nasenbluten und fataler Ösophagusvarizen- oder Lungenblutung tatsächlich alles möglich, denke ich, weiche der Frage aber durch Navigationshilfe für die NEF-Fahrerin aus.

Eintreffen

Der RTW steht bereits an der Straße, eine Frau Ende 50 steht in der Tür eines Einfamilienhauses und winkt uns herein. Der Sohn sei im Zimmer im 1. OG, es gehe ihm sehr schlecht. Wir nehmen vom NEF Videolaryngoskop und mobiles Ultraschallgerät mit, zusätzlich einen großlumigen Absaugkatheter, der für Intubationssituationen mit kontaminierten Atemwegen gerade im hiesigen RD-Bereich erprobt wird.

Ersteindruck

Erwachsener moderat adipöser Mann ist in offensichtlich stark reduziertem Allgemeinzustand halbsitzend im Bett, mehrere Kissen im Rücken, blassbläuliches Hautkolorit. Das RTW-Team hat das Basismonitoring etabliert, es wird gerade ein 12-Kanal-EKG geklebt. Von der Tür aus sind bei den kurzen Antworten des Patienten an die Notfallsanitäter bereits Sprechdyspnoe und Rasseln beim Atmen hörbar. Das Rauschen der Sauerstoff-Reservoirmaske ändert sich mit dem Atemrhythmus und verstärkt den Eindruck. Einige rötlich-blutig tingierte Taschentücher liegen auf der Bettdecke vor dem Patienten (➤ Tab. 12.1). Es liegt eher keine fulminante Blutungssituation vor, wie zunächst befürchtet. Der Gesamteindruck mit Orthopnoe und blass-blauem Hautkolorit (trotz anliegender Sauerstoffgabe) deutet uns aber einen kritisch kranken Patienten an.

Verdachtsdiagnose und Differenzialdiagnosen

- Lungenembolie mit Infarktpneumonie
- Pneumogene Sepsis
- Kardiogener Schock
- Lungenblutung (Goodpasture-Syndrom)
- Offene TBC („Blutsturz")
- Akutes Aortensyndrom
- OGI-Blutung

Tab. 12.1 SSSS-Schema

Scene	Einfamilienhaus, kleiner Ort, RTW an Straße, Patient ist im 1. OG.
Safety	Keine Gefährdung erkennbar
Situation	Eine Person, Schlafzimmer im OG, im Bett halbsitzend, angestrengte Atmung, stark reduzierter Allgemeinzustand. Keine fulminante Blutung.
Support	Haus mit Einfahrt, Treppe normal breit. Transportzeit RTW bodengebunden zur Uniklinik 17 min, zum Kreiskrankenhaus im Nachbarort 10 min.

Die erfahrene Notfallsanitäterin fasst die Situation für das neu eintreffende Team zusammen: „Raumluftsättigung war 81. Ist schockig, Puls 120, Druck 80/40, aber flach liegen geht gar nicht. Das Ganze geht wohl seit paar Tagen, heute richtig schlecht, die Mutter hat uns gerufen wegen dem Blut. Keine AP-Beschwerden. Infekt vor 3 Wochen. 10 l O_2 mit Reservoir liegen an, der kommt aber nicht richtig hoch, so 88–90. Muss auch dauernd abhusten, das sieht eher bisschen schaumig als blutig aus. Irgendwie ganz schön krank für das jugendliche Alter, oder? Zugang hat zweimal nicht geklappt, schlechte Venen. Magst du eben nach 'm Zugang gucken? Und sollen wir schon mal n' Tubus richten?"

12.1 Präklinische Therapie

Gerade bei diesem schweren, aber noch nicht ganz klaren Krankheitsbild nehme ich mir einen Moment, mich zu orientieren und gehe X-ABCDE und die Vitalparameter nochmals halblaut durch (➤ Tab. 12.2, ➤ Tab. 12.3). Um diese Zeit trotzdem zu nutzen, sage ich „Gib mir 'ne Sekunde. Wie ist die Rekap.-Zeit? Und habt ihr schon ein 12-Kanal?" und zur NEF-Fahrerin: „Kannst du mal das Sono starten?"

Die lange Liste möglicher Differenzialdiagnosen aus dem internistischen Lehrbuch sortiert und verkürzt sich durch die Kombination aus Orthopnoe, produktivem Husten und Schock.

Ich werde unterbrochen von einem „Sono ist bereit" (NEF-Fahrerin), Rekap.-Zeit ist verlängert, 4 s" (die Notfallsanitäterin vom RTW) und einem 12-Kanal-EKG, das mir vom NEF-Praktikanten hingehalten wird: „Also ich sehe da keine Ischämie." Unsicher, ob wir präklinisch zu einer definitiven Diagnose kommen werden, mache ich mit dem Team ein „10 für 10": „Wir haben hier einen jungen Patienten mit unklarem, schwerem internistischem Krankheitsbild. Führend sind respiratorische und Kreislaufinsuffizienz. Ich denke an Lungenembolie, kardiogenen Schock oder Sepsis wegen Lungenentzündung. Werde schnell noch ein paar Infos brauchen, EKG keine offensichtliche Ischämie. Als Nächstes braucht er aber einen i. v.-Zugang, das machen wir ggf. mit Sono. Bitte Volumen noch

Tab. 12.2 X-ABCDE

X ABCDE	Beschreibung	Maßnahme
e**X**sanguination	Blutig tingierte Taschentücher liegen auf Bettdecke, keine massive Blutung erkennbar.	
Airway	Frei, spricht wenige Worte	
Breathing	Tachydyspnoe, Zyanose, hustet, spuckt blutig tingiertes, leicht schaumiges Sekret in Taschentücher.	Halbsitzende Lagerung, 10 l/min O_2-Gabe via Reservoir-Maske
Circulation	Kaltschweißig, blasse marmorierte Extremitäten. Schockig. Keine AP-Beschwerden. Mehrere Punktionsstellen für Zugang sichtbar.	Anlage i. v.-Zugang erschwert, erfolgt sonogesteuert
Disability	Unruhig, wirkt ermüdet; ist orientiert, kein fokalneurologisches Defizit.	
Exposure & **E**nvironment	BZ-Messung läuft. Auf dem Nachttisch angebrochener Ibuprofen-Blister, „Erkältungssaft".	

Tab. 12.3 Vitalwerte

Beschreibung	Wert
Rekap.-Zeit	4 s
Herzfrequenz	116/min
Blutdruck	78/44 MAD 55 mmHg
SpO_2 %	81 bei RL, 87–89 unter 10 l/min O_2 via Reservoir-Maske
Atemfrequenz	34/min
Blutzucker	104 mg/dl
EKG-Befund	Sinustachykardie, vereinzelt VES, Couplets. Keine ischämietypischen regionalen Veränderungen.
Puls	Leistenpulse seitengleich schwach, schnell, fadenförmig tastbar

zurückhaltend trotz Schock. Dann bitte jemand noch Tempi messen. Transport werden wir auf jeden Fall in Intubationsbereitschaft machen, aber vor Tubus möchte ich NIV versuchen. Medis sage ich euch noch, wenn ich mehr weiß. Sobald Zugang fertig, Sono bitte zu mir. So lange mache ich noch Second Survey und Anamnese."

Second Survey: kaltschweißig, zyanotisch, unruhig. Keine Hinweise auf Trauma. Pupillen isokor, mittelweit, lichtreagibel. Schleimhäute feucht, zyanotisch. Halsvenen nicht eindeutig beurteilbar. Auskultatorisch beidseits feuchte Rasselgeräusche, rechts und basal betont. Tachykarde regelmäßige Herztöne, Systolikum („Herzgeräusch sei seit Kindheit bekannt"). Abdomen angestrengt durch Atmung. Druckschmerz rechter Oberbauch. Extremitäten klamm, marmoriert. Temperaturstufe distales Drittel Unterarm/Unterschenkel beidseits. Rekap.-Zeit deutlich verlängert. Beine adipös, geringe Ödeme, seitengleich, keine Rötung.

Nach der Anamnese (siehe unten) tritt pneumogene Sepsis in den Hintergrund (Verlauf, kein Fieber, kein eitriger Auswurf). Die beidseitigen Rasselgeräusche und potenziell das Systolikum (vorbekannt) deuten auf ein kardiales Geschehen hin, das völlige Fehlen von AP-Beschwerden passt nicht so recht zum akuten Koronarsyndrom.

Der i. v.-Zugang gelingt dem NEF-Praktikanten sonografisch. Die Temperatur ist 36,8 °C.

Die Sonografie zeigt ein Lungenödem und eine global schwer eingeschränkte kardiale Pumpfunktion (➤ Abb. 12.1).

Sonografiebefund

Lungensonografie und fokussierter Herzultraschall: allseits B-Linien, dorsobasal konfluierend („weiße Lunge"), keine Pleuraergüsse, keine Konsolidierungen, stark dilatiertes Herz mit schwer eingeschränkter LVEF (Eyeballing: EF 15–20 %), Mitralklappeninsuffizienz, keine eindeutigen regionalen Wandbewegungsstörungen („pumpt überall schlecht"), pralle, kaum atemvariable V. cava inferior, Durchmesser 2,2 cm.

DIAGNOSE

Akute Herzinsuffizienz: kardiogener Schock mit Lungenödem

Mit der etwas überraschenden Diagnose führen wir ein zweites „10 für 10" durch. Ein NIV-Versuch in Intubationsbereitschaft soll noch im Haus erfolgen und wegen des schweren Befunds Katecholamine bereits prähospital gegeben werden. Dafür wird ein zweiter i. v.-Zugang etabliert, **Noradrenalin 10 µg/ml** (1 Amp. 1 mg = 1 ml auf NaCl 0,9 % 100 ml) **Dauerinfusion mit 20 ml/h** gestartet, unter engmaschiger Beobachtung von Herzfrequenz, mit 2-minütlicher NiBP-Messung (am Nichtkatecholamin-Arm). Nach 5 min und Blutdruckanstieg Start von **Dobutamin 250 mg/50 ml** Infusionslösung auf 4 ml/h über den gleichen Zugang. Bei gehäuften ventrikulären Ex-

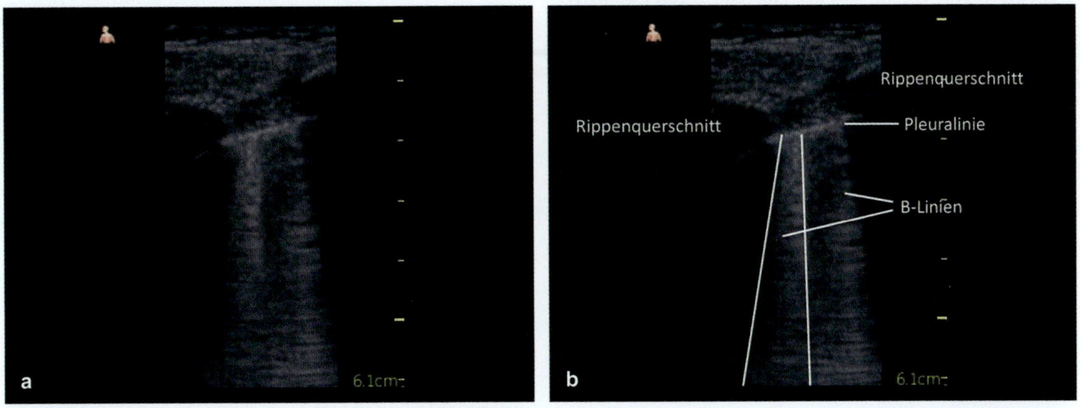

Abb. 12.1 Lungensonografie in der typischen sagittalen Einstellung, hier in der rechten Medioklavikularlinie; links im Bild kranial, rechts kaudal. ICR mit seitlich begrenzenden Rippenquerschnitten, dorsalem Schallschatten, zarte echogene Pleuralinie mit vertikalen Artefakten, welche sich von dieser laserstrahlartig bis an den unteren Bildrand erstrecken und dem Lungengleiten folgen. a) Ohne Beschriftung, b) mit Beschriftung. [P1446]

trasystolen habe ich ein schlechtes Gefühl, sodass **Amiodaron 150 mg auf 50 ml G5 %** vorbereitet und Defi-Pads aufgeklebt werden.

CAVE

Die zu schnelle Gabe von Amiodaron kann beim nichtreanimationspflichtigen Patienten durch die negativ inotrope und blutdrucksenkende Wirkung die kritische Situation präzipitieren (daher Kurzinfusion über mind. 20–30 min).

Mit Einverständnis des Patienten wird die **NIV mit FiO_2 1,0 im CPAP-Modus gestartet,** PEEP 5, eine Steigerung auf 8 gut toleriert; I:E 1:1,7, AF 14. Mit Pressure Support 10 „kommt nicht genug", eine Steigerung auf 15 wird gut toleriert. Die Kapnografie zeigt eine regelrechte CO_2-Kurve und 28 mmHg.

RED FLAGS

Akute Übelkeit und Erbrechen (gastrale/intestinale/hepatische Stauung) sind ein Alarmzeichen für eine weitere hämodynamische Dekompensation im kardiogenen Schock.

Der Transfer in den Rettungswagen erfolgt nach leichter Stabilisierung mittels NIV und mit laufenden Katecholaminen.

12.2 Anamnese

Die Anamnese erfolgt mit dem kurzatmigen Patienten und Mutter abwechselnd. Drei Wochen zuvor habe er einen grippalen Infekt gehabt, danach im Amateur-Fußballtraining weniger belastbar. Seit 4 Tagen wieder stärkere, zunehmende allgemeine Einschränkung, Müdigkeit, Kurzatmigkeit. Selbsttherapie mit Ibuprofen, viel im Bett, diesmal aber kein Fieber. Am Notfalltag habe er sich nochmals deutlich schlechter gefühlt ab den frühen Morgenstunden, progrediente Dyspnoe, Husten, Auswurf, „aber nicht so richtig eitrig". Habe seine Mutter mittags angerufen, die nach ihrem Eintreffen „wegen des Bluthustens" sofort den Rettungsdienst alarmiert habe. ➤ Tab. 12.4, ➤ Tab. 12.5.

Tab. 12.4 SAMPLER

SAMPLER	Beschreibung
Symptome und Befunde	Luftnot, blutiger Husten, Schwäche. Klinisch Schock. Auf Nachfrage leichte Übelkeit.
Allergien	Keine
Medikation	Ibuprofen bei Infekt
Patientenvorgeschichte	Vor mehreren Jahren Antibiotika bei „schwerer Bronchitis", sonst blande
Letzte Mahlzeit	Suppe am Vorabend
Ereignisse direkt vor dem Notfall	Keine Besonderen. Kein Fieber.
Risikofaktoren	Keine

Tab. 12.5 OPQRST

OPQRST	Beschreibung
Onset	Subakut mehrere Tage, akute Verschlechterung über Stunden seit nachts
Palliation/Provocation	Flach Liegen immer schwerer, aktuell Orthopnoe
Quality	Dyspnoe. Kein „Druck auf der Brust" oder Brennen.
Region/Radiation	Thorakal
Severity	Dyspnoe NRS 6
Ereignisse direkt vor dem Notfall	Keine Besonderen. Kein Fieber.
Risikofaktoren	Keine

12.3 Zielklinik und Transport

Die telefonische Rücksprache erfolgt mit der Kardiologie in der Uniklinik. Auf deren Anraten soll trotz untypischer Präsentation und jungen Alters zunächst die Anmeldung im Herzkatheter erfolgen zum Ausschluss eines akuten Koronarsyndroms. Zusätzlich besteht dort eine direkte Verfügbarkeit mechanischer Kreislauf-Unterstützungsmöglichkeiten. Bei nicht ganz ausgeschlossener ischämischer Genese ergänzen wir nach dieser Rücksprache die Gabe von ASS 250 mg i. v.

Auf dem bodengebundenen Transport RTW mit Notarzt, mit Sondersignal in Reanimationsbereitschaft

12

bessert sich die Dyspnoe subjektiv, gute Akzeptanz der NIV, Rückgang der Spontanatemfrequenz, Blutdruck 94/50 (MAD 65), Herzfrequenz bei 110. Sonografisch besteht eine leichte Besserung der Kontraktilität im Herzecho, die B-Linien im Lungenultraschall anterior/superior gehen zurück. Ich ergänze die Untersuchung um einen Blick auf die Beingefäße: Die Beinvenen sind offen (kein Thrombusnachweis in der Kompressionssonografie), die Femoralarterien normkalibrig.

12.4 Klinischer Verlauf

Koronarstenosen werden im Herzkatheter ausgeschlossen. Femoral werden dort noch eine arterielle und venöse Schleuse gelegt, um auch später eine mechanische Kreislaufunterstützung zügig etablieren zu können. Die Intensivtherapie erfolgt mit der Verdachtsdiagnose Myokarditis, die mit einer invasiven Diagnostik bestätigt wird. Für ca. 10 Tage ist zusätzlich zu den Inotropika eine mechanische Unterstützung mittels einer Mikroaxialpumpe erforderlich, welche sich dann aber erfolgreich entwöhnen lässt.

12.5 Tops und Flops

Die suffizienten Erstmaßnahmen des Rettungsdienstes mit schnell etabliertem Monitoring inklusive EKG erleichterten die schnelle Ersteinschätzung. Die Kombination aus respiratorischer Insuffizienz mit unvollständigem Ansprechen auf die Sauerstoffgabe und Schock (Sinustachykardie, Hypotension, verlängerte Rekap.-Zeit) engte die möglichen Differenzialdiagnosen zügig ein.

Bei erschwerter Anlage eines Venenzugangs (zentralisiert, klamme Extremitäten, adipös) und kritisch krankem Patienten hätte auch ein i. o.-Zugang diskutiert werden können, jedoch war ein schneller Blick mit dem Ultraschall erfolgversprechend, sodass dies zügig gelang.

Bei der Diagnose „kardiogener Schock" stellt sich zwangsläufig die Frage nach der Ursache, insbesondere ob ein akuter Myokardinfarkt vorliegt und dementsprechend eine Behandlung als infarktbedingter kardiogener Schock erfolgen sollte. Zwar erschien diese Ursache hier nachrangig, ließ sich aber außerklinisch nicht sicher ausschließen. Die Rücksprache mit dem Zentrum war dazu sehr hilfreich, sodass zum einen ohnehin das Katheterlabor als Transportziel feststand. Zum anderen kam die Gabe von ASS nochmals zur Sprache, von der ich initial – unter anderem wegen der initialen Meldung einer Blutung – gedanklich Abstand genommen hatte.

Noradrenalin ließ sich bei diesem hypotensiven Patienten nicht vermeiden. Der vasodilatierende Effekt von Dobutamin schreckte mich bei bereits bestehender Hypotension zunächst ab, zumal die Kombination von Dobutamin mit Noradrenalin außerhospital mit der periphervenösen Gabe nicht sehr praktikabel ist. Daher wurde Noradrenalin zuerst gestartet. Die Blutdrucksteigerung wäre mit einer alleinigen Noradrenalintherapie allerdings mit einer weiteren Nachlaststeigerung für den bereits sehr marginalen linken Ventrikel erkauft und konnte die Mitralklappeninsuffizienz verstärken, sodass ich nicht auf ein Inotropikum verzichten wollte.

MERKE

Eine reine Nachlaststeigerung mit vasokonstriktiven Medikamenten (Noradrenalin) kann bei einer akuten Herzinsuffizienz die Situation verschlechtern – insbesondere bei zusätzlich bestehenden Klappeninsuffizienzen.

In den aktuellen Leitlinien wird Adrenalin beim kardiogenen Schock allenfalls nachrangig empfohlen, allerdings gibt es kaum Evidenz speziell für die prähospitale Phase und in diesem Rahmen periphervenöse Gabe von Inotropika und Vasopressoren. Adrenalin vereint Inotropie und Vasokonstriktion, wäre präklinisch und periphervenös daher einfacher zu handhaben.

Was wäre, wenn ...

- ... der Blutdruck sehr hoch statt niedrig wäre?
  - Beim hypertensiven Patienten mit Lungenödem wäre eine Nachlastsenkung mit Bolusgaben von **Nitroglycerin** angezeigt, z. B. **50 mg/50 ml, Start mit 3 ml/h, Initialbolus 1 mg,** Titration nach Blutdruck.
- ... wir keinen Ultraschall durchgeführt hätten?
  - Ohne Ultraschall wäre die Diagnose des kardiogenen Schocks nicht so eindeutig gewesen, besonders bei klinisch diskreteren oder fehlenden pulmonalen Stauungszeichen, was durchaus vorkommt. Hier wäre Sepsis und/oder eine andere Schockursache mit Hypovolämie naheliegend gewesen.
- ... der Patient reanimationspflichtig geworden wäre?
  - Bei Reanimationspflichtigkeit sollte mit dem vorliegenden Herzbefund frühzeitig die Möglichkeit einer mechanischen Kreislaufunterstützung und dementsprechend ein Transport unter Reanimation ins Zentrum erwogen werden. In unserem Rettungsdienstbereich kann eCPR außerdem außerhospital zugebracht und vor Ort etabliert werden.

Zusammenfassung

- Beim kardiogenen Schock sind das „Daran-Denken“ und Erkennen eine Herausforderung, besonders bei jüngeren Patienten mit unspezifischen Symptomen. Die Sonografie ist wegweisend.
- Bei Lungenödem/respiratorischer Insuffizienz ist eine NIV indiziert.
- Der Blutdruck ist wegweisend für die Therapieführung mit kreislaufwirksamen Medikamenten: hoher oder normaler Blutdruck: Nachlastsenkung mit Vasodilatanzien (Nitroglyzerin, auch Bolusgaben). Niedriger Blutdruck: Noradrenalin für Vasokonstriktion. Als Inotropikum wird Dobutamin empfohlen.
- Die frühzeitige Kommunikation mit einem spezialisierten Zentrum ist hilfreich.

LITERATUR

Bundesärztekammer (BÄK), Kassenärztliche Bundesvereinigung (KBV), Arbeitsgemeinschaft der Wissenschaftlichen Medizinischen Fachgesellschaften (AWMF). Nationale VersorgungsLeitlinie Chronische Herzinsuffizienz – Langfassung. 3. Aufl. Version 3. 2019.

Demi L, Wolfram F, Klersy C et al. New International Guidelines and Consensus on the Use of Lung Ultrasound. J Ultrasound Med 2023; 42: 309–44.

Forrester JS, Diamond G, Chatterjee K, Swan HJC. Medical Therapy of Acute Myocardial Infarction by Application of Hemodynamic Subsets. N Engl J Med 1976; 295: 1356–1362.

Glatz C, Althaus S, Grundgeiger J et al. Einfach und praktisch: „Suction-Assisted Laryngoscopy and Airway Decontamination“ (SALAD). Notf Rettungsmedizin 2021; 24: 79–82.

Jarman, Colclough, Bøtker et al. EFSUMB Clinical Practice Guidelines for Point-of-Care Ultrasound: Part One (Common Heart and Pulmonary Applications), Long version. Ultraschall Med – Eur J Ultrasound 2022; 44: e1–24.

McDonagh TA, Metra M, Adamo M et al. 2021 ESC Guidelines for the diagnosis and treatment of acute and chronic heart failure: Developed by the Task Force for the diagnosis and treatment of acute and chronic heart failure of the European Society of Cardiology (ESC) With the special contribution of the Heart Failure Association (HFA) of the ESC. Eur Heart J 2021; 42: 3599–3726.

Mebazaa A, Yilmaz MB, Levy P et al. Recommendations on pre-hospital and early hospital management of acute heart failure: a consensus paper from the Heart Failure Association of the European Society of Cardiology, the European Society of Emergency Medicine and the Society of Academic Emergency Medicine – short version. Eur Heart J 2015; 36: 1958–1966.

Nohria A, Tsang SW, Fang JC et al. Clinical assessment identifies hemodynamic profiles that predict outcomes in patients admitted with heart failure. J Am Coll Cardiol 2003; 41: 1797–1804.

Werdan K, Boeken U, Briegel MJ et al. Deutsch-österreichische S3-Leitlinie „Infarkt-bedingter Kardiogener Schock – Diagnose, Monitoring und Therapie“. 2. Aufl. https://register.awmf.org/assets/guidelines/019-013l_S3_Infarkt-bedingter_kardiogener_Schock_2019-11.pdf (letzter Zugriff 01.02.2024).

FOAMed-Links

https://emcrit.org/ibcc/chf/#rapid_reference:_severe_heart_failure_&_cardiogenic_shock (letzter Zugriff 01.02.2024)

KAPITEL

13 A girl with a broken heart

Eric Haffner

Fallbericht

Alarmierung und Anfahrt

Gegen 8:45 Uhr geht ein Notruf ein. Es wird berichtet, dass bei einer Patientin mit einer Herzerkrankung der implantierte Defibrillator (ICD) auslöst. Bei Verdacht auf Fehlfunktion werden ein RTW und Notarzt alarmiert. Nach ca. 15 min trifft das NEF kurz nach dem RTW ein.

Während der Anfahrt klingelt plötzlich das Handy im NEF. Gesprächspartner ist der Chefarzt der Kardiologie einer Herzklinik. Dort wurde die 34-jährige Patientin 2 Tage zuvor entlassen. Es sei eine Kardiomyopathie (CMP) unklarer Genese bekannt. Die Patientin zeige rezidivierende ventrikuläre Tachykardien (VT), welche medikamentös sehr schlecht einzustellen waren. Der Chefarzt gab uns den Hinweis, dass Ajmalin im klinischen Aufenthalt am besten gewirkt habe.

Eintreffen

Bei V. a. auf eine ICD-Fehlfunktion wird zusätzlich zur Standardausrüstung mit EKG/Defibrillator, Sauerstoff und Notfallrucksack der Magnet mitgenommen.

Wir werden von einem älteren Mann in den zweiten Stock eines Zweifamilienhauses begleitet.

Ersteindruck

Das Rettungsteam findet eine junge Frau auf dem Sofa liegend vor. Sie schreit bei Betreten des Zimmers auf und zuckt zusammen. Psychisch dekompensiert sagte sie zu uns, dass sie nicht mehr könne. Wir sollen ihr sofort helfen. ➤ Tab. 13.1.

Verdachtsdiagnose und Differenzialdiagnosen

AICD-Fehlfunktion.

Tab. 13.1 SSSS-Schema

Scene	Häusliches Umfeld
Safety	Keine Hinweise auf mögliche Gefahren
Situation	Patientin liegt auf dem Sofa, schreit auf und zuckt zusammen
Support	Einsatzkräfte sind ausreichend

13.1 Präklinische Therapie

Während des Primary Survey (➤ Tab. 13.2) wird sogleich ein EKG-Monitoring etabliert. Zugleich wird ein venöser Zugang (18G) in den Handrücken gelegt. Während dieser Maßnahmen zuckt die Patientin mit einem Aufschrei ein- bis zweimal zusammen.

Im abgeleiteten EKG wird eine rezidivierende VT mit Auslösung des ICD dokumentiert (➤ Abb. 13.1).

Somit bestätigt sich der Verdacht einer Fehlfunktion **nicht,** sondern es ist eine regelrechte/adäquate Funktion des ICD zu erkennen. Daher wird der

Tab. 13.2 X-ABCDE

X-ABCDE	Beschreibung	Maßnahme
e**X**sangiation	Keine	
Airway	Frei	
Breathing	Atemfrequenz: 20/min, SpO_2 99 %	
Circulation	Rekap.-Zeit < 2 s, Puls tastbar, tachykard > 200/min	EKG wird angelegt, ein venöser Zugang wird angelegt.
Disability	GCS 15, psychisch dekompensiert	Beruhigende Ansprache
Exposure & **E**nvironment	Unauffällig	

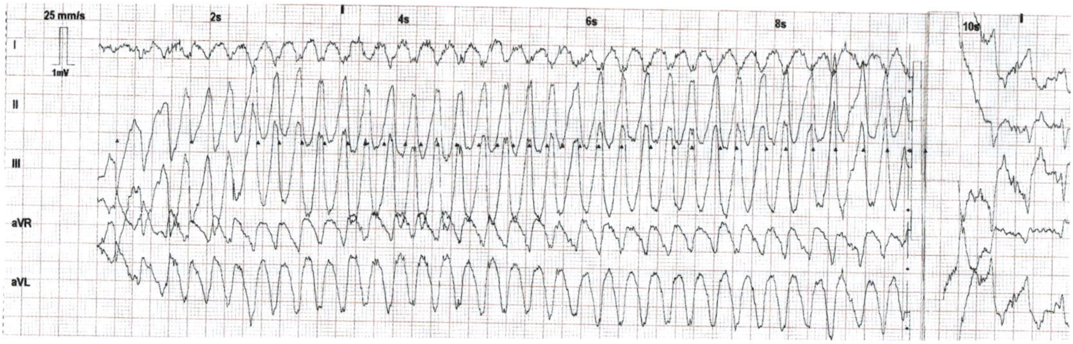

Abb. 13.1 EKG mit VT und regelrechter ICD-Funktion [P1436]

Magnet, der die antitachykarde Funktion ausschalten würde, nicht verwendet.

Aufgrund der psychischen Dekompensation wird der Patientin insgesamt 5 mg Midazolam und 4 mg Morphin intravenös verabreicht. Hierüber gelingt eine Abschirmung der jungen Patientin bei den weiteren sichtbaren Schocks. Im Rahmen der Analgosedierung erhält die Patientin bei abfallender SpO_2 auf 91 % 2 l/ min. O_2 über eine Nasenbrille. Darunter steigt diese wieder auf 98 %. Im weiteren Verlauf wird versucht, die VT zu behandeln. Aufgrund des Telefonats während der Anfahrt werden insgesamt 50 mg Ajmalin i. v. verabreicht, was jedoch zu keiner Terminierung der VT führt. Der ICD löst weitere Schocks aus.

Der Transport der analgosedierten Patientin wird vorbereitet. Gemäß ERC-Algorithmus werden nach erfolgloser Therapie mit Ajmalin 300 mg Amiodaron als Kurzinfusion (in 100 ml G5 %) verabreicht. Zur Sicherheit werden externe Defibrillator-Pads in laterolateraler Position angebracht.

DIAGNOSE

Therapierefraktäre VT mit regelrechter ICD-Funktion

Tab. 13.3 SAMPLER

SAMPLER	Beschreibung
Symptome und Befunde	Psychisch dekompensiert respiratorisch stabile Patientin, schon über 30× erfolgte eine interne Schockabgabe des ICD, sie war nie bewusstlos.
Allergien	Keine bekannt
Medikation	ASS 100 1-0-0, Bisoprolol 5 mg 1-0-1, Amiodaron 200 mg 1-0-0, Ramipril 5 mg 1-0-0, HCT 12,5 1-0-0, Pantoprazol 40 1-0-0
Patientenvorgeschichte	34-jährige Patientin mit bekannter CMP unklarer Genese, vor 2 Tagen entlassen nach medikamentöser Einstellung und Implantationen eines ICD bei rezidivierenden VTs
Letzte Mahlzeit	30 min vor Alarmierung kleines Frühstück
Ereignisse direkt vor dem Notfall	Keine zu eruieren
Risikofaktoren	Keine

13.2 Anamnese

Der Vater berichtet, dass die Patientin vor 2 Tagen aus der Herzklinik entlassen worden sei. Sie wurde dort aufgrund einer Herzschwäche behandelt und erhielt dort einen Defibrillator implantiert.

Dieser löst jetzt schon über 30× aus. Die Patientin hält das nicht mehr aus. Sie hatte nie das Bewusstsein verloren (➤ Tab. 13.3).

13.3 Zielklinik und Transport

Der Transport erfolgt nach Voranmeldung in die vorbehandelnde kardiologische Klinik des in der Region gelegenen Herzzentrums. Die Fahrt dauert ca. 20 min.

Der Transport verläuft unter Sauerstoffinsufflation und einer SpO_2 von 96 % kardiorespiratorisch stabil.

Nach ca. 10 min Fahrt fällt auf, dass keine Schocks mehr ausgelöst werden. Der Grund dürfte eine durch Amiodaron erfolgte Frequenzkontrolle der VT auf 168/min sein (➤ Abb. 13.2).

13.4 Klinischer Verlauf

Kurz vor Umlagerung auf der Wachstation erfolgt die spontane Konversion in einen Sinusrhythmus (➤ Abb. 13.3).

Im Verlauf wird die medikamentöse Einstellung noch etwas modifiziert, der ICD kontrolliert und die Patientin kann ein paar Tage später aus der Klinik entlassen werden.

13.5 Tops und Flops

Nach Anlage des EKG-Monitorings wurde klar, dass es sich bei dem geschilderten Fall nicht um eine Fehlfunktion handelt.

Über einen Magnet, der über das implantierte Device aufgelegt wird, wird die antitachykarde Funktion ausgeschaltet. Sobald der Magnet entfernt wird, ist diese wieder aktiviert.

MERKE

Der aufgelegte Magnet inaktiviert nur die antitachykarde Funktion und nur so lange, wie der Magnet auf dem Aggregat platziert wird.

Stellt man im EKG eine ICD-Fehlfunktion fest, muss die antitachykarde Funktion ausgeschaltet werden, um die Auslösung von malignen Herzrhythmusstörungen zu unterbinden. Solche könnten auftreten, wenn der

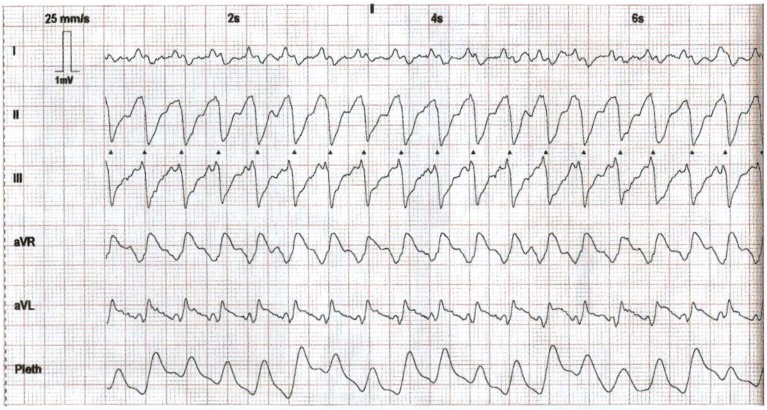

Abb. 13.2 EKG mit frequenzkontrollierter VT mit 168/min [P1436]

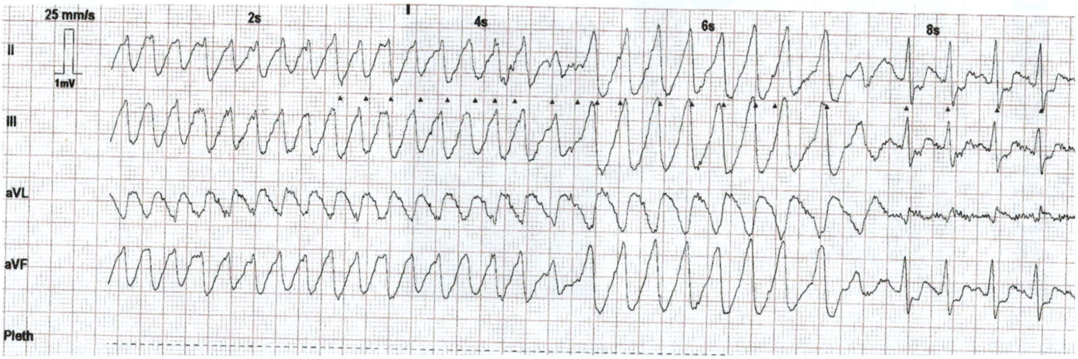

Abb. 13.3 Konversion der frequenzkontrollierten VT in einen Sinusrhythmus [P1436]

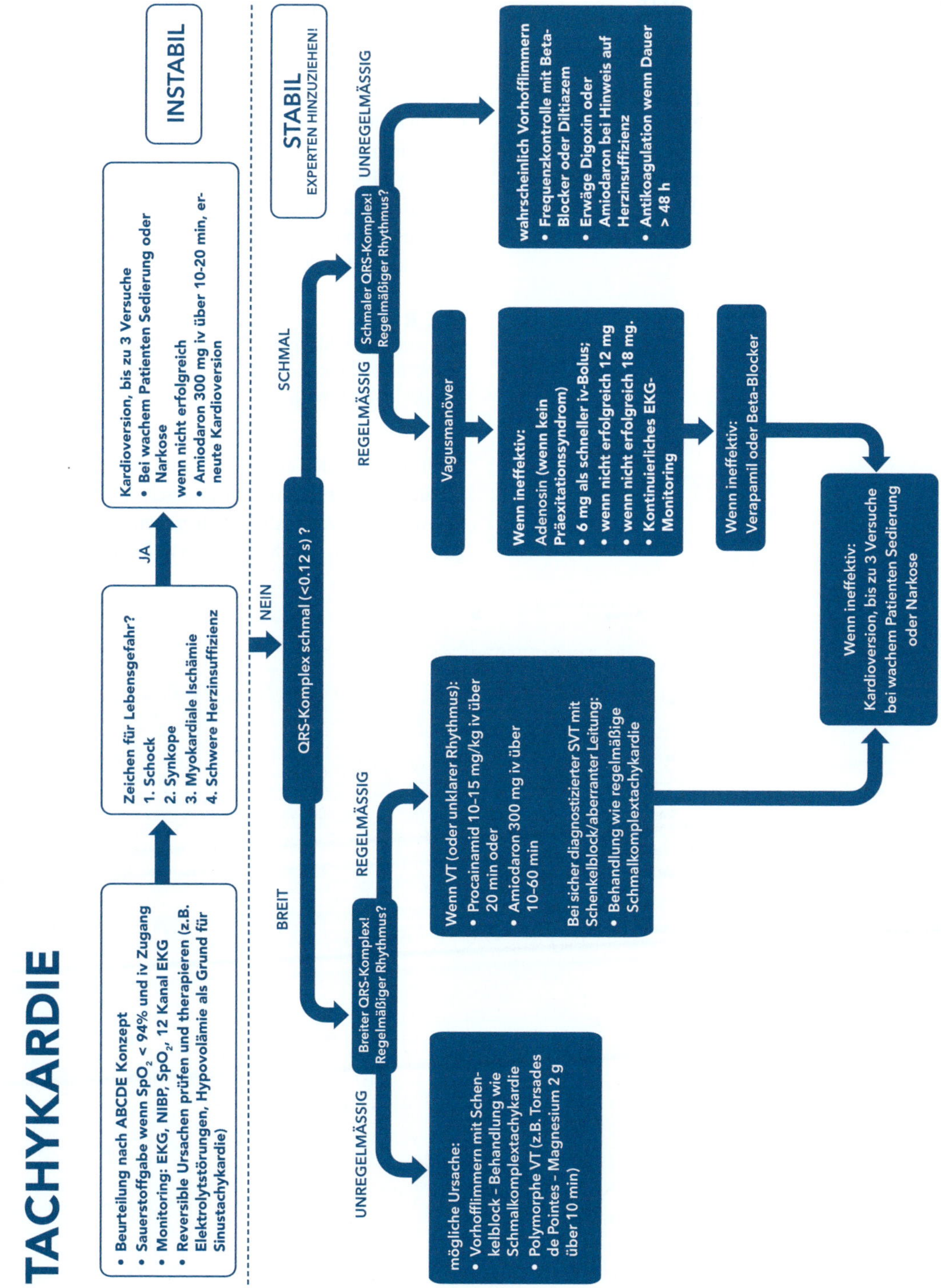

Abb. 13.4 ERC ALS-Algorithmus bei Tachykardie (© German Resuscitation Council [GRC] und Austrian Resuscitation Council [ARC] 2021) [F781-035]

Schock in die vulnerable Phase der Erregungsrückbildung des Herzens ausgelöst wird. Der Patient muss in eine kardiologische Klinik eingewiesen werden, um den ICD zu überprüfen.

Nachdem das durch den Kardiologen empfohlene Ajmalin keinen Therapieerfolg zeigte, wurde der ERC-Algorithmus für tachykarde Rhythmusstörungen angewendet. Bei stabiler VT und/oder nach 3-maliger erfolgloser Kardioversion sollen 300 mg Amiodaron verabreicht werden (➤ Abb. 13.4).

Dies führte zwar primär nicht zur Konversion, jedoch stellte es eine Frequenzkontrolle her.

Bei Standardeinstellung eines ICD wird die antitachykarde Funktion im Sinne eines antitachykarden Pacing (ATP) und/oder einer Kardioversion ab einer Herzfrequenz > 180/min aktiviert. Über die Frequenzkontrolle auf 168/min wurde im geschilderten Fall keine Kardioversion mehr ausgelöst. Dadurch konnte die Patientin kardiorespiratorisch stabil ohne weitere Schockabgaben den Spezialisten der Kardiologie zugebracht werden.

Im Rahmen der psychischen Dekompensation mit evtl. begleitenden Schmerzen bei der Auslösung der Schocks bietet es sich an, wie in diesem Fall beschrieben, eine Kombination von Morphin mit einem anxiolytisch wirkenden Benzodiazepin zu verabreichen.

Was wäre, wenn …

- … im EKG eine inadäquate Schockabgabe nachzuweisen gewesen wäre?
  - Sollte dies im EKG festzustellen sein, wird der Magnet aufgelegt, um eine Auslösung maligner Arrhythmien durch die inadäquate Schockabgabe zu verhindern. Zur Sicherheit können externe Defibrillations-Pads unter Beachtung des Aggregats (> 10 cm Abstand z. B. anterior-posterior oder laterolateral) angelegt werden. Eine Vorstellung in einer geeigneten Klinik ist einzuleiten.
- … wenn es zu keiner Frequenzkontrolle gekommen wäre?
  - Da der ICD regelrecht funktionierte, ist eine Analgosedierung zur psychischen Abschirmung der Patientin indiziert. Weitere medikamentöse Therapieoptionen wären: z. B. 5–10 mg Metoprolol und/oder 1–2 g Magnesiumsulfat i. v.
- … wenn durch die medikamentöse Therapie mit mehr als zwei bradykardisierenden Medikamente Komplikationen im Sinne einer Bradykardie aufgetreten wären?
  - Die implantierten ICD besitzen nicht nur eine antitachykarde Funktion, sondern in der Regel auch eine antibradykarde Funktion. Bei Nebenwirkungen und Komplikationen durch die bradykardisierenden Wirkung der injizierten Medikamente würde die Schrittmacherfunktion aktiviert werden und einen normofrequenten Schrittmacherrhythmus etablieren. Die antibradykarde Funktion eines ICD wird durch die Auflage eines Magneten in der Regel nicht beeinflusst.
- … wenn ein Magnet aufgelegt werden würde und es sich bei dem Gerät nicht um einen ICD handeln würde, sondern um einen Herzschrittmacher ohne Defi-Funktion?
  - In der Regel schalten Herzschrittmacher dann in einen asynchronen Rhythmus mit einer bestimmten/programmierten Frequenz, sodass bei absoluter Schrittmacherabhängigkeit weiterhin stimuliert wird.
- … wenn nur ein Schock ausgelöst worden wäre?
  - Wahrscheinlich kann hier davon ausgegangen werden, dass der ICD adäquat funktioniert. Hier ist es wichtig, den Patienten zu verdeutlichen, dass sie genau aus diesem Grund dieses Gerät erhalten haben: um das ihrige Leben mit einer Schockauslösung zu retten. Die Empfehlung zur Kontrolle des Schocks muss ausgesprochen werden. In der Regel müssen diese Patienten nicht stationär eingewiesen werden. Die ambulante Vorstellung beim betreuenden Kardiologen ist ausreichend. Der Hinweis zur erneuten Alarmierung des Rettungsteams bei wiederholtem Auftreten, um dann eine notfallmäßige Vorstellung in einer

kardiologischen Klinik zu initiieren, beruhigt die meisten Patienten nach einer derartigen Erfahrung.

- … wenn ich bei Schockabgabe im Kontakt mit der Patientin gewesen wäre?
  - In Anbetracht der niedrigen Energiestufen eines konventionellen Defis, kommt es zwar zu Muskelzuckungen und Bewegungen der Patienten. Es ist jedoch unwahrscheinlich, dass die Helfer zu Schaden kommen. Noch besser geschützt ist man natürlich, wenn man die obligatorischen Handschuhe trägt.
  - Die neueren subkutanen ICDs geben deutlich mehr Strom ab, sodass der Oberflächenstrom für die Helfer spürbar werden kann.

Zusammenfassung

- Um eine inadäquate Funktion (Fehlfunktion) eines ICD zu diagnostizieren, benötigt man mindestens ein EKG-Monitor, eine 12-Kanal-Ableitung ist Standard.
- Das Auflegen eines Magneten auf einen AICD deaktiviert die programmierte antitachykarde Funktion.
- VTs werden bei Instabilität mindestens 3× kardiovertiert. 300 mg Amiodaron sind indiziert bei stabilen VTs und nach der dritten erfolglosen Kardioversion.
- ICD besitzen in der Regel auch eine Antibradykardie-Funktion.
- Das Erleben von Schocks kann posttraumatischen Belastungsstörung auslösen. Daher ist eine Abschirmung mit einer ausreichenden Analgosedierung indiziert.

LITERATUR

Kloppe A, Schiedat F, Mügge A, Mijic D. Sachgerechtes Vorgehen bei Herzschrittmacher- und ICD-Fehlfunktion. Herzschr Elektrophys 2020; 31: 64–72.

Ott K, Pressl H, Schramm M, Wutzl H. Schrittmacher, Defi & Co. Der perioperative Umgang mit "cardiac implantable electronic devices". Anaesthesist 2017; 66: 803–826.

Soar J, Böttiger BW, Carli P et al. Leitlinien des European Resuscitation Council 2021: Erweiterte lebensrettende Maßnahmen für Erwachsene. Notfall Rettungsmed 2021; 24: 406–446.

KAPITEL

14

Domagoj Damjanovic

Da ba dee[1]

Fallbericht

Alarmierung und Anfahrt

An einem Frühlingstag alarmiert ein ca. 39-jähriger Mann um 11:37 Uhr unter der Woche den Rettungsdienst. Er ist kaum zu verstehen, da er nur wenige zusammenhängende Worte sprechen kann. Die Disponentin versteht „mit der Luft – es geht nicht mehr“ und „Asthma“.

Das NEF befindet sich an einem städtischen Krankenhaus, der Notfallort ist in einem Vorort, die Anfahrt dauert 14 min. Der RTW von der Außenwache trifft um 11:45 ein.

Eintreffen

Der RTW steht bereits an der Straße, die Wohnung befindet sich laut Textmeldung im Erdgeschoss. Es ist ein Mehrfamilienhaus. Aufgrund des Leitsymptoms Atemnot wird das Handheld-Ultraschallgerät mitgenommen. Durch die angelehnte Wohnungstür ist der charakteristische Alarmton des EKG-Geräts zu hören. Ein pulssynchroner regelmäßiger, aber tiefer als gewohnter Ton gibt Anlass zur Sorge.

Ersteindruck

Das RTW-Team steht in der Küche zu dritt um einen ca. 175 cm großen, schlanken Mann. Der Notfallsanitäter-Auszubildende hat Pulsoxymeter und Blutdruckmessung bereits etabliert und klebt gerade das Extremitäten-EKG, während die Notfallsanitäterin Mühe hat, den Patienten zum Aufbehalten der Sauerstoff-Nasenbrille zu bewegen, die schnüre ihn ein. ➤ Tab. 14.1.

Der zweite Notfallsanitäter ist am blauen Rucksack mit einer Verneblermaske beschäftigt. Der Patient zeigt eine motorische Unruhe und sehr angestrengte Atmung mit einem verlängerten Exspirium, ist jetzt stehend, Arme auf Küchentisch aufgestützt, wenn er nicht gerade die Nasebrille abwehrt. Er spricht wenige zusammenhängende Worte. Das Hautkolorit ist zyanotisch, das Hemd verschwitzt.

Die Zyanose, Unruhe, ausgeprägte Kurzatmigkeit und das Aufstützen sprechen beim Stichwort Asthma, das der Patient selbst beim Notruf genannt hat, für eine sehr schwere Ausprägung.

Verdachtsdiagnose und Differenzialdiagnosen

Schwerer Asthmaanfall.

Tab. 14.1 SSSS-Schema

Scene	Wohnung in Mehrfamilienhaus im Vorort, „Familienviertel". Keine Angehörigen anwesend.
Safety	Keine Sicherheitsgefährdung erkennbar. Keine Haustiere.
Situation	Meldung stimmt mit Notruf überein: eine Person, Atemnot.
Support	Wohnung ebenerdig, Zugang zum Garten, keine technische Rettung erforderlich. RTH nicht sinnvoll. Transportzeit RTW bodengebunden in nächstes städtisches Klinikum: 10 min, zum Maximalversorger 15 min.

[1] „Blue (Da Ba Dee)", Eiffel 65, Skooby Records, 1998

14.1 Präklinische Therapie

Das RTW-Team hat bereits eine Verneblermaske mit **2,5 mg Salbutamol** vorbereitet. Diese wird dem Patienten mit einem **Sauerstofffluss von 6 l/min** aufgesetzt. Es ist einiges Zureden notwendig, damit er die Maske akzeptiert. Er versteht jedoch, dass das Medikament damit „besser in der Lunge ankommt". Darunter steigt die Sauerstoffsättigung leidlich auf um die 90 % an. Die Anzeige ist bei der motorischen Unruhe und Tremor etwas unzuverlässig. Die weitere Kommunikation wird an die Kurzatmigkeit angepasst.

Die Auskultation bestätigt den äußeren Eindruck, es zeigt sich ein ausgeprägtes exspiratorisches Giemen beidseits mit einem sehr langen Exspirium. Feuchte Rasselgeräusche sind nicht zu hören (➤ Tab. 14.2, ➤ Tab. 14.3). Wir deuten auf die Asthmasprays, die auf dem Küchentisch liegen. Der Patient soll zeigen, wie viele Hübe er bereits genommen hat. Es handelt sich um einen Pulverinhalator mit Beclomethason/Formoterol (2 Hübe) und einem Dosieraerosol (Salbutamol) (2 Hübe). Er setzt sich mit der laufenden Inhalation zeitweise hin, wechselt aber zwischen Sitzen und Stehen. Ein periphervenöser 18-G-Zugang wird am Unterarm angelegt.

Tab. 14.2 X-ABCDE

X-ABCDE	Beschreibung	Maßnahme
e**X**sangiation	Kein Hinweis	
Airway	Obere Atemwege frei	
Breathing	Tachypnoe, Dyspnoe, Zyanose, Hypoxie; schwere Bronchoobstruktion, Giemen exspiratorisch	Salbutamol via Verneblermaske; Betreuung im Sitzen. O_2-Gabe.
Circulation	Tachykardie, Schwitzen. Keine Einflussstauung.	Periphervenöser Zugang 18G, VEL langsam
Disability	Keine neurologischen Ausfälle. Unruhig.	Überwachung der Vigilanz
Exposure & **E**nvironment	Verschwitzt; keine Gesichtsschwellung oder Exanthem	Check des Füllungszustands von Pulverinhalator und Dosieraerosol → sind in Ordnung

Tab. 14.3 Vitalwerte

Größe	Wert
Rekap.-Zeit	Knapp 2 s
Herzfrequenz	114/min
Blutdruck	100/64 mmHg, MAD 77 mmHg
SpO_2	85 %
Atemfrequenz	32/min
Blutzucker	114 mg/dl
EKG-Befund	Sinustachykardie

Ein Blick auf Gesicht, Rumpf und Extremitäten zeigt außer geröteten Konjunktiven kein Exanthem, keine Schwellungen. Zwischenzeitlich steigern wir den Sauerstoff-Flow auf 8 l/min und geben **Ipratropium 0,5 mg** in die Verneblermaske hinzu. Während man Letzteres bei einer COPD frühzeitig gibt, ist es bei der Asthmatherapie selten in der Dauermedikation und auch in der Anfallstherapie *second line.*

MERKE

Bei Hypoxie im lebensbedrohlichen Asthmaanfall soll eine Sauerstoffgabe nicht aus Furcht vor der Unterdrückung des Atemantriebs unterlassen oder unterdosiert werden.

Die Herzfrequenz ist unter der Inhalation merklich auf 136/min angestiegen, die Atemfrequenz hat auf 28/min abgenommen. Das Giemen bessert sich jedoch kaum, der Patient wirkt immer noch angestrengt. Auch die Sauerstoffsättigung stagniert bei 91–93 %, was die Schwere des Geschehens unterstreicht, da bei diesem jungen Asthmapatienten an sich keine Oxygenierungsstörung der Lunge zu erwarten ist. Bei stabilem Blutdruck wird eine Kurzinfusion mit **2 g Magnesium** in 50 ml NaCl 0,9 % begonnen. Es hat eine relaxierende Wirkung auf die glatte Muskulatur und wird für sehr schwere obstruktive Ventilationsstörungen empfohlen. Um eine Hypotonie zu vermeiden, wird es langsam über 20 min gegeben.

DIAGNOSE

Lebensbedrohlicher Asthmaanfall

Nach 20 min vor Ort, abgeschlossener Salbutamol- und Ipratropium-Inhalation und einem Teil der

i. v.-Magnesiumgabe hat sich subjektiv wie objektiv keine Besserung ergeben. Mit dem Patienten wird die Krankenhauseinweisung besprochen. Er zeigt nun weniger motorische Unruhe, das Giemen ist leiser geworden – was wir im Hinblick auf die ausbleibende Besserung eher als bedrohliches Zeichen werten. Bei Gefahr einer respiratorischen Erschöpfung entscheiden wir uns trotz der Tachykardie für die zusätzliche parenterale Gabe des β-Agonisten **Terbutalin (0,5 mg s. c.)** und bereiten den Kliniktransport vor. Obwohl der Wirkeintritt erst in Stunden zu erwarten war, wird leitliniengemäß ein Steroid i. v. gegeben, **100 mg Prednisolon.** Im Rettungswagen soll ein NIV-Versuch erfolgen. Diese Atemunterstützung soll zum einen die Oxygenierung verbessern, zum anderen die Atemmuskulatur entlasten und so einer respiratorischen Erschöpfung mit Hyperkapnie vorbeugen. Wir achten auf die Vigilanz, eine abnehmende Atemanstrengung bzw. schnellere, flachere, insuffizientere Atmung, *rapid shallow breathing.*

RED FLAGS

Anahltend erschwerte Oxygenierung, Zyanose, zunehmende Hyperkapnie im $etCO_2$, abnehmende Vigilanz sind Warnhinweise für ein drohendes komplettes respiratorisches Versagen. Eine abnehmende Atemfrequenz kann Zeichen einer Besserung oder einer finalen Dekompensation sein.

14.2 Anamnese

Eine ausführliche Anamnese ist aufgrund der Atemnot kaum möglich. Wir verstehen, dass ein Asthma schon lange bekannt und an sich mit den Sprays gut kontrolliert ist. Wegen einer schweren Bronchitis sei er 2 Jahre zuvor schon einmal mit dem Asthma in der Klinik gewesen, unklar ob intensivpflichtig. Der Patient ist vor wenigen Tagen aus dem Ruhrgebiet zugezogen „wegen der besseren Luft". Die Beschwerden hätten nachts begonnen, seien aber sehr schlimm geworden, als auf dem Nachbargrundstück vormittags Gartenarbeiten begonnen wurden. Auch das Notfallspray habe nicht geholfen. ➤ Tab. 14.4, ➤ Tab. 14.5.

Tab. 14.4 SAMPLER

SAMPLER	Beschreibung
Symptome und Befunde	
Allergien	Pollenallergie. Keine Anaphylaxie bekannt.
Medikation	Formoterol/Beclomethason (Pulverinhalator), Salbutamol (Dosieraerosol)
Patientenvorgeschichte	2 Jahre zuvor hospitalisiert wegen Infektexazerbation eines Asthmas
Letzte Mahlzeit	Vorabend
Ereignisse direkt vor dem Notfall	Gartenarbeiten im Nachbargarten
Risikofaktoren	Keine

Tab. 14.5 OPQRST

OPQRST	Beschreibung
Onset	Nachts etwas Enge bemerkt
Palliation/Provocation	Körperhaltung (besser mit Aufstützen)
Quality	Engegefühl
Region/Radiation	Thorax
Severity	Schwere der Dyspnoe NRS 9 „schlimmer als beim letzten Mal"
Time	Akute Beschwerden seit ca. 1 h, progredient schlimmer werdend
Onset	Nachts etwas Enge bemerkt

14.3 Zielklinik und Transport

Bei der Schwere des Krankheitsbildes und mit Risikofaktoren für schwersten Verlauf wird das Universitäre Notfallzentrum angefahren, bodengebunden RTW mit Notarztbegleitung.

Bei kritischem Zustand einerseits und schlechter Toleranz bereits der Sauerstoffbrille und Verneblermaske wird eine Intubationsbereitschaft hergestellt, da für den NIV-Versuch eine Sedierung unumgänglich werden würde.

Mit Einverständnis des Patienten wird begonnen mit FiO_2 0,8, PEEP 5, ASB 5, I:E, AF 10 1:3, Rampe „steil". Die Kapnografie zeigt 44 mmHg und eine charakteristische exspiratorische CO_2-Kurve. Während des Transports wird die NIV zeitweise schlecht toleriert, deshalb Gabe von 15 mg Esketamin.

CAVE

Bei Sedierung ist eine besonders engmaschige Überwachung der Vigilanz und der Atemanstrengung erforderlich, es sollte Intubationsbereitschaft bestehen. Auch kann die Hämodynamik beeinträchtigt werden.

Trotzdem einmalig stärkere Agitation, Anstieg der Spontanatemzüge an der NIV, Blutdruckabfall auf 75/48, was durch Messwiederholung NiBP bestätigt wird, Pulsanstieg auf 165/min, SpO_2-Abfall auf mindestens 80 % bei eingeschränkter Messqualität während des bodengebundenen Transports. Sofort Steigerung der FiO_2 auf 1,0, Bolusgabe der VEL. Beidseits sehr leises Atemgeräusch.

Bei Check nach **DOPES-Schema** ist auf der Flow-Kurve des Beatmungsgeräts ein *air trapping* zu sehen (➤ Abb. 14.1).

Abnahme der NIV-Maske. Erneut Verneblermaske mit O_2 10 l/min, neue Dosis Salbutamol. Sonografisch Ausschluss eines Pneumothorax (➤ Abb. 14.2). Rückgang Herzfrequenz, Anstieg des Blutdrucks, SpO_2 91 %. Weitertransport unter 10 l/min Sauerstoffgabe zur Klinik, allenfalls minimale Besserung der Dyspnoe, Patient klinisch weiter angestrengt, etwas langsamere Atemfrequenz.

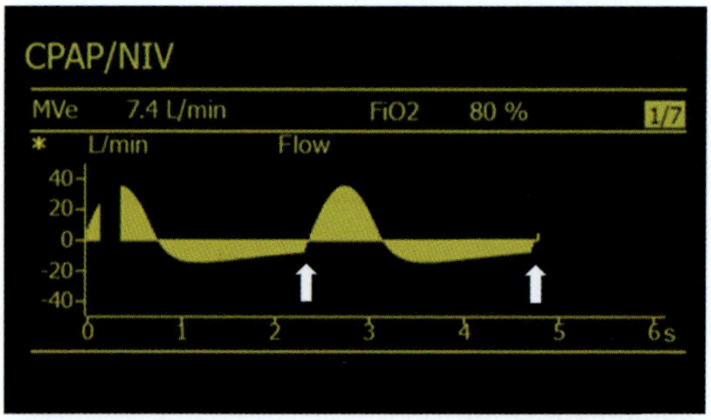

Abb. 14.1 Flow-Kurve bei NIV im CPAP-Modus (Draeger Oxylog 3000). Der exspiratorische Teil der Kurve (unter der Nullinie) zeigt an, dass der exspiratorische Atemfluss noch nicht auf 0 ist, wenn die nächste Einatmung beginnt (weiße Pfeile): Dynamische Hyperinflation oder Air Trapping. Eine längere Exspirationszeit ist notwendig. Notfalls zur Entlastung NIV-Maske entfernen. [P1446]

MERKE

Sonografie

Es gibt kein charakteristisches sonoanatomisches Korrelat eines schweren Asthmaanfalls. Vielmehr ist ein Normalbefund zu erwarten (➤ Abb. 14.2), allenfalls eine verminderte Lungenexkursion. Dementsprechend liegt die Rolle der Sonografie hier eher im Ausschluss von Differenzialdiagnosen und Komplikationen:

- Der Nachweis von A-Linien und Lungengleiten schließt an der geschallten Stelle einen Pneumothorax aus. **Cave:** Bei schwerer Bronchoobstruktion kann das Lungengleiten stark vermindert und schwer erkennbar sein. Hier hilft der M-Mode weiter **(Seashore Sign).** Alternativ beweisen ein sichtbarer Lungenpuls im

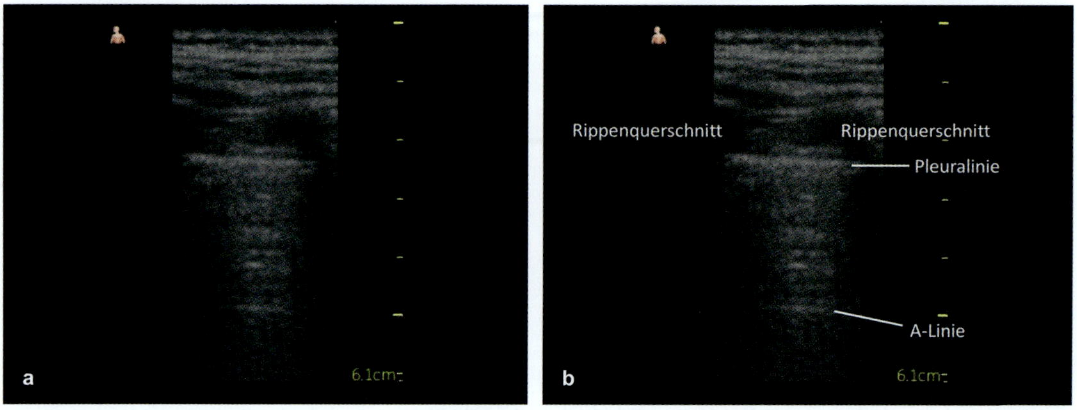

Abb. 14.2 Lungensonografie, Normalbefund. Hyperechogene horizontale Pleuralinie unterhalb der Rippenquerschnitte, horizontale Reverberationsartefakte zeigen Luft jenseits der Pleura an. Im bewegten Bild beweist der Nachweis eines Lungengleitens, dass die Pleurablätter einander anliegen: kein Pneumothorax. a) Ohne Beschriftung, b) mit Beschriftung. [P1446]

B-Bild oder M-Mode oder das Vorhandensein von B-Linien, dass die Pleurablätter einander anliegen, und schließen daher einen Pneumothorax ebenfalls aus.

- Das Fehlen von B-Linien schließt eine relevante kardiale Stauung als Differenzialdiagnose aus.
- Infiltrate im Sinne einer Pneumonie bzw. Superinfektion bei infektexazerbiertem Asthma treten als Konsolidierung in Erscheinung.

Sollte in der Lungensonografie doch eine pulmonale Stauung nachweisbar sein, ist ein fokussierter kardialer Ultraschall indiziert (➤ Kap. 12). Ansonsten hilft in der Überwachung der Therapie die kardiale Sonografie in Kombination mit der Darstellung der V. cava inferior die Mitbeurteilung der Hämodynamik und des Volumenstatus. Letzteres ist in diesem Kontext eher nachrangig und kommt allenfalls z. B. auf dem Transport vor Anästhesieeinleitung oder bei schwerer hämodynamischer Kompromittierung infrage.

14.4 Klinischer Verlauf

Aufnahme auf Intensivstation. Wohl zügige Besserung der Oxygenierung, der Patient erhält weiterhin engmaschige Inhalationstherapie via Vernebler, die NIV-Therapie wurde mit High-Flow-Sauerstoff und FiO_2 zwischen 0,4 und 0,5 ergänzt, für weitere 1,5 Tage besteht Intubationsbereitschaft, die invasive Beatmung kann letztlich jedoch vermieden werden. Zur Sedation werden Opiate genutzt. Die i. v.-Steroidgabe wird fortgesetzt. Infektlabor ist bis auf eine Leukozytose unauffällig. Stationärer Aufenthalt eine Woche, eine Wiederaufnahme zur weiteren Diagnostik und Einstellung ist geplant.

14.5 Tops und Flops

Zu den Tops zählen die besonders gute, vorausschauende Zusammenarbeit der Teams (RTW, NEF) und zügige Basismaßnahmen mit Etablierung des Monitorings und der typischen Inhalativa.

Zur Sedierung wurde eine für diesen Patienten wahrscheinlich nichtdissoziative Esketamin-Dosis im unteren Dosisbereich gewählt. Während internationale Autoren mit Sedation im lebensbedrohlichen Anfall großzügig sind, herrscht in Deutschland größere Zurückhaltung. So spricht sich die neue S2k-Leitlinie sogar dagegen aus: „Sedativa und Anxiolytika wirken atemdepressiv und vermindern das Dyspnoe-Empfinden, ohne dass eine objektive Besserung bewiesen ist." Dementsprechend zwiegespalten fiel die Dosierung aus. Agitation und dynamische Hyperinflation an der NIV haben den Zustand aggraviert, sodass die NIV abgebrochen werden musste. Mit mehr Anwendungserfahrung würde ich aus heutiger Sicht bei einem künftigen Einsatz Esketamin sogar großzügiger titrieren. Wegen der Gefahr, einem Patienten, der in die atemmuskuläre Erschöpfung geht, die letzte respiratorische und auch hämodynamische Kompensation zu nehmen, ist hier jedoch allergrößte Vorsicht geboten.

Die hämodynamische Komponente, insbesondere den Flüssigkeitsmangel, hatte ich nicht in der Ausprägung erwartet.

RED FLAGS

Eine hämodynamische Beeintraächtigung kann bedingt sein durch: Tachykardie; Azidose; dynamische Hyperinflation; Spannungspneumothorax, Sedierung, aber auch eine Anaphylaxie.

Die Sonografie war überaus hilfreich, bei der Dekompensation unter Transport einen zügigen Überblick sowohl hämodynamisch (leere Herzhöhlen) als auch respiratorisch (Ausschluss Pneumothorax) zu gewinnen. Deren sinnvolles Timing hilft, die noch heterogene Akzeptanz und Implementierung im Rettungsdienst zu steigern: Die Sonografie ist beim jungen Asthmapatienten mit dieser sehr suggestiven Anamnese initial nachrangig nach respiratorischen Maßnahmen, bei der Dekompensation jedoch eine wichtige Ergänzung, besonders da der Pneumothorax eine gefährliche Komplikation darstellt und sich aber sonografisch schnell ausschließen lässt.

14

Was wäre, wenn …

- … der Patient deutlich älter wäre?
  - Mit höherem Alter treten zunehmend Komorbiditäten auf, sodass bei der Gabe von β-Agonisten kardiale Erkrankungen berücksichtigt werden müssen: Die Begleittachykardie kann sich hämodynamisch stärker auswirken.
- … es unter der Therapie vermehrt zu Arrhythmien kommen würde?
  - Bei vermehrten Herzrhythmusstörungen an Hypokaliämie denken, welche durch die β2-Stimulation und den folgenden Kalium-Shift nach intrazellulär bedingt ist, besonders, wenn eine respiratorische Azidose durch die medikamentöse und/oder NIV/Therapie ausgeglichen wird.
- … der Patient doch weiter dekompensieren und eine Intubation unumgänglich erscheinen würde?
  - Bei weiterer Dekompensation und invasiver Beatmungspflichtigkeit ist trotz der Dringlichkeit auf gute Vorbereitung zu achten: *Resuscitate before you intubate* – Ausgleich eines Flüssigkeitsdefizits (Sonografie hilft bei der Abschätzung), Vasopressoren bereithalten für die Post-Intubations-Hypotension. Auswahl eines großen Endotrachealtubus (geringerer Flusswiderstand, spätere Notwendigkeit von Bronchoskopien).
- … sich die Bronchoobstruktion nach Intubation und unter invasiver Beatmung nicht bessern würde?
  - Die Beatmungsstrategie nach Intubation ist ebenfalls herausfordernd und benötigt Erfahrung. Beim beatmeten Patienten steht als potente zusätzliche Therapiemöglichkeit noch die Verwendung inhalativer Anästhetika zur Verfügung. Sind diese in der Notaufnahme nicht verfügbar, kann bei der Voranmeldung eine direkte Aufnahme auf der Intensivstation gemeinsam erwogen werden.
- … die Symptome weniger schwer wären, als zu Beginn gedacht?
  - Bei leichteren Symptomen und nicht lebensbedrohlichem Asthma stellt sich die Frage nach Behandlung vor Ort ohne Kliniktransport. Dies ist eine Einzelfallentscheidung, die Leitlinien geben für diesen speziellen Fall keine eindeutige Empfehlung.

Zusammenfassung

- Beim lebensbedrohlichen Asthmaanfall sind schwere Zyanose, hohe, dann abnehmende Atemfrequenz, zunehmende Hyperkanpie in der NIV Alarmzeichen.
- Die bronchodilatative Therapie besteht aus inhalativem Salbutamol und Ipratropiumbromid, Terbutalin subkutan, Magnesium intravenös. Antientzündlich Prednisolon intravenös.
- Die respiratorische Therapie erfolgt im Sauerstoff, NIV und im Extremfall Intubation.
- Die dynamische Hyperinflation kann hämodynamische Nebenwirkungen haben.
- Sonografie hilft, andere Differenzialdiagnosen und Komplikationen auszuschließen.
- Die Atemfrequenz und klinische Einschätzung sind wichtige Verlaufsparameter. Die Kapnografie an NIV und invasiver Beatmung hilft bei der Einschätzung der Obstruktion.

LITERATUR

Demi L, Wolfram F, Klersy C et al. New International Guidelines and Consensus on the Use of Lung Ultrasound. J Ultrasound Med 2023; 42: 309–344.

Harnisch L-O, Roessler M. Präklinische Versorgung von Patienten mit Asthma und COPD. Anästh Intensivmed 2022; 63: 523–534.

Jarman RD, Colclough A, Bøtker M et al. EFSUMB Clinical Practice Guidelines for Point-of-Care Ultrasound: Part One (Common Heart and Pulmonary Applications). Long Version. Ultraschall Med – Eur J Ultrasound 2022; 44: e1–24.

Lommatzsch M et al. S2k-Leitlinie zur fachärztlichen Diagnostik und Therapie von Asthma 2023. https://register.awmf.org/assets/guidelines/020-009l_S2k_Facharzliche-Diagnostik-Therapie-von-Asthma_2023-03.pdf (letzter Zugriff 01.02.2024)

Volpicelli G, Elbarbary M, Blaivas M et al. International evidence-based recommendations for point-of-care lung ultrasound. Intensive Care Med 2012; 38: 577–591.

FOAMed-Links

https://emcrit.org/ibcc/asthma/ (letzter Zugriff 01.02.2024)

https://emcrit.org/pulmcrit/crashing-asthmatic/ (letzter Zugriff 01.02.2024)

https://nerdfallmedizin.blog/2020/11/28/asthma-und-lebensbedrohliche-anfalle/ (letzter Zugriff 01.02.2024)

KAPITEL

15 Das Chamäleon

Felix Rockmann

Fallbericht

Alarmierung und Anfahrt

Die Ehefrau alarmiert die Integrierte Leitstelle (ILS) mit folgendem Meldebild: Ihr Lebenspartner habe seit 1 h zunehmend Atemnot, sei 65 Jahre alt und sie mache sich Sorgen, wohingegen er (der Patient) dies zunächst nicht so gesehen habe, jetzt aber zunehmend mehr Luftnot habe.

Es erfolgt die Notarztalarmierung im Rendezvous-System (NEF-RTW) um 14:32 Uhr, das Eintreffen des NEF um 14:46 Uhr und des RTW 2 min später.

Eintreffen

Aufgrund der kritischen Alarmmeldung wird neben der Standardausrüstung auch der Beatmungskoffer mitgeführt, um eine transportable Sauerstofftherapie zur Verfügung zu haben. Das Team wird an der Haustür von der Ehefrau in Empfang genommen, diese führt die Einsatzkräfte in das Wohnzimmer.

Ersteindruck

Männlicher Patient, hohe Atemfrequenz (> 20/min), aufrecht auf der Couch sitzend. Er klagt „er bekomme keine Luft", Fenster ist offen, Ehepartnerin besorgt: „Nichts hilft!" (➤ Tab. 15.1)

Verdachtsdiagnose und Differenzialdiagnosen

- Pneumonie
- Einfacher viraler Infekt
- Kardiale Dekompensation (+/– akutes Koronarsyndrom)
- Lungenarterienembolie
- Obstruktive Exazerbation einer Lungenerkrankung
- Psychische Dekompensation

Tab. 15.1 SSSS-Schema

Scene	Privates häusliches Umfeld
Safety	Keine Hinweise auf mögliche Gefährdungen
Situation	Patient sitzt auf dem Sofa im Wohnzimmer
Support	Einsatzkräfte ausreichend

15.1 Präklinische Therapie

Die präklinische Therapie richtet sich hier nach den Vitalparametern, insbesondere nach Atemfrequenz und Sättigung (➤ Tab. 15.2).

Ein i. v.-Zugang sowie ein Basismonitoring werden etabliert.

Zunächst wird ein Drei-Kanal-EKG angelegt (➤ Abb. 15.1).

DIAGNOSE

Atemnot unklarer Ursache, begleitende Kreislaufreaktion mit Tachykardie (im Rahmen einer Lungenarterienembolie/LAE)

In den nachfolgenden Minuten wird ein 12-Kanal EKG geschrieben, das bis auf die Tachykardie keine signifikanten Befunde zeigt (➤ Abb. 15.2).

Weitere eingeleiteten Maßnahmen:

1. Sauerstoffgabe, Ziel-SaO_2 > 95 %
2. Beruhigung des Patienten

3. Entscheidung zur stationären Einweisung (Grund: drei Vitalparameter außerhalb des Normbereichs: HF, SaO_2 und AF)
4. Gabe von 1 mg Morphin i. v. zur Optimierung der Atemnot

Tab. 15.2 X-ABCDE

X-ABCDE	Beschreibung	Maßnahme
e**X**sangiation	Keine Hinweise für Blutung	
Airway	Offen	
Breathing	Erhöhte Atemfrequenz	Bei Sauerstoffsättigung < 92 % Gabe von O_2
Circulation	Tachykardie mit 125/min	Etablierung eines i. v.-Zugangs zur weiteren Therapie
Disability	Wach, orientiert, gestresst	
Exposure & **E**nvironment	Patient in Hose und Unterhemd	

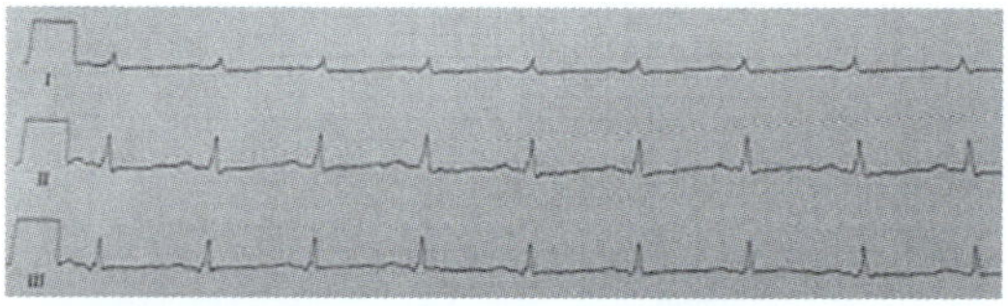

Abb. 15.1 Sinusrhythmus, Tachykardie mit 127/min. In den gezeigten Extremitätenabbildungen finden sich keine signifikanten ST-Streckenveränderungen. [P167]

15.2 Anamnese und weitere körperliche Untersuchung

Der Patient berichtet über einen Infekt der oberen Atemwege. Er sei seit 3 Tagen bettlägrig gewesen, heute Morgen sei es ihm eigentlich schon besser gegangen. Er habe kein Fieber mehr, jedoch seit einigen Tagen Husten, heute seien ihm nach dem Aufstehen auch Blutschlieren im Sputum aufgefallen.

Weiterhin berichtet er über „Wasser in den Beinen" schon seit Jahren, daher seien seine beiden Beine geschwollen. Er habe heute Vormittag nochmals ca. 1 h geschlafen, sei dann aufgewacht und zur Toilette gegangen. Nach der Rückkehr habe er dann immer mehr Atemnot verspürt.

Er habe aktuell keine Thoraxschmerzen und keine typischen AP-Beschwerden heute oder in der Vergangenheit gehabt. Als Vorerkrankungen können ein Bluthochdruck sowie eine Sprunggelenksfraktur rechts vor einem Jahr eruiert werden. ➤ Tab. 15.3.

Körperliche Untersuchung

- Tachykard (HF 120/min), reine Herztöne, kein Herzgeräusch, RR 115/78 mmHg
- Lunge seitengleich belüftet, tachypnoeisch 25/min, SaO_2 92 % bei Raumluft, Nutzung der Atemhilfsmuskulatur
- Abdomen weich, kein Druckschmerz, gebläht, spärliche Darmgeräusche
- Extremitäten: beidseits mäßige prätibiale Ödeme, keine offensichtliche Beinumfangsvermehrung
- Haut: blasses Hautkolorit, feucht, kühl

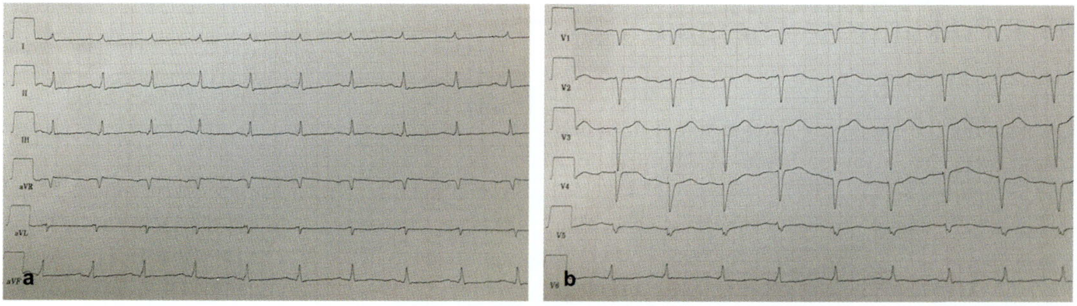

Abb. 15.2 12-Kanal-EKG: Sinusrhythmus, f = 127/min, verzögerter R/S Umschlag, keine signifikanten Erregungsrückbildungsstörungen [P167]

Tab. 15.3 SAMPLER

SAMPLER	Beschreibung
Symptome und Befunde	Dyspnoe nach initialer Besserung eines Infekts der oberen Atemwege mit Tachykardie und Tachypnoe
Allergien	Allergie gegen Haselnusspollen, keine gegen Medikamente
Medikation	Amlodipin 10 mg 1-0-0 Sinupret seit einigen Tagen
Patientenvorgeschichte	Bluthochdruck Sprunggelenksfraktur rechts vor einem Jahr (Unfall)
Letzte Mahlzeit	Vor 4 h
Ereignisse direkt vor dem Notfall	Toilettengang habe die Beschwerden ausgelöst/deutlich verschlimmert.
Risikofaktoren	Keine

15.3 Zielklinik und Transport

Vor der Abfahrt erfolgt ein Team-Time-out:
- Aktuelles Bild: Patient mit Atemnot
- Potenzielle Gefahr: respiratorische Erschöpfung mit sekundärem Herz-Kreislauf-Versagen → Reanimation
- Besondere Aufgaben: Reduzierung des Sauerstoffverbrauchs (Ruhe, Senkung der Atemarbeit, Reduktion von körperlichem und psychischem Stress)

Als Zielklinik wird das nächste Krankenhaus mit einer möglichen intensivmedizinischen Versorgung gewählt. Der Patient wird als stabilisiert, aber überwachungspflichtig über die ILS angemeldet.

Hier wird besonderer Wert auf die Übermittlung der Ankunftszeit und der Sauerstoffpflichtigkeit des Patienten gelegt.

Der Patient wird liegend mit erhöhtem Oberkörper transportiert. Die weitere medikamentöse Versorgung für und während des Transports beinhaltet:
- Weiter Morphin: titriert 1 mg i. v. als Bolus (bis 5 mg i. v.)
- Antiemetikum: z. B. Dimenhydrinat 62 mg i. v. als Kurzinfusion (zusätzlich sedierende Wirkung) oder Metoclopramid 10 mg i. v. (als Antiemetikum zugelassen), Setrone als Reservemedikation (keine Zulassung zur Primärtherapie der Übelkeit außerhalb der perioperativen Therapie – PONV und der Chemotherapie induzierten Übelkeit)
- Sauerstoffgabe: Ziel-SaO_2 > 95 %
- Im Verlauf (DDs bedenken) Heparin i. v. (gewichtsdaptiert min. 18 IE/kg KG)

15.4 Klinischer Verlauf

Entscheidend für die weitere Versorgung ist die Bearbeitung der Differenzialdiagnosen noch während des Einsatzes, soweit dies möglich ist: Die objektivierbare erniedrigte Sättigung lässt die **psychische Dekompensation** als Differenzialdiagnose zurücktreten. Ebenso zeigt sich im EKG keine ST-Veränderung. Zusammen mit fehlenden typischen Symptomen der Angina pectoris macht dies die Differenzialdiagnose **„akutes Koronarsyndrom“** ebenfalls weniger wahrscheinlich.

Der Patient hat kein Fieber, keinen eitrigen Auswurf und die Symptome hatten sich (laut Aussagen von Patienten und Ehefrau) bis heute Morgen eher verbessert. Damit ist die **Lungenentzündung** ebenfalls nicht wahrscheinlich.

In der Auskultation ist keine Obstruktion aufgefallen, sodass eine **obstruktive Lungenerkrankung** als Differenzialdiagnose auch nicht wahrscheinlich ist.

Die **kardiale Dekompensation** ist sicherlich eine signifikante Differenzialdiagnose (geschwollene Beine), anamnestisch ist jedoch das rasche Einsetzen der Beschwerden hier nicht passend.

Um die Differenzialdiagnose **„Lungenarterienembolie“** besser fassen zu können, kann bereits präklinisch der sog. Wells Score angewendet werden (➤ Tab. 15.4).

Hier zeigt sich ein Score von mindestens 3 (Hämoptysen, Immobilisation, Tachykardie) und somit eine hohe Wahrscheinlichkeit.

Die definitive Diagnose einer Lungenarterienembolie konnte klinisch im Thorax-CT bestätigt werden.

Tab. 15.4 Vereinfachte Wells-Kriterien zur Lungenembolie-Diagnose [F993-001]

Kriterium	Punktwert
Klinische Zeichen einer tiefen Beinvenenthrombose (TVT)	1
Andere Diagnosen unwahrscheinlich	1
Immobilisation > 3 Tage oder operativer Eingriff in den letzten 4 Wochen	1
Herzfrequenz > 100/min	1
Lungenembolie oder Venenthrombose in der Vorgeschichte	1
Hämoptyse	1
Malignom/Neoplasie	1
Beurteilung: 0–1 Punkt: Lungenembolie unwahrscheinlich ≥ 2 Punkte: Lungenembolie wahrscheinlich	

15.5 Tops und Flops

Entscheidend für die Entdeckung von Lungenarterienembolien ist die Einbeziehung dieses Krankheitsbildes in die Differenzialdiagnose und die konsequente Abarbeitung dieser Differenzialdiagnose im weiteren (prä-)klinischen Setup. Niemals die D-Dimere (in der Präklinik sowieso nicht zur Verfügung stehend), sondern die klinische Wahrscheinlichkeit (mittels Wells oder Geneva Score) sind hier zielführend.

Die Differenzialdiagnose sollte immer dokumentiert und bei der klinischen Übergabe genannt werden, gerade in Fällen wie dieser, bei der einige andere Möglichkeiten ebenfalls zu betrachten waren.

Die Lungenarterienembolie wird weiterhin sowohl präklinisch wie auch klinisch immer noch unterdiagnostiziert.

MERKE

Die Lungenarterienembolie (LAE) ist eine wesentliche Differenzialdiagnose bei der Atemnot oder Kreislaufinsuffizienz. Die Abklärung beginnt mit der Bestimmung der klinischen Wahrscheinlichkeit und der Weitergabe dieser Information an den klinischen Weiterbehandelnden!

Was wäre, wenn …

- … der Patient sich verschlechtert hätte?
  - Zunächst wird weiter nach ABCD-Schema vorgegangen:
    - Die Sauerstoffmenge wird erhöht, um eine ausreichende Oxygenierung zu erreichen.
    - Eine (primär nichtinvasive) Notfallbeatmung kann nötig werden.
    - Beim Herz-Kreislauf-Stillstand wird nach den bekannten Reanimationsalgorithmen vorgegangen. Hier muss dann bei einer LAE auch frühzeitig an eine Lyse-Therapie gedacht werden, auch präklinisch. Im Anschluss muss mindestens 60 min wiederbelebt werden.
  - Bei einer erhöhten Wahrscheinlichkeit für eine LAE ist das venöse Loading elementar, um den Preload für den rechten Ventrikel zu verbessern und die relative Trikuspidalinsuffizienz zu erniedrigen.
- … der Patient im EKG einen Hinweis für eine kardiale Ischämie gehabt hätte?
  - Hier ist die Flüssigkeitsbeladung kontraindiziert.
  - Hier hätte also eine Therapie mit ASS, Heparin, Morphin und Furosemid (zur kardialen Entlastung) eine zentrale Rolle gespielt.
- … der Patient Fieber gehabt hätte (Pneumonie)?
  - Hier wäre wieder eine Flüssigkeitsgabe indiziert gewesen.
  - Hier hätte unbedingt an die Temperatursenkung bereits präklinisch gedacht werden müssen: Jede Senkung der Temperatur erniedrigt den Sauerstoffverbrauch!

Zusammenfassung

- Die wichtigste Regel für die Lungenarterienembolie ist das Daran-Denken.
- Wenn man an die Lungenarterienembolie denkt, ist die Anwendung eines Risiko-Scores zielführend und zwingend.
- Bei der Kreislaufinsuffizienz ist die Flüssigkeitsgabe (Erhöhung der Vorlast) wichtig und hilfreich.
- In der Reanimationssituation bei einer Lungenarterienembolie wird die die Lyse so früh wie möglich begonnen und die Reanimationsmaßnahme ausreichend lange weitergeführt.

LITERATUR

Carstens E, Eismann H, Flentje M et al. Medikamentöse Ausstattung arztbesetzter Rettungsmittel – ist eine präklinische Therapie nach aktuellen Leitlinien möglich? Notf Rett Med 2022: 1–10.

Everding S, Romer S, Bohn A et al. Klinische Praxis der systemischen Lyse unter prähospitaler Reanimation. Erfolgs- und Komplikationsraten. Med Klin Intensivmed Notfmed 2015; 110(6): 445–451.

Konstantinides SV, Meyer G, Becattini C et al. 2019 ESC Guidelines for the diagnosis and management of acute pulmonary embolism developed in collaboration with the European Respiratory Society (ERS). Eur Heart J 2020; 41(4): 543–603.

Linnemann B, Blank W, Doenst T et al. Diagnostik und Therapie der Venenthrombose und Lungenembolie – AWMF-S2k-Leitlinie. AWMF; 2023 14.2.2023. Report No.: AWMF-Register Nr. 065/002.

Pilarczyk K, El Mokhtari NE, Fleischmann T et al. Diagnostik und Therapie der akuten Lungenembolie. Notfall + Rettungsmedizin 2020; 23(8): 645–57.

KAPITEL

16 Breathe

Felix Rockmann

Fallbericht

Alarmierung und Anfahrt

Um 7:15 Uhr erfolgt die Alarmierung der Integrierten Leitstelle (ILS) durch den Sohn des Patienten: Sein Vater leide seit ca. 1 h an deutlich zunehmender Atemnot. Er habe keine Schmerzen, aber die Atemnot werde immer stärker, er könne weder liegen noch sitzen und ringe nach Luft. Dies habe sich in den letzten 2 h massiv verschlechtert.

Es erfolgt die Alarmierung eines NEF und eines RTWs, das NEF trifft gegen 7:27 Uhr am Einsatzort ein.

Eintreffen

Neben dem Kreislaufkoffer wird beim Meldebild „Atemnot" auch das Beatmungsgerät zum Patienten mitgenommen. Der Sohn öffnet die Haustür, es riecht nach kaltem Rauch. Der Patient sitzt in Kutschbockhaltung im Unterhemd und Jogginghose schwer atmend in der Küche.

Ersteindruck

Die erstversorgende Notärztin und der Notfallsanitäter sehen einen leicht übergewichtigen 78-jährigen Patienten mit peripherer Zyanose, nach Luft ringend, am Tisch sitzen.

Der Patient kann kaum sprechen und bekommt nur einige wenig zusammenhängende Worte heraus. Er ist am Ende seiner Kräfte und japst: „Hilfe, Hilfe!"

In dieser Situation ist initial auf folgende Aspekte zu achten: Die Atemnot ist ausgeprägt, muss aber trotzdem objektiviert werden. Die Sauerstoffsättigung und die Atemfrequenz sind hier entscheidende Parameter. Diese wird mit 88 % Sauerstoffsättigung und einer AF von 38/min objektiviert. Insbesondere die SpO_2-Messung an den Fingern kann bei starker Zentralisation beeinträchtigt sein. Hierzu stehen meist entweder „Stirnklebeelektroden" oder Ohrläppchen-Messsonden, die auch in die Nase geklemmt werden können, zur Verfügung.

Ist die Sauerstoffsättigung nicht gut ableitbar, ist sie in der Regel niedrig. Hier sollte man nicht zu viel Zeit verlieren. Zudem kann das Gehirn als sauerstoffsensitivstes Organ zur groben Beurteilung der Sauerstoffversorgung dienen: Gibt es keine andere Ursache für eine zunehmende Bewusstseinseintrübung oder gar einen Bewusstseinsverlust, ist die Sauerstoffversorgung definitiv als kritisch zu betrachten.

Die Situation ist kritisch und kann sich in kurzer Zeit bis hin zum Bewusstseinsverlust und Reanimation verschlechtern. Daher sind die aufmerksame klinische Verlaufsbeobachtung, der kontinuierliche verbale Kontakt zur Beruhigung und auch zur Information des Patienten essenziell. ➤ Tab. 16.1.

Verdachtsdiagnose und Differenzialdiagnosen

Lungenödem (+/– einem akutem Koronarsyndrom). Exazerbation einer obstruktiven Lungenerkrankung.

Tab. 16.1 SSSS-Schema

Scene	Privates häusliches Umfeld
Safety	Keine Hinweise auf mögliche Gefährdungen
Situation	Patient sitzt in der Küche am Tisch, nach Luft ringend.
Support	Einsatzkräfte ausreichend

16.1 Präklinische Therapie

Die präklinische Therapie beginnt zunächst mit der hochdosierten Sauerstoffgabe: Auch bei einer akut exazerbierten COPD mit CO_2-Retention ist diese indiziert, um eine Sauerstoffsättigung von 92–94 % zu erreichen. Weiterhin sollte möglichst rasch ein i. v.-Zugang etabliert werden, um eine weitere Therapie zu ermöglichen. ➤ Tab. 16.2.

MERKE

Sauerstoffgabe ist **die** Therapie bei Atemnot **und** niedriger Sättigung! Aber auch Sauerstoff ist ein Medikament, das adäquat dosiert werden muss! Die „Zieldosis" ist eine Sauerstoffsättigung von 92 % bis maximal 94 %!

Obwohl eine der Differenzialdiagnosen das akute Koronarsyndrom ist und hier die Diagnose „STEMI" die weitere klinische Versorgung relevant mitbestimmt, ist die Ableitung eines EKGs in der primären Versorgungsphase sehr häufig kaum möglich. Daher sollte dies erst nach der primären Stabilisierung erfolgen. Denkt man an die klinische Versorgung des Patienten, ist eine Herzkatheteruntersuchung ohne ausreichende Oxygenierung (und die Möglichkeit, flach auf dem Herzkathetertisch zu liegen) unmöglich.

Tab. 16.2 X-ABCDE

X-ABCDE	Beschreibung	Maßnahme
e**X**sangiation	Keine Hinweise für Blutung	
Airway	Offen	
Breathing	Ausgeprägte Dyspnoe	Sauerstoffgabe, ggf. NIV, Abschirmung/Senkung des Sauerstoffverbrauchs: Morphin
Circulation	Tachykard	
Disability	Wach, schweißig, gestresst	Psychische Betreuung
Exposure & **E**nvironment	Patient im Unterhemd	

MERKE

Um ein aussagekräftiges EKG zu erhalten, muss der Patient **ruhig liegen/sitzen** können. Die primäre Stabilisierung der Atmung hat daher höchste Priorität. Treat first, what kills first!

In der Erstversorgungsphase ist die Abarbeitung der beiden Hauptdifferenzialdiagnosen (kardiale Dekompensation und Exazerbation einer obstruktiven Lungenerkrankung) von zentraler Bedeutung.

Hierzu dienen die fokussierte Untersuchung und anamnestische Bausteine (➤ Tab. 16.3).

Bei dem Patienten bestehen ausgeprägte basale Rasselgeräusche beidseits!

DIAGNOSE

(Kardiales) Lungenödem

Bevor eine ausführliche Anamnese mit dem Patienten selbst möglich ist, ist eine weitere Therapie vonnöten. Hierzu gehören (dem Blutdruck angepasst) Furosemid 20–40 mg i. v. und Morphin 1–3 mg i. v. oder Midazolam 1–2 mg i. v.

Tab. 16.3 Differenzialdiagnostik Lungenödem vs. obstruktive Lungenerkrankung

	Lungenödem/kardiale Dekompensation	Dekompensation obstruktive Lungenerkrankung
Auskultation	Grobblasige Rasselgeräusche basal, hochstehende Zwerchfelle, endexspiratorisches Giemen möglich (Obstruktion durch Wassereinlagerung in den Bronchien)	Keine Rasselgeräusche, Silent Lung oder deutliches endexspiratorisches Giemen, tiefstehende Zwerchfelle
Peripherie	Häufig prätibiale Ödeme	Selten periphere Ödeme

MERKE

Die Therapie mit Morphin hat multiple positive Wirkungen auf die Symptomatik „lufthungriger" Patienten. Morphin beruhigt, senkt so den Sauerstoffverbrauch und erweitert das pulmonale Gefäßbett, sorgt damit für eine kardiale Entlastung (des rechten Ventrikels) und fördert somit auch die Sauerstoffaufnahme.

Daher sollte Morphin (richtig dosiert) früh und als erste Wahl eingesetzt werden. Hier kann notfalls auch eine Therapie subkutan erfolgen, wenn die Etablierung eines i.v.-Zugangs herausfordernd ist.

Der Patient bessert sich klinisch kaum, er ist weiterhin ausgeprägt tachypnoisch, wirkt jedoch auf Ansprache jetzt deutlich wacher. Daher erfolgt die Entscheidung zur Atemunterstützung mittels nichtinvasiver Beatmung (NIV).

Die Einstellungen zur NIV unterscheiden sich je nach Beatmungstyp. Beim Lungenödem ist eine CPAP (*continous positive airway pressure*)-Therapie oft ausreichend, wohingegen bei der dekompensierten obstruktiven Lungenerkrankung eine druckunterstützende Therapie zu wählen ist.

Da es manchmal Mischformen gibt bzw. die Entscheidung nicht unmittelbar möglich ist, werden beide (Erst-)Einstellungen dargestellt (➤ Tab. 16.4). Die druckunterstützende Therapie ist prinzipiell auch beim kardialen Lungenödem möglich.

Tab. 16.4 Starteinstellungen der NIV. Diese müssen an den jeweiligen Patienten adaptiert werden!

	Lungenödem/kardiale Dekompensation	Dekompensation obstruktive Lungenerkrankung
PEEP (auch EPAP)	„CPAP": 8–10 mbar	5 mbar
Druckunterstützung (PS)	–	5–8 mbar (bei „PS") 10–12 mbar (bei „IPAP")
F_iO_2	30–50 % (FiO_2 nach SpO_2: hier Ziel 92–94 %)	30–50 % (FiO_2 nach SpO_2: hier Ziel 92–94 %)
Ggf. „Back-up-Frequenz" (je nach Beatmungsgerät)	–	12/min Inspirationszeit : Exspirationszeit = 1 : 2

Je nach Ausstattung des Rettungswagens kann auch nur ein Boussignac-CPAP-Ventil zur Verfügung stehen. Hier muss man (wenn der Atemdruck durch Sauerstoff aufgebracht wird) unbedingt eine COPD mit Kohlendioxidretention in der Anamnese ausschließen, da sonst eine Beeinträchtigung des Atemantriebs durch die hohen Sauerstoffkonzentrationen möglich ist. Hier ist, falls vorhanden, eine Therapie mit Druckluft ungefährlich und kann durch eine Sauerstoffbrille zur Sauerstoffsupplementation ergänzt werden.

16.2 Anamnese

Der Sohn berichtet, der Vater hätte eine bekannte Herzschwäche und in den letzten 3 Monaten immer wieder „Wasser in der Lunge" gehabt. Er sei deswegen bereits mehrfach im Krankenhaus gewesen. Einen Herzinfarkt hätte er jedoch noch nicht gehabt. ➤ Tab. 16.5.

Nach der Stabilisierung des Patienten unter der NIV-Therapie wird noch ein EKG ergänzt. Hier zeigt

Tab. 16.5 SAMPLER

SAMPLER	Beschreibung
Symptome und Befunde	Seit ca. 2 h deutlich zunehmende Atemnot, die jedoch seit einigen Tagen bereits zu einer Einschränkung der Belastbarkeit geführt habe
Allergien	Keine
Medikation	Bisoprolol 2,5 mg 1-0-0 Amlodipin 5 mg 1-0-0 Furosemid 20 mg 1-1-0 Spironolakton 12,5 mg 1-0-0 Enalapril 2,5 mg 1-0-0 Marcumar® nach Quick
Patientenvorgeschichte	Bekannte Herzinsuffizienz, intermittierendes Vorhofflimmern
Letzte Mahlzeit	Vor 6 h
Ereignisse direkt vor dem Notfall	Am Abend vor der Verschlechterung habe es eine Familienfeier gegeben, da habe der Patient ein alkoholfreies Bier getrunken
Risikofaktoren	Ex-Nikotinabusus

sich keine signifikante ST-Streckenhebung, sodass ein Transport in die nächstgelegene Klinik erfolgen kann.

16.3 Zielklinik und Transport

Der Patient wird nach Voranmeldung für den Schockraum („78-jähriger Patient mit Atemnot, nichtinvasiv beatmet, Verdacht auf kardiale Dekompensation") transportiert. Die Übermittlung des durchgeführten EKGs ist obligatorisch.

Während des Transports ist auf folgende Punkte besonders zu achten:

- Sättigungsziel erreicht, Anpassung des FiO_2 nötig?
- Atemfrequenz dokumentieren
- Kontinuierliches Monitoring der Vigilanz: Ist eine regelhafte Kommunikation mit dem Patienten weiterhin möglich?
- Lagerung adäquat (aufrecht sitzend)
- Ergänzende (medikamentöse) Maßnahmen nötig:
  - Re-Gabe von Furosemid
  - Bei erhöhtem Blutdruck: Nitroglyzerin-Spray (1–2 Hübe) → venöses Pooling, Entlastung des Herzens durch Umverteilung der Blutmenge
  - Morphin (i. v., ggf. s. c.) oder Midazolam i. v.
  - Auftretende Übelkeit (z. B. durch Luftschlucken): antiemetische Therapie, z. B. mit Metoclopramid

16.4 Klinischer Verlauf

Der stabilisierte Patient wird (wegen der NIV-Beatmung) im Schockraum übergeben. Hierbei werden die anamnestischen Angaben ergänzt durch das ABCDE-Schema. Besonders ist auf die Übergabe der Beatmungseinstellungen, die letzte Modifikation dieser Einstellungen und die durchgeführte medikamentöse Therapie einzugehen. Im Schockraum wird die NIV-Beatmung fortgeführt, ein Urindauerkatheter angelegt und nach Erhalt der ersten Blutgasanalyse eine Kaliumsubstitution eingeleitet. In der EKG-Kontrolle zeigt sich weiterhin keine ST-Streckenveränderung. In den ersten 6 h kann der Patient durch eine Minus-Bilanz von 3 l deutlich stabilisiert werden, im Verlauf wird eine Aortenklappenstenose diagnostiziert und für einen zeitnahen minimalinvasiven Klappenersatz vorbereitet.

Der Patient kann nach 5 Tagen Behandlung rekompensiert wieder entlassen werden. Er wird sich in ca. 3 Wochen zur Klappentherapie vorstellen.

16.5 Tops und Flops

Entscheidend für die erfolgreiche Behandlung war die rasche Differenzierung der Ursache der Atemnot: Liegt eine kardiale oder pulmonale Ursache der Atemnot zugrunde?

Wichtig ist hier insbesondere der Teamaspekt, da gerade in der initialen Versorgungsphase viele Dinge gleichzeitig adressiert werden müssen. Hier muss das Vorort-Behandlungsteam ausgesprochen gut kooperieren. Gerade in den ersten Minuten sind folgende Arbeitsschritte entscheidend:

- Anlage eines i. v.-Zugangs
- Zügige sauerstoffsättigungsadapierte Sauerstoffgabe
- Vorbereitung der nichtinvasiven Beatmung
- Vorbereitung verschiedenster Medikamente
- Wäre ein mobiles Ultraschallgerät (Point of Care) im Rettungsdienst vorhanden, könnte die Diagnose Lungenödem schnell gestützt werden.
- Ergänzung der Anamnese

CAVE

Aktuell (2024) besteht der Hinweis, dass die Gabe von Midazolam zur Sedierung eine bessere Wirkung (im Sinne einer Morbiditätsreduktion) hat als Morphin, das über Jahrzehnte als Standard eingesetzt wurde (sog. MIMO-Trial, s. Literatur). Hier ist eine abschließende Einschätzung aktuell nicht möglich! Ein zusätzliches beruhigendes Verhalten durch das Notfallteam ist sicher immer wertvoll für den Patienten.

MERKE

Gezielte Teamabsprache und Verteilung der Aufgaben sind gerade bei Patienten mit Atemnot essenziell!

Besonders die akute weitere Verschlechterung des Patienten hin zur Bewusstlosigkeit mit weiterem Abfall der Sättigung mit Rhythmusstörungen oder vollständigem Pumpversagen mit Reanimationspflichtigkeit sind wichtige, zu erwägende Herausforderungen und lassen die Situation leicht eskalieren (zum „Flop").

Was wäre, wenn …

- … der Patient pulslos und oder apnoisch geworden wäre?
  - Dann wird der Patient nach Leitlinie reanimiert. Hierbei kommt der raschen ausreichenden Sauerstoffzufuhr eine signifikante Bedeutung zu, da anzunehmen ist, dass eine fehlende Oxygenierung für die Reanimationssituation verantwortlich ist.
- … keine NIV vorhanden gewesen wäre?
  - Dann hätte eine Therapie mit Sauerstoff über eine Atemmaske (wenn möglich mit Reservoir und idealerweise PEEP-Ventil, wenn vorhanden) durchgeführt werden müssen. Hier ist jedoch immer aufgrund der Gefahr der Sauerstoffüberdosierung und der fehlenden Atemunterstützung mit einem Atemversagen zu rechnen. Daher muss auf die Intubationsbereitschaft während der gesamten Versorgung (Aufnahme des Patienten, Verbringung in den RTW, Abfahrt bis zur Ankunft des Patienten) geachtet werden.
  - In der Klinik ist immer eine NIV-Beatmungsform möglich.

16

Zusammenfassung

- Die Diagnose Lungenödem beruht auf Anamnese und klinischer Untersuchung und kann damit in ausreichender Sicherheit für eine Anbehandlung gestellt werden.
- Unterschiedliche NIV-Beatmungsarten und -formen haben im präklinischen Einsatz die Normalisierung der Atmung (bzw. der Atemfrequenz) und damit die klinische Stabilisierung zum Ziel.
- Die technischen Skills sind überschaubar, die Durchführung einer CPAP-Therapie muss beherrscht werden. Die medikamentöse Therapie beruht auf Furosemid und Morphin/Midazolam.

LITERATUR

Dominguez-Rodriguez A, Suero-Mendez C, Burillo-Putze G et al. Midazolam versus morphine in acute cardiogenic pulmonary oedema: results of a multicentre, open-label, randomized controlled trial. Eur J Heart Fail 2022; 24(10): 1953–1962.

Gil V, Dominguez-Rodriguez A, Masip J et al. Morphine Use in the Treatment of Acute Cardiogenic Pulmonary Edema and Its Effects on Patient Outcome: A Systematic Review. Curr Heart Fail Rep 2019; 16(4): 81–88.

Westhoff M. S2k-Leitlinie Nichtinvasive Beatmung als Therapie der akuten respiratorischen Insuffizienz. AWMF. 2023.

10 Kernaussagen zur S2k-Leitlinie „Nichtinvasive Beatmung als Therapie der akuten respiratorischen Insuffizienz". Med Klin Intensivmed Notfmed. 2023.

KAPITEL

17 Akute Exazerbation macht sprachlos

Michael Reng

Fallbericht

Alarmierung und Anfahrt

22:42 Uhr: Ein Anrufer meldet über die Notrufnummer 112, seine Nachbarin habe seit mehreren Minuten heftig an die Wand geklopft. Sie sei seit Langem lungenkrank und könne seit einer Operation am Kehlkopf nicht mehr sprechen. Er habe einen Schlüssel für die Wohnung und sei zu ihr gegangen. Sie bekomme sehr schlecht Luft und braucht wohl einen Notarzt. Bei der Anfahrt treffen RTW und NEF nahezu gleichzeitig am Einsatzort ein. Der Anrufer hat die Türe zum Treppenhaus der Wohnanlage geöffnet und erwartet das Rettungsteam in der Tür zur Wohnung der Patientin im ersten Stock.

Eintreffen

22:55 Uhr: Die Patientin ist kachektisch, sitzt in der Küche ihrer Wohnung, hat ein Tracheostoma ohne Kanüle und gestikuliert aufgeregt. Auf die Frage, ob sie eine Sprechkanüle habe, schüttelt sie den Kopf heftig hin und her und hyperventiliert.

Ersteindruck

Übersichtliche Lage (➤ Tab. 17.1). Trotz der deutlichen Aufregung der Patientin können die Vitalparameter zuverlässig gemessen werden: RR 157/89 mmHg, HF 134/min, SpO_2 91 % bei Raumluft, AF 23/min, Temperatur 36,4 °C.
Pulmo: seitengleich leises Atemgeräusch mit sehr leisem, exspiratorischem Stridor, hypersonorer Klopfschall beidseits, keine pathologischen Rasselgeräusche; Cor: tachykard rhythmisch, Herztöne leise, rein; Abdomen, kein Druckschmerz, keine Abwehrspannung, spärlich Darmgeräusche, keine peripheren Ödeme, rektal nicht untersucht.

Da die Patientin immer wieder auf ihr Tracheostoma deutet, wird eine Sauerstoffbrille (4 l/min) am Hals vor dem Tracheostoma angebracht, daraufhin steigt die Sauerstoffsättigung auf 93 %.

Verdachtsdiagnose und Differenzialdiagnosen

Akute Exazerbation im Rahmen einer COPD.
Differenzialdiagnosen:

- Aspirierter Fremdkörper: weniger wahrscheinlich, da kein inspiratorischer Stridor, kein Hustenreiz
- Pneumonie: weniger wahrscheinlich wegen normaler Körpertemperatur und fehlendem produktiven Husten
- Lungenembolie: kann bei Luftnot klinisch nie sicher ausgeschlossen werden, hier aber keine die Diagnose nahelegende Ätiologie
- Kardial induzierte Luftnot

Tab. 17.1 SSSS-Schema

Scene	Eine Patientin, Wohnung der Patientin
Safety	Keine erkennbare bzw. zu erwartende Bedrohung
Situation	Luftnot bei offenem Tracheostoma, fraglich COPD
Support	Vorhandene Kräfte ausreichend

17.1 Präklinische Therapie

Sauerstoffgabe (➤ Tab. 17.2). Nach der Sauerstoffgabe bestanden weiterhin das abgeschwächte Atemgeräusch und der geringe exspiratorischer Stridor, die pulsoxymetrische Sauerstoffsättigung stieg auf 93 %, die Aufregung der Patientin persistierte.

Wegen der Tachykardie wurde davon ausgegangen, dass sich die Patientin – wie die meisten COPD-Patienten im akuten Anfall – bereits Beta-Mimetika zugeführt hatte, daher Entscheidung zur Gabe von 50 mg Prednisolon i. v.

Im 12-Kanal-EKG (im Sitzen geschrieben) zeigt sich eine Sinustachykardie ohne Erregungsrückbildungsstörungen.

Die Patientin ist weiter aufgeregt, hyperventilierend, macht Abwehrbewegungen und imitiert wiederholt „Spray-Druck-Bewegungen" vor ihrem Tracheostoma. Es scheint, sie wolle zeigen, dass sie sich bereits Sprays zugeführt hat oder dass sie ein Spray benötige. Einer der Kollegen vom Rettungsdienst hat die Idee, ein Klemmbrett mit einem unbeschriebenen Papier zu holen, legt das Klemmbrett auf den Küchentisch und drückt der Patientin einen Stift in die Hand. Diese schreibt sofort den nachfolgenden Text: „Ohne OP – Aspiriva – m – COPD" (➤ Abb. 17.1).

Tab. 17.2 X-ABCDE

X-ABCDE	Beschreibung	Maßnahme
e**X**sangiation	Kein Anhalt für relevante Blutung	Keine Maßnahme
Airway	Offenes Tracheostoma, fehlende Trachealkanüle	Ggf. bronchoskopische Inspektion von Tracheostoma und Trachea in der Klinik
Breathing	SpO_2 91 % bei Raumluft, AF 22/min	O_2 mit 4 l/min via Nasenbrille über das Tracheostoma
Circulation	RR 157/89 mmHg, HF 134/min regelmäßig, tachykard	EKG
Disability	Keine Defizite	Keine Maßnahme
Exposure & **E**nvironment	Fehlende Trachealkanüle	Bei offenem Tracheostoma ohne Anhalt für Atemwegsverlegung präklinisch keine Manipulation

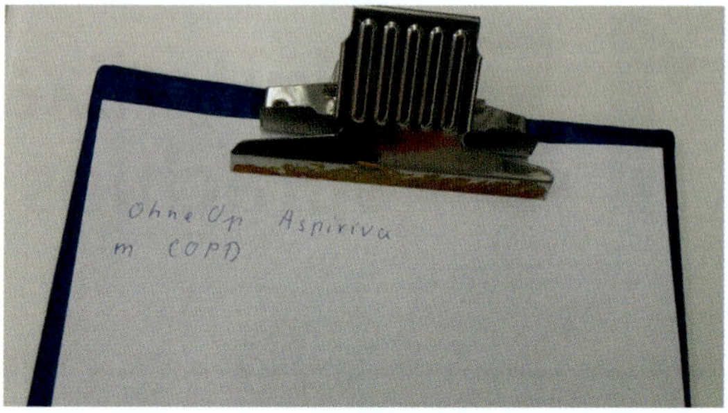

Abb. 17.1 Das hatte die Patientin „sagen" wollen. [P1433]

Nachdem die Patientin die oben genannten Worte geschrieben hat, wirkt sie deutlich ruhiger. Sie wendet sich dem Notarzt zu und antwortet nun relativ „entspannt" auf dessen Fragen, die das Geschriebene hinterfragen, mit Kopfschütteln und -nicken.

Es kann nun erfragt werden, dass die Patientin am Tag des Notarzteinsatzes morgens zu einer geplanten Operation in ein naheliegendes Krankenhaus gebracht wurde. Die Operation habe aber nicht durchgeführt werden können (welche OP warum abgesagt wurde, konnte nicht eruiert werden). Die Patientin sei deshalb wieder nach Hause geschickt worden. Dabei habe man vergessen, ihr die ins Krankenhaus mitgenommene inhalative Medikation (Spiriva® = Tiotropiumbromid) zurückzugeben. Als sie das am Abend bemerkte, bekam sie Angst, einen Anfall im Rahmen der lang bestehenden COPD zu bekommen und dabei nicht wie sonst üblich ihr Spray einsetzen zu können. Sie habe deshalb ihre Trachealkanüle entfernt und die Nachbarn durch das Klopfen an die Wand verständigt, da sie sich „aus Angst" körperlich nicht belasten wollte. Den Nachbarn konnte sie sich aber nicht verständlich machen. Diese vermuteten offenbar eine Luftnot und wussten sich nur zu helfen, indem sie den Notarzt riefen.

Im Verlauf des Anamnesegesprächs steigt die SpO_2 unter unveränderter Sauerstoffgabe auf 96 % und sinkt nach Beenden der Sauerstofftherapie auf 93 %.

DIAGNOSE

Panikattacke bei vorbekannter COPD.
Die akute Exazerbation einer COPD ist per Definition eine über mindestens 2 Tage anhaltende Verschlechterung der respiratorischen Symptome bei COPD, die – sobald die Luftnot den Patienten nicht mehr erträglich scheint – oftmals zum Einschalten des Rettungsdienstes führt. Das ist hier, soweit beurteilbar, nicht gegeben.

Ein kurzfristig, heftiges, perakutes Luftnotereignis bei COPD-Patienten muss von einer akut dekompensierten Herzinsuffizienz, einem akuten Koronarsyndrom, einer Lungenarterienembolie, von einem Pneumothorax (Ruptur einer Emphysem-Bulla) oder einer Fremdkörperaspiration differenzialdiagnostisch abgegrenzt werden. Auch eine Pneumonie ist nicht selten Ursache der Luftnot bei COPD.

„In Ruhe betrachtet" kann hier nicht von Luftnot gesprochen werden, da die ja deutlich pulmonal vorgeschädigte Patientin eine Sauerstoffsättigung von sogar 91 % unter Raumluft erreicht hatte.

17.2 Anamnese

Es kann erfragt werden, dass die Patientin seit Jahren unter einer COPD leidet und wegen eines Kehlkopfkarzinoms laryngektomiert ist. ➤ Tab. 17.3.

Anhalt für ein akutes, kardiales Geschehen ergab sich nicht. Insbesondere hat die Patientin weder jetzt noch in der Vorgeschichte thorakale Schmerzen. Beinödeme bestehen nicht und wurden bisher auch noch nie beobachtet.

Tab. 17.3 SAMPLER

SAMPLER	Beschreibung
Symptome und Befunde	Aufgeregte Patientin mit Tachypnoe, Tracheostoma ohne Kanüle, seitengleich vermindertes Atemgeräusch, Tachykardie
Allergien	Keine bekannt (Kopfschütteln)
Medikation	Spiriva inhalativ 1× tgl.
Patientenvorgeschichte	COPD, Z.n. Laryngektomie wegen Karzinom
Letzte Mahlzeit	Nicht erfragt
Ereignisse direkt vor dem Notfall	Rückfahrt mit dem Rettungsdienst aus einem Krankenhaus
Risikofaktoren	Zigaretten liegen in der Wohnung an mehreren Stellen. Nikotinabusus via Tracheostoma?

17.3 Zielklinik und Transport

Laut Leitlinie sind Kriterien für eine Hospitalisierung bei COPD:

- Schwere Dyspnoe
- Schlechter Allgemeinzustand
- Rasch progrediente Symptomatik
- Bewusstseinstrübung
- Zunahme vorbestehender Ödeme
- Instabile Komorbidität(en)
- Versagen der ambulanten Therapie
- Fehlen einer adäquaten häuslichen Versorgung

Bei kritischer Prüfung der stationären Aufnahmekriterien kommt allenfalls das Fehlen einer adäquaten häuslichen Versorgung infrage. Der klinische Verlauf erlaubt es, die Patientin vor Ort zu belassen.

17.4 Klinischer Verlauf

Die Situation hat sich nach der Klärung entspannt, die Patientin will keinesfalls erneut ins Krankenhaus und hat offenbar keine Angst mehr, weil sie eine Spritze bekommen hat (schriftlich: „Spritze gut"). Daher bleibt sie vor Ort, eine Spray-Flasche mit einem inhalativ verabreichbaren Bronchodilatator wird bei der Patientin belassen. Der Nachbar gibt zudem an, in den nächsten Tagen regelmäßig nach ihr zu sehen.

Zum Abschied greift die jetzt fast lässig wirkende Patientin eine am Rand der Küchenspüle liegende, ungeblockte Trachealkanüle, schiebt diese in ihr Tracheostoma und schaltet danach ihr Heimsauerstoffgerät ein.

17.5 Tops und Flops

Bei akuter hypoxämischer, respiratorischer Insuffizienz soll auch bei vorbestehender COPD mit Sauerstoff behandelt werden. Der primäre Einsatz von Sauerstoff in der noch „unübersichtlichen" klinischen Situation war daher richtig.

Die Inhalation rasch wirksamer Beta-2-Sympathomimetika mittels Dosieraerosol oder Pulver gehört zur Basistherapie bei COPD und akuter Atemnot. Zu diesen Medikamenten gehören die kurzwirksamen Beta-2-Sympathomimetika Fenoterol, Salbutamol und Terbutalin sowie auch das rasch und langwirksame Beta-2-Sympathomimetikum Formoterol (s. Literatur, S2k-Leitlinie COPD). Das von der Patientin bisher selbst eingesetzte Tiotropium benötigt zum Wirkeintritt bis zu 30 min, hat aber eine gute Langzeitwirkung. Es wurde daher vermutlich zur chronischen Therapie verschrieben. In der Akutsituation haben COPD-Patienten ihre inhalativen Medikamente in der Regel bereits wiederholt und längerfristig selbst appliziert, nicht selten sogar überdosiert.

Systemische Kortikosteroide können in der Behandlung akuter Exazerbationen zu einer Besserung von Lungenfunktion und Atemnot beitragen sowie die Rückfallquote und das Behandlungsversagen verringern. 50 mg Prednison p. o. würden im gegebenen Fall genügen, da in der Akutsituation die orale Medikamenteneinnahme nicht selten praktikabel ist, bietet sich hier die intravenöse Steroidgabe an.

Bei einer anhand objektiver Kriterien nur wenig kritischen Luftnot spielt nicht selten die bei jedem Menschen luftnotassoziierte Angst eine Rolle, welche die klinische Situation zusätzlich verschlechtert. Beruhigende Worte, das Halten der Patientenhand bzw. je eine Hand auf Brust und Bauch, um eine Atmung mit in- und exspiratorischer Pause anzuleiten („… einatmen, Pause, jetzt ausatmen, Pause …"), können hier sehr hilfreich sein, bedürfen aber Geduld, Empathie und Einfühlungsvermögen. Auch das Anleiten zum Nutzen der Lippenbremse (lassen Sie den Patienten beim Ausatmen die Backen aufblasen) kann helfen, die Oxygenierung real zu verbessern und die Situation zu entspannen. Bei der tracheotomierten Patientin ließ sich diese Maßnahme nicht umsetzen.

Spezielle Situationen erfordern spezielle Maßnahmen: Die zu Beginn eingeschränkte Kommunikation und damit verbundene Unsicherheit konnte pragmatisch und schnell mithilfe eines einfachen Schreibbretts gelöst werden, was letztlich zur erfolgreichen Auflösung der Situation und medizinische Lösung beitrug.

MERKE

- Die Sauerstoffgabe ist bei bedrohlicher Hypoxie primär immer sinnvoll, erst nach Stabilisierung der Situation ist eine kontrollierte Sauerstoffgabe mit definiertem Zielbereich der Sauerstoffsättigung anzustreben. Die Sorge einer theoretischen sauerstoffinduzierten Apnoe bei chronisch hyperkapnischen Patienten mit akuter Luftnot wurde bereits vor vielen Jahren widerlegt und darf nicht zu einer Vorenthaltung des Sauerstoffs in dieser Situation führen.
- Bei jeder Form der Luftnot ist noch am Einsatzort das Schreiben eines 12-Kanal-EKGs obligat.
- Patienten mit kardial oder pulmonal bedingter Luftnot streben eine sitzende Körperhaltung an. Patienten mit fulminanter Lungenembolie bekommen meist im Liegen besser Luft.
- Die kritische Luftnot kann klinisch am Einsatz der Atemhilfsmuskulatur (Aufstützen der Arme, Heben der Schultern) erkannt werden. Wer die Atemhilfsmuskulatur einsetzt, droht sich zu „erschöpfen".
- Beim Verdacht auf Luftnot in Folge einer akut exazerbierten COPD ist die inhalative Gabe bronchodilatierender Substanzen erste Wahl. Da sich die meist lang krankheitserfahrenen Patienten inhalativ damit bereits selbst therapiert haben (Nebenwirkung: Tachykardie) bietet sich die intravenöse Gabe von 50 mg Prednisolon als alternative bzw. ergänzende Maßnahme an.
- Ein beruhigendes Auftreten beim Behandeln der Luftnot ist hilfreich und kann die klinisch kontraproduktive Angst des Patienten zumindest mindern. Sedativa zur Minderung von Angst und Aufregung bei objektiv bestehender Luftnot mindern den Atemantrieb und sind bis zum Beweis des Gegenteils kontraindiziert.

Was wäre, wenn …

- … es eine COPD mit schwerer Luftnot gewesen und die Steroidgabe nicht erfolgreich gewesen wäre?
  - Bei jeder akuten Luftnot, die sich in Form einer niedrigen Sauerstoffsättigung belegen lässt (**Cave:** bei niedrigem Blutdruck ist eine Sauerstoffsättigungsmessung nicht selten unmöglich), wird vorrangig immer eine Oxygenierung angestrebt, welche den Patienten aus dem kritischen Gefahrenbereich der Hypoxämie heraushebt. Dabei besteht bei der COPD nicht selten die Sorge, der Atemantrieb würde bei vorbestehend sehr hohem pCO_2 durch die Sauerstoffgabe unterdrückt. Regelmäßig wird daher eine kontrollierte Sauerstofftherapie empfohlen, was bedeutet, dass eine Sauerstoffsättigung zwischen 91 und 92 % angestrebt wird. Studiendaten zeigen aber, dass auch Patienten mit akuter respiratorischer Insuffizienz und Hyperkapnie in der Akuttherapie keine klinisch relevante Suppression des Atemantriebs erleiden.
  - Durch einen frühzeitigen Einsatz der NIV (auch im Rettungsdienst möglich) bei COPD mit bedrohlich schwerer Luftnot kann bei schwerer Luftnot zusätzlich zur Standardtherapie die Intubationsrate sowie die Komplikationsrate gesenkt, die Krankenhausaufenthaltsdauer verkürzt und die Prognose der Patienten verbessert werden. In jedem Fall sollte eine Intubation bei COPD, wenn irgend möglich, vermieden werden und, wenn überhaupt, erst nach frustranem NIV-Versuch erfolgen.
- … sich die Patientin trotz liegendem Tracheostoma und Sauerstoffgabe plötzlich verschlechtert hätte und die Sauerstoffsättigung perakut auf unter 70 % gesunken wäre?
  - Eine solche, unmittelbare Verschlechterung ist auf eine COPD allenfalls bei akuter Erschöpfung (vorbestehender Einsatz der Atemhilfsmuskulatur?) denkbar, sonst sind die anderen, oben genannten Differenzialdiagnosen eher wahrscheinlich. Eine Klärung ist in dieser Akutsituation oft nicht möglich. Es bedarf zunächst einer rein symptomatisch-pragmatischen Therapie: Zuerst sollte sofort über das Tracheostoma abgesaugt werden, um einen ursächlichen, fremdkörperbedingten Verschluss der Atemwege weitgehend auszuschließen. Erfolgt stattdessen die Intubation zuerst, kann ein eventueller Fremdkörper unnötig weit in den Tracheobronchialbaum vorgeschoben werden. Bei freien Atemwegen kann dann – falls keine Tracheostoma-Kanüle verfügbar ist – „unter Sicht" auch ein konventioneller Endotrachealtubus eingesetzt werden. Eine Narkoseeinleitung ist bei einem vorhandenen Tracheostoma nicht nötig, höchstens eine Analgosedierung. **Cave:** Durch den langen Endotrachealtubus besteht eine erhebliche Hebelwirkung im Bereich des Tracheostomas, daher auf ausreichende Fixierung achten. Beim einem eventuell geplanten „Kürzen" des Tubus darf das Lumen zur Cuff-Blockierung nicht mit durchgetrennt werden. Dass bei Beatmung eine stationäre Aufnahme erfolgen muss, ist selbsterklärend.
- … die Patientin Fieber gehabt hätte?
  - Damit wird eine Pneumonie oder eine akute Exazerbation als Trigger des Geschehens wahrscheinlicher. In dem Fall sollte die Patientin zur weiteren Klärung (Labor, Röntgen etc.) in jedem Fall stationär aufgenommen werden. Hier ist nicht selten empathische Überzeugungskraft erforderlich.

Zusammenfassung

- Bei Luftnot im Rahmen der akuten Exazerbation einer COPD sind im Notarzteinsatz Sauerstoff (initial 4 l/min), inhalative Bronchodilatatoren (benutze, was der Patient nutzt, wenn er sich nicht schon mehr als ausreichend damit therapiert hat) und Steroide (50 mg Prednisolon) angebracht.
- Patienten mit COPD und vital bedrohlicher Luftnot sollten nach Möglichkeit nicht intubiert werden, solange die Situation mit NIV-Therapie beherrscht werden kann.
- Menschliche Zuwendung ist immer und gerade in diesem Fall nötig, geboten und nicht selten sogar somatisch partiell erfolgreich.
- Wenn die verbale Kommunikation mit Patienten nicht möglich ist (Laryngektomie, Aphasie etc.), reichen Sie den Patienten Schreibutensilien.

LITERATUR

Harnisch LO, Roessler M. Präklinische Versorgung von Patienten mit Asthma und COPD. Anästh Intensivmed 2022; 63: 523–534.

Michael M, Kumle B, Pin M et al. „A-Probleme" des nichttraumatologischen Schockraummanagements. Notfall Rettungsmed 2021; 24: 223–234.

S2k-Leitlinie zur Diagnostik und Therapie von Patienten mit chronisch obstruktiver Bronchitis und Lungenemphysem (COPD). https://register.awmf.org/assets/guidelines/020-006l_S2k_COPD_chronisch-obstruktive-Lungenerkrankung_2018-01.pdf (letzter Zugriff 01.02.2023).

KAPITEL

18 Die Luft wird knapp

Hartmut Stefani

Fallbericht

Alarmierung und Anfahrt

Den ganzen Tag schon kommt das NEF-Team nicht zur Ruhe – ein Einsatz folgt dem nächsten. Als am Samstagabend um 23:30 Uhr alle gemeinsam mit der RTW-Besatzung vor dem kalten Mittagessen sitzen, geht der Melder wieder: „19 Jahre männlich, Husten und Atemnot in der Diskothek“. Der Einsatzort ist ein Tanzlokal in einem angesagten Stadtviertel.

Eintreffen

Bereits vor der Diskothek stehen zahllose Menschen auf der Straße. Ein Türsteher bahnt dem Rettungsteam eine Gasse durch die Gäste bis zu einem Tisch in der Nähe der Tanzfläche und kommentiert die Szene mit den Worten: „Dem wird die Luft knapp.“ Am Tisch steht vorn übergebeugt ein junger Mann und ringt nach Luft. Der Türsteher berichtet, dass die Begleiter des Patienten das Barpersonal baten, den Rettungsdienst zu rufen, nachdem dieser plötzlich begonnen hatte zu husten und über eine stark erschwerte Atmung klagte. Bevor er verschwindet, wird der Türsteher von einer Kollegin des RTW gebeten sich umzuschauen, ob auch andere Personen über Atemnot klagen.

Ersteindruck

Der schlanke hochgewachsene junge Mann hyperventiliert und kann kaum sprechen. Was er sagt, ist aufgrund der äußerst lauten Umgebungsgeräusche nicht zu verstehen. Die schlechte Beleuchtung und der geringe Platz erlauben keine aussagekräftige Untersuchung (➤ Tab. 18.1).

Aufgrund der unsicheren und für eine Untersuchung und Behandlung ungeeigneten Umgebung fällt das Team in einem kurzen „10-für-10“ die Entscheidung, den Patienten ohne weitere Maßnahmen aus der Diskothek in den RTW zu bringen und dort zu versorgen. Mithilfe des Türstehers wird eine Gasse durch die Gäste zurück zum Ausgang gebildet und der Patient gestützt von der RTW-Besatzung nach draußen geführt. Auf den letzten Schritten bis zum Fahrzeug wirkt der junge Mann zunehmend benommen und gerät ins Straucheln.

Verdachtsdiagnose und Differenzialdiagnosen

Akute Dyspnoe mit Husten bisher unklarer Genese.

Tab. 18.1 SSSS-Schema

Scene	Eine Person mit Atemnot, sehr laute und sehr schlecht beleuchtete Umgebung (Diskothek)
Safety	Große Menschenmenge, Gedränge, laute Musik und dadurch schwierige Kommunikation, schlechte Belichtung → unsichere Arbeitsumgebung
Situation	Patient steht am Tisch.
Support	Einsatzkräfte ausreichend

18.1 Präklinische Therapie

Im RTW angekommen wird der Patient sofort hingelegt und es folgt ein kurzes „10-für-10". Während die RTW-Besatzung das Kreislaufmonitoring und einen venösen Zugang vorbereitet, entkleiden der Notarzt und ein Helfer den Oberkörper des Patienten und beginnen mit der Erstuntersuchung (➤ Tab. 18.2).

Nach dem ersten X-ABCDE folgt ein weiteres „10-für-10".

DIAGNOSE

Die Arbeitsdiagnose lautet nun: Verdacht auf Spontanpneumothorax mit möglichem Spannungspneumothorax.

Während ein Notfallsanitäter in der linken Ellenbeuge einen venösen Zugang legt (G18) führt der Notarzt eine Thoraxentlastungspunktion in der Monaldi-Position (2. ICR mediklavikular rechts) durch. Dabei kommt eine Thoraxdekompressionsnadel zum Einsatz (➤ Abb. 18.1). Unter deutlich hörbarem Zischen entweicht viel Luft aus der rechten Brusthöhle.

Der Zustand des Patienten bessert sich unmittelbar rapide. Es kehrt ein klares Bewusstsein zurück, bereits nach kurzer Zeit liegt der RR bei 100/65 mmHg und die Herzfrequenz fällt unter 110/min. Unter nunmehr reduzierter Sauerstoffgabe (5 l/min) liegt die SpO_2 bei 97 %. Der Patient hustet stark und klagt über Schmerzen sowohl im Brustkorb als auch an der Dekompressionsstelle.

Tab. 18.2 X-ABCDE

X-ABCDE	Beschreibung	Maßnahme
e**X**sangiation	Keine kritische Blutung	
Airway	Atemweg offen	
Breathing	SpO_2 78 %, AF 40/min, links leises Atemgeräusch, rechts kein Atemgeräusch	Sauerstoffgabe 15 l/min über Maske mit Reservoir, Vorbereitung Thoraxentlastungspunktion
Circulation	HF 140/min, RR 88/40 mmHg, Rekap.-Zeit 4 s	Venöser Zugang, Infusion Vollelektrolytlösung
Disability	GCS 12 (A2, V4, M6)	
Exposure & **E**nvironment	Keine sichtbaren Verletzungen	

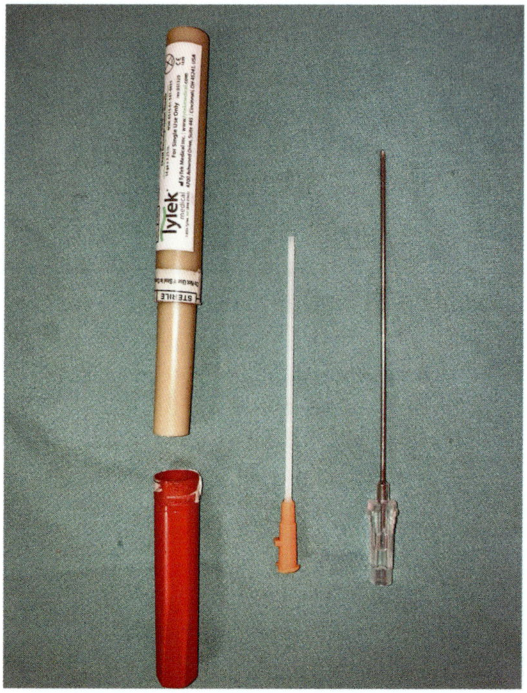

Abb. 18.1 Thoraxdekompressionsnadel [T1413]

18.2 Anamnese

Mit der Rückkehr des klaren Bewusstseins kann der asthenische junge Mann befragt werden. Er berichtet, dass er mit seinen Freunden getanzt habe und dabei urplötzlich begann, zu husten und nach Luft zu ringen. Etwas Vergleichbares sei ihm im Leben noch nie widerfahren. Er sei kerngesund, treibe Sport und ernähre sich sehr bewusst. Er rauche nicht und trinke keinen Alkohol. Auf die explizite Frage nach Vorerkrankungen der Lunge betont er erneut, dass diese nicht bekannt seien. Differenzialdiagnostisch wird noch eine traumatische Ursache abgefragt (Auseinandersetzung, Sturz) und in einem Secondary Survey der Brustkorb genau nach Prellmarken oder Einstichstellen untersucht. Zur Vervollständigung der Anamnese erfolgt die Abfrage nach dem SAMPLER-Schema und die Erfassung von Kontaktdaten der nächsten Angehörigen (Eltern) (➤ Tab. 18.3).

Tab. 18.3 SAMPLER

SAMPLER	Beschreibung
Symptome und Befunde	Akute Atemnot und Husten
Allergien	Keine bekannt
Medikation	Keine Medikamenteneinnahme
Patientenvorgeschichte	Sportlich gesunde Lebensweise, keine Vorerkrankungen
Letzte Mahlzeit	Vor 3 h
Ereignisse direkt vor dem Notfall	Tanzen mit Freunden
Risikofaktoren	Keine

18.3 Zielklinik und Transport

Die zur Einsatzstelle nächstgelegen Klinik ist in 4 Fahrminuten erreichbar. Sie verfügt über Fachabteilungen für Chirurgie, Innere Medizin und Anästhesie und eine Intensivstation. Diese Ressourcen werden als ausreichend erachtet und der Patient für den Schockraum angemeldet. Dazu erfolgt die Voranmeldung am Zielkrankenhaus über den interdisziplinären Versorgungsnachweis (IVENA) durch die Übermittlung des **IVENA-Codes** 318-19-1. Anschließend folgt ein kurzes Anmeldetelefonat mit dem Schockraumkoordinator. In diesem wird abgestimmt, dass das Schockraumteam bereitsteht und aufgrund der kurzen Transportzeit keine endgültige Versorgung mit einer **Thoraxdrainage** an der Einsatzstelle erfolgt.

Kurz vor Transportbeginn äußert der Patient, dass ihn die Schmerzen im Bereich des rechten Brustkorbs so stören, dass er eine analgetische Therapie wünscht. Er erhält daraufhin 0,1 mg Fentanyl i. v. Der Transport gestaltet sich sodann komplikationslos.

18.4 Klinischer Verlauf

Nach der Übergabe im Schockraum erhält der Patient eine **Pigtail-Thoraxdrainage in Bülau-Position.** Dazu wird er milde analgosediert. Die Überwachung erfolgt in der Nacht im Überwachungsbereich der Notaufnahme. Die Röntgenkontrolle am nächsten Morgen zeigt bereits eine vollständig entfaltete rechte Lunge. Die Drainage kann nach 2 Tagen entfernt werden und der Patient wird nach Hause entlassen.

18.5 Tops und Flops

Gerade in unübersichtlichen und hektischen Auffindesituationen von Patienten braucht es schnelle Entscheidungen im Team: Bleibt man vor Ort und setzt sich dem Stress und den schlechten Umgebungsbedingungen aus? Insbesondere bei Reanimationen lässt sich das oft nicht vermeiden. Oder versucht man ohne Verzögerungen in eine geordnete Arbeitsumgebung zu entkommen und kann dann dort effektiver arbeiten? Im hier dargestellten Einsatz hat sich der zweite Weg in vielerlei Hinsicht gelohnt: Unter den Umständen der Auffindesituation wäre eine Auskultation völlig aussichtslos gewesen. Die Stellung der Diagnose hätte sich mit hoher Wahrscheinlichkeit verzögert. Ähnlich verhält es sich mit der Therapie: In der geschützten Umgebung des Einsatzfahrzeugs sind einerseits alle Geräte übersichtlich angeordnet und benötigte Utensilien zur Hand. Andererseits können invasive Maßnahmen – wie hier die Entlastungspunktion – ungestört von Blicken und Kommentaren unzähliger Umstehender erfolgen. Insofern war rückblickend die „Flucht nach vorn" hier eine sehr gute Entscheidung.

Ebenso hervorzuheben – wenn beim ersten Lesen auch nur eine Randinformation – ist das vorbildliche Verhalten der erfahrenen Notfallsanitäterin, die den Türsteher bat, nach anderen Personen mit denselben Symptomen Ausschau zu halten. Denn neben der typischen Differenzialdiagnose der Dyspnoe beim Einzelpatienten kommen in der Umgebung einer großen Diskothek noch andere hinzu, sobald mehrere Personen betroffen sind: sei es die Kohlenmonoxidintoxikation, der Austritt reizender Stoffe, die gewollte oder ungewollte Einnahme von Substanzen oder Einwirkung von Gewalt auf den einzelnen oder mehrere.

Die kritische Frage zum Einsatzablauf ist, ob eine endgültige Versorgung mit einer Thoraxdrainage an der Einsatzstelle hätte erfolgen sollen. Thoraxdekompressionsnadeln sind für die primäre (lebensrettende) Thoraxentlastung konzipiert und stellen keine dauerhafte medizinische Versorgung eines Pneumothorax dar. Aufgrund der kurzen Transportzeit und mit dem

Wissen um das bereitstehende Schockraumteam wurde hier die bewusste Entscheidung getroffen, den Transport ohne Drainage durchzuführen. Vorteil für den wachen Patienten: Auf den Rettungsmitteln hätte sich eine Thoraxdrainage 24 Charriere befunden. Im Schockraum wurde eine Pigtaildrainage 14 Charriere angelegt.

MERKE

Die **Sofortentlastung des Pneumothorax** erfolgt in der **Monaldi-Position** mit einer **Thoraxdekompressionsnadel.** Anschließend sollte dem Patienten zeitnah eine Thoraxdrainage angelegt werden.

Was wäre, wenn …

- … sich der Zustand des Patienten nach der Dekompression nicht gebessert hätte?
  - Sofern durch Entweichen von größeren Mengen Luft aus der Brusthöhle nach der Nadeldekompression die Differenzialdiagnose Pneumothorax bestätigt ist, aber keine deutliche Verbesserung eintritt, ist die Anlage einer definitiven Thoraxdrainage in Bülau-Position auf der primär entlasteten Seite der erste Schritt. Anschließend sollte ein vollständiges X-ABCDE wiederholt werden, um erneut mit der nötigen Sorgfalt und Unvoreingenommenheit die aktuellen Befunde zu erheben. In der Befundbeschreibung ist erwähnt, dass der Patient auch auf der Gegenseite einen auffälligen Auskultationsbefund hatte (leises Atemgeräusch). Somit wäre bei weiterhin kritischem Patientenzustand die Entlastung der kontralateralen Thoraxhöhle angezeigt. Auch hier zunächst durch Nadeldekompression und anschließende Drainageanlage. Eine weitere wichtige Differenzialdiagnose im geschilderten Fall wäre die Lungenarterienembolie, sodass die Anfertigung eines 12-Kanal-EKGs und die Suche nach Hinweisen auf eine tiefe Beinvenenthrombose spätestens im Secondary Survey hohe Priorität hätten.
- … sich der Zustand des Patienten auf dem Transport wieder verschlechtert hätte?
  - Das Phänomen, dass es nach einer primär erfolgreichen Nadeldekompression zu einer erneuten Verschlechterung des Patientenzustands kommt, ist in vielen Fällen auf eine Verlegung der Nadel und das erneute Entstehen eines Spannungspneumothorax zurückzuführen. Auf diese Beobachtung geht die Empfehlung zur zeitnahen Anlage einer definitiven Thoraxdrainage in Bülau-Position nach Nadeldekompression zurück. Insofern wäre auch bei einer nur kurzen Transportstrecke aber erneut kritischem Patientenzustand nach initialer Verbesserung die Anlage einer Drainage das Mittel der ersten Wahl gewesen. Ferner muss nach einer primär erfolgreichen Maßnahme (und der damit einhergehenden Erleichterung über die geglückte Maßnahme) kritisch geprüft werden, ob Komplikationen entstanden sind. Im hier dargelegten Fall, wäre eine Blutungskomplikation durch die Verletzung eines Interkostalgefäßes eine wichtige Differenzialdiagnose bei Verschlechterung des Patientenzustands.
- … mehrere Patienten über ähnliche Beschwerden geklagt hätten?
  - Wie bereits dargestellt, hatte die umsichtige Kollegin der RTW-Besatzung den Türsteher gebeten, nach weiteren Personen mit Symptomen Ausschau zu halten. Hätte sich herausgestellt, dass neben dem im RTW befindlichen Patienten mehrere Personen aus dem Raum dieselben Beschwerden aufweisen, hätte sich das Rettungsteam in einer völlig neuen Situation befunden. Die möglichen Differenzialdiagnosen sind in ➤ Kap. 18.5 dargestellt. In diesem Fall hätte für den Notarzt die große Herausforderung darin bestanden, sich einsatztaktisch aus der Individualversorgung des ersten Patienten zurückzuziehen und in die Rolle des amtierenden Leitenden Notarztes zu wechseln. Neben der Lagebeurteilung, Ordnung des Raumes, inklusive Einstellung des Diskobetriebs mit Notbeleuchtung und ggf. Evakuierung und der Nachforderung von Kräften (Rettungsdienst zur Behandlung und dem Transport, Polizei zum Schutz der Kräfte, Regelung des Verkehrs und Ermittlungen, Feuerwehr zur Lageerkundung und ggf. Stoffanalyse) hätten seine Aufgaben dann in der Sichtung und Steuerung von Ressourcen bestanden.

Zusammenfassung

- Der Spontanpneumothorax ist ein verbreitetes Krankheitsbild (ca. 10.000 Ereignisse/Jahr in Deutschland). Oft sind junge asthenisch und schlanke Patienten betroffen.
- Der Spannungspneumothorax stellt eine lebensbedrohliche Komplikation dar.
- Beim vital bedrohten Patienten erfolgt die Therapie in zwei Schritten: primäre Nadeldekompression in Monaldi-Position mit anschließender Anlage einer Thoraxdrainage in der Bülau-Position.
- Wichtigste Komplikationen der Maßnahmen sind die Verletzung interkostaler Gefäße und die Drainagenfehllage.

LITERATUR

AWMF – Register Nr. 010–007: S3-Leitlinie: Diagnostik und Therapie von Spontanpneumothorax und postinterventionellem Pneumothorax.

Schnell J, Koryllos A, Lopez-Pastorini A et al. Spontanpneumothorax Epidemiologie und Versorgung in Deutschland 2011–2015. Dtsch Arztebl Int 2017; 114: 739–744.

KAPITEL

19 Der Gurkenflieger

Michael Reng

Fallbericht

Alarmierung und Anfahrt

An einem Samstagnachmittag erfolgt der Notruf durch eine Pflegekraft in einem Heim für Menschen mit Behinderung. Ein 28 Jahre alter, geistig behinderter Bewohner klage seit dem Vortag über abdominelle Schmerzen, die seit etwa 20 min akut zugenommen hätten und jetzt unerträglich geworden seien. Der Bewohner hat seit dem Vortag nichts mehr zu sich genommen, windet sich vor Schmerz in seinem Bett und die Pflegekraft hat den Eindruck, der Bewohner habe Fieber.

Eintreffen

Wegen der heftigen Schmerzsymptomatik wird bereits primär der Notarzt mit alarmiert. RTW und NEF im Rendezvous-System treffen nahezu zeitgleich ein und werden vom Personal des Heims zum Zimmer des Patienten gebracht. Der Patient ist nach Angaben des Heimpersonals wegen eines Geburtstraumas geistig deutlich eingeschränkt, sei aber in der Lage, verständlich zu kommunizieren und seine Bedürfnisse zu artikulieren. Körperlich bestünden keine relevanten Einschränkungen, therapiebedürftige Vorerkrankungen seien nicht bekannt.

Ersteindruck

Der Patient liegt mit angezogenen Beinen und erhöhtem Oberkörper vollständig bekleidet in seinem Bett. Er hält seinen Bauch mit beiden Händen, hat ein schmerzverzerrtes Gesicht und stöhnt leise. Als er erkennt, dass ein Rettungsteam sein Zimmer betritt, macht er auf das Rettungsteam zielende, abwehrende Bewegungen mit seinen Händen und sagt nur „Nein, nein, nein". ➤ Tab. 19.1.

Tab. 19.1 SSSS-Schema

Scene	Ein Patient in einer betreuten Wohneinrichtung
Safety	Sichere Einsatzstelle
Situation	V. a. akutes Abdomen bei einem geistig behindertem Patienten. Der Patient bewegt sich nur wenig, versucht eine sitzende Position bzw. ein Abwinkeln des Beckens zu vermeiden und schützt seinen Bauch durch Vorhalten der Hände
Support	RTW und NEF reichen aus.

Klinische Untersuchung

Um nicht unnötig Angst zu provozieren, nimmt der Notarzt seine warnfarbene Jacke ab. Die begleitenden Sanitäter verlassen den Raum vorübergehend. Der Notarzt wird dem Patienten dann von einer vertrauten Pflegekraft vorgestellt.

Die orientierende klinische Untersuchung erfolgt symptomorientiert und ohne vollständiges Entkleiden des Patienten. Der Patient wirkt fiebrig und exsikkiert. Außer einer, wohl in Folge der Behinderung nicht altersentsprechend erscheinenden verbalen Äußerung („geh weg du") finden sich keine neurologischen Auffälligkeiten. Die Auskultation von Thorax und Lunge erbringt keinen pathologischen Befund. Bei der Palpation des Abdomens findet sich eine im linken Ober- und Mittelbauch deutliche Abwehrspannung mit Druckdolenz. Darmgeräusche können nicht auskultiert werden. Die Schmerzen des Patienten verschlimmern sich beim Ausstrecken der Beine und beim Hinsetzen. Alle Extremitäten sind gut perfundiert und frei beweglich. Ödeme finden sich nicht.

Da die Situation initial nicht akut vital bedrohlich erscheint, erfolgt die Bestimmung der Vitalparameter (inklusive Fieber) im Interesse der Patienten-Compliance erst nach der klinischen Untersuchung: HF 132/min, RR 117/88 mmHg,

AF 14/min, SpO_2 93 % bei Raumluft und Temperatur 39,2 °C aurikulär.

X-ABCDE-Schema: Mit der Exsikkose besteht ein C-Problem, worauf auch erhöhte Herzfrequenz und Hypotonie hindeuten. Die erhöhte Temperatur entspricht einem E-Problem.

Verdachtsdiagnose und Differenzialdiagnosen

Es besteht ein akutes Abdomen mit akut progredienter Schmerzsymptomatik, Abwehrspannung „totenstillem" Bauch. Die klinische Diagnose beim akuten Abdomen stimmt in bis zu 59 % mit der Entlassungsdiagnose des Krankenhauses überein. Die klinische Untersuchung kann damit (wenn sie erfolgt) wegweisend sein. Aufgrund der nahezu unzähligen Differeztialdiagnosen (s. unten) ziehen sich Notärzte nicht selten hinter den Terminus „akutes Abdomen" zurück. Sinnvoll ist es in jedem Fall, zusätzlich zur deskriptiven Benennung des Symptomenkomplexes die vom Untersucher favorisierten Differenzialdiagnosen zu benennen.

19.1 Präklinische Therapie

Beim „akuten Abdomen" handelt es sich eine deskriptive Diagnose, die nicht eindeutig definiert ist. Während einige Autoren den Schmerz als obligates Symptom beim „akuten Abdomen" verlangen, definieren es andere Autoren als schwere, plötzlich aufgetretene Erkrankung mit oder ohne Schmerz, die vom Abdomen ausgeht. In jedem Fall fasst der Begriff zahlreiche Differenzialdiagnosen zusammen. Unter „akutem Abdomen" können sich Erkrankungen von der Enteritis bis zur intestinalen Perforation, vom Myokard- bis zum Mesenterialinfarkt, von der Peritonitis bis zur Pyelonephritis, von der Extrauteringravidität bis zum Nierenstein verbergen. In der deutschsprachigen Literatur werden zwar regelmäßig Artikel zum akuten Abdomen aus internistischer, chirurgischer, urologischer oder gynäkologischer „Sicht" publiziert, dennoch existiert keine deutschsprachige Leitlinie zum akuten Abdomen.

Nicht zuletzt dank der sehr breiten differenzialdiagnostischen Optionen ist es in der präklinischen Akutmedizin bei akuten Abdominalbeschwerden kaum möglich, eine sichere Diagnose zu stellen bzw. relevante Differenzialdiagnosen auszuschließen. Zumindest besteht aber die Notwendigkeit, primär vital bedrohliche von stationär behandlungspflichtigen und Bagatellerkrankungen zu unterscheiden, um die Patienten der geeigneten Behandlung zuzuführen.

Die Lokalisation der Beschwerden ist für diese Eingrenzung nur selten zielführend, keinesfalls verlässlich. So beginnt eine Appendizitis klinisch nicht selten mit Schmerzen im Oberbauch, gefolgt von Erbrechen, und projiziert sich erst im weiteren Verlauf auf den rechten Unterbauch. Eine geeignetere Orientierungshilfe bei der Einordnung der Patienten gibt die ➤ Tab. 19.2, die sich an der Akuität des Schmerzbeginns orientiert.

Es gilt: Je akuter und heftiger der Schmerz auftritt, desto wahrscheinlicher handelt es sich um ein bedrohliches Krankheitsbild. Umgekehrt gilt aber nicht, dass bei geringen Schmerzen eine stationär behandlungsbedürftige ausgeschlossen werden kann.

Tab. 19.2 Möglicher Differenzialdiagnosen bei akutem Abdomen nach Akuität der aufgetretenen Schmerzen

Akuität	Mögliche Differenzialdiagnose
Schlagartiger Maximalschmerz (+/–Schock)	Perforation eines Hohlorgans
	Ruptur im Abdomen/kleinen Becken
	Pneumothorax
	Aortenaneurysmaruptur
	Mesenterialarterienembolie/-infarkt
Schweres Schmerzbild, schnell zunehmend	Perforation, Strangulationen
	Pankreatitis, akute und schwere Entzündungen
	Myokardinfarkt
	Koliken von Hohlorganen
Langsamer Schmerzbeginn innerhalb von Stunden	Entzündungen im Abdomen
	Ulcus ventriculi oder duodeni
	Dünndarm-, Dickdarmileus
	Mesenteriale Durchblutungsstörung, insbesondere venös

Der Patient wird mit einem venösen Zugang versorgt. Es erfolgt die großzügige Gabe der verfügbaren Vollelektrolytlösung. Zur Analgesie wurden zunächst 1 g Novaminsulfon (das auch antipyretisch wirkt und die Peristaltik nicht negativ beeinflusst) als Kurzinfusion verabreicht.

CAVE

Novaminsulfon wegen der Gefahr akuter hypotensiver Reaktionen niemals „aus der Hand" i. v. injizieren, sondern mindestens über 15 min als Kurzinfusion.

Stehen krampfartige bzw. wellenförmige Schmerzen differenzialdiagnostisch bei Enteritiden (Tenesmen?) und Gallen- oder Nierensteine im Vordergrund, wirkt Butylscopolamin (20 mg i. v.) schmerzlindernd und krampflösend.

„Schmerzcocktails" haben zumindest präklinisch keine Bedeutung. Die Gabe von Einzelsubstanzen nach Wirkung ist hier besser zu steuern.

Apparative Untersuchungen

Sofern vorhanden, kann eine präklinische Sonografie bei erfahrenem Untersucher hilfreich sein (Aszites, freie Luft, Aortenaneurysma, ggf. Hinweis auf Perfusionsstörungen etc.), Letzteres war hier aber nicht verfügbar.

In jedem Fall ist jedoch auch bei allen Formen von Abdominalschmerzen die Anfertigung eines 12-Kanal-EKGs erforderlich. Nur so kann man vermeiden, präklinisch die Diagnose eines ST-Hebungsinfarkts (insbesondere Hinterwandinfarkt) oder einer absoluten Arrhythmie als Hinweis auf das mögliche **Vorliegen eines Mesenterialinfarkts** zu übersehen.

Beim Legen des wegen in jedem Fall obligaten venösen Zugangs sollte die **Blutzuckerkonzentration** unbedingt mitbestimmt werden, um eine diesbezügliche – wenngleich sehr seltene – Stoffwechselentgleisung (Pseudoperitonitis) auszuschließen.

19.2 Anamnese

Die Anamnese ist im gegebenen Fall wenig ergiebig. Die betreuenden Mitarbeiter des Heimes können außer dem bereits Berichteten nichts weiter beitragen. Der Patient ist ängstlich und verneint zum Schluss trotz klarer klinischer Symptome jegliche Beschwerden. Ähnliche Situation findet sich nicht selten bei Kindern.

Die Kombination von fehlender Peristaltik, Fieber und Abwehrspannung lässt u. a. an eine Hohlorganperfusion denken.

Eine bestehende Vormedikation kann ggf. wegweisend bei der Auswahl der Differenzialdiagnosen sein (Laxanzien → stenosierender Prozess, Protonenpumpenhemmer, NSAIDs → Ulzera, Antidiabetika – Pseudoperitonitis etc.), besteht hier aber nicht.

19.3 Zielklinik und Transport

Beim akuten Abdomen ohne zusätzliche Angaben sollte stets ein Krankenhaus mit einer interdisziplinären Notaufnahme samt einsatzbereitem CT angesteuert werden, um sowohl internistisches und chirurgisches Know-how bei der Behandlung einsetzen zu können. Eine zeitnah durchgeführte Ultraschalluntersuchung sowie ein durchgeführtes CT entspricht heute beim akuten Abdomen der differenzialdiagnostischen Mindestanforderung. Bei entsprechenden Vorerkrankungen (Aortenaneurysma, Nierensteine etc.) muss erwogen werden, ob nicht bereits primär eine Klinik mit entsprechender Fachabteilung aufgesucht wird.

19.4 Klinischer Verlauf

Wirkt Butylscopolamin (20 mg i. v.) schmerzlindernd, sind als Differenzialdiagnosen vorrangig Tenesmen (Enteritis?), Gallen- oder Nierensteine wahrscheinlich.

Der Patient wurde in der nachbehandelnden Klinik als „akutes Abdomen mit Verdacht auf intestinale Perforation" übergeben.

In der Sonografie wurde freie Flüssigkeit im linken Unterbauch gesehen. Im CT zeigte sich eine Perforation in die freie Bauchhöhle mit einem großen Fremdkörper in Sigma und Colon descendens, womit die Indikation für eine zügige explorative Laparotomie gestellt wurde.

Intraoperativ wurde eine noch in Klarsichtfolie eingeschweißte, durch die lange Liegezeit (mutmaßlich 3 Tage) teilweise aufgeweichte Salatgurke mit dem Aufdruck „Gurkenflieger" entfernt (➤ Abb. 19.1). Letztere wurde nach dem initialen rektalen Einbringen offenbar durch Nachschieben einer zweiten, nicht verbliebenen Salatgurke bis ins Colon descendens vorgebracht. Die Peritonitis konnte im postoperativen Verlauf antibiotisch beherrscht werden.

19.5 Tops und Flops

Man ist oft versucht zu sagen, dass beim akuten Abdomen präklinisch nichts unternommen werden kann – ggf. auch noch in einer Situation wie dieser, in der der Patient keine konkreten validen Angaben machen konnte. Das ist sicher falsch. Der Notarzt kann akut Leben retten, wenn er bei einem Patienten mit akutem Abdomen und absoluter Arrhythmie an die **Differenzialdiagnose eines Mesenterialinfarkts** stellt und diese bei der Übergabe im Krankenhaus äußert. Patienten mit Abdominalbeschwerden werden in Notaufnahmen nicht selten mit niedriger Behandlungspriorität eingeschätzt (untertriagiert) und in der Folge verzögert behandelt. Dies gilt umso mehr, wenn die Schmerzen des Patienten bei der Aufnahme bereits wieder rückläufig sind (symptomfreies Intervall bei Mesenterialinfarkt).

Kinder projizieren nicht selten jegliche Beschwerden auf den Nabel und dissimulieren insbesondere aus Angst vor Behandlung und Krankenhausaufnahme.

Ältere oder immunsupprimierte Patienten und Diabetiker verspüren oftmals keinerlei Schmerzen trotz fortgeschrittener Erkrankung. Auch ist die Ausbildung einer Peritonitis (Abwehrspannung) bei immunsupprimierten Patienten verzögert und gering.

Die vielerorts noch formulierte Vorstellung, man dürfe einen Patienten mit akutem Abdomen erst analgetisch behandeln, wenn er in der Klinik gesehen wurde, ist aufgrund der heutige vorhandenen Untersuchungstechniken wie Ultraschall und CT definitiv antiquiert. Eine adäquate präklinische Schmerztherapie ist somit immer einzuleiten. Das war hier die wichtigste Aufgabe des Notarztes. An der Schonhaltung des Patienten konnten auch bei eingeschränkter Kommunikation das Problem und die Intensität klinisch erkannt werden. Im gegebenen Fall war es dem Patienten nicht wegen seiner Minderbegabung, sondern aus Schüchternheit, Verlegenheit und vielleicht sogar aus (unberechtigter) Angst vor „Strafe" nicht möglich, eine zielführende anamnestische Angabe zu machen. Die klinische Untersuchung des Notarztes hat dazu geführt, dass eine Schmerztherapie indiziert wurde, auch wenn der Patient nicht lautstark Schmerzen artikulierte. Einen Patienten mit

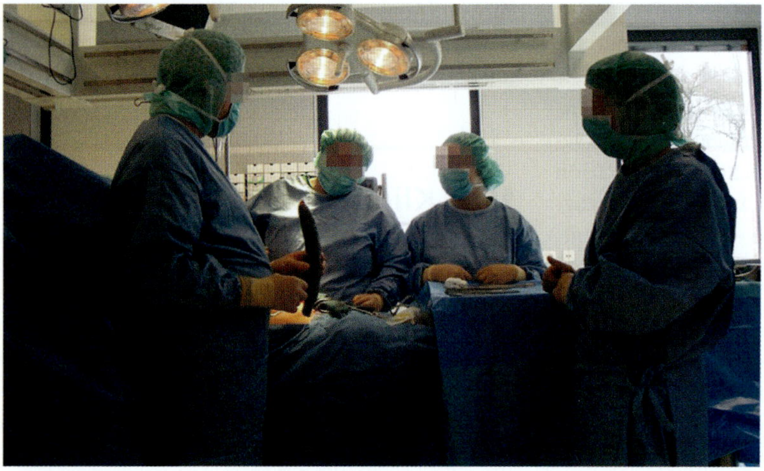

Abb. 19.1 Erfolgreiche Operation: Die Salatgurke noch in Folie „ex situ", allerdings nach mehreren Stunden intraabdominell etwas „weichgekocht" [P1433]

abdomineller Perforation ohne Analgesie zu transportieren, wäre sicher unzumutbar und damit ein „echter Flop" gewesen.

Wegen einer möglichen Operation ist es wichtig, die Patienten mit akutem Abdomen stets nüchtern zu lassen, wenngleich sie anästhesiologisch aufgrund des Befunds „akutes Abdomen" so oder so als nicht nüchtern betrachtet und behandelt werden. Eine großzügige intravenöse Volumengabe ist wegen der bei akutem Abdomen häufig bestehenden Dehydratation (mangelnde Flüssigkeitsaufnahme, Verschieben von Flüssigkeiten in den extravasalen Raum im Rahmen eines beginnenden Capillary Leaks) regelhaft erforderlich.

MERKE

Bei Unsicherheit im ambulanten Setting, ob – gerade bei alten Menschen – eine Flüssigkeitsgabe sinnvoll und zielführend ist, können drei Zeichen herangezogen werden, um den Flüssigkeitsstatus präklinisch einfach und schnell zu beurteilen:

1. **Zunge:** Beurteilen Sie die Zunge in Bezug auf deren Feuchtigkeit.
2. **Venöse Füllung:** Die Halsgefäße sollten beim sitzenden Patienten verstrichen sein.
3. **Passive-leg-raising-Test:** Legen Sie den Patienten flach hin, messen Sie Sättigung und Herzfrequenz. Heben Sie dann nach frühestens 30 s beide Beine über 45° an. Steigt die Sättigung und/oder sinkt die Herzfrequenz in der Folge, so ist ein Volumenmangel wahrscheinlich.

Was wäre, wenn …

- … die Beschwerden des Patienten beim Eintreffen bereits vergangen gewesen wären?
  - In der gegebenen Situation ist eine Dissimulation durch den Patienten keine Seltenheit. Auch im Zweifelsfall auf umgehende klinische Abklärung drängen. Transportverweigerung schriftlich dokumentieren (Unterschrift des Patienten oder eines Zeugen).
- …der Patient mit Behinderung in der konkreten Situation die Mitnahme ins Krankenhaus verweigert hätte?
  - Ein vermittelndes Gespräch unter Anwesenheit der Pflegekräfte kann den Patienten oft überzeugen, mit dem Rettungsdienst zu gehen. Auch kann ein Begleiter aus dem Team des betreuenden Heims vertrauenseinflößend und hilfreich sein. Besteht eine Betreuung des Patienten, ist die Kontaktaufnahme mit dem bestellten Betreuer hilfreich bzw. sogar erforderlich, insbesondere wenn die Bestellung die Aufenthaltsbestimmung und die Zustimmung zu medizinischen Behandlungen umfasst. Obwohl es sich im gegebenen Fall um eine Notfallbehandlung handelt, kann es bei aktiver „Gegenwehr" erforderlich sein, die Polizei zuzuziehen, in deren Hand in Deutschland das alleinige Gewaltmonopol für die stationäre Einweisung von Patienten liegt.

Zusammenfassung

- Das akute Abdomen ist ein Kolibri unter den Notfalldiagnosen. In der Regel sind präklinisch Flüssigkeitszufuhr und Schmerztherapie erforderlich.
- Anamnese und klinischer Befund können wegweisend sein. Für die Nachbehandler ist es wichtig, die Vormedikation zu kennen, eine Information, die deshalb präklinisch unbedingt erhoben werden muss.
- Auch bei akuten Abdomen gehört neben der Erfassung der Vitalparameter die Ableitung eines 12-Kanal-EKGs zur Basisdiagnostik zum Ausschluss einer kardialen Ursache.
- Im Zweifelsfall sollten Patienten mit akutem Abdomen stets stationär abgeklärt werden, da eine ambulante Behandlung ohne erweiterte Diagnostik eine vitale Bedrohung kaum je hinreichend sicher ausschließen kann.

LITERATUR

Hecker A et al. Diagnostik und Therapie des akuten Abdomens. Notfall Rettungsmed 2015; 18: 155–168.

Roblick M et al. Pfählungsverletzungen und rektale Fremdkörper. Notfall Rettungsmed 2019; 22: 449–462.

KAPITEL

20 Meldebild: schwere gastrointestinale Blutung

Michael Reng

Fallbericht

Alarmierung und Anfahrt

23:28 Uhr: Alarm mit Meldebild: Nachforderung von RTW bei akuter gastrointestinaler Blutung mit massiv frischem Blut peranal, Patient noch kreislaufstabil.

Eintreffen

00:13Uhr: Wohnung im Erdgeschoss, Trage bereits vor der Haustür positioniert, Patientin kommt mit Rolator und durch Sanitäter gestützt im Morgenmantel selbst gehend aus der offenen Türe. Primärer Eindruck: stabile Patientin. Auf Anraten des Rettungsteams zunächst Inspektion der Toilettenschüssel in der Wohnung (➤ Abb. 20.1).

Ersteindruck

Die Patientin liegt zwischenzeitlich auf der Trage und wurde ins Fahrzeug verbracht (➤ Tab. 20.1). 77-jährige Dame in gutem Allgemeinzustand, ansprechbar, blasse Schleimhäute, Orthopnoe. „Da war plötzlich so viel Blut in der Schüssel".

Klinische Untersuchung

Pulmo: seitengleich belüftet, sonorer Klopfschall, keine pathologischen Rasselgeräusche; Cor: Aktion regelmäßig (82/min), SpO_2 92 % bei Raumluft, AF 14/min, Herztöne leise, leises Systolikum über Erb; Abdomen: kein Druckschmerz, keine Abwehrspannung (Perforation als Ursache der Blutung damit sehr unwahrscheinlich), spärliche Darmgeräusche, rektal nicht untersucht, da Blutung in der Toilette klar erkennbar.

Verdachtsdiagnose und Differenzialdiagnosen

Akute, untere gastrointestinale Blutung – massiv frisches Blut in der Toilettenschüssel.

Differenzialdiagnose: massive obere gastrointestinale Blutung. Bei massiver oberer gastrointestinaler Blutung kann die Passage des Blutes durch den Gastrointestinaltrakt so stark beschleunigt sein, dass dennoch frisches Blut peranal beobachtet wird. Ebenso kann die Hämatinbildung durch die Magensäure (Teerstuhl) bei massiver Blutung nur gering ausgeprägt sein, insbesondere wenn bereits Protonenpumpenhemmer eingenommen werden.

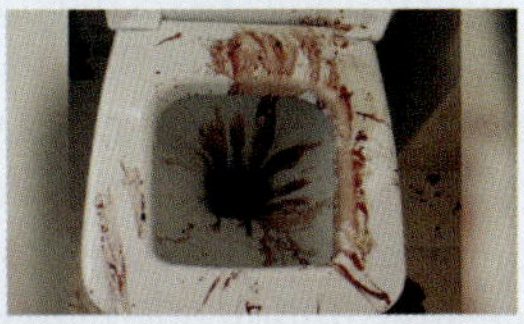

Abb. 20.1 Blutverschmierte Toilette [P1433]

Tab. 20.1 SSSS-Schema

Scene	Eine Patientin
Safety	Keine Fremdgefährdung
Situation	Erstbeurteilung: peranaler Blutabgang
Support	Vorhandene Ressourcen sind ausreichend

20.1 Präklinische Therapie

Volumenmangelschock offenbar noch nicht nachweisbar, da die Herzfrequenz noch im Normbereich liegt (➤ Tab. 20.2). Dennoch ist die **Anlage mindestens eines venösen Zugangs** erforderlich, da die Blutung auf dem Weg zur Klinik ja durchaus noch kreislaufrelevant werden kann. Die Gabe von Katecholaminen zur „Stabilisierung" bei noch stabiler Patientin kann unterbleiben. Bestünde der Verdacht auf eine obere gastrointestinale Blutung (z. B. wegen epigastralem

Tab. 20.2 X-ABCDE

X-ABCDE	Beschreibung	Maßnahme
e**X**sangiation	Akute gastrointestinale Blutung	Keine komprimierbare Blutungsquelle
Airway	Kein Problem	Keine
Breathing	Kein Problem, AF 14, SpO_2 92 % bei Raumluft	Keine
Circulation	RR 110/80 mmHg, HF 82/min, Rekap.-Zeit knapp 2 s, Haut blass	i.v.-Zugang, langsam 500 ml Vollelektrolytlösung
Disability	Kein Problem	
Exposure & **E**nvironment	Kein Problem	

Schmerz bzw. Druckschmerz oder wegen der langfristigen/hochdosierten Einnahme von NSARs) kann die Gabe eines Protonenpumpenhemmers erwogen werden.

Die **Infusionstherapie** bei (relativ) stabilen Kreislaufverhältnissen sollte eher konservativ erfolgen. Die Mehrzahl der gastrointestinalen Blutungen (insbesondere untere gastrointestinale Blutungen) sind venös (typisch: Divertikelblutungen) und werden durch Anheben des Blutdrucks eher verstärkt. So ist auch zu erklären, dass selbst die Gabe von Erythrozytenkonzentraten in der Klinik erst ab einem Hämoglobingehalt unter 7 mg/dl empfohlen wird, eine Substitution oberhalb von 9 mg/dl ist kontraproduktiv.

Im gegebenen Fall wurde eine 500 ml Infusionsflasche mit einer Vollelektrolytlösung angeschlossen und auf eine langsame Tropfgeschwindigkeit (10–20 gtt/min) eingestellt.

Zusammenfassend: aktuell weitgehend stabiler Zustand.

DIAGNOSE

Akute gastrointestinale (GI) Blutung bei am ehesten untere GI-Blutung

Gegen die obere Blutung spricht, dass die Patientin nicht instabil erscheint. Eine obere GI-Blutung, die bereits zu einem massiven peranalen Blutabgang führt, muss sehr ausgeprägt sein, sodass hier in nahezu jedem Fall mit einer instabilen Situation zu rechnen wäre.

20.2 Anamnese

Während der Fahrt ins Zielkrankenhaus wird die Anamnese erhoben (➤ Tab. 20.3). Obwohl die Situation aktuell als stabil eingeschätzt wird, gibt es keinen Grund, den Transport zur definitiven Therapie durch

Tab. 20.3 SAMPLER

SAMPLER	Beschreibung
Symptome und Befunde	Die Patientin habe am Abend Wasser lassen wollen und dabei bemerkt, dass neben dem Urin Blut in die Toilettenschüssel gelaufen sei. Der Urin selbst sei normal gelblich gewesen. Stuhlgang und Urin seien in den letzten Tagen unauffällig gewesen, insbesondere bestünden weder Durchfall noch Obstipation.
Allergien	Keine bekannt
Medikation	Beloc zoc. 1-0-0 Candesartan/HCT 1-0-0 ASS 100 mg 1-0-0
Patientenvorgeschichte	Aus der Vorgeschichte sind ein Z. n. Cholezystektomie vor über 10 Jahren, ein lang bestehender arterieller Hypertonus und ein chronisches LWS-Syndrom bekannt. ASS nehme sie ein, um einen Schlaganfall zu „vermeiden", das habe eigentlich ihr Mann verschrieben bekommen.
Letzte Mahlzeit	Die Patientin hat zuletzt gegen 18 Uhr (vor etwa 5 h) zu Abend gegessen. Der Appetit sei normal gewesen, sie habe drei belegte Brote und ein Glas Limonade zu sich genommen.
Ereignisse direkt vor dem Notfall	Die Patientin hatte im Sessel gesessen und ferngesehen.
Risikofaktoren	Neben Alter und ASS-Einnahme keine, insbesondere keine Schmerzmittel und keine Steroide

20

die Anamneseerhebung zu verzögern. Lediglich eine Frage sollte in jedem Fall noch vor der Abfahrt gestellt werden: „Hatten Sie eine derartige Blutung bereits früher und wenn ja, was war damals das Problem?". Die Patientin gibt an, noch nie eine solche Blutung beobachtet zu haben. Die Darmkrebsvorsorge bzw. eine Koloskopie habe sie noch nie durchführen lassen.

Eine massive Ösophagusvarizenblutung geht initial meist mit Erbrechen großer Mengen von frischem Blut einher. Der peranale Abgang von Teerstuhl folgt dabei erst zeitversetzt. Hier ist es besonders wichtig, auf den Aspirationsschutz zu achten. Gegebenenfalls ist präklinisch sogar eine protektive Intubation unvermeidlich. Der Einsatz von ösophagealen Kompressionssonden sollte präklinisch allerdings nur sehr zurückhaltend erfolgen und ausschließlich in dieser Technik bereits erfahrenen Ärzten vorbehalten bleiben.

Der alleinige Abgang von Teerstuhl – ohne Bluterbrechen – spricht bei Ösophagusvarizenblutung für eine geringere, ggf. mehrzeitige Blutung. Auch bei Blutungen aus Ulcera ventriculi oder duodeni wird meist nur Teerstuhl, seltener der peranale Abgang von frischem Blut beobachtet.

„Schwarzer" Stuhl ist zwar ein Hinweis auf Teerstuhl. Bei einem klinisch relevanten, akuten Blutverlust in Form von Teerstuhl berichten die Patienten über geleeartigen Abgang von ungewöhnlich übelriechendem, regelrecht pechschwarzem Stuhl. „Dunkler Stuhl", geformt und sonst nicht auffällig ist nicht mit Teerstuhl zu verwechseln.

20.3 Zielklinik und Transport

Über die Integrierte Leitstelle wird die nächstgelegene Klinik mit einer potenziell auch „zur Unzeit" einsatzbereiten Endoskopie gesucht, wenngleich die Notwendigkeit einer sofortigen Endoskopie bei akuter oberer bzw. unterer gastrointestinalen Blutung heute sehr kritisch diskutiert wird (Lau, 2022). Die Patientin wird bodengebunden mit Sondersignal und unter Notarztbegleitung transportiert.

20.4 Klinischer Verlauf

Die Patientin ist während des Transports an EKG (3-Kanal), nichtinvasive Blutdruckmessung (Messung alle 3 min) und an die Sauerstoffsättigungsmessung angeschlossen. Die Vitalparameter bleiben konstant. Die Übergabe an den diensthabenden Gastroenterologen erfolgt in der Zentralen Notaufnahme (ZNA) einer kleinen kommunalen Klinik.

Nachdem die Patientin auf die Klinikliege umgelagert wurde, verlässt das Rettungsteam die ZNA, um die Liege vor der Weiterfahrt noch kurz zu reinigen. Währenddessen nehmen Notarzt und Fahrer des Einsatzfahrzeugs einen bereitgestellte Tasse Kaffee zu sich. Der diensthabende Gastroenterologe kommt nochmals hinzu und fragt: „Rektal hatten Sie die Patientin aber nicht untersucht". „Nein, das wollte ich der alten Dame nicht zumuten, die Situation war ja eindeutig". „Nicht ganz, ich habe gerade unseren Gynäkologen hinzugezogen, es ist eine vaginale Blutung." Letztlich wurde ein Endometriumkarzinom im fortgeschrittenen Stadium diagnostiziert.

20.5 Tops und Flops

Oftmals wird versucht, im Schock, bei nicht erkennbaren/tastbaren bzw. fadenförmig kollabierten Venen primär einen dicklumigen Zugang zu legen. Dies resultiert nicht selten im Zerstechen aller verfügbaren Venen, sodass dann auch dünnlumigen Zugänge nur noch sehr schwer gelegt werden können.

Die Patientin hatte einen Betablocker in der Vormedikation. Unter diesen Umständen war die Messung der Vitalparameter nicht unbedingt ausreichend für die Aussage, dass „kein Schock" bestünde, da eine physiologische Bedarfstachykardie medikamentös blockiert wird. Glücklicherweise wurde die Rekap.-Zeit bestimmt und unter 2 s gemessen, was im gegebenen Fall eine zusätzliche und ggf. sogar verlässlichere Aussage über den Perfusionsstatus der Patientin zulässt.

Im gegebenen Fall auf die rektal digitale Untersuchung zu verzichten, war nicht im Interesse der Patientin, sondern eher im Schamgefühl des Untersuchers begründet.

Das Meldebild „schwere gastrointestinale Blutung“ mit dem Antreffen einer blutenden Patientin und frischem Blut in der Toilettenschüssel hat das Rettungsteam zu einem klassischen „Bestätigungsfehler“ (*conformation bias*) aufsitzen lassen. Da die Patientin nicht rektal untersucht wurde, hat man sich schnell mit der am wahrscheinlichsten Diagnose zufriedengegeben. In diesem Fall hatte dies keine Relevanz, da in dem Krankenhaus auch ein Gynäkologieteam zur Verfügung stand, im schlechtesten Fall hätte es eine Sekundärverlegung gebraucht und es wäre weitere Zeit verlorenen gegangen.

MERKE

Lieber zunächst eine getroffene „kleine“ venöse Verweilkanüle als fünf verstochene „große“ Zugänge. Ein großlumiger Zugang kann immer noch gelegt werden, wenn ein kleinlumiger liegt, die erste Infusion läuft und damit die Venen füllt.
Bei einem Notfall mit (gesichertem oder vermeintlichem) peranalem Blutabgang ist wie bei allen anderen Blutungen die Blutungsquelle so direkt wie möglich vor Ort zu inspizieren. Untersuche zumindest immer dann rektal, wenn die Ursache des Notfalleinsatzes eine rektale Blutung ist, selbst wenn die Blutung aktuell steht.
Beachte stets die Vormedikation, da diese das klinische Bild verfälschen oder in anders gelagerten Fällen nicht selten sogar Ursache der Beschwerden sein oder diese ggf. deutlich verschlechtern kann (z. B. orale Antikoagulation).

Was wäre, wenn …

- … die Patientin weiter heftig geblutet hätte?
  - Sowohl bei der rektalen wie auch bei der vaginalen Blutung kann präklinisch versucht werden, eine akute Blutung durch Kompression der Blutaustrittsstelle von außen zu tamponieren. Die Schocklagerung kann hilfreich sein, **aber** bei oberer GI-Blutung ist mit Erbrechen und Aspiration zu rechnen. Schocklagerung bei oberer GI-Blutung nur zurückhaltend wählen. Besser: flache Linksseitenlagerung.
- … in der Klinik – wie in so vielen peripheren Krankenhäusern heute – keine Gynäkologie vorhanden gewesen wäre?
  - Es wären ein erneutes Umlagern und die Verbringung der Patientin in ein anderes Krankenhaus erforderlich geworden. Die Behandlung wäre deutlich verzögert erfolgt und die Rettungsmittel einschließlich Notarzt wären – durch den erneuten Transport – unnötig lang gebunden gewesen.
- … die Patientin blutigen Urin ausgeschieden hätte?
  - Eine Klinik mit Urologie hätte angefahren werden müssen. Nicht selten bestehen in solchen Fällen kolikartige Schmerzen, wenn Koagel aus Niere, Harnleiter, Harnblase oder Harnröhre abgehen. Hier wäre neben den klassischen Analgetika auch die Gabe von Butylscopolamin (i. v.) zu erwägen.

20

Zusammenfassung

- Jede Blutungsquelle sollte präklinisch so präzise wie möglich inspiziert werden. Eine rektale Untersuchung auch im Rahmen eines Notarzteinsatzes kann durchaus erforderlich sein.
- Bei der Beurteilung der klinischen Stabilität eines Patienten sollte neben den Vitalparametern immer auch die Rekap.-Zeit berücksichtigt werden.
- Bei gastrointestinalen Blutungen ist während des Notarzteinsatzes die klinische Stabilität, nicht die Normotension das Ziel.

LITERATUR

Aoki T, Hirata Y, Yamada A, Koike K. Initial management for acute lower gastrointestinal bleeding. World J Gastroenterol 2019 Jan 7; 25(1): 69–84.

Kelly B, Buttigieg E. Evaluation and Management of Heavy Vaginal Bleeding (Noncancerous). Obstet Gynecol Clin North Am 2022 Sep; 49(3): 591–606.

Lau JYW. Management of acute upper gastrointestinal bleeding: Urgent versus early endoscopy. Dig Endosc. 2022 Jan; 34(2): 260–264

SK2-Leitlinie Gastrointestinale Blutung (abgelaufen, aktuell in Überarbeitung): https://register.awmf.org/de/leitlinien/detail/021-028 (letzter Zugriff 01.02.2024).

KAPITEL

21 ... und schon wieder ein Schlaganfall

Carsten Einfeld

Fallbericht

Alarmierung und Anfahrt

Um kurz nach 9:00 Uhr kommt von der Leitstelle die Alarmierung: Schlaganfall bei einem 75-jährigen Patienten.

Der Notruf wurde von der betreuenden Pflegekraft eines ambulanten Pflegedienstes abgesetzt.

Bei guten Wetterbedingungen kommen das NEF und der RTW zeitgleich um 9:15 Uhr am Haus des Patienten an.

Eintreffen

Der Einsatzort befindet sich im dritten Stock eines Mehrfamilienhauses.

Die Pflegekraft befindet sich in der Wohnung des Patienten. Sie berichtet, dass sie gegen 9:00 Uhr bei dem Patienten geklingelt habe. Nachdem er nicht reagiert habe, habe sie die Tür mit ihrem Schlüssel geöffnet. Sie habe dann den Patienten im Stuhl sitzend aufgefunden. Auf Ansprache habe er deutlich verzögert reagiert und auch nicht aufstehen können. Daraufhin habe sie den Notruf abgesetzt. Sie sei sicher, dass er wieder einen Schlaganfall erlitten habe – „das Gleiche hat er vor zwei Jahren schon einmal gehabt."

Ersteindruck des Patienten

Der etwas übergewichtige Patient sitzt auf einem Stuhl im Wohnzimmer seiner Wohnung. Er macht einen gepflegten Eindruck und auch das Wohnzimmer ist ordentlich und aufgeräumt.

Die anwesende Pflegekraft ist unaufgeregt. Insgesamt wirkt die ganze Situation entspannt. ➤ Tab. 21.1.

Verdachtsdiagnose und Differenzialdiagnosen

Verdacht auf Apoplex (DD: intrakranielle Blutung). Weitere mögliche Differenzialdiagnosen: psychiatrische Erkrankung, endokrinologische/metabolische Erkrankung.

Tab. 21.1 SSSS-Schema

Scene	Wohnung des Patienten
Safety	Keine Gefährdung der Anwesenden ersichtlich
Situation	Patient sitzt auf einem Stuhl im Wohnzimmer
Support	Einsatzkräfte zunächst ausreichend, je nach Zustand des Patienten kann ggf. der Einsatz der Feuerwehr zur Rettung aus dem dritten Stock erforderlich werden.

21.1 Präklinische Therapie

DIAGNOSE
Hypoglykämie mit V. a. Apoplex

Bei scheinbar stabilen Vitalwerten wird eine orientierende Untersuchung vorgenommen. Parallel wird das Monitoring (SpO_2, RR, EKG) angelegt. ➤ Tab. 21.2.

Die erste Blutzuckermessung nach Anlage des venösen Zugangs ergibt einen Wert von 40 mg/dl (2,2 mmol/l). Zur Kontrolle wird der kapillare Blutzucker gemessen – mit dem gleichen Ergebnis.

Nach Anlage eines venösen Zugangs (G 18, V. cubitalis rechts) erfolgt die Infusion von 500 ml VE. Über den Drei-Wege-Hahn werden langsam 20 ml Glukose 40 % (= 8 g) appliziert. Zudem wird der Patient transportfertig gemacht. Bei weiterhin stabilen Vitalwerten wird im Team entschieden, ihn im Sitzstuhl durch das Treppenhaus in den RTW zu bringen.

Tab. 21.2 X-ABCDE

X ABCDE	Beschreibung	Maßnahme
e**X**sangiation	Kein Hinweis für eine Blutung	
Airway	Offen	
Breathing	Unauffällig, AF ca. 20/min, SpO_2 97 %	
Circulation	Stabil, HF 105/min, RR 145/75 mmHg	
Disability	Bewusstseinsgetrübter Patient, zu ZOP nicht orientiert, verzögerte Reaktion auf Ansprache; motorische Schwäche der linken Seite; Sensibilität nicht eruierbar; GCS 13	Anlage eines venösen Zugangs; Messung des BZ 40 mg/ml (2,2 mmol/l)
Exposure & **E**nvironment	Patient angekleidet	Oberkörper wird bis auf das Trägerunterhemd entkleidet.

21.2 Anamnese

Während der Anlage des venösen Zugangs wird mit der anwesenden Pflegekraft eine Fremdanamnese erhoben. Sie bestätigt, dass der Patient einen insulinpflichtigen Diabetes mellitus habe. Allerdings sei er gut eingestellt und messe seinen Blutzucker regelmäßig. Sie komme zweimal in der Woche zur Unterstützung bei Alltagsverrichtungen.

Ein ca. 3 Wochen alter Arztbrief listet zudem eine arterielle Hypertonie, eine pAVK und einen Apoplex vor ca. 2 Jahren als weitere Erkrankungen auf. Zudem finden sich Laborwerte, insbesondere ein HbA1c-Wert von 7,5 %, was den grundsätzlich gut eingestellten Diabetes bestätigt.

In einem Telefonat mit der Tochter berichtet sie von einem grippalen Infekt in den letzten Tagen. Ansonsten sei ihr Vater altersgemäß leistungsfähig und belastbar gewesen. ➤ Tab. 21.3.

Tab. 21.3 SAMPLER

SAMPLER	Beschreibung
Symptome und Befunde	Desorientiertheit mit motorischer Schwäche, GCS 13, BZ-Wert 40 mg/dl (2,2 mmol/l)
Allergien	Nicht bekannt
Medikation	Ramipril, Metoprolol, Apixaban bei VHF, Sulfonylharnstoff, Insulin
Patientenvorgeschichte	Seit einigen Tagen grippaler Infekt, insgesamt gut eingestellter Diabetes mellitus, bekanntes VHF
Letzte Mahlzeit	Nicht bekannt
Ereignisse direkt vor dem Notfall	Nicht eindeutig zu eruieren
Risikofaktoren	Insulinpflichtiger Diabetes mellitus

21.3 Zielklinik und Transport

Bereits bei der Versorgung des Patienten in der Wohnung wird mit der Stroke Unit einer nahe gelegenen neurologischen Klinik Kontakt aufgenommen. Die Kollegin will zunächst die Übernahme ablehnen, lässt sich dann aber überzeugen, bei vorliegender Symptomatik einer Übernahme zuzustimmen.

Der Transport aus der Wohnung zum RTW verläuft trotz des engen Treppenhauses problemlos.

Bei anhaltender, annähernd gleichbleibender neurologischer Symptomatik erfolgt eine erneute Blutzuckermessung. Hier zeigt sich ein Wert von 60 mg/dl (3,3 mmol/l). Es werden daraufhin weitere 20 ml Glukose 40 % (= 8 g) appliziert.

Während des ca. 10-minütigen Transports klart der Patient langsam auf. Nach weiteren 20 ml G 40 % (= 8 g) ist er beim Eintreffen in der Klinik deutlich orientierter, die motorische Schwäche hat sich leicht gebessert.

Insgesamt stabiler Transport bei unauffälligen Vitalwerten.

21.4 Klinischer Verlauf

Bei Übernahme durch die Kollegin ist der Patient voll orientiert mit stabiler Herz-Kreislauf-Situation. Die motorische Schwäche ist allenfalls noch leicht vorhanden.

Die erneute Blutzuckermessung ergibt jetzt einen Blutzuckerwert von 110 mg/dl (6,1 mmol/l).

Bei bekanntem Vorhofflimmern wird zum Ausschluss eines zerebralen Geschehens ein cCT durchgeführt, das keinen pathologischen Befund ergibt.

Nach Abschluss der neurologischen Untersuchung inklusive der bildgebenden Diagnostik wird der Patient zur weiteren Überwachung und zur Neueinstellung seiner Diabetestherapie in die internistische Abteilung eines nahe gelegenen Grundversorgungskrankenhauses verlegt.

In den weiteren Untersuchungen zeigen sich erhöhte Infektparameter bei V. a. Pneumonie, die als Ursache für die Hypoglykämie gewertet werden.

21.5 Tops und Flops

Durch die Einsatzmeldung „Schlaganfall" hatte sich das Team auf das entsprechende Vorgehen vorbereitet. Verstärkt wurde die initiale Verdachtsdiagnose zudem durch den Hinweis der Pflegekraft („das Gleiche hat er vor zwei Jahren schon einmal gehabt"). Damit findet eine gewisse Fixierung auf eine zu diesem Zeitpunkt noch nicht gesicherte Verdachtsdiagnose statt.

Als Folge wurde dann zügig die Kontaktaufnahme mit der Stroke Unit der neurologischen Fachklinik durchgeführt.

Die Berücksichtigung der Anamnese (Eigen- und/oder Fremdanamnese) ist sicher wichtig. Ein konsequentes Abarbeiten eines Untersuchungsalgorithmus darf trotzdem nicht unterbleiben. Das gilt auch dann, wenn es sich um eine, dem ersten Anschein nach, vermeintlich stabile Situation handelt.

Nach erfolgter Blutzuckermessung mit einer nachgewiesenen Hypoglykämie 40 mg/dl (2,2 mmol/l) erfolgte die initiale Gabe von 20 ml G 40 % i. v. (8 g). Es kam zu keiner wesentlichen Besserung der neurologischen Symptomatik.

Die initiale Dosierung war zur raschen Korrektur der schweren Hypoglylämie eindeutig zu niedrig. Die in den Leitlinien empfohlenen mindestens 50 ml G 40 % (20 g) wurden deutlich unterschritten. Diese Maßnahme soll nach 5 min wiederholt werden, wenn die Blutglukosekonzentration weiter gering (50–60 mg/dl bzw. 2,8–3,3 mmol/l) bleibt (➤ Tab. 21.4). Auch wenn die Dosierung individuell angepasst werden sollte, kann man doch von einer deutlichen Unterdosierung ausgehen, die auf keinen Fall den erwünschten Therapieerfolg gebracht hätte.

Es wird unterschieden zwischen einer milden und einer schweren Hypoglykämie:

- **Milde Hypoglykämie:** Therapie ist durch den Patienten selbst möglich.
- **Schwere Hypoglykämie:** Therapie ist durch den Patienten selbst nicht mehr möglich. Unterschieden wird zudem der Patient mit erhaltenem Bewusstsein und der bewusstseinsgetrübte Patient.

Bezüglich des Transports in die neurologische Klinik stand das Team vor einer schwierigen Situation: Trotz der Gabe von Glukose und keiner erwarteten wesentlichen Besserung der Symptome bestand weiterhin eine Symptomatik, die grundsätzlich auch durch ein intrakranielles Geschehen erklärbar war. Um einen Zeitverlust für eine eventuell erforderliche Intervention zu vermeiden, ist eine rasche Klinikeinweisung mit der entsprechenden Fachabteilung sicher indiziert. Auf der anderen Seite sind hier unnötig Ressourcen einer spezialisierten Klinik in Anspruch genommen worden, welche durch eine initiale korrekt dosierten Glukosegabe ggf. hätte vermieden werden können.

Eine Reevaluation des neurologischen Status während des Transports zur Klinik und ggf. eine Änderung der Zielklinik mit der entsprechenden Kommunikation an die neurologische Fachklinik wäre wahrscheinlich die resourcenschonendere Lösung gewesen.

Zur stationären Aufnahme des Patienten zur weiteren Therapie bei Hypoglykämie: In diesem Fall liegt allein aufgrund der symptomatischen Hypoglykämie mit deutlicher Bewusstseinstrübung eine medizinische Notfallsituation vor, die eine stationäre Aufnahme rechtfertigt. Auch wenn die Blutzuckereinstellung des Patienten allem Anschein nach stabil war (HbA1c Wert von 7,5 %) und die häusliche Situation einen gepflegten Eindruck gemacht hat, kann allenfalls bei einer adäquaten, engmaschigen Betreuung über ein

Tab. 21.4 Therapie der Hypoglykämie bei Diabetes Typ 1 (© DDG 2023) [X336-004]

Milde Hypoglykämie	**Schwere Hypoglykämie**		
Therapie durch Patienten möglich	Patient ist bei Bewusstsein, aber Therapie nicht mehr durch Patienten möglich	Bei Bewusstlosigkeit	
		Ohne i. v.-Zugang (z. B. Familie/Fremde)	Mit i. v.-Zugang
20 g Kohlenhydrate (vorzugsweise Glukose, auch z. B. 200 ml Fruchtsaft möglich)	30 g Kohlenhydrate (Glukose)	1 mg Glukagon i. m. oder s. c. (**Cave:** Erbrechen und Aspirationsgefahr)	50 ml 40%-ige Glukose* im Bolus i. v.
Nach 15 min Blutglukose messen und bei weiterhin geringer (50–60 mg/dl; 2,8–3,3 mmol/l) Blutglukosekonzentration Therapie wiederholen. Nach erfolgreicher Therapie Mahlzeit oder Snack einnehmen, um wiederkehrende Hypoglykämie zu vermeiden.		Bei fehlendem Ansprechen nach spätestens 5 min Therapie wiederholen. Nach erfolgreicher Therapie Mahlzeit oder Snack einnehmen, um wiederkehrende Hypoglykämie zu vermeiden.	

* bzw. 25 ml 40%-ige Glukose

Verbleiben des Patienten in der häuslichen Umgebung nachgedacht werden. Zudem muss in diesem Fall mit einer infektbedingten relativen Insulinüberdosierung auch von einem möglichen rebound ausgegangen werden.

MERKE

Bei vegetativer und neurologischer Symptomatik zwingend immer auch eine Blutzuckermessung, idealerweise automatisiert beim Legen eines Venenzugangs, durchführen. Die Hypoglykämie kann sich in einer Vielzahl unterschiedlicher Symptome äußern.
Jede schwere Hypoglykämie ist ein medizinischer Notfall und bedarf der Klinikeinweisung.

Was wäre, wenn …

- … deutliche vegetative Symptome (Schwitzen, Tachykardie, Unruhe) gehabt hätte?
  - Diese Symptomatik ist bei einer Hypoglykämie eigentlich zu erwarten.
  - Auch wenn bei einer Mehrzahl der Patienten in der Regel zunächst adrenerge Symptome (Schwitzen, Tachykardie, Unruhe, Herzrhythmusstörungen u. ä.) auftreten, kann es durchaus vorkommen, dass diese Vorstufen nicht beobachtet werden und es sofort zu neuroglykopenen Symptomen kommt. Es kann zu einem direkten Übergang in die Bewusstlosigkeit und in der Folge zu Krämpfen und in Einzelfällen zum Tod kommen.
  - Je engmaschiger die Blutzuckereinstellung erfolgt, desto größer ist die Wahrscheinlichkeit, dass Hypoglykämieepisoden auftreten.
  - Rezidivierende Hyoglykämien und niedrige HbA1c-Werte können so zu einem Absenken der Wahrnehmungsschwelle führen. So kann die Hypoglykämie auch ohne Zeichen einer autonomen Dysregulation direkt in eine neuroglykopenische Phase übergehen. Dies wird auch als Hypoglycaemia unawareness (Hypoglykämiewahrnehmungsstörung) bezeichnet.
  - Die Prävalenz steigt mit der Diabetesdauer, dem Einstellen auf zu niedrige Grenzwerte und der autonomen Neuropathie und kann bis zu 20 % betragen.
- … der Patient in der Wohnung kollabiert wäre?
  - Im Vordergrund steht die Sicherung der Vitalfunktionen mit Sicherung der Atemwege und der Kreislaufstabilisierung.

- Eine wesentliche Folge eines langjährigen Diabetes ist eine Polyneuropathie und die Entwicklung einer koronaren Gefäßerkrankung durch eine Mikroangiopathie. Es kann daher zu meist stummen Myokardinfarkten kommen (ca. 10 % aller Diabetiker), die oft einer Diagnostik entgehen, aber einen dramatischen Verlauf nehmen können.
- Der Transport des Patienten aus der Wohnung wäre deutlich aufwendiger gewesen. Eine Unterstützung durch die Feuerwehr und ggf. eine Rettung über eine Drehleiter hätten frühzeitig in Betracht gezogen werden müssen.

• … der Patient auch nach adäquater Glukoseapplikation weiterhin neurologische Defizite gehabt hätte?
  - Bei der vorliegenden Konstellation wäre die naheliegende Verdachtsdiagnose ein erneuter Apoplex gewesen. Zum Ausschluss eines intrazerebralen Geschehens und zur ggf. erforderlichen Therapie ist die Verlegung an eine Stroke Unit sinnvoll.

• … ein adäquater Venenzugang nicht zu etablieren gewesen wäre?
  - Eine mögliche Option ist die Gabe von 1 mg Glugakon s. c. oder i. m. Wirkeintritt nach ca. 10 min. Die Wirkung hält ca. 30–40 min an.
  - Glukagon wird in den Alpha-Zellen des Pankreas gebildet und ist der Gegenspieler des Insulins. Durch Glukagon findet eine maximale Stimulation der Glykogenfreisetzung aus der Leber statt. Zudem stimuliert es dort die Glukoseproduktion.
  - Oft ist die Gabe verbunden mit Übelkeit und Erbrechen und daher vor allem bei bewusstseinsgetrübten Patienten wegen der Aspirationsgefahr Ausnahmesituationen vorbehalten. Zudem ist das Präparat in vielen Rettungsdienstbereichen nicht vorhanden.
  - Es ist aber vereinzelt bei Diabetikern in einem Notfallset vorhanden.

• … die Tochter eine ambulante Versorgung vorgeschlagen hätte?
  - In diesem Fall würde bei symptomatischer Hypoglykämie im Rahmen eines Infekts mit deutlicher Bewusstseinstrübung eine medizinische Notfallsituation vorliegen, die eine stationäre Aufnahme rechtfertigen würde. Auch wenn die Blutzuckereinstellung des Patienten allem Anschein nach stabil war (HbA1c Wert von 7,5 %) und die häusliche Situation einen gepflegten Eindruck gemacht hat, kann allenfalls bei einer adäquaten, engmaschigen Betreuung über ein Verbleiben des Patienten in der häuslichen Umgebung nachgedacht werden.
  - Eine ambulante Versorgung wäre zudem erst nach völligem Aufklaren des Patienten möglich gewesen. Bei leichten Hypoglykämien und geklärter engmaschigen Betreuung durch eine Begleitperson kann nach ausführlicher Aufklärung eine ambulante Betreuung in Betracht gezogen werden.

Zusammenfassung

- Bei bewusstseinsgetrübten Patienten primär Atemwegssicherung und ggf. stabile Seitenlage
- Monitoring (RR, EKG, SpO_2, GCS, BZ, Temperatur)
- Venöser Zugang immer mit Blutzuckermessung, sofern noch nicht kapillar erfolgt
- Bei bewusstseinsklaren Patienten u. U. orale Gabe von Glukose (Traubenzucker, Fruchtsäfte), wobei der Rettungsdienst meist erst bei schweren Hypoglykämien alarmiert wird, dann 40–50 ml G 40 % (16–20 g) über den venösen Zugang zur laufenden VE-Infusion langsam zuspritzen
- Erneute Blutzuckermessung nach 5 min
- Ggf. Glukosegabe wiederholen
- Als Erhaltungsdosis ist die Gabe von G5 % oder G10 % möglich, präklinisch aber meist nicht erforderlich.
- Bei anhaltenden neurologischen Defiziten unter normalisierten Blutzuckerwerten ist eine Abklärung in einer Klinik mit CT unbedingt erforderlich.
- Ambulante Versorgung nur nach ausführlicher Aufklärung und wenn eine engmaschige Betreuung des Patienten/der Patientin sicher gestellt ist

LITERATUR

Amiel S. The consequences of hypoglycemia. Diabetologia 2021 ; 64(5): 963–970.

Haak T et al. Therapie des Typ-1-Diabetes (Kurzfassung der S3-Leitlinie). Diabetologie 2021; 16(2): 142–153.

Schleicher E et al. Definition, Klassifikation und Therapie des Diabetes mellitus: Update 2021. Diabetologie 2021; 16(2): 110–118.

KAPITEL

22

Eric Haffner

It's the sugar, stupid

Fallbericht

Alarmierung und Anfahrt

Es erfolgt eine Nachalarmierung des Notarztes bei Verwirrtheitszustand mit Bewusstseinstrübung mit V. a. Thoraxtrauma und Hypotonie. Primärer Einsatzgrund für den RTW war „AZ-Verschlechterung bei Zustand nach Sturz".

Eintreffen

Der NEF-Team wird in den 3. Stock hochbegleitet. Dort erfolgt die Übergabe im Schlafzimmer des Patienten durch das RTW-Team.

Der Patient sei vor 10 Tagen gestürzt und habe sich die Rippen geprellt. In den letzten Tagen sei er müder geworden und die Leistungsfähigkeit habe nachgelassen. Das Atmen sei immer schwerer geworden. Der Blutdruck lag bei 90 mmHg systolisch. Die Atemfrequenz war erhöht. Er war nicht orientiert und anfangs kaum erweckbar.

Ersteindruck

Der Patient liegt mit geschlossenen Augen im Jogginganzug auf dem Bett im Schlafzimmer. Er erscheint normalgewichtig und ist 55 Jahre alt. ➤ Tab. 22.1.

Verdachtsdiagnose und Differenzialdiagnose

AZ-Verschlechterung nach Thoraxtrauma, Differenzialdiagnose: Pneumothorax bei Tachypnoe.

Tab. 22.1 SSSS-Schema

Scene	Privates häusliches Umfeld
Safety	Keine Gefährdungen zu erkennen
Situation	Patient liegt im Bett im Jogginganzug im Schlafzimmer
Support	Keine weiteren Kräfte erforderlich

22.1 Präklinische Therapie

Bei der Auskultation im Primary Survey finden sich bei erhöhter Atemfrequenz keine Hinweise auf einen Pneumothorax. Am linken Hemithorax zeigt sich ein altes Hämatom. Dort gibt der Patient auch einen Druckschmerz an. Die periphere Sättigung ist mit 94 % unter Raumluft ausreichend.

Im EKG-Monitor zeigt sich ein Sinusrhythmus mit einer Herzfrequenz von 95/min ohne Erregungsrückbildungsstörungen.

Nach Anlage eines venösen Zugangs (18G) in den rechten Handrücken erfolgt die Blutzuckermessung aus der Kanüle. Der Blutzuckerwert ist nicht messbar und das Messgerät zeigt „high" an.

Bei V. a. ein hyperglykämisches Syndrom und Erstmanifestation eines Diabetes mellitus erfolgen eine Infusion mit 1.000 ml einer balancierten Vollelektrolytlösung und der Transport in das nächstgelegene Krankenhaus.

Unter der Infusion steigt der Blutdruck auf 110/60 mmHg an. Die Herzfrequenz bleibt ungefähr bei 95/min. ➤ Tab. 22.2.

DIAGNOSE

Hyperglykämisches Syndrom/Koma, Erstmanifestation eines Diabetes mellitus

Tab. 22.2 X-ABCDE

X-ABCDE	Beschreibung	Maßnahme
e**X**sangiation	Keine	
Airway	Frei	
Breathing	AF 26/min, SpO_2 96 %, vesikuläres Atemgeräusch (VAG) beidseits, Thorax stabil bei kleinem altem Hämatom linker Hemithorax mit Druckschmerz	
Circulation	Herzfrequenz 95/min, RR 90 mmHg syst., Abdomen weich	Etablierung eines venösen Zugangs
Disability	GCS 13, Pupillen isokor, bewegt alle Extremitäten	
Exposure & **E**nvironment	Trockene Schleimhäute	

22.2 Anamnese

Der Patient sei vor 10 Tagen gestürzt und habe sich den Brustkorb angeschlagen. Seither sei es ihm immer schlechter gegangen. Die Atmung sei immer anstrengender geworden, er habe sich schlapp gefühlt, sei sehr müde und desorientiert gewesen. Am Tag der Alarmierung war er kaum erweckbar. Daher wurde durch die Tochter der Rettungsdienst alarmiert.

Er habe in der Vorgeschichte einen arteriellen Hypertonus. Kardial und pulmonal sei bei ihm nichts bekannt. (➤ Tab. 22.3).

22.3 Zielklinik und Transport

Es erfolgt der kardiorespiratorisch stabile Transport in die medizinische Klinik eines nächstgelegenen Krankenhauses mit einer Intensivstation.

Der Transport findet unter Standardmonitoring mit EKG, Blutdruckmessung und peripherer Sauerstoffsättigungsmessung statt. Die Transportzeit beträgt ca. 5 min.

Tab. 22.3 SAMPLER

SAMPLER	Beschreibung
Symptome und Befunde	Tachypnoe, kardiozirkulatorisch hypoton, auf laute Ansprache mit Rütteln erweckbar (GCS 13), verwirrt
Allergien	Keine bekannt
Medikation	Bisoprolol 5 mg 1-0-0, Ramipril 5 mg 1-0-0, Torasemid 5 mg 1-0-0
Patientenvorgeschichte	Vor 10 Tagen auf den Brustkorb gestürzt, mit Schmerzen beim Atmen. Seither Verschlechterung des Allgemeinzustands mit Verschlimmerung des Atmens, Schläfrigkeit und Verwirrtheit.
Letzte Mahlzeit	Am Vorabend wenig gegessen (ein halbes Brot)
Ereignisse direkt vor dem Notfall	Gestern Abend ins Bett gegangen, heute Morgen schwer erweckbar. Atmet angestrengt.
Risikofaktoren	Keine

22.4 Klinischer Verlauf

Nach Übergabe wird sofort eine arterielle Blutgasanalyse (BGA) durchgeführt (➤ Tab. 22.4). Hier zeigen sich eine massive metabolische Azidose mit konsekutiver Hyperventilation und Hyperkaliämie sowie ein Blutzucker von 900 mg/dl.

Tab. 22.4 Arterielle BGA nach Aufnahme

Parameter	Wert
pH	6,950
pO_2	97,1 mmHg
pCO_2	19,8 mmHg
BE	–25,5 mmol/l
HCO_3^-	6,3 mmol/l
K^+	6,1 mmol/l
Na^+	126 mmol/l
Ca^{2+}	1,21 mmol/l
Cl^-	91 mmol/l
Hb	12,7 mmol/l
sO_2	92,6 mmol/l
Glukose	900 mg/dl
Laktat	8,8 mmol/l

22

Zehn Minuten nach Übergabe muss der Patient im Rahmen der metabolischen Entgleisung reanimiert werden. ROSC nach 5 min.

Die weitere Stabilisierung besteht in der Behandlung der metabolischen Azidose mit 100 ml Natriumbikarbonat 8,4 % und einer Infusionstherapie mit primär NaCl 0,9 % und im späteren Verlauf einer kontrollierten Insulintherapie unter Beachtung des Kaliumspiegels.

Der Patient kann nach 48 h von der Intensivstation verlegt werden.

22.5 Tops und Flops

Bei dem Patienten bestand ein hyperglykämisches Syndrom/Koma im Rahmen einer Erstmanifestation eines Typ-2-Diabetes. Die präklinischen Blutzuckermessgeräte messen nur bis zu einem bestimmten Blutzuckerwert, danach zeigen sie den nicht messbaren Bereich mit einem Code an.

Ein direkter Transport in eine Zielklinik mit Anmeldung auf einer Intensivstation war eine richtige und gute Entscheidung. Wie sich auch im Verlauf herausgestellt hat, konnte der Patient dort adäquat reanimiert und behandelt werden.

Ebenso ist die Gabe eines Volumenbolus indiziert und führte in diesem Fall durch Anstieg des Blutdrucks zu einem stabileren Transport des Patienten. Die kausale Therapie wurde richtigerweise unterlassen, da in der Präklinik eine ausreichende Diagnostik nicht möglich ist.

Bei hyperglykämen Zuständen unterscheidet man zwischen einem **hyperosmolaren hyperglykämischen Syndrom (HSHS)** und einer **diabetischen Ketoazidose.** Mischformen sind möglich. Eine sichere Unterscheidung kann jedoch nur in der Klinik erfolgen.

Präklinische Hinweise können der Blutzuckerwert, falls noch messbar, und der Typ des Diabetes sein. Bei Typ-1-Diabetes und absolutem Insulinmangel ist pathophysiologisch eine Ketoazidose wahrscheinlicher. Bei Typ-2-Diabetes mit noch vorhandener Insulinwirkung steht das HSHS im Vordergrund. Im Gegensatz zur Ketoazidose ist die Hyperglykämie beim HSHS meist deutlicher ausgeprägt (> 600 mg/dl).

Pathophysiologisch enden die beide Zustände in einer oft ausgeprägten Hypovolämie, wobei beim ketoazidotischen Koma noch die metabolische Ketoazidose hinzukommt: **Hyperglykämie** aufgrund Insulinmangel → Hyperosmolarität mit osmotischer Diurese und Polyurie → Dehydratation mit Elektrolytverlust →→ **Hypovolämie**

- Bei ketoazidotischem Koma findet sich pathophysiologisch eine gesteigerte Lipolyse durch das fehlende Insulin → Bildung von Ketonkörpern (Leber) → **Ketose mit Ketoazidose.**
- Beim HSHS sind in der Regel noch geringe Menge an Insulin vorhanden. Das Insulin hemmt die Lipolyse. Dadurch kann eine Ketose verhindert werden.

Primäres präklinisches Therapieziel bei beiden Zuständen ist der Beginn einer Rehydrierung.

MERKE

Präklinisch ist bei hyperglykämen Syndromen eine Rehydrierung mit 1.000 ml einer Vollelektrolytlösung indiziert. Die Hypovolämie beim HSHS kann lebensbedrohlich sein.

Blutzuckersenkung und Azidose-Behandlung sind in der Präklinik obsolet und sollten nur unter BGA-Kontrollen unter intensivmedizinischer Behandlung durchgeführt werden.

Differenzialdiagnostisch sind schwere Ketoazidosen unter SGLT-2-Antagonisten zu erwähnen. Die Wahrscheinlichkeit als Ursache für eine schwere Azidose steigt, da diese Medikamentengruppe immer häufiger verschrieben wird. Risikofaktoren und Triggerfaktoren für eine schwere Ketoazide sind u. a. chirurgische Eingriffe, Infektionen, Myokardinfarkt, abdominelle Prozesse, Dehydratation, verminderte Zufuhr von Kohlenhydraten, exzessives Training und Alkoholexzesse. Allein die Dosisreduktion des täglichen Insulinbedarfs bei veränderten Ernährungsgewohnheiten kann eine Ketoazidose triggern.

Auch diese Ketoazidose ist in der Regel durch eine Hypovolämie begleitet, sodass gleich dem HSHS präklinisch eine Volumentherapie begonnen werden kann. Behandlung der Azidose und von Elektrolytstörungen ist eine klinische, intensivmedizinische Therapie.

Erschwert wird die präklinische Diagnostik durch die eventuell nur moderat erhöhten Blutglukosespiegel.

Was wäre, wenn …

- … der Patient noch in der Präklinik einen Herz-Kreislauf-Stilstand erlitten hätte?
  - Bei präklinischem Herz-Kreislauf-Stillstand ist der **ALS-Algorithmus** nach ERC anzuwenden. Die reversiblen Ursachen sind zu überprüfen.
  - Bei hyperglykämen Syndromen stehen folgende **reversible Ursachen** im Fokus:
    Hypovolämie: Infundiere möglichst schnell 1.000–2.000 ml einer balancierten Vollelektrolytlösung, um die ausgeprägte Hypovolämie auszugleichen.
    Azidose:
    - Bei hyperglykämischen Koma besteht bezüglich einer Bikarbonatsubstitution eine strenge Indikation (pH < 6,9), da die Substitution Risiken (Hypokaliämie, Hirnödem, zerebrale Azidose) hat. Im Rahmen des Herz-Kreislauf-Stillstands wird der pH jedoch sehr schnell in sehr niedrige Bereiche bei vorbestehender Azidose absinken, sodass eine „blinde" Bikarbonatsubstitution mit 50 ml Natriumbikarbonat 8,4 % indiziert ist.
    - Verabreiche, falls vorhanden, 50 ml Natriumbikarbonat 8,4 %.

    Hyperkaliämie:
    - Verabreiche 10 ml Kalziumchlorid i. v. und verschiebe Kalium nach intrazellulär (falls möglich) mit Glukose/Insulin oder Natriumbikarbonat 8,4 %.
  - Bei reversiblen Ursachen, die nur in der Klinik zu beheben sind, erfolgt eine Voranmeldung in der nächstgelegenen Klinik und der Patient wird unter Reanimation dorthin transportiert.
- … der Patient tief bewusstlos gewesen wäre?
  - Bei tiefer Bewusstlosigkeit sind die freien Atemwege in Gefahr. Zusätzlich aggraviert evtl. die metabolische Azidose bei Hypopnoe. Eine Notfallnarkose in RSI-Technik ist indiziert.
  - Nach erfolgreicher Sicherung der Atemwege muss das Beatmungsregime besonders beachtet werden. Eine Normoventilation würde die metabolische Azidose verschlimmern, daher ist eine Hyperventilation des Patienten indiziert.
- … der Patient doch einen Pneumothorax gehabt hätte?
  - Bei kardiopulmonaler Stabilität, auch unter Sauerstoffinsufflation, ist in der Präklinik bei bodengebundenen Rettungsmitteln die Anlage einer Thoraxdrainage meist nicht erforderlich. Jedoch muss eine regelmäßige Reevaluation während des Transports erfolgen, um die Entwicklung eines Spannungspneumothorax nicht zu übersehen.
  - Ein Spannungspneumothorax bedarf einer sofortigen Entlastung (Nadeldekompression oder digitale Dekompression im 4.–5. ICR in der vorderen Axillarlinie) und nach Entlastung einer Anlage einer Thoraxdrainage.

Zusammenfassung

- Die hyperglykämen Syndrome (Ketoazidose versus HSHS) sind präklinisch nicht ausreichend gut zu unterscheiden.
- Das Haupttherapieziel ist bei beiden Hyperglykämien die Rehydratation einer ausgeprägten Hypovolämie.
- Die Behandlung von Elektrolytstörungen, erhöhtem Blutzucker und Azidose ist in der Präklinik obsolet.
- Bei Reanimationspflichtigkeit wird gemäß der ERC-Leitlinien der ALS-Algorithmus angewendet. Die reversiblen Ursachen (Hypovolämie, evtl. Hyperkaliämie bei begleitender metabolischer Azidose) werden behandelt.

LITERATUR

Deutsche Diabetes Gesellschaft. S3-Leitlinie Therapie des Typ-1-Diabetes. Stand: 2018; https://www.ddg.info/fileadmin/user_upload/05_Behandlung/01_Leitlinien/Evidenzbasierte_Leitlinien/2018/S3-LL-Therapie-Typ-1-Diabetes-Auflage-2-Langfassung-09042018.pdf (letzter Zugriff 01.02.2024).

Lott C, Truhlar A, Alfonzo A et al. Leitlinien des European Resuscitation Council 2021: Kreislaufstillstand unter besonderen Umständen. Notfall Rettungsmed 2021; 24: 447–523.

KAPITEL

23

Sascha Kolokowsky

Biene Maja

Fallbericht

Alarmierung und Anfahrt

Die Alarmierung des RTW und des NEF erfolgt durch die Leitstelle um 13:40 Uhr. Einsatzmeldung: allergische Reaktion. Kollegen eines wissenschaftlichen Mitarbeiters hätten den Notruf gewählt, da dieser im Rahmen seiner Forschungsarbeiten mit Bienen gestochen worden sei und nun unter zunehmender Atemnot leide. Der RTW erreicht die Einsatzstelle um 13:48 Uhr. Da das NEF noch in einem anderen Einsatz gebunden und kein anderes frei ist, trifft das NEF-Team erst später ein.

Eintreffen

Der Einsatzort befindet sich in einem großen, mehrstöckigen Gebäude. Leider wird das Team vor Ort von den Anrufern nicht eingewiesen, sodass einige Minuten auf der Suche nach dem Patienten verloren gehen. Bei den Einsatzstichworten „allergische Reaktion" und „zunehmende Dyspnoe" wird auch das Beatmungsgerät aus dem RTW mitgenommen.

Ersteindruck

Bei Eintreffen des Rettungsdienstes gibt der auf dem Stuhl sitzende, 38-jährige Patient an, vor ca. 25 min von einer Biene in den Nacken gestochen worden zu sein. Seitdem fühle er sich nicht gut und habe das Gefühl, etwas schlechter atmen zu können. Seine Kollegen sagen, dass sein Gesicht im Laufe der Zeit leicht angeschwollen sei. Insgesamt würden die Symptome eher zunehmen.

Auf den ersten Blick fällt dem Rettungsteam neben dem Gesichtsödem ein Erythem am Körperstamm und an beiden oberen Extremitäten auf. Außerdem klingt der Patient leicht heiser. ➤ Tab. 23.1.

Verdachtsdiagnose und Differenzialdiagnosen

Verdachtsdiagnose: allergische Reaktion bei Z. n. Bienenstich. Differenzialdiagnosen:

- Anaphylaktoide Reaktion (nichtallergische Ursachen)
- Angioödem
- Asthmaanfall
- Sepsis

Tab. 23.1 SSSS-Schema

Scene	Arbeitsumfeld, Labor
Safety	Keine gefährlichen Gefahrenstoffe im Labor, Bienenbehältnis verschlossen
Situation	Patient sitzt auf dem Bürostuhl am Arbeitsplatz.
Support	NEF ist auf Anfahrt

23.1 Präklinische Therapie

Die Rettungsassistentin verabreicht dem Patienten zunächst Sauerstoff über eine Sauerstoffmaske mit Reservoirbeutel. Anschließend wird das Pulsoxymeter zur Messung der peripheren Sauerstoffsättigung angelegt. Am rechten Handrücken wird ein peripherer Venenzugang gelegt (G18). ➤ Tab. 23.2.

DIAGNOSE

Allergische Reaktion Grad II–III nach Bienenstich

Tab. 23.2 X-ABCDE

X-ABCDE	Beschreibung	Maßnahme
e**X**sangiation	Keine Hinweise auf eine Blutung	
Airway	Leichter inspiratorischer Stridor Heiserkeit	
Breathing	SpO_2 Messung: 95 % Erhöhte Atemfrequenz, keine Zyanose Auskultatorisch exspiratorisches Giemen	Gabe von Sauerstoff über Maske mit Reservoir (12 l/min)
Circulation	Rekap.-Zeit > 2 s Puls: rhythmisch, radial beidseits abgeschwächt, tachykard Blutdruck: hypoton	Anhängen 500 ml Vollelektrolytlösung Schocklagerung
Disability	Zu allen Qualitäten vollständig orientiert Keine neurologischen Auffälligkeiten	BZ-Messung
Exposure & **E**nvironment	Patient komplett bekleidet, Haut: körperstammbetontes Erythem	Freimachen des Oberkörpers

Der Monitor zeigt eine periphere Sauerstoffsättigung von 95 %. Der am Arm gemessene Blutdruck beträgt 95/45 mmHg. Das 4-Kanal-EKG am Monitor zeigt eine Sinustachykardie ohne erkennbare rhythmogene oder morphologische Pathologien. Nach Durchführen des X-ABCDE-Schemas und der Erhebung der Vitalzeichen besprechen Notfallsanitäter und Rettungsassistentin kurz das weitere Vorgehen. Da das NEF noch nicht eingetroffen ist, appliziert der Notfallsanitäter im Rahmen seiner Notfallkompetenz 0,5 mg Adrenalin i. m., 250 mg Prednisolon und 80 mg Dimetinden intravenös bei hochgradigem Verdacht auf einen allergischen Schock nach dem Bienenstich. Nach wenigen Minuten beurteilt das Rettungsteam die Situation neu und stellt keine wesentliche Verbesserung der Situation des Patienten fest. Das inzwischen eingetroffene NEF-Team lässt sich von der Besatzung des zuerst eingetroffenen RTWs im Rahmen einer „10-für-10"-Übergabe über die aktuelle Situation informieren. Die Reevaluation der Kreislaufparameter ergibt eine periphere Sättigung von 90 %, eine Herzfrequenz von 110/min bei einem Blutdruck von 92/48 mmHg. Bei einem Schockindex > 1 bittet der Notarzt die Rettungsassistentin, einen weiteren großlumigen Zugang zu legen, um eine zusätzliche Kristalloidlösung zu infundieren (➤ Abb. 23.1). Um den Patienten hämodynamisch zu stabilisieren, titriert der Notarzt 10 µg Adrenalin intravenös. Der Patient wird nun rasch auf die Trage gelagert und in den RTW transportiert. Hier inhaliert er mit Salbutamol. Die Intubationsbereitschaft wird sichergestellt.

23.2 Anamnese

In der Anamnese gibt der Patient an, vor einigen Jahren eine ähnliche Reaktion auf einen Bienenstich gehabt zu haben. Er habe dies jedoch nie weiterverfolgt. Die restliche Anamnese ergibt außer einer bekannten Pollinose keine weiteren Befunde. ➤ Tab. 23.3.

Tab. 23.3 SAMPLER

SAMPLER	Beschreibung
Symptome und Befunde	Zunehmende Schwellung im Gesicht, stammbetontes Erythem, Heiserkeit, Tachykardie, Hypotonie unmittelbar nach Bienenstich
Allergien	V. a. Bienengiftallergie
Medikation	Gelegentlich Ibuprofen bei Kopfschmerzen, Cetirizin b. B.
Patientenvorgeschichte	Voll belastbar, Pollinose, sonst keine relevanten Vorerkrankungen
Letzte Mahlzeit	Vor 1 h
Ereignisse direkt vor dem Notfall	Keine Besonderheiten, für Patienten gewöhnlicher Arbeitstag
Risikofaktoren	Keine

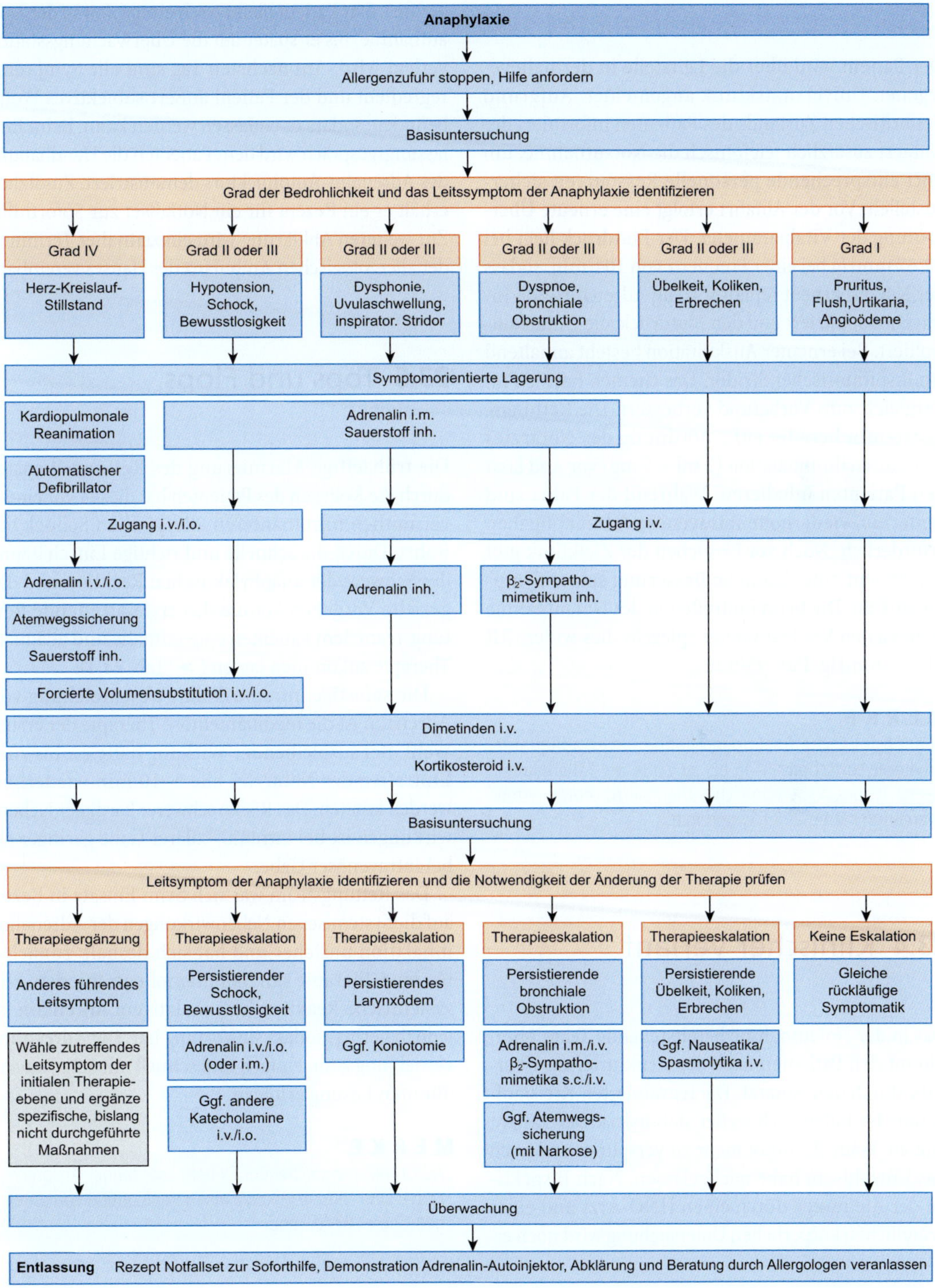

Abb. 23.1 Akutmaßnahmen je nach Hauptsymptomatik bei Anaphylaxie [F802-004, L231]

23.3 Zielklinik und Transport

Der Patient wird über die Leitstelle in der nahegelegenen Universitätsklinik angemeldet. Aufgrund des kritischen Zustands des Patienten informiert der Notarzt zusätzlich telefonisch die Notaufnahme, um dort entsprechende personelle Ressourcen sicherzustellen. Vor der Abfahrt erfolgt eine erneute Überprüfung der Vitalparameter. Der Blutdruck liegt bei 89/67 mmHg bei einer Frequenz von 104/min, sodass der Notarzt erneut repetitiv 10 µg Adrenalin-Boli intravenös appliziert und den Blutdruck alle 2 min kontrolliert. Bei erneuter Auskultation besteht anhaltend ein inspiratorischer Stridor. Das Giemen hat sich im Vergleich zum Vorbefund verbessert. Die Rettungsassistentin bereitet auf Anordnung des Notarztes eine Adrenalininhalation (5 ml = 5 mg) vor und lässt den Patienten inhalieren. Während der Fahrt sind weiterhin wiederholte intravenöse Adrenalingaben erforderlich. Noch vor Erreichen der Zielklinik gibt der Patient eine deutliche Besserung seiner Symptomatik an. Die beim Eintreffen in der Notaufnahme gemessenen Vitalparameter spiegeln dies wider (RR 110/75 mmHg, Puls 95/min).

MERKE

Anaphylaktische Reaktionen können trotz adäquater Therapie fortschreiten! In bis zu 20 % der Fälle kommt es nach zunächst erfolgreicher Therapie zu protrahierten Verläufen mit erneuter Symptomatik.

23.4 Klinischer Verlauf

Das in der Notaufnahme bereitstehende Team übernimmt den Patienten nach der strukturierten Übergabe durch den Notarzt. Die reevaluierten Kreislaufparameter haben sich weiter stabilisiert. Der Patient gibt an, keine Atemnot mehr zu verspüren und auch das Unwohlsein habe nachgelassen. Nach Inspektion der Atemwege durch einen HNO-Arzt und einer gründlichen körperlichen Untersuchung wird noch eine Standardlaboruntersuchung beim Patienten durchgeführt. Der Patient bleibt noch einige Zeit in der Notaufnahme, bis er später auf die Überwachungsstation verlegt wird. Am nächsten Tag sind alle Symptome regredient und der Patient äußert subjektives Wohlbefinden, sodass er entlassen werden kann. Beim Entlassungsgespräch wird dem Patienten die Handhabung des Adrenalin-Autoinjektors demonstriert. Zusätzlich erhält er ein Rezept für ein Notfallset zur Soforthilfe. Zur weiteren Abklärung wird ein zeitnaher Termin in der allergologischen Ambulanz des Hauses vereinbart.

23.5 Tops und Flops

Die frühzeitige Alarmierung des Rettungsdienstes durch die Kollegen des Patienten hat diesen vor einem vermutlich fulminanteren allergischen Schock bewahrt. Durch die schnelle und richtige Einschätzung der Schwere der anaphylaktischen Reaktion und das gezielte Vorgehen konnte das ersteintreffende Rettungsteam dem Patienten eine zeitnahe und adäquate Therapie zukommen lassen (➤ Tab. 23.4).

Die sofortige intramuskuläre Verabreichung von Adrenalin ist die medikamentöse Therapie der ersten Wahl. Bei ausbleibender Wirkung hätte sie bis zum Eintreffen des Notarztes alle 5–10 min wiederholt werden können. Das Risiko schwerer kardialer Nebenwirkungen ist bei intramuskulärer Gabe geringer als bei intravenöser Gabe.

Das Rettungsteam war sich beim Einsatz in Bezug auf die systemischen Nebenwirkungen der Adrenalininhalation unsicher und hat sich deshalb zunächst für eine Therapie mit Salbutamol entschieden. Die systemische Reaktion bei inhalativem Adrenalin ist jedoch gering, sodass sie Vorrang hat. Die Adrenalinverneblung kann einfach und schnell mit einer unverdünnten Lösung erfolgen.

MERKE

Aufgrund unzureichender Evidenz und langer Ansprechzeiten sind Glukokortikoide als Therapieoption von untergeordneter Bedeutung.

Tab. 23.4 Schweregradskala zur Klassifizierung anaphylaktischer Reaktionen (modifiziert nach Ring et al. 2014 und Stark 1986) [F802-004]

Grad	Haut und subjektive Allgemeinsymptome	Abdomen	Respirationstrakt	Herz-Kreislauf
I	Juckreiz Flush Urtikaria Angioödem	–	–	–
II	Juckreiz Flush Urtikaria Angioödem	Nausea Krämpfe Erbrechen	Rhinorrhö Heiserkeit Dyspnoe	Tachykardie (Anstieg > 20/min) Hypotension (Abfall > 20 mmHg systolisch) Arrhythmie
III	Juckreiz Flush Urtikaria Angioödem	Erbrechen Defäkation	Larynxödem Bronchospasmus	Schock
IV	Juckreiz Flush Urtikaria Angioödem	Erbrechen	Atemstillstand	Kreislaufstillstand

*Die Klassifizierung erfolgt nach den schwersten aufgetretenen Symptomen (kein Symptom ist obligatorisch).

Was wäre, wenn ...

- ... der Patient hämodynamisch stabil gewesen wäre und keine Dyspnoe gehabt hätte?
  - Auch bei milden Symptomen sollte eine allergische Reaktion immer ernst genommen werden. Eine rasche Progredienz kann auch bei initial asymptomatischen Patienten nicht ausgeschlossen werden. Die Indikation zur stationären Überwachung soll demnach großzügig gestellt werden. Zu bedenken ist außerdem der oft zweigipflige Verlauf.
- ... es ein anaphylaktischer Schock Grad IV wäre?
  - Das bedeutet, dass ein Herz-Kreislauf-Stillstand mit Apnoe vorliegen würde und demnach müsste entsprechend dem Reanimationsalgorithmus agiert werden.
- ... im Zusammenhang mit einer Reanimation durch das allergische Ödem noch ein schwieriger Atemweg vorgelegen hätte?
  - Sofern die Möglichkeit auf eine erfolgreiche (videoassistierte) endotracheale Intubation besteht, sollte diese versucht werden. Ist dies von vornherein unwahrscheinlich, ist eine extraglottische Atemwegshilfe Mittel der Wahl. Rückfallebene für alle Möglichkeiten stellt die Maskenbeatmung dar. Bei Versagen aller Optionen ist zügig und ohne zu großen Zeitverlust die Koniotomie als lebensrettende Ultima Ratio zu wählen. ➤ Abb. 23.2.
- ... die Bienen noch frei im Raum wären?
  - Im Sinne des Eigenschutzes ist hier zunächst das Umfeld für das Rettungsteam sicher zu gestalten und/oder der Patient aus dem Gefahrenumfeld zu retten. Hilfe ist durch die Feuerwehr möglich oder über die Leitstelle anzufordern. Eventuell können in diesem Fall auch andere Institutsmitarbeiter mit ihrer Expertise oder ggf. vorhandener Schutzkleidung behilflich sein. Grundlegend gilt natürlich, dass das auslösende allergische Agens schnellstmöglich entfernt bzw. die Zufuhr gestoppt werden sollte. Auch der eventuell noch im Patienten steckende Bienenstachel sollte entfernt werden.

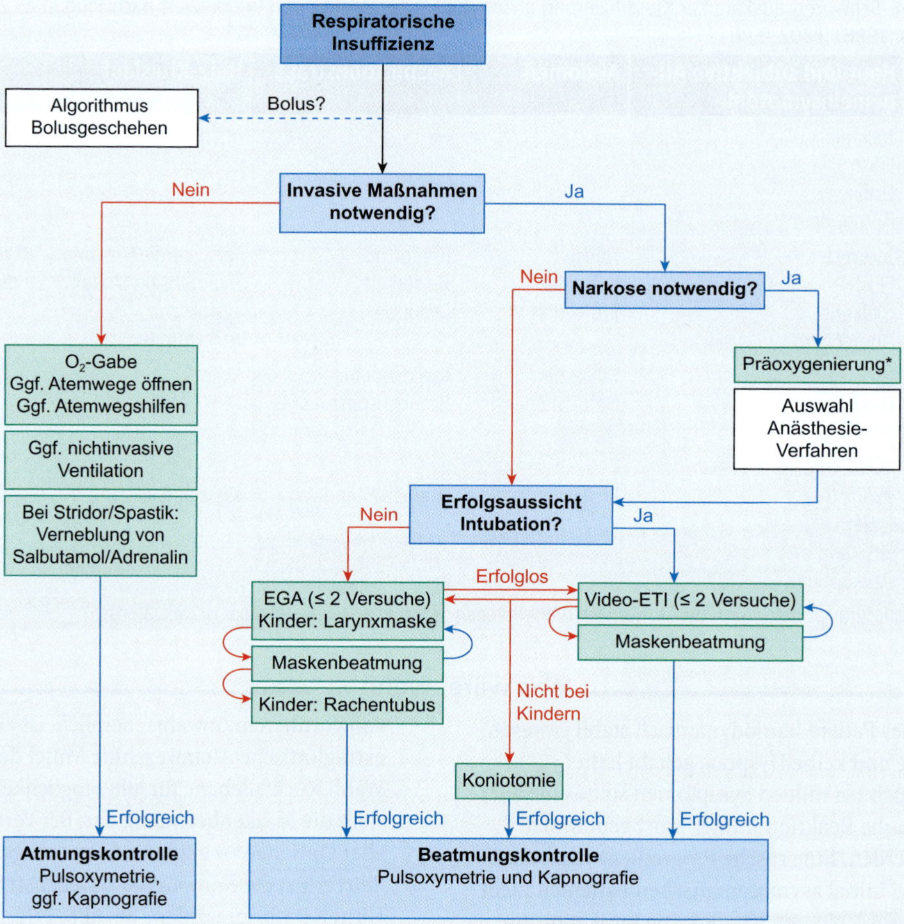

Abb. 23.2 Prähospitales Atemwegsmanagement [F802-004, L231]

Zusammenfassung

- Anaphylaxie ist eine akute systemische Reaktion, die potenziell lebensbedrohlich ist.
- Eine weltweit einheitliche Definition der Anaphylaxie existiert nicht.
- Die Prodromalsymptome einer Anaphylaxie können vielfältig sein.
- Arzneimittel, Insektengifte und Nahrungsmittel sind die häufigsten Auslöser schwerer anaphylaktischer Reaktionen.
- Die wichtigsten Säulen in der Therapie der Anaphylaxie sind: die Allergenzufuhr stoppen, die schnellstmögliche Adrenalinapplikation, die Stabilisierung der respiratorischen und hämodynamischen Situation.

LITERATUR

Timmermann A, Böttiger BW, Byhahn C et al. Prähospitales Atmewegsmanagement. S1-Leitlinie prähospitales Atemwegsmanagement, 2019. AWMF Register-Nr.: 001-040.

Ring J, Beyer K, Biedermann T et al. Leitlinie zu Akuttherapie und Management der Anaphylaxie – Update 2021. AWMF-Leitlinien-Register-Nummer 061-025. Allergo J Int 2021; 30: 1–25.

III Traumatologie

KAPITEL

24

Urs Pietsch

Der Absturz

Fallbericht

Alarmierung und Anfahrt

Gegen 10:50 Uhr geht der Notruf eines aufgeregten Bergsteiges in der Rettungsleitstelle ein: Sein Kollege sei gerade ca. 25 m einen mit Felsen durchsetzen Abhang abgestürzt. Er habe den Kollegen zuerst noch schreien gehört, nun sei aber seit einigen Minuten nichts mehr von ihm zu hören. Es wird unverzüglich um 10:52 Uhr ein Rettungshubschrauber (in dieser alpinen Region mit Rettungswinde und Rettungsspezialist bestückt) alarmiert, der bereits nach 15 min am Notfallort eintrifft.

Eintreffen

Aufgrund der kritischen Alarmmeldung und der auch topografisch herausfordernden Lage wird neben dem Standardnotarztrucksack auf weites Material verzichtet. Es wird außerdem im Team besprochen, dass im Falle einer erweiterten medizinischen Versorgung diese erst nach primärer Stabilisierung und Rettung aus dem unwegsamen Gelände am Zwischenlandeplatz stattfinden würde. Das Team wird von dem Kollegen an der Unfallstelle mittels Handzeichen eingewiesen und der Patient ist schnell einige Meter tiefer in den Felsen liegend zu erkennen. Eine Landung ist an dieser Stelle nicht möglich, sodass der Notarzt und Bergretter per Winde bei dem Patienten abgesetzt werden.

Ersteindruck

➤ Tab. 24.1.

Das Rettungsteam findet den Patienten zwischen zwei Felsblöcken liegend vor. Er ist somnolent, leicht livid verfärbt, bradypnoisch und hat einen schwachen tastbaren Radialispuls. Aufgrund der suboptimalen Versorgungsmöglichkeiten des Patienten direkt an der Unfallstelle wird im Team entschlossen nur eine minimale Versorgung bzw. Stabilisation vor Ort durchzuführen und wie zuvor besprochen am Zwischenlandeplatz die weitere Versorgung anzuschließen. Gemäß dem Leitsatz *„treat first, what kills first"* ist die Situation als kritisch einzustufen und der Primary Survey ergibt ein schweres Schädel-Hirn-Trauma ohne Hinweis auf weitere relevante Verletzungen.

Verdachtsdiagnose und Differenzialdiagnosen

Das schweres Schädel-Hirn-Trauma tritt (SHT) oft mit weiteren traumatischen Verletzungen (Polytrauma) kombiniert auf.

Tab. 24.1 SSSS-Schema

Scene	Hochalpines Gelände, unwegsam
Safety	Alpine Gefahren, Absturz und Steinschlag möglich
Situation	Patient liegt zwischen Felsen
Support	Die Einsatzkräfte sind ausreichend

24.1 Präklinische Therapie

Es wird unverzüglich ein Bodycheck durchgeführt, der aktuell außer einem schweren SHT keine offensichtlichen Verletzungen zeigt. Es wird ein i. v.-Zugang gelegt, über den ein Flüssigkeitsbolus von 250 ml balancierte Vollelektrolytlösung verabreicht wird. Zusätzlich erfolgen eine titrierte Katecholamingabe (Noradrenalin) und eine Sauerstoffapplikation mittels Maske.

Parallel dazu erfolgen die Lagerung und Immobilisation des Patienten in die Vakuummatratze und

Tab. 24.2 X-ABCDE

X-ABCDE	Beschreibung	Maßnahme
e**X**sangiation	Keine Hinweise	
Airway	Bei niedrigem GCS teils insuffiziente Schutzreflexe	
Breathing	AF 6/min, seitengleich belüftet, Thorax stabil, kein Hautemphysem, SpO_2 nicht ableitbar, teils verlegte Atemwege	Wendl-Tubus und primär O_2-Gabe mit 10 l/min über Maske
Circulation	Rekap.-Zeit 5 s, Sinustachykardie mit 130/min, Becken instabil, Abdomen weich, beide Oberschenkel normal, mehrere Wunden am Kopf (kein Helm getragen)	Etablierung von 2 großlumigen Zugängen Wundverband Kopf
Disability	GCS 6 (1/2/3), Pupillen isokor, träge Reaktion. Bewegt alle Extremitäten auf Schmerzreiz.	
Exposure & **E**nvironment	Diverse Abschürfungen Umgebungstemperatur niedrig	Rettungsdecke

Bergesack einerseits, um einen optimalen Wärmeerhalt zu erzielen, und zusätzlich zur zeitnahen Rettung mittels Winde aus dem unwegsamen Gelände.

Nach der Windenrettung wird der Patient, wie initial im Team besprochen, am Zwischenlandeplatz weiter versorgt. Bei sich weiter verschlechternder Vigilanz (GCS von 6 auf 4 Punkte gefallen) wird die Indikation zur Notfallnarkose und Intubation gestellt. ➤ Tab. 24.2.

Zur Narkoseeinleitung erhält der ca. 80 kg schwere Patient nach adäquater Präoxygenierung mittels dichtsitzender Maske und in Absaugbereitschaft 5 mg Midazolam, 100 mg Esketamin und 80 mg Rocuronium intravenös appliziert. Die Intubation gelingt im ersten Versuch (*first pass success*) in RSI-Technik ohne Komplikationen. Die Aufrechterhaltung der Narkose erfolgt im Verlauf mit insgesamt 50 mg Esketamin fraktioniert, 5 mg Midazolam und 50 mg Rocuronium fraktioniert intravenös. Ein Gramm Tranexamsäure als Kurzinfusion und 100 ml 5 %NaCl Lösung wird verabreicht.

Im Secondary Survey (samt präklinischer Sonografie) ergeben sich keine weiteren Hinweise auf Verletzungen.

Danach wird der Patient in das nächstgelegene (ca. 15 Flugminuten entfernt) überregionale Traumazentrum transportiert.

DIAGNOSE
Schweres Schädel-Hirn-Trauma III

24.2 Anamnese

In der kurzen präklinischen Phase und bei fehlender Kommunikation mit dem Patienten oder Angehörigen konnte nichts in Erfahrung gebracht werden. Aufgrund der Aktivität des Patienten, bei der es zum Unfall kam, ist von einem sportlichen Allgemeinzustand ohne gravierende Begleiterkrankungen auszugehen. ➤ Tab. 24.3.

Tab. 24.3 SAMPLER

SAMPLER	Beschreibung
Symptome und Befunde	Schweres SHT, GCS < 8
Allergien	Keine bekannt
Medikation	Keine
Patientenvorgeschichte	Keine relevante Vorgeschichte
Letzte Mahlzeit	Unklar
Ereignisse direkt vor dem Notfall	Keine
Risikofaktoren	Keine

24.3 Zielklinik und Transport

Die Zielklinik ist ein Haus der Maximalversorgung eines überregionalen Traumazentrums, das 15 Flugminuten entfernt liegt. Eine Alarmierung des Schockraums erfolgt vorab.

Während des Transports werden insgesamt erneute 1.000 ml kristalloide Infusionen infundiert, sodass eine präklinische Infusionsmenge von 1.250 ml resultiert.

Der Patient wird intubiert, beatmet, normoventiliert und analgosediert im Schockraum übergeben.

24.4 Klinischer Verlauf

Im Schockraum zeigt sich ein intubiert und kontrolliert beatmeter Patient (arteriell gemessener Blutdruck 130/80 mmHg, $etCO_2$ 35 mmHg).

Im Schockraum Primary und Secondary Survey ergeben sich keine weiteren Verletzungen, sodass eine unverzügliche CT-Diagnostik erfolgt.

In dem Polytrauma-CT zeigen sich ein schweres SHT mit akutem Subduralhämatom und verschiedenen Kontusionen (➤ Abb. 24.1). Weitere Traumafolgen im Thorax und Abdomen können in der CT-Traumaspirale nicht festgestellt werden.

Bei deutlicher raumfordernder Komponente des Subduralhämatoms wird unverzüglich eine Hemikraniektomie mit Hämatomausräumung durchgeführt.

Der Patient kann nach 2 Wochen Intensivaufenthalt und nach weiteren 30 Tagen aus dem Krankenhaus mit einem Glasgow Outcome Score (GOS) von 4 in die Rehabilitation entlassen werden.

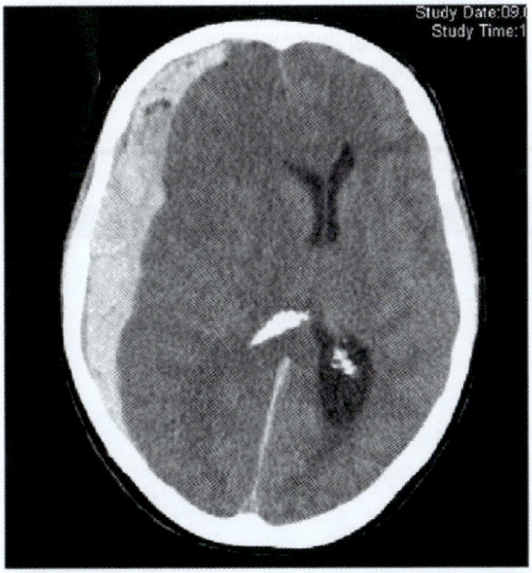

Abb. 24.1 cCT: Schädel-Hirn-Trauma mit traumatischem Subduralhämtom rechts hemisphärisch [T1399]

24.5 Tops und Flops

MERKE

Für das Outcome beim Traumapatienten ist die Schwere des Schädel-Hirn-Trauma maßgebend.

Das Schädel-Hirn-Trauma (SHT) gehört nach wie vor zu den häufigsten Todesursachen und den am stärksten beeinträchtigenden Erkrankungen weltweit und betrifft alle Altersgruppen, einschließlich Kinder, Menschen im erwerbsfähigen Alter sowie die ältere Bevölkerung. Nachdem es bisher keine spezifische, primär neuroprotektive/-regenerative Therapie beim SHT gibt, liegt der Schwerpunkt in der Behandlung von Patienten mit schwerem SHT auf der Verringerung der sekundären Hirnschädigung. Beispielsweise können Blutung und Ödem zu einer Erhöhung des intrakraniellen Drucks (ICP), zu einer mechanischen Schädigung des umgebenden Hirngewebes oder zu einer verminderten Zufuhr von Sauerstoff und Nährstoffen führen, die beide potenzielle Ursachen für zusätzliche Hirnschäden und ein schlechteres klinisches Outcome sind. Die Optimierung des Gleichgewichts zwischen Substratzufuhr und -verbrauch ist das wichtigste therapeutische Ziel.

Die frühe initiale Behandlung eines Schädel-Hirn-Traumas ist ein Kontinuum, das sich vom Einsatzort bis zum Schockraum erstreckt. In der Prähospital-, aber auch frühen In-Hospital-Phase, besteht das wichtigste therapeutische Ziel darin, sekundäre Hirnschädigungen (insbesondere Hypoperfusion des Gehirns, Hypoxie und Hyperkapnie) zu vermeiden (➤ Tab. 24.4).

Mehrere Studien zeigen, dass eine arterielle Hypotonie mit einem schlechteren neurologischen Outcome bei Patienten mit SHT assoziiert ist. In einem breiten systolischen Blutdruckbereich (40–119 mmHg) besteht ein linearer Zusammenhang zwischen dem niedrigsten systolischen Blutdruck vor Krankenhausaufnahme und der (um den Schweregrad bereinigten) Mortalitätswahrscheinlichkeit. Dank der frühzeitigen differenzierten Flüssigkeits- und Katecholamingabe konnte in unserem geschilderten Fall die Hämodyna-

Tab. 24.4 Initiale Behandlungsziele bei Schädel-Hirn-Trauma (für diese Zielwerte fehlen derzeit allerdings randomisiert kontrollierte Studien)

Parameter	Zielwert	Ziel
Blutdruck	MAP > 80 mmHg SBP > 100 oder 110 mmHg	Aufrechterhaltung des zerebralen Blutflusses
SpO_2	> 90 %	Vermeidung einer zerebralen Hypoxie
$EtCO_2$	30–35 mmHg	Aufrechterhaltung des zerebralen Blutflusses
Hämoglobin	> 7 g/dl	Vermeidung einer zerebralen Hypoxie
Antikoagulantien	Antagonisieren (im Krankenhaus)	Limitierung des Blutverlusts und der Hämatomausdehnung

SBP systolischer Blutdruck; MAP mittlerer arterieller Blutdruck; SpO_2 periphere Sauerstoffsättigung; $EtCO_2$ endtidales CO_2, Hb Hämoglobin

mik stabilisiert und auch während der Narkoseeinleitung stabil gehalten werden. Verschiedene Leitlinien unterscheiden sich in der Empfehlung von Zielwerten, wobei empfohlen wird, den mittleren arteriellen Blutdruck (MAP) über 80 mmHg zu halten.

Neben dem Blutdruck wird die Hirnperfusion stark vom systemischen Kohlendioxidpartialdruck ($PaCO_2$) beeinflusst, wobei sowohl eine Hypo- als auch eine Hyperkapnie vermieden werden sollten. Das endtidale CO_2 ($EtCO_2$) sollte bei intubierten Patienten mit SHT stets überwacht und die Beatmung auf einen Zielwert von 30–35 mmHg eingestellt werden. Insbesondere in der Initialhase ist die Korrelation zwischen $EtCO_2$ und $PaCO_2$ schlecht, sodass eine zeitnahe arterielle $PaCO_2$ Bestimmung anzustreben ist, um schädliche Hypo- oder Hyperkapnien zu vermeiden. Sobald eine arterielle Blutgasanalyse vorliegt, sollte die Ventilation danach gesteuert werden mit einem Ziel-$PaCO_2$ von 35–45 mmHg.

Sowohl das Vorhandensein als auch die Dauer von hypoxämischen Episoden (periphere Sauerstoffsättigung [SpO_2] < 90 %) sind eindeutig mit einer erhöhten Mortalität und einem schlechteren neurologischen Outcome verbunden. Folglich ist die Aufrechterhaltung einer höheren normalen SpO_2 ebenfalls ein Ziel des initialen Managements von Patienten mit SHT. Gerade in stressigen Situationen, wie unserem geschilderten Fall, kann schnell eine suffizienten Präoxygenierung vergessen werden und in einen rapiden Sättigungsabfall während der Einleitung resultieren. Daher ist es gerade in Notfallsituationen wichtig, nicht von etablierten Abläufen abzuweichen.

Schließlich ist es unerlässlich, Blutungen aus Begleitverletzungen zu stoppen und eine häufig vorliegende Koagulopathie zu behandeln. Eine therapeutische Antikoagulation sollte rasch antagonisiert werden.

Durch die Zunahme des Patientenalters sind vermehrt SHTs bei Patienten unter oralen Antikoagulanzien festzustellen. Das optimale Management bei diesen Patienten ist unklar.

Eine Notfallnarkose wurde bei deutlicher Vigilanzminderung (GCS 6) eingeleitet. Die Indikationen zur Notfallnarkose sind in ➤ Tab. 24.5 abgebildet.

Esketamin bietet sich hier mit 1–2 mg/kg KG als Hypnoanalgetikum an. Eine Kreislaufdepression ist unter Esketamin über einen sympathomimetischen Effekt weniger stark ausgeprägt als unter anderen Hypnotika. Die früher oft erwähnte Hirndrucksteigerung unter Ketamin ist im Rahmen der Narkoseeinleitung nicht zu beobachten. Kombiniert mit Midazolam sollen die psychotropen Effekte weniger ausgeprägt sein. Zur Relaxation ist Succinylcholin

Tab. 24.5 Indikation zur präklinischen Notfallnarkose (modifiziert nach S3-Polytraumaleitlinie 2022)

ABCDE	
A/B	Apnoe oder Schnappatmung mit Atemfrequenz < 6/min
	Hypoxie (SpO_2 < 90 %) trotz Sauerstoffgabe und nach Ausschluss eines Spannungspneumothorax
	Schweres Thoraxtrauma mit respiratorischer Insuffizienz (Atemfrequenz > 29/min, altersadaptiert bei Kindern)
C	
D	Schweres SHT (GCS < 9)
E	Hypothermie ab Stadium 2 (< 32 °C Körperkerntemperatur)

mit 1 mg/kg KG oder auch Rocuronium mit der 3- bis 4-fachen ED95 (0,9–1,2 mg/kg KG) heranzunehmen.

Da bei präklinischen Patienten immer mit Nichtnüchternheit zu rechnen ist, wird nicht nur beim Polytrauma eine Notfallnarkose in RSI-Technik empfohlen.

Was wäre, wenn …

- … das nächste geeignete Traumazentrum weit entfernt wäre?
  - Da bei einem SHT ein Haus mit entsprechendem Versorgungsspektrum (24/7 Verfügbarkeit einer Neurochirurgie) zwingend ist, bringt ein primärer Transport in kleineres Haus in diesem Patientengut kein Vorteil, sondern gefährdet zusätzlich das Outcome.
- … der Patient vor Ort Zeichen der Einklemmung gezeigt hätte?
  - Bei der akuten Behandlung der intrakraniellen Hypertonie kommen neben nicht medikamentösen Basismaßnahmen (30° Oberkörperhochlage, guter venöser Abfluss durch Kopfneutrallage und keine komprimierende HWS-Immobilisation) hypertone Lösungen zum Einsatz, wobei Mannitol (in der Präklinik ungeeignet ist, da nur in Glasflasche verfügbar) und hypertone (z. B. 5 %) Kochsalzlösung in den meisten Studien eine vergleichbare Wirksamkeit bei der Senkung des ICP zeigen.
  - Als Rettung bei refraktärer intrakranieller Hypertonie (nicht routinemäßig empfohlen!) kann eine kurzfristige Hyperventilation $PaCO_2$ = 30–32 mmHg zur Anwendung kommen.
- … der Patient Zeichen einer schweren Koagulopathie gezeigt hätte?
  - Die Erstbehandlung sollte sich in erster Linie darauf konzentrieren, eventuelle Blutungen, in den meisten Fällen aus extrakraniellen Quellen, zu stoppen und die tödliche Trias aus Koagulopathie, Azidose und Hypothermie zu bekämpfen. Tranexamsäure sollte bei allen schwer blutenden Traumapatienten so früh wie möglich und innerhalb der ersten 3 h verabreicht werden. Bei isoliertem SHT zeigte die CRASH3-Studie eine Verringerung der durch ein SHT-bedingte Todesfälle, wenn Tranexamsäure (TXA) in der Untergruppe der Patienten mit leichtem bis mittelschwerem SHT (Glasgow Coma Score [GCS] 9–15) innerhalb der ersten 3 h verabreicht wurde, jedoch nicht bei schwerem Schädel-Hirn-Trauma. Ein systematisches Review von 9 RCTs (einschließlich CRASH3) bei 14.747 isolierten SHT-Patienten ergab aber keinen derartigen Mortalitätsvorteil von TXA (auch wenn es eine Verringerung der Hämatomausdehnung gab), aber auch kein erhöhtes Risiko für unerwünschte Ereignisse.
  - Daher ist TXA bei schwerem isoliertem SHT nicht indiziert, kann aber bei leichtem bis mittlerem Schädel-Hirn-Trauma in Betracht gezogen werden, wenn es innerhalb der ersten 3 h verabreicht wird.

Zusammenfassung

- In der Prähospitalphase besteht das wichtigste therapeutische Ziel darin, sekundäre Hirnschädigungen (insbesondere Hypoperfusion des Gehirns, Hypoxie und Hyperkapnie) zu vermeiden.
- Der Kreislauf wird initial mit kristalloider, balancierter Lösung und Katecholamingabe mit Noradrenalin unterstützt.
- Eine Narkose und Atemwegssicherung sind oft unumgänglich; hierbei muss aber auf eine konsequente hämodynamische Stabilität geachtet werden, da diese Maßnahmen zu einer zusätzlichen Kreislaufinstabilität führen können, welche nachteilig für die zerebrale Perfusion sein kann.
- Ein schneller Transport in eine geeignetes Traumazentrum ist für das Outcome essenziell.

LITERATUR

CRASH-3 trial collaborators. Effects of tranexamic acid on death, disability, vascular occlusive events and other morbidities in patients with acute traumatic brain injury (CRASH-3): a randomised, placebo-controlled trial. Lancet 2019 Nov 9; 394(10210): 1713–1723.

Deutsche Gesellschaft für Unfallchirurgie. S3-Leitlinie Polytrauma/Schwerverletzten-Behandlung. Stand: 2022; https://register.awmf.org/assets/guidelines/187-023l_S3_Polytrauma-Schwerverletzten-Behandlung_2023-02.pdf (letzter Zugriff 01.02.2024).

Knapp J, Doppmann P, Huber M et al. Pre-hospital endotracheal intubation in severe traumatic brain injury: ventilation targets and mortality – a retrospective analysis of 308 patients. Scand J Trauma Resusc Emerg Med 2023; 31: 46.

Lawati KA, Sharif S, Maqbali SA et al. Efficacy and safety of tranexamic acid in acute traumatic brain injury: a systematic review and meta-analysis of randomized-controlled trials. Intensive Care Med. 2021 Jan; 47(1): 14–27.

Meyfroidt G, Bouzat P, Casaer M P et al. Management of moderate to severe traumatic brain injury: an update for the intensivist. Intensive care medicine 2022; 48(6): 649–666.

Spahn D R, Bouillon B, Cerny V et al. The European guideline on management of major bleeding and coagulopathy following trauma: fifth edition. Crit Care 2019; 23(1): 98.

Spaite D W, Hu C, Bobrow B J et al. Mortality and Prehospital Blood Pressure in Patients With Major Traumatic Brain Injury: Implications for the Hypotension Threshold. JAMA Surg 2017; 152(4): 360–368.

Stocchetti N, Taccone F S, Citerio G et al. Neuroprotection in acute brain injury: an up-to-date review. Crit Care 2015; 19(1): 186.

Taccone F S, Citerio G, Stocchetti N. Is tranexamic acid going to CRASH the management of traumatic brain injury? Intensive Care Med 2020; 46(6): 1261–1263.

KAPITEL

25

Björn Hossfeld

Think before immobilize

Fallbericht

Alarmierung und Anfahrt

Die Rettungsleitstelle alarmiert drei RTW und ein NEF sowie einen Rüstwagen der Feuerwehr zu einem Verkehrsunfall mit mehreren Verletzten auf einer Landstraße.

An der Einsatzstelle findet sich ein Fahrzeug, welches offensichtlich nach Überschlag abseits der Straße im Acker steht, sowie zwei weitere leicht beschädigte Fahrzeuge, welche scheinbar nach Auffahrunfall auf der Fahrbahn stehen.

Eintreffen

Die Unfallstelle ist bereits durch Ersthelfer abgesichert. Lediglich in dem schwer beschädigten Fahrzeug auf dem Acker befindet sich noch ein Insasse auf dem Fahrersitz, um den sich Ersthelfer bemühen. Der Notarzt entscheidet sich selbst, zu diesem Fahrzeug zu gehen, und beauftragt seinen Fahrer nach den Insassen der anderen beiden Pkws zu schauen. ➤ Tab. 25.1.

Ersteindruck

Der Fahrer des überschlagenen Pkws **(Patient 1)** ist bewusstseinsgetrübt und reagiert nur mit Stöhnen auf Ansprache. Ein Ersthelfer hält vom Rücksitz aus den Kopf des Patienten in Neutralposition. Während der Notfallsanitäter ein Pulsoxymeter als erstes Monitoring anschließt, führt der Notarzt den Primary Survey bei diesem Patienten durch (➤ Tab. 25.2).

Verdachtsdiagnosen und Differenzialdiagnosen

Polytrauma mit

- V. a. Schädel-Hirn-Trauma bei eingeschränktem Bewusstsein
- z. A. Wirbelsäulentrauma

Tab. 25.1 SSSS-Schema

Scene	Verkehrsunfall mit drei Pkw und mehreren Betroffenen/Verletzen
Safety	Unfallstelle bereits durch Ersthelfer abgesichert
Situation	Notarzt zum augenscheinlich schwerer verletzten Patienten, NEF-Fahrer schaut nach anderen Betroffenen.
Support	3 RTW auf Anfahrt

Tab. 25.2 X-ABCDE: Patient 1

X ABCDE	Beschreibung	Maßnahme
e**X**sangiation	Keine sichtbare äußere Blutung, lediglich Abschürfungen und ein deutliches Hämatom an der linken Schläfe	
Airway	Mund und Rachen frei	HWS durch Ersthelfer vom Rücksitz manuell immobilisiert
Breathing	Seitengleiches vesikuläres Atemgeräusch, pulsoxymetrisch gemessene periphere Sauerstoffsättigung 93 %	
Circulation	Tastbarer tachykarder Radialispuls	
Disability	Bewusstseinsgetrübt, Pupillendifferenz (links > rechts)	
Exposure & **E**nvironment	Bisher keine Maßnahmen	

25.1 Prähospitale Therapie: Patient 1

Inzwischen trifft der erste RTW ein, dessen Besatzung den Notarzt bei Patient 1 unterstützt. Die manuelle Inline-Stabilisierung der HWS durch den Ersthelfer wird durch eine HWS-Orthese ersetzt. Der Patient erhält Sauerstoff über eine Gesichtsmaske mit Reservoir-Beutel (6 l/min), darunter steigt die SpO_2 auf 97 %. Es werden ein i. v.-Zugang am linken Unterarm etabliert und 500 ml Vollelektrolytlösung appliziert (➤ Tab. 25.2).

Mit der nun eintreffenden Feuerwehr wird besprochen, die B-Säule des Fahrzeugs zu entfernen, um eine wirbelsäulenschonende patientengerechte Rettung des Patienten aus dem Fahrzeug zu ermöglichen.

Anamnese

In der Zwischenzeit berichtet der NEF-Fahrer über den Unfallhergang und die beiden anderen Fahrzeuginsassen: Pkw 1 sei Pkw 2 aus bisher ungeklärter Ursache schleudernd entgegenkommen. Pkw 2 sei mit einem Notbremsmanöver auf der Fahrbahn zum Stehen gekommen, während Pkw 1 von der Fahrbahn abgekommen sei und sich auf der Böschung des Fahrbahndamms überschlagen habe. Für Pkw 3 habe der Bremsweg nicht mehr ausgereicht, weshalb dieser mit deutlich reduzierter Geschwindigkeit auf Pkw 2 aufgefahren sein. Die beiden Fahrer von Pkw 2 und 3 seien selbst aus ihren Fahrzeugen ausgestiegen. Der Fahrer von Pkw 2 sei 28 Jahre alt und beschwerdefrei **(Patient 2).** Der Fahrer von Pkw 3 **(Patient 3)** sei über 70 und klage über Schmerzen im Nacken, weise sonst keine Verletzungen auf; diesem habe man bereits eine HWS-Orthese angelegt.

Notwendigkeit der Wirbelsäulenimmobilisation

Die Immobilisation des Traumapatienten ist ein häufiger Diskussionspunkt im Rettungsdienst. Dabei reichen die Standpunkte von der traditionellen Sichtweise einer vollständigen Immobilisation jedes Traumapatienten bis zum radiologischen Ausschluss einer Wirbelsäulenverletzung, über die prähospitale Anwendung der NEXUS-Kriterien oder der Canadian C-Spine Rule, die allerdings entwickelt wurden, um zu entscheiden, ob eine radiologische Diagnostik erforderlich ist, bis zum Standpunkt auf Immobilisation gänzlich zu verzichten, da sie dem Patienten mehr schade als nütze.

Hier bietet die **Immo-Ampel** eine sinnvolle Hilfestellung, die auf der Auswertung von Daten des Traumaregisters der Deutschen Gesellschaft für Unfallchirurgie beruht (➤ Abb. 25.1)

Die Immo-Ampel leitet nicht zur Diagnosestellung bei Wirbelsäulentrauma an, sondern versucht, anhand wissenschaftlicher Daten eine Anleitung zu Notwendigkeit und Ausmaß der rettungsdienstlichen Immobilisation zu geben. Dazu werden die Patienten in drei Kategorien eingeteilt:

- **ROT:** Traumpatienten dieser Kategorie haben ein hohes Risiko für eine Verletzung der Wirbelsäule, dazu gehören solche mit Polytraumatisierung, vermindertem Glasgow Coma Score (GCS), peripher-neurologischen Defizit oder Schmerzen im Bereich der Wirbelsäule, die einer Medikation bedürfen.
  Bei diesen Patienten sollte eine **vollständige prähospitale Immobilisation der Wirbelsäule** (z. B. in einer Vakuummatratze mit HWS-Orthese oder Head-Blocks) erfolgen.
- **GELB:** Bei Traumapatienten dieser Kategorie bleibt die klinische Untersuchung der Wirbelsäule zwar ohne Befund (keine Schmerzen, keine Bewegungseinschränkung, kein neurologisches Defizit), aber nach den Daten des Traumaregisters weisen sie ein höheres Risiko für ein Wirbelsäulentrauma auf. Diese Risikoaspekte wurden unter den „4S" zusammengefasst:
  - **S**turz aus mehr als 3 m Höhe (oder vergleichbare Kinematik)
  - **S**upraklavikuläre Verletzung (da die ursächliche Kraft auf Kopf und Halswirbelsäule wirkt)
  - **S**chwere Begleitverletzung (die vom Wirbelsäulenschmerz ablenken können)
  - **S**eniorität (< 65 Jahre, wegen des zunehmenden Risikos degenerativer Veränderungen)

  Bei diesen Patienten erscheint in Anbetracht der nicht auszuschließenden Verletzung ein kompletter Verzicht auf Immobilisationsmaßnahmen nicht sinnvoll. Mitunter genügt je nach angenommener Verletzungshöhe aber eine **HWS-Orthese**

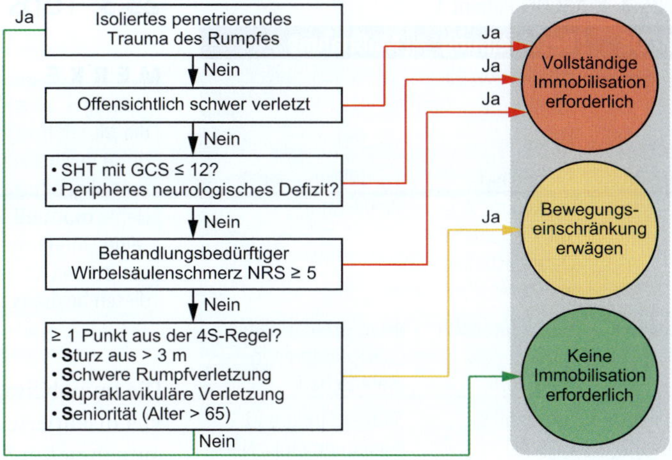

Abb. 25.1 Immo-Ampel [F201-045, L231]

oder eine **Vakuummatratze** (*spinal motion restriction*), um unwillkürliche Bewegungen während des Transports zu reduzieren.

- **GRÜN:** Patienten dieser Kategorie sind nach dem Unfallmechanismus klinisch unauffällig und weisen keine der oben genannten Risikofaktoren auf oder haben ein isoliertes penetrierendes Trauma erlitten.

Für diese Kategorie ist **keine Immobilisation der Wirbelsäule** erforderlich.

Betrachtung der drei Patienten nach den Kriterien der Immo-Ampel

Patient 1 ist wahrscheinlich polytraumatisiert und weist mit einem reduzierten GCS einen weiteren Indikator zur vollständigen Immobilisation auf **(„ROT").** Hinzu kommt, dass infolge der prähospital indizierten Narkose und Relaxierung die Körperspannung für den Transport vollständig aufgehoben wird.

Patient 2 wirkt unverletzt und klinisch unauffällig, benötigt keine Immobilisation und auch keine zwingende Vorstellung in einer Notfallaufnahme. Es genügt eine Aufklärung, dass er sich bei auftretenden Beschwerden in einer Notaufnahme oder beim Hausarzt vorstellen kann.

Patient 3 wirkt zwar ebenfalls unverletzt, da er sich selbst aus seinem Pkw befreien konnte. Allerdings beklagt er Schmerzen in der HWS und ist mit mehr als 70 Jahren der geriatrischen Risikogruppe zuzuordnen. In diesem Fall erscheint es sinnvoll, dem Patienten die Anlage einer HWS-Orthese bis zur radiologischen Bildgebung zu empfehlen. Eine i. v.-Analgesie sollte dem Patienten angeboten werden.

25.2 Zielklinik und Transport: Patient 1

Unter der Annahme einer Polytraumatisierung mit Beteiligung von Schädel und Wirbelsäule sowie bei deutlich reduzierter GCS wird der Patient nach Schaffung einer Rettungsöffnung durch die Feuerwehr achsengerecht und wirbelsäulenschonend mittels Spineboard aus dem Pkw-Wrack gerettet und auf der RTW-Trage in der Vakuummatratze immobilisiert.

Der nachfolgend im RTW durchgeführte Survey ergibt folgende Befunde: ➤ Tab. 25.3.

Der Patient wird im Schockraum eines überregionalen Traumazentrums angemeldet und für den Transport narkotisiert, endotracheal intubiert und beatmet. Das Vorgehen entspricht der Beschreibung in ➤ Kap. 5.

25

Tab. 25.3 X-ABCDE: Patient 1

X-ABCDE	Beschreibung	Maßnahme
e**X**sangiation	Keine Hinweise für Blutung	
Airway	Offen	
Breathing	Seitengleich vesikuläres AG, SpO_2 ist unter 6 l O_2 angestiegen auf 98 %	Fortführung der O_2-Applikation
Circulation	HR 135/min; RR 95/60 eFAST o. B.	Flüssigkeitstherapie Vasopressoren in Bereitschaft
Disability	Bewusstlos, GCS 7	Vorbereitung und Einleitung einer Narkose mit Atemwegssicherung (➤ Kap. 5)
Exposure & **E**nvironment	Patient entkleidet, Body-Check bis auf Abschürfungen und Hämatom an der linken Schläfe o. B.	Wärmeerhalt mittels Einmaldecke

25.3 Tops und Flops

MERKE

Wichtig ist zu erkennen, dass die angelegte HWS-Orthese die Mundöffnung funktionell einschränkt. Deshalb wird diese zur Atemwegssicherung nach Narkoseinduktion ventral geöffnet und die HWS des Patienten durch einen Helfer **manuell inline stabilisiert.** Dazu legt der Helfer seine Unterarme auf dem Thorax des Patienten ab und schützt den Kopf des Patienten vor Mobilisation, indem er diesen beidseits lateral auf Höhe der Ohren greift.

Die Immobilisation von Traumapatienten bleib ein viel diskutiertes Thema. Bei Übergabe in der Notaufnahme/im Schockraum kann das Klinik-Team durchaus anderer Ansicht sein. Die Immo-Ampel versucht eine sinnvoll differenzierte Entscheidungshilfe zu bieten.

Was wäre, wenn…

- … der Patient 3 die HWS-Orthese ablehnen würde?
  - Die Immobilisation der HWS ist keine Zwangsmaßnahme. Der wache Patient muss über die Maßnahme aufgeklärt werden und darf sich selbstverständlich gegen diese Maßnahme aussprechen. Wichtig ist, dass dem Patienten erläutert wird, dass die Orthese korrekt (also fest) angelegt werden muss; es macht keinen Sinn, dem Patienten aus Gründen des Komforts die Drehung/Bewegung des Kopfes in der Orthese zu ermöglichen.

Zusammenfassung

Die Immo-Ampel unterscheidet drei Patientenkategorien:

- GRÜN: keine Immobilisation erforderlich
- GELB: Immobilisation sollte erwogen werden.
- ROT: Patient soll immobilisiert werden.

Ziel ist keine Diagnosestellung bei Wirbelsäulentrauma, sondern anhand wissenschaftlicher Daten eine Anleitung zu Notwendigkeit und Ausmaß der prähospitalen Immobilisation zu geben.

LITERATUR

Häske D, Blumenstock G, Hossfeld B et al. Entscheidungshilfe zur prähospitalen Wirbelsäulenimmobilisation (Immo-Ampel) – Ein systematisches Review. Dtsch Arztebl Int 2022; 119: 753–758.

KAPITEL

26

Carsten Einfeld

Downhill bis zur Atemnot

Fallbericht

Alarmierung und Anfahrt

Gegen 15:00 Uhr an einem kühlen Frühlingstag geht bei der Leitstelle der Notruf eines Jugendlichen ein: Seine Freundin habe sich bei einem Unfall mit dem Mountainbike schwer verletzt. Nachdem sich die gemeldete Unfallstelle in einem schwer zugänglichen Waldgebiet befindet, wird von der Leitstelle neben dem RTW und dem NEF die Bergwacht alarmiert.

Zehn Minuten nach Alarmierung treffen zunächst RTW und NEF am vereinbarten Treffpunkt ein. Nach weiteren 5 min trifft der Einsatzleiter der Bergwacht ein.

Eintreffen

Laut Aussage des alarmierenden Jugendlichen befindet sich der Unfallort ca. 2 km vom Treffpunkt entfernt in einem Waldstück. Mit einem Pkw kann man bis ca. 200 m auf einem Waldweg an die Unfallstelle heranfahren, die letzten Meter können nur mit einem Fahrrad auf einem sog. Single Trail befahren werden.

Während der Aussage des jungen Mannes kommen weitere Mitglieder der Bergwacht am Treffpunkt an.

Mit dem Einsatzleiter der Bergwacht wird das weitere Vorgehen besprochen: Notarzt, Notfallsanitäter und Einsatzleiter werden versuchen, schnellstmöglich mit Kreislauf- und Atmungsrucksack die Verletzte zu erreichen.

Dreißig Minuten nach Absetzen des Notrufs trifft das Rettungsteam bei der verletzten 17-jährigen Mountainbikerin ein.

Ersteindruck

Es handelt sich um eine normalgewichtige, sportliche junge Frau. Sie klagt über starke bis stärkste linksthorakale Schmerzen (VAS 8 von 10). Zudem habe sie Atemnot. Ihren Helm hat sie bereits selbst abgenommen. Der Helm ist wie die Kleidung verdreckt, aber nicht gebrochen oder eingedellt. Sie trägt einen Rückenprotektor, klagt aber trotzdem über Schmerzen im LWS-Bereich. Sie sitzt an einen Baum gelehnt, kann Angaben zum Unfallhergang machen und ist zu allen Qualitäten orientiert.

Insgesamt handelt es sich um eine schwerstverletzte Patientin. ➤ Tab. 26.1.

Verdachtsdiagnose und Differenzialdiagnosen

Stumpfes Thoraxtrauma mit V. a. Rippenfraktur links (DD Pneumothorax). V. a. Claviculafraktur links. V. a. LWS-Wirbelsäulenverletzung.

Differenzialdiagnose: stumpfes Bauchtrauma mit innerer Blutung durch Milzruptur oder/Gefäßverletzung.

Tab. 26.1 SSSS-Schema

Scene	Schwer zugängliches Waldstück
Safety	Keine unmittelbare Gefahr für die Rettungskräfte
Situation	Schwer verletzte jugendliche Patientin, eingeschränkte Versorgungsmöglichkeit direkt an der Unfallstelle
Support	Weitere Kräfte zur Rettung und dann zum weiteren Transport erforderlich

26

26.1 Präklinische Therapie

Es erfolgt direkt am Unfallort eine **erste orientierende Untersuchung (Primary Survey).** Auf eine Untersuchung an der entkleideten Patientin wird bei den kühlen Temperaturen und der beengten Zugangssituation verzichtet. ➤ Tab. 26.2.

Parallel zur Anlage des Monitorings (zunächst Pulsoxymeter und manuelle Blutdruckmessung) werden der venöse Zugang (16 G) und die Infusion vorbereitet.

Mit dem Einsatzleiter wird das weitere Vorgehen besprochen: Es werden mindestens vier Mann zum Transport vom Unfallort zum Waldweg (Standort des Bergwacht-Pkws) benötigt. Zudem soll eine Transportmöglichkeit aus dem Wald zum ursprünglichen Treffpunkt organisiert werden.

Nach Anlage des venösen Zugangs in die rechte V. cubitalis werden zügig 500 ml VEL infundiert. Zudem erfolgt die Anlage eines Stiffneck. Die von den Mitarbeitern der Bergwacht mitgeführte Korbtrage wird für den Transport vorbereitet. Die Patientin erhält zur Analgesie zunächst 30 mg Ketanest S (zudem 3 mg Dormicum) und wegen starker Schmerzen beim Umlagern weitere 15 mg Ketanest S. Damit gelingen eine suffiziente Analgesie und ein problemloses Umlagern auf die Korbtrage. Nach weiteren 3 min erreichen Patientin und Helfer den Waldweg.

Mit dem Einsatzleiter wird die Organisation eines RTH zum zügigen Transport in ein Traumazentrum besprochen, der in der Folge über die Leitstelle organisiert wird.

Auf dem Waldweg wird ein **Secondary Survey** durchgeführt. Die Kleidung der Patientin wird zunächst nur am Oberkörper aufgeschnitten und eine erneute Untersuchung durchgeführt. Es zeigt sich eine große Prellmarke im Bereich des linken Thorax, zudem deutliche Krepitationen als Hinweis auf Rippenfrakturen. Die linke Clavicula scheint frakturiert zu sein. Das Abdomen ist weich. Bei der Auskultation fällt links ein deutlich abgeschwächtes Atemgeräusch auf.

Tab. 26.2 X-ABCDE

X-ABCDE	Beschreibung	Maßnahme
e**X**sangiation	Innere Blutung nicht auszuschließen	1 großvolumiger Zugang
Airway	Frei	
Breathing	Tachypnoe (30/min) mit subjektiver Atemnot; SpO_2 95 %	O_2-Gabe
Circulation	RR 110/60 mmHg, HF 120/min; gut tastbare Radialispulse beidseits	Zügige Gabe von zunächst 500 ml VEL
Disability	Schmerzbedingte Einschränkung des linken Arms; Schmerzen mit Bereich der LWS; DMS an allen Extremitäten intakt; GCS 15, zu allen Qualitäten orientiert; keine Amnesie	Anlage eines Stiff Neck zur HWS-Immobilisierung
Exposure & **E**nvironment	Außentemperatur ca. 10 °C; trocken; Patient in Sportbekleidung; Rückenprotektor und Helm	Wärmedecke umgelegt

MERKE

Beim **Pneumothorax** kommt es zum Eindringen von Luft in den Pleuraspalt durch Einreißen der viszeralen Pleura und zum Kollabieren der Lunge. Wenn sich Gewebe über die eingerissene Pleura legt, kann durch eine Art Ventilmechanismus ein **Spannungspneumothorax** entstehen. Durch Verlagerung des Herzens und Mediastinums zur Gegenseite kommt es zu einer Einflussstauung mit vermindertem venösem Rückstrom und in der Konsequenz zum kardiogenen Schock.

Die anhaltende Dyspnoe sowie die Kreislaufparameter mit einem RR 90/60 mmHg, einer HF von 135/min und einer SpO_2 85 % weisen auf einen Spannungspneumothorax hin.

Eine Kommunikation mit der Patientin ist unter der Analgesie mit Ketanest S nicht mehr möglich, sie scheint aber weiterhin schmerzfrei zu sein.

Ein zweiter großlumiger Zugang (18 G) in eine rechte Handrückenvene wird gelegt, zeitgleich wird die Anlage einer Thoraxdrainage vorbereitet. Es wird zudem Sauerstoff (8 l O_2/min über Ohio-Maske) appliziert.

Ein vorbereitetes Drainageset mit allen erforderlichen Utensilien wird bereitgestellt. Zunächst erfolgt das Aufsuchen der adäquaten Punktionsstelle und die großzügige Infiltration von Lokalanästhetika. Da ausreichend Platz vorhanden ist, entscheidet sich der

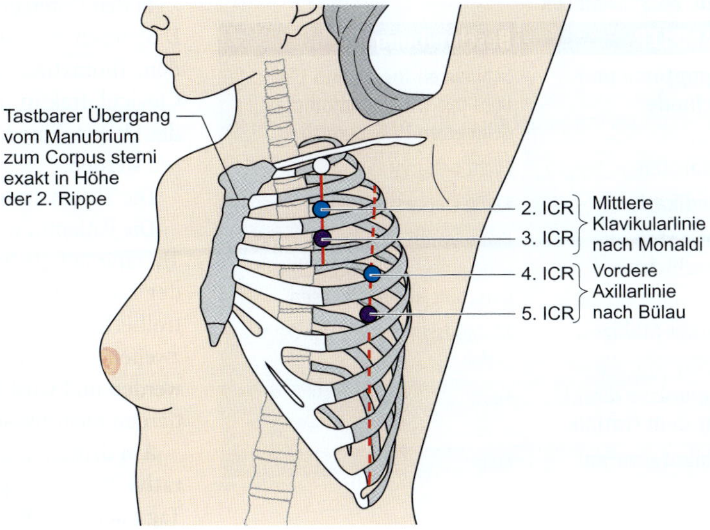

Abb. 26.1 Anlagepunkte nach Monaldi und Bülau [L143]

Notarzt für die Anlage im 4 ICR Axillarlinie links (Bülau-Position; ➤ Abb. 26.1). Trotz eingeschränkter hygienischer Verhältnisse soll auf ein aseptisches Arbeiten, soweit möglich, geachtet werden. Dazu erfolgen zunächst die Desinfektion und das Verwenden eines sterilen Lochtuchs. Es wird dann mit einem Skalpell eine Minithorakotomie (ca. 3–5 cm) durchgeführt und mit dem Finger und ggf. einer Schere/Klemme stumpf durch die Muskulatur der Thoraxwand der Weg zur Pleura parietalis präpariert. Mit dem Finger wird die Pleura eröffnet und der Thoraxraum ausgetastet. Beim Eröffnen der Pleura ist in der Regel das Entweichen der Luft deutlich zu hören. Nun wird die Thoraxdrainage (ggf. mit Hilfe einer Kornzange) eingelegt und mit einer Naht an der Haut sicher fixiert. Abschließend wird mit einem sterilen Pflaster die Punktionsstelle verschlossen und ein Ventil an die Drainage angeschlossen.

Das Verwenden eines Trokars wird klar nicht empfohlen, beim Präparieren sollte man sich an dem Oberrand der Rippe orientieren, um das Gefäß-Nerven-Bündel zu schonen.

Nach problemloser Anlage der Thoraxdrainage kommt es zur zügigen Stabilisierung der Kreislaufparameter (RR 130/80 mmHg, HF 90/min, SpO_2 97 %, Temp. 34 °C).

Nach erfolgter Kreislaufstabilisierung wird die Patientin in Wärmedecken eingepackt. Zudem erfolgt eine genauere Inspektion der Beine und des Beckens: neben Abschürfungen lassen sich keine weiteren Verletzungen feststellen.

DIAGNOSE

Stumpfes Thoraxtrauma mit Rippenserienfraktur (Rippen 2–6) links mit Pneumothorax. Claviculafraktur links. V. a. LWK-Fraktur. V. a. Milzlazeration.

26.2 Anamnese

Aufgrund der Schilderungen der beiden Mountainbiker lässt sich der Unfall rekonstruieren: Bei der Fahrt auf dem Single Trail ist es durch einen Fahrfehler bei höherer Geschwindigkeit zu einem selbstverursachten Sturz gekommen. Die Patientin ist dann auf einen Baumstumpf gestürzt. Nachdem am Unfallort kein Handyempfang möglich war, haben sie beschlossen, dass der Begleiter zum Waldrand fährt und Hilfe organisiert.

Vorerkrankungen sind nicht bekannt, beide Biker machen einen sportlichen und trainierten Eindruck. ➤ Tab. 26.3.

Tab. 26.3 SAMPLER

SAMPLER	Beschreibung
Symptome und Befunde	Schmerzen Thorax und Clavicula links mit V. a. Pneumothorax; Schmerzen LWS-Bereich
Allergien	Nicht bekannt
Medikation	Keine Dauermedikation
Patientenvorgeschichte	Keine Vorerkrankungen, sportliche junge Patientin, Schwangerschaft ausgeschlossen
Letzte Mahlzeit	Mittagessen ca. 2 h vor dem Unfall
Ereignisse direkt vor dem Notfall	Keine
Risikofaktoren	Keine

26.3 Zielklinik und Transport

Zum Transport wird die Vakuummatratze evakuiert. Zudem werden der jetzt zunehmend wacher werdenden Patientin 0,2 mg Fentanyl zur Analgesie verabreicht.

Der Transport zum Landeplatz des RTH verläuft problemlos. Fünfunddreißig Minuten nach Eintreffen bei der Patientin kann sie der Besatzung des RTH übergeben werden.

In einer orientierenden Ultraschalluntersuchung des Abdomens kann freie intrabadominelle Flüssigkeit nicht eindeutig ausgeschlossen werden.

Der Notarzt des RTH entscheidet sich, zum Transport die weiterhin vital stabile Patientin zu intubieren. Die endotracheale Intubation mit 0,1 mg Fentanyl, 100 mg Propofol und 70 mg Rocuronium gelingt problemlos.

Bei weiterhin stabilen Vitalwerten erfolgt der zügige Transport in das 10 Flugminuten entfernte Traumazentrum.

26.4 Klinischer Verlauf

Nach Übergabe im Schockraum erfolgt zunächst eine erneute orientierende Ultraschalluntersuchung (FAST) und im Anschluss eine CT-Traumaspirale mit Untersuchung Schädel, Thorax, Abdomen.

In den Untersuchungen konnten die präklinischen Diagnosen im Wesentlichen bestätigt werden: Neben dem Thoraxtrauma mit Lungenkontusionen und der Claviculafraktur links zeigt sich eine stabile Fraktur des LWK 4. Eine Milzverletzung konnte ausgeschlossen werden.

Die Thoraxdrainage zeigt eine regelrechte Lage.

Die Patientin wird zur weiteren Überwachung und Therapie auf die Intensivstation verlegt. Zur Therapie der Lungenkontusion erfolgt zunächst eine kontrollierte Beatmung mit höheren PEEP-Werten. Am zweiten Tag kann die junge Frau problemlos extubiert werden und wird dann noch für einen Tag intermittierend nichtinvasiv beatmet.

Am dritten Tag nach dem Unfall erfolgt die operative Versorgung der Claviculafraktur. Am ersten Tag nach der OP kann die Thoraxdrainage entfernt und die Patientin auf die unfallchirurgische Station verlegt werden.

Nach weiteren 4 Tagen ist eine Entlassung nach Hause möglich.

26.5 Tops und Flops

Der Einsatz war im Wesentlichen durch zwei Faktoren geprägt:

- Die schwierigen Umgebungsbedingungen im Wald
- Die zunehmende respiratorische und kardiozirkulatorische Insuffizienz

Durch eine vorausschauende Alarmierung zusätzlicher Kräfte (Bergwacht) konnte eine zügige Versorgung und im weiteren Verlauf ein schonender Transport der Patientin gewährleistet werden. Durch Abgabe der organisatorischen Aufgaben an den Einsatzleiter der Bergwacht konnten sich Notarzt und Notfallsanitäter auf die Versorgung der Patientin konzentrieren. Dazu bedarf es **frühzeitige Absprachen** über das Vorgehen. Hilfreich war es, dass sich die Beteiligten durch frühere Einsätze und Übungen persönlich bekannt waren.

An der Unfallstelle war der Zugang zu der Patientin nur eingeschränkt möglich. Der Notarzt hat sich daher entschieden, die Verletzte zügig in einen Bereich zu verbringen, in dem eine bessere Versorgungsmöglichkeit gegeben ist. Daher erfolgten im Wesentlichen nur die HWS-Immobilisierung, dic Anlage eines venösen Zugangs und die Analgesie zur Umlagerung und zum Transport auf den ca. 200 m entfernten Waldweg. Das Monitoring wurde während des Transports nur durch ein Pulsoxymeter gewährleistet.

Die Untersuchung und das konkrete Erfassen weiterer Verletzungen waren nur eingeschränkt möglich. Auf eine Untersuchung der entkleideten Patientin wurde zunächst bewusst verzichtet. Das Risiko einer akuten Verschlechterung der pulmonalen und kardiozirkulatorischen Situation wurde bewusst in Kauf genommen.

Die Alternative wäre eine Untersuchung und ggf. Therapie des vermuteten Pneumothorax direkt an der Unfallstelle. Dagegen haben die niedrigen Außentemperaturen und das unwegsame Gelände gesprochen – die Anlage einer Thoraxdrainage und ggf., falls erforderlich, einer Intubation wären dort deutlich erschwert gewesen.

Bei Erreichen des Waldwegs sah sich der Notarzt dann mit einer deutlichen Verschlechterung der pulmonalen Situation und einer vitalen Bedrohung konfrontiert. Die Hypotonie und Tachykardie könnten durch einen massiven Blutverlust bei einer inneren Blutung und durch die Gabe von Ketanest S bedingt sein. Bei dem vorliegenden Thoraxtrauma ist ein möglicher Spannungspneumothorax, der jetzt die Ursache für die vitale Bedrohung darstellen könnte, vorrangig zu therapieren (**„treat first, what kills first“**).

Auch wenn sich die Kreislaufsituation nach Anlage der Drainage zügig besserte, wurde eine aggressive Volumentherapie fortgesetzt. Nachdem sich auf die Sauerstoffsättigung stabilisierte, hat der Notarzt auf eine Intubation auf dem Waldweg verzichtet.

Bei einer ausgedehnten Rippenfraktur und einem schweren Thoraxtrauma kann durch die **kontrollierte Beatmung mit höherem PEEP** in gewissem Maße eine „innere Schienung“ erzielt werden und so der pulmonalen Verschlechterung durch Lungenkontusionen und Atelektasen vorgebeugt werden.

Der Notarzt hat sich aus mehreren Gründen gegen die Intubation entschieden:

- Die Gesamtsituation hat sich nach erfolgreicher Anlage der Thoraxdrainage stabilisiert.
- Die Umgebungsbedingungen auf dem Waldweg hätten die Intubation deutlich erschwert.
- Es war zu diesem Zeitpunkt noch nicht eindeutig klar, wie der Transport zur Übergabestelle gewährleistet werden kann. Im ungünstigsten Fall wäre der Transport mit dem Fahrzeug nicht möglich gewesen und die Patientin hätte aus dem Wald getragen werden müssen.
- Die Intubation und der dann deutlich erschwerte Transport unter Beatmung hätten einen deutlichen Zeitverzug bedeutet. Angesichts der nicht auszuschließenden inneren Blutung wurde dem schnellen Transport in die Klinik der Vorzug gegeben.

Der RTH-Notarzt hat sich dann zur Intubation entschieden, weil diese beim Eintreffen der Patientin bereits vorbereitet war (daher geringer Zeitverzug), die Umgebungsbedingungen für eine Intubation deutlich besser waren, sie zu diesem Zeitpunkt anhaltend kreislaufstabil war und er für den Lufttransport stabile Transportbedingungen haben wollte.

Insgesamt zeigt der vorliegende Fall, dass **bei erschwerten Umgebungsbedingungen** durch die **gute Zusammenarbeit aller Beteiligten** und ein der **Situation angepasstes Handeln,** das auch einmal von den empfohlenen Leitlinien abweichen muss, letztendlich ein gutes Outcome für die Patientin erreicht werden konnte.

CAVE

Jeder Pneumothorax kann sich in kürzester Zeit zu einem Spannungspneumothorax entwickeln. **Cave:** Die Entwicklung eines Spannungspneumothorax kann durch eine Überdruckbeatmung im Rahmen einer Intubation sogar getriggert werden!

MERKE

Nicht jeder Pneumothorax muss drainiert werden – entscheidend sind die Symptomatik und die Vitalparameter. Eine Entlastungspunktion kann kurzfristig erfolgreich sein, wird aber im weiteren Verlauf der Versorgung meist nicht ausreichen und muss durch eine grosslumige Thoraxdrainage erweitert werden.

Trotz der Dramatik einer Thoraxverletzung und ggf. einer zügigen Entlastung eines Spannungspneumothorax dürfen andere Verletzungen nicht übersehen werden.

Invasive Verfahren wie eine Intubation oder die Anlage einer Thoraxdrainage sollten regelmäßig geübt werden.

Was wäre, wenn …

- … bereits direkt am Unfallort eine vital bedrohliche Situation vorgelegen hätte?
  - Bei Verdacht auf einen Spannungspneumothorax muss dieser umgehend entlastet werden. Eine Rescue-Maßnahme ist die Punktion im zweiten oder dritten ICR medioklavikular mit einer großlumigen venösen Kanüle (z. B. G 12 oder 14) oder einer speziellen Entlastungspunktionsnadel. Damit sind meist eine kurzfristige Entlastung und Kontrolle des Pneumothorax möglich. Unter Umständen ist eine Venenverweilkanüle aber zu kurz und es muss eine längere Hohlnadel benutzt werden. In der Regel muss im weiteren Verlauf aber dennoch eine Thoraxdrainage eingelegt werden.
  - Bei beengten Verhältnissen kann die Anlage auch in Monaldi-Position (2 ICR medioklavikular) erfolgen (➤ Abb. 26.1). Im Vergleich zur Anlage in Bülau-Position ist eine Drainage eines Hämatothorax schlechter möglich, da die Drainage in der Regel nach apikal vorgeschoben wird.
- … der Pneumothorax sich nicht zu einem Spannungspneumothorax entwickelt hätte?
  - Die Anlage einer Thoraxdrainage, vor allem in der präklinischen Situation, ist meist nicht erforderlich. Wenn eine ausreichende Ventilation erfolgt und eine stabile Kreislaufsituation besteht, kann die präklinische Anlage zurückhaltend erfolgen. Bei durchaus relevanten Komplikationen, wie z. B. einer Blutung aus einem Interkostalgefäß oder einer unbemerkten Fehllage (subkutan oder intraparenchymal), besteht immer das Risiko einer Infektion mit nachfolgendem Empyem.
  - Vor allem junge Patienten können den Kollaps eines Lungenflügels meist problemlos kompensieren.
- … das Thoraxtrauma andere Folgen gehabt hätte?
  - Weitere Verletzung der intrathorakalen Organe sind präklinisch oft schwer zu erfassen und meist auch nur symptomatisch zu therapieren.
    - **Verletzungen am Herz und Perikard:** Bei einer Contusion cordis kann es zu Rhythmusstörungen kommen, bei Einblutungen in das Perikard zu einer Perikardtamponade, die ohne Entlastung zum kardiogenen Schock durch Kompression des Herzens führt. Einrisse am Herzen (Herzruptur) und Verletzungen großer herznaher Gefäße werden meist nicht überlebt.
    - **Tracheal- und Bronchusverletzungen:** Symptome sind Ateminsuffizienz, Bluthusten und im weiteren Verlauf ein Hautemphysem. Ein Eindringen von Luft in das Mediastinum kann zum Mediastinalemphysem und durch Kompression des Herzens zum kardiogenen Schock führen.
    - **Lungenkontusion:** Einblutungen in das Lungenparenchym bereiten meist erst sekundär Probleme und sind präklinisch zudem schwer zu erfassen.
  - Die präklinische Therapie besteht in der Sicherung der Ventilation und Oxygenierung durch adäquate Lagerung (meist Oberkörperhochlagerung) und ggf. durch Intubation mit kontrollierter Beatmung und erhöhtem PEEP.
  - Eine Intubation bei einer Tracheal- und/oder Bronchusverletzung kann bei Überbrücken der Läsion oder durch bewusste einseitige Beatmung ein weiteres Eindringen von Luft ins Mediastinum ggf. verhindern. Neben der schwierigen präklinischen Diagnosestellung birgt eine Intubation in dieser Situation zudem immer das Risiko eines Trachealabrisses, zudem werden speziellen Tuben für eine Ein-Lungenventilation im Rettungsdienst nicht mitgeführt.
- … das Thoraxtrauma andere Ursachen gehabt hätte?
  - Unterschieden werden muss zwischen einem stumpfen (wie im vorliegenden Fall) und einem penetrierenden Trauma, z. B. durch Schuss-, Stich- oder Pfählungsverletzungen. Das Verhältnis beträgt im europäischen Umfeld ca. 9:1.
  - Die präklinische Therapie unterscheidet sich nicht wesentlich. In der Wunde befindliche Fremdkörper sollen gegen Abrutschen gesichert und fixiert werden und sind erst innenklinisch zu entfernen.

Zusammenfassung

- Wichtig ist das schnelle Beurteilen der vitalen Gefährdung bei einem Thoraxtrauma (Ventilation, Oxygenierung, Kreislaufsituation).
- Klinischer Eindruck und Monitoring: SpO_2, RR, EKG
- Ggf. Gabe von Sauerstoff bei eingeschränkter Oxygenierung und aggressive Volumentherapie bei V. a. Blutung
- Bei V. a. Spannungspneumothorax umgehende Entlastung durch eine Entlastungspunktion mit einer großlumigen, langen Nadel (ggf. Venenverweilkanüle) oder Anlage einer Thoraxdrainage in Monaldi- oder Bülau-Position
- Vorbereiten und ggf. Durchführen einer Intubation bei anhaltender respiratorischer Insuffizienz
- Ein Thoraxtrauma ist meist ein vital bedrohlicher Notfall, der eine zügige Einlieferung in eine geeignete Klinik erforderlich macht.

LITERATUR

Davis DP et al. The safety and efficacy of prehospital needle and tube thoracostomy by aeromedical personal. Prehosp Emerg Care 2005. 9(2): 191–197.

Keiner T, Frech T, Henn-Beilharz A. Thoraxtrauma: Von der präklinischen Versorgung bis in den Schockraum. Retten 2018; 7: 276–285.

S3-Leitlinie Polytrauma/Schwerverletzten-Behandlung. https://register.awmf.org/de/leitlinien/detail/187-023 (letzter Zugriff 01.02.2024).

Traumaregister DGU Jahresbericht 2022: https://www.traumaregister-dgu.de/fileadmin/user_upload/TR-DGU-Jahresbericht_2022.pdf (letzter Zugriff 01.02.2024)

Ventzke M-M, Segitz O, Kemming G. Entlastung des Spannungspneumothorax. Notfall + Rettungsmedizin 2018; 21: 609–614.

KAPITEL

27

Hartmut Stefani

Gefährliches Pflaster

Fallbericht

Alarmierung und Anfahrt

An einem warmen Samstagnachmittag im Juni erfolgt die Alarmierung von RTW und NEF zu einem gestürzten Rennradfahrer. In einer kleinen Ortschaft ist er auf unwegsamer Straße gestürzt. Während des Sturzes hat sich der rechte Schuh nicht aus dem Klickpedal gelöst und es ist zu einer erheblichen Distorsion im rechten Sprunggelenk gekommen.

Eintreffen

Am Straßenrand sitzt neben einem am Boden liegenden Fahrrad ein etwa 40-jähriger Mann. Ein Pkw hat angehalten und der Fahrer leistet Erste Hilfe, indem er die Unfallstelle abgesichert hat und nun den am Bordstein sitzenden Patienten beruhigt. Der RTW wird so abgestellt, dass er den Verletzten weiter vom Verkehrsraum abschirmt und ein möglichst kurzer Transportweg zum Verletzten entsteht. Das NEF wird ebenso am Straßenrand abgestellt. Die Lichtsondersignalanlage an beiden Fahrzeugen bleibt zur Absicherung der Einsatzstelle eingeschalten.

Ersteindruck des Patienten

Das Rettungsteam findet einen 41-jährigen, schwitzenden jungen Mann. Die rechte untere Extremität weist im Bereich des Sprunggelenks eine erhebliche Supinationsfehlstellung auf. ➤ Tab. 27.1.

Verdachtsdiagnose und Differenzialdiagnosen

Sprunggelenksverletzung rechts mit Fehlstellung.

Tab. 27.1 SSSS-Schema

Scene	Eine verletzte männliche Person, am Straßenrand sitzend
Safety	Durch Fahrzeugaufstellung wurde eine ausreichende Abschirmung zum Gefahrenbereich „Verkehrsraum" erreicht
Situation	Sichtbare Extremitätenfehlstellung nach Fahrradsturz
Support	Einsatzkräfte ausreichend

27.1 Präklinische Therapie

Das Rettungsteam stellt sich vor, ein Rettungsdienstmitarbeiter löst den Ersthelfer ab, der bisher dem Verletzten zum Anlehnen gedient hat. Dabei führt dieser mit beiden Händen eine In-line-Stabilisierung der HWS durch. Die anderen beiden Rettungsdienstmitarbeiter bringen Einsatzrucksack, Immobilisationsmaterial, Medikamententasche und Monitor-Defi-Einheit herbei, anschließend etablieren sie ein Basismonitoring. Der Notarzt beginnt mit der Notfalluntersuchung und erhebt dabei zielgerichtet die Anamnese (➤ Tab. 27.2).

MERKE

NEXUS-Kriterien

Eine HWS-Immobilisation nach Trauma kann unterbleiben, wenn alle genannten Kriterien erfüllt sind:
- Fehlender Druckschmerz über der Mittellinie der HWS
- Kein fokales neurologisches Defizit
- Normale Vigilanz (GCS 15)
- Kein Hinweis auf Intoxikation

Keine weitere von der HWS-Verletzung ablenkende andere schwere Verletzung

Tab. 27.2 X-ABCDE

X-ABCDE	Beschreibung	Maßnahme
e**X**sangiation	Keine kritische Blutung	
Airway	Atemweg offen, NEXUS-Kriterien für HWS-Immobilisation erfüllt (➤ Tab. 27.3)	HWS-Immobilisation
Breathing	AF 23/min, kein Oxygenierungsproblem	
Circulation	RR 150/95 mmHg, HF 120/min	
Disability	GCS 14 (A3, V5, M6), Zehen an der fehlgestellten Extremität können (noch im Schuh) bewegt werden	
Exposure & **E**nvironment	Supinationsfehlstellung des OSG rechts	Ruhigstellung durch die Hände des Notarztes, eine Schienung ist schmerzbedingt bis hierher nicht möglich

Im Anschluss an die Erstuntersuchung erfolgt ein „10-für-10" gemäß CRM. Der Notarzt teilt dem Team die Befunde mit und legt die nächsten Maßnahmen fest. Gemeinsam wird der schonendste Weg zum Transport des Patienten in den RTW besprochen. Abschließend wird das Gesagte noch einmal wiederholt und der Patient anschließend über die erhobenen Befunde und die nächsten Schritte aufgeklärt.

DIAGNOSE

Monotrauma: Supinationstrauma OSG rechts mit deutlicher Fehlstellung

Nachdem der Patient aufgeklärt wurde, erhält er einen venösen Zugang (G18 am Handrücken links). Es wird eine Infusion mit 500 ml Vollelektrolytlösung angeschlossen. Der Patient erhält zu Analgosedierung 2,5 mg Midazolam und 15 mg Esketamin. Nach Wirkeintritt wird vorsichtig der rechte Schuh weit aufgeschnürt und ausgezogen. Es zeigen sich eine Weichteilschwellung und ein Hämatom bis auf den lateralen Fußrand. Die Pulse der Aa. dorsalis pedis und tibialis posterior sind tastbar. Zur Verhinderung einer weiteren Zunahme des Weichteilschadens wird die Indikation zur Reposition gestellt. Dazu wird der Patient flach hingelegt, Knie- und Hüftgelenk werden gebeugt. Ein Teammitglied hält den Unterschenkel unterhalb des Kniegelenks fest. Der Notarzt fasst die Ferse und den Vorfuß und bringt nach Längszug das Sprunggelenk in die anatomisch korrekte Position. Anschließend wird erneut die Durchblutung überprüft und dokumentiert. Sobald es die Analgosedierung zulässt, werden auch Motorik und Sensibilität erfasst und dokumentiert. Unmittelbar nach der Reposition wird das Bein bis zum Kniegelenk in einer Schiene immobilisiert.

27.2 Anamnese

Bereits parallel zur Untersuchung erfolgte die Befragung des Verletzten. Dabei wird insbesondere darauf geachtet, Hinweise für eine Amnesie nicht zu übersehen. Es wird möglichst detailliert der Unfallmechanismus erfragt und ob der Verletzte einen Helm getragen hat. Insbesondere vor dem Hintergrund der geplanten Analgosedierung werden neben dem SAMPLER-Schema auch Kontaktdaten von Angehörigen erfragt und protokolliert (➤ Tab. 27.3).

Im Anamnesegespräch berichtet der Verletzte, dass er mit ca. 40 km/h auf seinem Fahrrad in den Ort

Tab. 27.3 SAMPLER

SAMPLER	Beschreibung
Symptome und Befunde	Starke Schmerzen im fehlgestellten Sprunggelenk (VAS 9/10)
Allergien	Birkenpollen
Medikation	Cetirizin bei Bedarf
Patientenvorgeschichte	Keine Vorerkrankungen, sportlicher Lebenswandel, Appendektomie im 12. Lebensjahr
Letzte Mahlzeit	90 min vor dem Sturz eine Banane und ein Power-Riegel
Ereignisse direkt vor dem Notfall	Siehe Anamnese
Risikofaktoren	Keine

hineingefahren sei. Beim unerwarteten Wechsel des Straßenbelags von Asphalt zu unwegsamen Pflaster habe er die Kontrolle verloren und sei gestürzt. Da sich der rechte Schuh nicht aus dem Klickpedal gelöst habe, sei es zu einer massiven Verdrehung im rechten Sprunggelenk gekommen.

27.3 Zielklinik und Transport

Als Zielklinik wird das nächstgelegene Krankenhaus mit einer Abteilung für Unfallchirurgie gewählt. Vor der Umlagerung, der Voranmeldung, Verbringung in den RTW und Transportbeginn gibt es nochmals ein „10-für-10", in dem die Befunde zusammengefasst und die Aufgaben für Transport und Anmeldung vergeben werden. Der Patient wird auf der Vakuummatratze gelagert und der Transport erfolgt nach Umlagerung des Patienten auf die Trage des RTW im Liegen. Die Voranmeldung am Zielkrankenhaus erfolgt über den interdisziplinären Versorgungsnachweis (IVENA) durch die Übermittlung des IVENA-Codes 272-41-2. Auf dem Transport klagt der Patient über wieder zunehmende Schmerzen, er erhält eine Repetitionsgabe von 10 mg Esketamin.

27.4 Klinischer Verlauf

Um dem Patienten so wenige Umlagerungen wie möglich zuzumuten, erfolgt der Transfer im Notfallzentrum direkt auf den Tisch des Unfallröntgen. Dort zeigt sich eine **Weber-C-Verletzung mit Spiralfraktur der Fibula.** Der Patient wird noch am selben Tag operiert und kann am 6. postoperativen Tag entlassen werden.

27.5 Tops und Flops

Die Tatsache, dass ein **Ersthelfer vor Ort** war und den Verletzten bereits beruhigt hat, bevor das Team eintraf, war eine große Hilfe. Insbesondere während der ersten 60–120 s, in denen sich ein gerade eingetroffenes Team an der Einsatzstelle orientiert und strukturiert, ist es für den Patienten eine große Unterstützung, wenn seine Bezugsperson sich nicht ad hoc ändert.

Gerade Einsätze ohne vitale Bedrohung der Patienten bieten eine optimale Gelegenheit, Einsatzabläufe mit viel Genauigkeit und Konzentration auf Aspekte wie das CRM abzuarbeiten. Einerseits vertieft es das theoretisch längst Bekannte und andererseits ist es motivierend für das Team, auch aus nichtvitalen-Einsätzen etwas mitzunehmen.

MERKE

Bei **Verletzungen des Sprunggelenks mit erheblicher Fehlstellung** sollte eine **prähospitale Reposition** erfolgen, um den Weichteilschaden zu begrenzen.
Bei Extremitätenverletzungen mit relevanter Störung von Durchblutung, Motorik oder Sensibilität sollte ebenfalls bzw. dann erst recht eine Frakturreposition erfolgen. Die Dokumentation des Status vor und nach der Reposition spielt dabei eine zentrale Rolle.

27

Was wäre, wenn ...

- ... sich Hinweise für eine offene Fraktur ergeben hätten?
  - Bei einer offenen Fraktur sollte nach einer Wunddesinfektion eine Fotodokumentation der Verletzung erfolgen und anschließend ein steriler Verband angelegt werden. Ziel ist es, dadurch immer wiederkehrende Untersuchungen der offenen Verletzung zu vermeiden. Nach der Auswahl eines geeigneten Zielkrankenhauses sollte bei einer offenen Verletzung eine kurze telefonische Rücksprache erfolgen.
- ... der Patient Hinweise auf eine Bewusstseinsstörung gehabt hätte?
  - Bei Verdacht auf intrakranielle Verletzungen oder einer GCS < 12 ist die Gabe von Esketamin kontraindiziert, da es dadurch u. a. zur Verschleierung von neurologischen Symptomen kommen kann. Hier wäre ein Opiat (z. B. Fentanyl) Mittel der Wahl zur Analgesie. Darüber hinaus sollte bei einem Trauma mit möglicher intrakranieller Verletzung immer ein geeignetes Zielkrankenhaus mit neurochirurgischer Fachabteilung gewählt werden.
- ... auf dem Transport in die Klinik durch die Leitstelle die Abkömmlichkeit des Notarztes abgefragt werden würde?
  - Nach abgeschlossener Reposition und adäquater Analgosedierung stellt sich die Frage, ob der Notarzt den Patienten in die Klinik begleiten muss oder ob er für einen anderen lebensrettenden Einsatz abgezogen werden kann. Sofern in dem Rettungsdienstbereich die Anwendung der für die Analgosedierung verwendeten Medikamente für Notfallsanitäter freigegeben sind, kann eine Weiterbetreuung bis in die Klinik durch das RTW-Team allein erfolgen. Voraussetzung ist, dass der Patient sich in einem klinisch stabilen Zustand befindet, keine Komplikationen während der Analgosedierung aufgetreten sind und der Notfallsanitäter in der Lage und bereit ist, den Patienten bis in die Klinik zu begleiten.

Zusammenfassung

- Da X-ABCDE-Schema dient der Erkennung von Störungen, die weniger offensichtlich sind als die sichtbaren Verletzungen.
- Dislozierte Verletzungen des Sprunggelenks sollten zur Vermeidung des Weichteilschadens bereits prähospital reponiert werden. Vorab müssen Durchblutung, Sensibilität und Motorik erfasst und dokumentiert werden.
- Störungen von Durchblutung, Motorik oder Sensibilität sollten ebenfalls eine Frakturreposition nach sich ziehen.
- In Einsätzen mit nicht lebensbedrohten Patienten lassen sich Handlungsalgorithmen wie CRM besonders gut trainieren und wiederholen.

LITERATUR

Häske D, Böttiger B, Bouillon B et al. Analgesie bei Traumapatienten in der Notfallmedizin. Dtsch Arztebl Int 2017; 114: 785–92.

Notfall- + Rettungsmedizin, September 2020: Schwerpunkt Schwere Extremitätenverletzungen.

KAPITEL

28 Kaputtes Motorrad und kaputtes Becken

Eric Haffner

Fallbericht

Alarmierung und Anfahrt

Die Alarmierung erfolgt gegen 11:00 Uhr. Mit der Einsatzmeldung „Motorrad contra Pkw" fahren primär ein RTW und ein NEF zum Einsatzort. Die Anfahrtszeit beträgt ca. 8 min.

Eintreffen

Der Unfall ereignete sich an einer Einmündung auf einer Bundesstraße, sodass von einer Kollision mit hoher Geschwindigkeit ausgegangen werden muss.

Der Motorradfahrer liegt ca. 30 m von dem kollidierten Auto in einer angrenzenden Wiese entfernt. Das Motorrad ist stark beschädigt.

Ersteindruck

Der Patient sieht primär polytraumatisiert aus. Er ist wach und äußert starke Schmerzen in den unteren Extremitäten. Das Hautkolorit ist blass. (➤ Tab. 28.1).

Verdachtsdiagnose und Differenzialdiagnosen

Polytrauma mit Trauma der beiden unteren Extremitäten.

Tab. 28.1 SSSS-Schema

Scene	Kreuzung einer Bundestraße, ein schwer beschädigtes Motorrad ist beim Pkw zu sehen, der Patient liegt 30 m entfernt von der eigentlichen Unfallstelle.
Safety	Die Straße/Unfallstelle wurde durch die schon eingetroffene Polizei abgesperrt, sodass die Szene als sicher anzusehen ist. Es tritt kein Benzin aus. Bei Eintreffen keine Brandgefahr. Die Patientenversorgung erfolgt durch den Unfallmechanismus 30 m entfernt.
Situation	Der Patient liegt weit entfernt, wach mit starken Schmerzen in einer angrenzenden Wiese.
Support	Die Einsatzkräfte sind ausreichend. Der Fahrer des Pkws ist unverletzt und wird durch die Polizei betreut.

28.1 Präklinische Therapie

Der Patient erhält primär eine HWS-Immobilisation.

Im Primary Survey zeigt sich ein kritischer Patient mit Verdacht auf eine Beckenfraktur und Oberschenkelfrakturen beidseits im hypovaläm-hämorrhagischen Schock bei verlängerter Rekapillarisierung mit Sinustachykardie, erhöhter Atemfrequenz und eingeschränkter Vigilanz (GCS 13) (➤ Tab. 28.2). Mindestens zwei Körperregionen (Becken und untere Extremitäten), in welche es potenziell stark einbluten kann, sind kompromittiert.

Es werden zwei 14G-Venenverweilkanülen an der oberen Extremität angelegt. Eine Infusionstherapie mit 1.000 ml einer balancierten Vollelektrolytlösung wird begonnen.

Danach wird der Patient mithilfe einer Schaufeltrage auf eine Vakuummatratze immobilisiert und in das Fahrzeug verbracht. Zur Analgesie für die Umlagerung erhält er 2 mg Midazolam und 25 mg Esketamin intravenös. Im RTW wird bei Polytrauma und weiterhin bestehender kardiozirkulatorischer Instabilität eine Notfallnarkose durchgeführt.

Zur Narkose erhält der ca. 85 kg schwere Patient nach Präoxygenierung und in Absaugbereitschaft 10 mg Midazolam, 100 mg Esketamin und 100 mg Succinylcholin intravenös. Die Intubation gelingt im ersten Versuch (First Pass Success) in RSI-Technik ohne Komplikationen. Zur Stabilisierung des Kreis-

Tab. 28.2 X-ABCDE

X-ABCDE	Beschreibung	Maßnahme
e**X**sangiation	Keine Hinweise	
Airway	Frei	HWS-Immobilisation
Breathing	AF 24/min, seitengleich belüftet, Thorax stabil, kein Hautemphysem, SpO_2 nicht ableitbar	Primär O_2-Gabe mit 10 l/min über Maske
Circulation	Rekap.-Zeit 5 s, Sinustachykardie mit 130/min, Becken instabil, Abdomen weich, beide Oberschenkel geschwollen	Etablierung von 2 großlumigen Zugängen
Disability	GCS 13, Pupillen isokor, bewegt alle Extremitäten, starke Schmerzen in den unteren Extremitäten	
Exposure & **E**nvironment	Diverse Abschürfungen	

laufs wird durch den Notarzt 2 ml Akrinor® (10 mg Theoadrenalinhydrochlorid und 200 mg Cafedrinhydrochlorid) intravenös verabreicht.

Die Aufrechterhaltung der Narkose erfolgt im Verlauf mit insgesamt 50 mg Esketamin fraktioniert, 5 mg Midazolam und 50 mg Rocuronium fraktioniert intravenös.

1 g Tranexamsäure wird verabreicht. Danach wird der Patient schnell in das nächstgelegen (ca. 10 min entfernt) regionale Traumazentrum transportiert.

DIAGNOSE
Hämorrhagischer Schock bei Beckentrauma mit Oberschenkelfrakturen beidseits

28.2 Anamnese

In der kurzen präklinischen Phase bis zur Notfallnarkose kann vom Patienten im Schock nicht viel in Erfahrung gebracht werden. Eine Allergie und häusliche Medikation werden verneint, ebenso relevante Vorerkrankungen. ➤ Tab. 28.3.

Tab. 28.3 SAMPLER

SAMPLER	Beschreibung
Symptome und Befunde	Polytraumatisierter Patient mit klinischen Zeichen des Schocks, Rekap.-Zeit > 5 s, tachykard, GCS 13
Allergien	Keine bekannt
Medikation	Keine
Patientenvorgeschichte	Keine relevante Vorgeschichte
Letzte Mahlzeit	3 h vor Unfall
Ereignisse direkt vor dem Notfall	Keine
Risikofaktoren	Keine

28.3 Zielklinik und Transport

Die Zielklinik ist ein Haus der Zentralversorgung mit einem regionalen Traumazentrum mit Unfallchirurgie, Wirbelsäulenchirurgie und Neurochirurgie, das 10 min entfernt liegt. Eine Alarmierung des Schockraums erfolgt vorab.

Während des Transports werden insgesamt erneute 1.000 ml kristalloide Infusionen infundiert, sodass eine präklinische Infusionsmenge von 2.000 ml resultiert.

Die Narkose wird aufrechterhalten mit 50 mg Esketamin fraktioniert, 5 mg Midazolam und 50 mg Rocuronium.

Der Patient wird intubiert, beatmet und analgosediert im Schockraum übergeben.

28.4 Klinischer Verlauf

Im Schockraum zeigt sich ein instabiler Patient (arteriell gemessener Blutdruck 50/20 mmHg) im schweren hämorrhagischen Schock (➤ Tab. 28.4).

Zur Blutungskontrolle wird sofort eine Beckenschlinge angelegt. Unter weiterer Infusionstherapie und Etablierung einer Katecholamintherapie mit Noradrenalin kann eine Stabilisierung mit einem Zielblutdruck von 80 mmHg im Sinne des Prinzips der „permissiven Hypotension" erreicht werden.

Tab. 28.4 Erste arterielle Blutgasanalyse im Schockraum

Parameter	Wert
ph	7,107
pO_2	483 mmHg
pCO_2	43,4 mmHg
BE	–14,6 mmol/l
HCO_3^-	12,7 mmol/l
K^+	4,1 mmol/l
Na^+	140 mmol/l
Ca^{2+}	1,25 mmol/l
Cl^-	97 mmol/l
Hb	5,6 g/dl
sO_2	99,5 %
Glucose	275 mg/dl
Laktat	12,1 mmol/l

In der CT-Diagnostik zeigen sich eine Open-Book-Verletzung des Beckens und Oberschenkelschaftfrakturen beidseits. Weitere Traumafolgen im Schädel, Thorax und Abdomen können in der CT-Traumaspirale nicht festgestellt werden.

Das Becken und die Oberschenkelfrakturen werden primär mit Fixateur externe versorgt, um sie im Verlauf einer endgültigen Versorgung zukommen zu lassen.

Der Patient kann nach 2 Wochen Intensivaufenthalt und nach 30 Tagen aus dem Krankenhaus in die Rehabilitation entlassen werden.

28.5 Tops und Flops

Bei dem Motorradfahrer, der mit hoher Geschwindigkeit mit einem Pkw kollidierte, bestand eine schwere Beckenverletzung und Oberschenkelfrakturen beidseits mit hämorrhagischen Schock.

Aufgrund der Kinematik ist primär von einem Polytrauma auszugehen. Auch das weit entfernte Auffinden des Patienten vom Unfallort spricht für eine hohe Kinematik.

Im Primary Survey zeigten sich deutliche Hinweise auf ein C-Problem. Bei V. a. auf eine Beckenverletzung und auch aufgrund der Kinematik hätte hier präklinisch mit einer Beckenschlinge eine Blutungskontrolle angestrebt werden sollen.

MERKE

Bei kardiozirkulatorischer Instabilität bei Polytrauma muss zur Blutungskontrolle im Primary Survey bei „C" eine Beckenkompression durchgeführt werden.

In der Präklinik wird aktuell das KISS-Prinzip bei Beckenverletzungen propagiert (➤ Tab. 28.5). Wobei hier, wie in dem geschilderten Fall, das C-Problem kombiniert mit der Kinematik eine absolute Indikation für die Beckenschlinge zur Blutungskontrolle darstellt.

Die Beckenschlinge wird über der intertrochantären Linie angelegt (➤ Abb. 28.1). Diese führt direkt durch die Symphyse. So kann bei einer **Open-book-Verletzung** durch Druck auf die dislozierte Symphyse eine Blutungskontrolle erreicht werden. Eine zu weit

Tab. 28.5 Indikation zur externen nichtinvasiven Stabilisierung (KISS-Schema nach Gassauer, Münzberg und Kreinest 2015)

K	Kinematik: Beckenverletzung möglich/wahrscheinlich
I	Inspektion: sichtbare Verletzung/Blutung/Fehlstellung
S	Schmerzen: Becken/untere Extremität
S	Stabilisierung
!	Wenn eines der ersten drei Indikatoren positiv ist → keine weitere Manipulation am Becken und Stabilisierung.
!	Sind alle drei Indikatoren negativ, kann das Becken auf Stabilität überprüft werden.
!	Eine präklinische Manipulation des Beckens hat keine Vorteile für den Patienten oder seine weitere Behandlung.

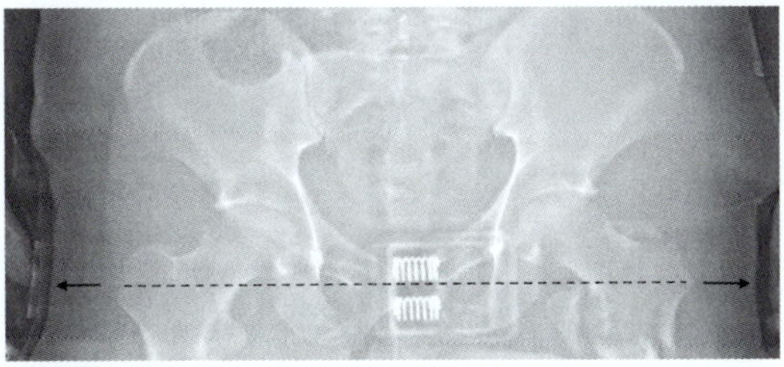

Abb. 28.1 Röntgenbild einer korrekt angelegt Beckenschlinge. Die Schnalle der Beckenschlinge liegt direkt über der Symphyse auf der intertochantären gestrichelten Linie. Die Pfeile zeigen die kutanen Einschnürungen über den Trochanteren. Nebenbefundlich wird deutlich, dass eine pertrochantäre Fraktur durch die Beckenschlinge nicht disloziert wurde. [T1395]

kranial positionierte Beckenschlinge kann den Blutungsraum vergrößern.

Zum Zeitpunkt des Unfalls war noch keine Beckenschlinge auf den Fahrzeugen vorrätig. Damit war eine präklinische Blutungskontrolle schwer durchzuführen. Als Ersatz hätte man über eine manuelle Kompression oder mit Dreieckstüchern o. Ä. eine Kompression des Beckens und damit eine Blutungskontrolle herbeiführen können. Zusätzlich wird eine Innenrotation der Beine empfohlen. Dies hätte bei den mehrfragmentären Oberschenkelfrakturen beidseits in diesem speziellen Fall eher keine Kompression herbeigeführt.

Eine Notfallnarkose wurde bei protrahierter Instabilität eingeleitet. Indikationen zur Notfallnarkose sind in ➤ Tab. 28.6 abgebildet.

Tab. 28.6 Indikationen zur präklinischen Notfallnarkose (modifiziert nach S3-Polytraumaleitlinie 2022)

ABCDE	Merkmale
A	
B	Apnoe oder Schnappatmung mit Atemfrequenz < 6/min
	Hypoxie (SpO_2 < 90 %) trotz Sauerstoffgabe und nach Ausschluss eines Spannungspneumothorax
	Schweres Thoraxtrauma mit respiratorischer Insuffizienz (Atemfrequenz > 29/min, altersadaptiert bei Kindern)
C	
D	Schweres SHT (GCS < 9)
E	Hypothermie ab Stadium 2 (< 32 °C Körperkerntemperatur)

Esketamin bietet sich hier mit 1–2 mg/kg KG als Hypnoanalgetikum an. Eine Kreislaufdepression ist unter Esketamin über einen sympathomimetischen Effekt weniger stark ausgeprägt als unter anderen Hypnotika. Kombiniert mit Midazolam sollen die psychotropen Effekte weniger ausgeprägt sein. Zur Relaxation ist Succinylcholin mit 1 mg/kg KG oder auch Rocuronium mit der 3- bis 4-fachen ED95 (0,9–1,2 mg/kg KG) heranzunehmen.

Da bei präklinischen Patienten immer mit Nichtnüchternheit zu rechnen ist, wird nicht nur beim Polytrauma eine Notfallnarkose in RSI-Technik empfohlen.

Der Patient wurde instabil im hämorrhagischen Schock schwer hypoton im Schockraum übergeben. Eine schwere Hypotonie (wie hier im Schockraum gemessen mit 50/20 mmHg) muss auch in der Präklinik aggressiv behandelt werden.

Die präklinische Stabilisierung im hämorrhagischen Schock erfolgt primär mit kristalloiden, balancierten Lösungen. Eine Überinfusion sollte in der präklinischen Phase vermieden werden, da dies negative Auswirkungen auf die Blutung und die Blutgerinnung haben kann. Daher ist u. a. eine Katecholamintherapie mit Noradrenalin über Perfusor zu etablieren, wenn eine Stabilisierung durch einen primären Flüssigkeitsbolus ca. 20–30 ml/kg KG nicht zu erreichen ist.

Die Zielwerte des Blutdrucks richten sich dann nach dem Verletzungsmuster:

- Ohne SHT: ca. 80 mmHg systolisch („permissive Hypotension")
- Mit SHT: Normotonie

Ein schneller Transport des instabilen Patienten in eine geeignete Klinik ist essenziell.

Eine schnelle klinische Stabilisierung mit operativer Blutungskontrolle, Gerinnungsmanagement, Transfusionsmanagement, differenzierte Infusions- und Katecholamintherapie und weiteren intensivmedizinischen Maßnahmen ist entscheidend für das Outcome.

Was wäre, wenn ...

- ... das nächste geeignete Traumazentrum weit entfernt gewesen wäre?
  - Was die Einsatzstrategie betrifft, muss je nach Entfernung eines geeigneten Traumazentrums ein Rettungshubschrauber aufgeboten werden, um dieses in angemessener Zeit zu erreichen. Diese Entscheidung sollte nach dem Ersteindruck, dem Primary Survey, aber spätestens nach dem Secondary Survey erfolgen.
- ... der Patient kardiozirkulatorisch stabil gewesen wäre?
  - Bei Kreislaufstabilität erfolgen eine analgetische Therapie, z. B. mit Esketamin, und eine Immobilisierung. Gemäß dem KISS-Schema wird eine Beckenschlinge angelegt. Da der Patient jederzeit instabil werden könnte, erfolgt eine regelmäßige Reevaluation nach ABCDE-Schema. Eine geeignete Klinik wird angefahren.
- ... der Patient reanimationspflichtig gewesen wäre (TCA = traumatisch bedingter Kreislaufstillstand)?
  - Als erstes muss entschieden werden, ob die Ursache des Kreislaufstillstands traumatisch oder medizinisch ist. Die Trauma-CPR unterscheidet sich im ALS-Algorithmus von der medizinischen Reanimation.
  - Entscheidend für eine erfolgreiche Trauma-CPR ist die Behandlung reversibler Ursachen, um effektive Thoraxkompressionen zu ermöglichen. Bei TCA hat die gleichzeitige Behandlung reversibler Ursachen Vorrang vor den Thoraxkompressionen. Der allgemeine ALS-Algorithmus muss dennoch angewendet werden und dient als Grundstruktur der Trauma-CPR.

Reversible Ursachen und deren Behandlung:

- **Hypovolämie. Maßnahmen:** Blutungskontrolle (z. B. Tourniquet, Beckenschlinge, Hämostyptika, Reboa), Infusionstherapie („ein leeres Herz lässt sich nicht reanimieren"), 1 g Tranexamsäure, frühzeitige Transfusionen und Gerinnungstherapie, schnelle chirurgische Blutungskontrolle.
- **Hypoxie:** bei Atemwegsobstruktion, traumatische Asphyxie oder primäre Apnoe bei SHT (*Impact-Brain Apnea*). **Maßnahmen:** Intubation und Beatmung mit einem FiO_2 von 1,0.
- **Spannungspneumothorax. Maßnahmen:** bilaterale Thorakostomien im 4. ICR in der vorderen Axillarlinie mit Einlage von Thoraxdrainagen, alternativ bilaterale Nadeldekompression
- **Herzbeuteltamponade:** Bei penetrierenden Thoraxverletzungen ist die Tamponade häufiger. **Maßnahmen:** Hier wird eine Notfallthorakotomie (*resuscitative thorakotomy* [RT]) empfohlen (z. B. Clamshell-Thorakotomie).

Voraussetzung ist die 4E-Regel (**E**xpertise? **E**quipment? **E**nvironment? **E**lapsed Time: fehlende Vitalzeichen < 15 min)? Wenn eines der vier Kriterien nicht erfüllt ist, ist eine RT aussichtslos mit unnötigen Risiken für das Team.

Während der Trauma-CPR kann die präklinische **Sonografie** hilfreich sein, um die oben beschriebenen reversiblen Ursachen zielgerichtet behandeln zu können.

Zusammenfassung

- Beckenverletzungen, vor allem die Open-book-Verletzung, können zu einem hohen Blutverlust und konsekutiven hämorrhagischen Schock führen.
- Bei Beckenverletzung soll unter Anwendung des KISS-Schemas und/oder bei kardiozirkulatorischer Instabilität eine Beckenschlinge zur Blutungskontrolle angelegt werden.
- Der hämorrhagische Schock wird initial mit kristalloider, balancierter Lösung therapiert. Eine Katecholamintherapie mit Noradrenalin ist einzuleiten.
- Bei fehlender Stabilisierung ist ein schneller Transport in eine geeignete Klinik entscheidend.
- Eine frühzeitige Gabe von Tranexamsäure ist sinnvoll.
- Die präklinische Sonografie kann vor allem bei TCA Hinweise zur zielgerichteten Therapie geben.

LITERATUR

Coccolini F, Ceresoli M, McGreevy DT et al. Aortic balloon occlusion (REBOA) in pelvic ring injuries: preliminary results of the ABO Trauma Registry. Updates Surg 2020 Jun; 72(2): 527–536.

Deutsche Gesellschaft für Unfallchirurgie. S3-Leitlinie Polytrauma/Schwerverletzten-Behandlung. Stand: 2022; https://register.awmf.org/assets/guidelines/187-023l_S3_Polytrauma-Schwerverletzten-Behandlung_2023-02.pdf (letzter Zugriff 01.02.2024)

Gassauer M, Münzberg M, Kreinest, M. Notärztliche Versorgung von Traumapatienten. Orthopädie und Unfallchirurgie up2date 2015; 10(5): 391–403.

Lechner R, Treffer D. Notfallbehandlung von Beckenverletzungen. Notarzt 2017; 33: 132–138.

Lott C, Truhlar A, Alfonzo A et al. Leitlinien des European Resuscitation Council 2021: Kreislaufstillstand unter besonderen Umständen. Notfall Rettungsmed 2021; 24: 447–523.

Rossaint R, Bouillon B, Cerny V et al. The European guideline on management of major bleeding and coagulopathy following trauma: fourth edition. Critical Care 2016; 20: 100.

KAPITEL

29

Eric Haffner

Das versteckte Trauma

Fallbericht

Alarmierung und Anfahrt

Die Alarmierung erfolgt um 6:35 Uhr mit der Einsatzmeldung „Polytrauma nach Sturz". Ein RTW und ein NEF trafen 7 min nach Alarmierung gleichzeitig an der Einsatzstelle an.

Eintreffen

Es wurde ein Sturz von einem Balkon aus dem 2. Obergeschoss (ca. 6–8 m Höhe) beobachtet.

Aufgrund der Einsatzmeldung wird zusätzlich zum Einsatzrucksack und Sauerstoff Material zur HWS-Immobilisation mitgenommen.

Ersteindruck

Es findet sich eine stehende, kardiorespiratorisch kompensierte 36-jährige hochschwangere Patientin, welche sich agitiert zeigt. ➤ Tab. 29.1.

Obwohl die Patientin kardiorespiratorisch kompensiert erscheint, muss aufgrund der Kinematik des Sturzes von einem Polytrauma mit schweren Verletzungen ausgegangen werden.

Verdachtsdiagnose und Differenzialdiagnosen

Polytrauma einer schwangeren Patientin mit evtl. SHT.

Tab. 29.1 SSSS-Schema

Scene	Öffentlicher Platz vor einem Wohnhaus
Safety	Keine Hinweise auf mögliche Gefährdungen
Situation	Patientin steht agitiert vor dem Haus unter dem Balkon.
Support	Einsatzkräfte sind ausreichend.

29.1 Präklinische Therapie

Die HWS der agitierten Patientin wird manuell stabilisiert. Hiermit kann durch den Helfer am Kopf nicht nur HWS-Stabilisierung erreicht werden, sondern auch eine verbale Betreuung der Patientin erfolgen.

Im Primary Survey (➤ Tab. 29.2) zeigt sich die Patientin noch kompensiert, jedoch werden die erhöhte Atemfrequenz (trotz der veränderten Physiologie von schwangeren Patientinnen) und die schon etwas verlängerte Rekap.-Zeit von 3 s als ein beginnender Schock (C-Problem) interpretiert.

Nach Beginn der Sauerstoffinsufflation mit 10 l/min über Venturi-Maske wird ein venöser Zugang am linken Handrücken etabliert und 500 ml einer kristalloiden Lösung infundiert.

Um die sehr agitierte Patientin weiter versorgen zu können, müssen insgesamt 5 mg Midazolam fraktioniert verabreicht werden. Unklar ist zu diesem Zeitpunkt, ob die Agitation Symptom eines postiktalen Zustands oder Zeichen eines Schädel-Hirn-Traumas bei sichtbarer großer Kopfplatzwunde ist.

Im Verlauf der Patientenversorgung sinkt der Blutdruck etwas ab von 110 mmHg syst. auf ca. 100 mmHg mit einem begleitenden Frequenzanstieg von 94 auf 110 Schläge/min.

Aufgrund der möglichen Komplikationen bei präklinischer Narkoseinduktion einer schwangeren Patientin und bei beginnender negativer Dynamik der Kreislaufparameter und fehlender guter Untersuchbarkeit bei Schwangerschaftsabdomen entscheidet sich der Notarzt für einen schnellen Transport **(Scoop-and-run-Strategie)** in den 5 min entfernten

Tab. 29.2 X-ABCDE

X-ABCDE	Beschreibung	Maßnahme
e**X**sangiation	Kopfplatzwunde ohne Hinweis auf eine stattgehabte bzw. aktive relevante äußerliche Blutung	
Airway	Frei	
Breathing	Atemfrequenz ca. 30/min, SpO_2 94 %, Thorax stabil und beidseits belüftet	Sauerstoffgabe über Venturi-Maske mit 10 l/min
Circulation	Herzfrequenz 94/min RR syst. 110 mmHg Rekap.-Zeit (CRT) 3 s Becken und Oberschenkel stabil	Etablierung eines venösen Zugangs zur Infusionstherapie
Disability	GCS 14, agitiert, unkooperativ, Pupillen isokor, keine Paresen	Midazolam zur Behandlung der Agitation
Exposure & **E**nvironment	Schwangerschaftstypisches Abdomen, große Kopfplatzwunde, Hämatom und Schwellung am rechten Knie und an der rechten Hand	

Schockraum eines regionalen Traumzentrums mit Neurochirurgie und Geburtshilfe.

DIAGNOSE

Polytrauma einer schwangeren Patientin mit Abdominaltrauma und SHT

29.2 Anamnese

In der Anamnese zeigt sich folgende Konstellation: Die Patientin ist im 8. Monat (SSW 34+6) schwanger, wobei die Schwangerschaft bis dato unkompliziert verlaufen ist.

Komplizierend liegt bei der Patientin eine bekannte thrombotisch-thrombozytopene Purpura (TTP) vom Typ Moschkowitz vor. Im Rahmen dessen erlitt sie Jahre zuvor eine intrazerebrale Blutung mit mehrwöchigem Intensivaufenthalt. Seither leidet sie an einer symptomatischen Epilepsie, welche mit Lamotrigin antikonvulsiv eingestellt ist.

Im zweiten Trimenon wird die antikonvulsive Therapie mit neurologischer Rücksprache abgesetzt.

Eine postiktale Weglauftendenz sei bei der Patientin bekannt. ➤ Tab. 29.3.

Tab. 29.3 SAMPLER

SAMPLER	Beschreibung
Symptome und Befunde	Agitierte Patientin mit großer Kopfplatzwunde, kardiorespiratorisch kompensiert
Allergien	Keine
Medikation	Keine
Patientenvorgeschichte	Bisher unkomplizierte Schwangerschaft Bekannte TTP, bekannte symptomatische Epilepsie
Letzte Mahlzeit	Vor über 12 h
Ereignisse direkt vor dem Notfall	Am ehesten ein Krampfanfall bei abgesetzter antikonvulsiver Therapie mit postiktaler Weglauftendenz
Risikofaktoren	Bekannte TTP

29.3 Zielklinik und Transport

Der Notarzt entscheidet sich für eine schnelle präklinische Versorgung (*scoop and run*) und priorisiert die klinische Versorgung bei V. a. SHT und Abdominaltrauma sowie zur Notsectio.

Die Zielklinik ist ein regionales Traumazentrum mit Neurochirurgie und Geburtshilfe. Eine entsprechende Anmeldung der schwangeren polytraumatisierten Patienten erfolgt vorab, sodass für das erweiterte Schockraumteam auch die Geburtshilfe mitalarmiert wird.

Die Patientin wird um 7:01 (26 min nach Alarmierung) kardiorespiratorisch kompensiert unter 10 l/min Sauerstoffinsufflation über Maske und einem GCS von 11 nach 5 mg Midazolam im Schockraum übergeben.

29.4 Klinischer Verlauf

Die Patientin wird im Schockraum über eine endotracheale Intubation und Etablierung einer Katecholamintherapie stabilisiert.

Bei negativem eFAST (wenig freie Flüssigkeit im Douglas-Raum, Koller- und Morrison-Raum sowie parakolisch keine freie Flüssigkeit, kein Hämatothorax beidseits) und fetalen Herzfrequenzen um die 120/min in der Kardiotokografie wird ein cCT zum Ausschluss einer notwendigen neurochirurgischen Intervention und eine Notsectio mit abdomineller Exploration initiiert.

Das Neugeborene wird über eine initiale Reanimation stabilisiert und zur weiteren Versorgung intubiert und beatmet zur Neugeborenenintensivstation transportiert.

Abdominell zeigten sich massive Kontusionen der Leber und eine herausgerissene Gallenblase aus dem Gallenblasenbett. Es erfolgte primär eine Cholzystektomie mit Blutstillung, eine Anlage einer Hirndrucksonde bei nicht interventionsbedürftigen schmalen Subduralhämatom und bilaterale Kontusionsblutungen und eine Verlegung auf die Intensivstation.

Bei kardiozirkulatorischer Instabilität zeigt eine Abdomen- und Thorax-CT-Untersuchung mit Kontrastmittel eine schwere zentrale Leberruptur (Grad IV nach Moore) mit nun zweizeitiger Leberblutung bei Durchbruch der Leberkapsel (➤ Abb. 29.1).

Es erfolgt ein Revisionslaparotomie mit Packing der Leber.

Die Patientin kann nach über einen Monat Intensivtherapie und weiteren Revisionsoperationen nach 2 Monaten aus der Klinik entlassen werden.

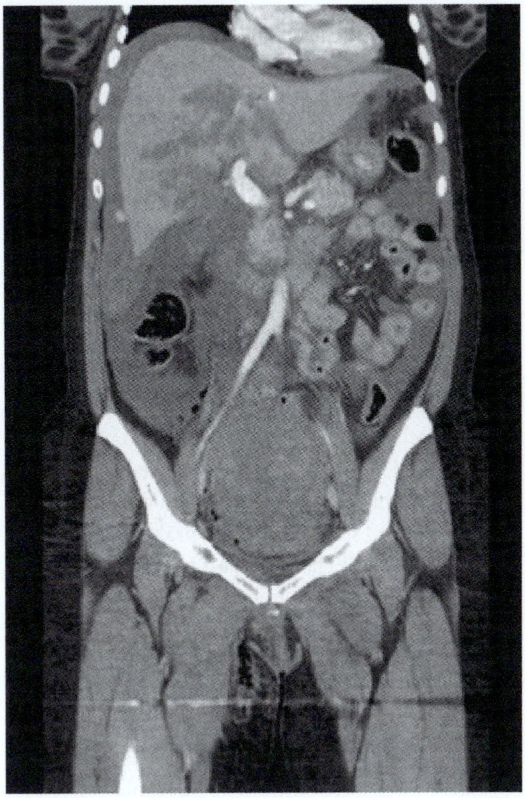

Abb. 29.1 CT mit KM der zentralen Leberruptur Grad IV nach Moore [T1395]

29.5 Tops und Flops

Die einsatztaktische und medizinische Strategie des Notarztes war in diesem Fall eine gute Entscheidung.

Ein Abdominaltrauma ist präklinisch nicht zu beeinflussen und kann nur durch eine chirurgische oder radiologische Intervention mittels Coiling unter begleitender intensivmedizinischer Therapie behandelt werden.

Klinischen Zeichen sind eventuelle Prellmarken und Hämatome, ein klassischer Peritonismus wird durch Blut nicht unbedingt ausgelöst, sodass der „brettharte Bauch" nicht regelhaft zu ertasten ist.

Bei Patienten mit einem C-Problem, kombiniert auch mit nur milder abdomineller Symptomatik, muss differenzialdiagnostisch ein Abdominaltrauma beachtet werden. Insbesondere bei fehlenden anderen Ursachen, die ein C-Problem verursachen könnten. Das Schwangerschaftsabdomen ist ein komplizierender Sachverhalt, der die Diagnose erschwert.

Bei ausbleibendem Erfolg der primären Stabilisierung des Patienten muss ebenfalls ein Abdominaltrauma differenzialdiagnostisch bedacht werden. Daher sind eine schnelle Versorgung und ein schneller Transport in ein geeignetes Krankenhaus über den Schockraum einzuleiten.

Ein Narkoseinduktion bei Abdominaltrauma muss in der Präklinik sorgfältig evaluiert werden. Ein Zeitvorteil der Narkoseeinleitung im Schockraum von einem eingespielten Anästhesieteam kann sich bezüglich einer eventuell nicht stillbaren abdominellen Blutung mit begleitender Blutungsanämie und Gerinnungsstörung positiv auf den weiteren Verlauf auswirken. Ebenso kann nach Narkoseeinleitung sofort mit einer chirurgischen oder radiologischen Intervention begonnen werden. Natürlich dürfen die besseren Monitorisierungsmöglichkeiten in der Klinik nicht unerwähnt bleiben.

Bei Möglichkeit einer präklinischen Sonografie kann hier ein **FAST** durchgeführt werden. Erfahrung und Übung in der Sonografie sind dabei essenziell, um eine ein FAST im präklinischen Setting schnell und sicher durchführen zu können. Die endgültige und lebensrettende chirurgische oder interventionelle Therapie darf nicht verzögert werden, da das C-Problem im Vordergrund steht. Vorteil des präklinischen FAST (p-FAST) ist die Erfassung von intraabdomineller freier Flüssigkeit im Sinne einer Blutung. In Kombination mit der klinischen Untersuchung hat das **p-FAST** diesbezüglich eine hohe Sensitivität und Spezifität. Die Untersuchungsdauer ist für diesen Nachweis kurz. Dadurch können präklinische und innerklinische Abläufe beschleunigt werden, um möglichst zügig eine operative oder interventionelle Therapie starten zu können. Nachteile sind eine zu lange Untersuchung und dadurch Verzögerung des Transports. In dem geschilderten Fall hätte die präklinische Sonografie, wie das eFAST im Schockraum zeigte, keine weiteren Informationen ergeben. Bei unruhiger Patientin und dadurch schwieriger Untersuchung hätte das p-FAST wahrscheinlich länger gedauert und hätte eventuell wertvolle Minuten gekostet ohne therapeutische Konsequenz in der präklinischen Versorgung.

Ein relevantes Abdominaltrauma ist anzunehmen bei direktem stumpfen oder offenen Bauchtrauma. Jedoch muss auch bei Sturz aus großer Höhe mit einer entsprechenden Dezelerationskinematik mit Verletzungen der abdominellen Organe und/oder versorgenden Gefäßen gerechnet werden. Gefährlich ist hierbei eine Blutung, die nicht gestillt werden kann. Die Anwendung von Reboa kann bei diesen Blutungen Erstaunliches leisten. Dabei wird proximal der Verletzung bzw. Blutung ein aortaler Okklusionkatheter über die Leiste eingebracht, um eine Blutungskontrolle zu erreichen. Dies unterstützt die Hämodynamik und verringert den Blutverlust. Für dieses Manöver sind vorhandenes Equipment und Expertise eine Grundvoraussetzungen.

Offene Bauchtraumata werden steril abgedeckt. Eventerationen oder Pfählungen bzw. Fremdkörper müssen unbedingt belassen werden.

Es ist bei nicht stillbarer Blutung im Abdomen bzw. abdominellen Verletzungen mit C-Problem ein restriktives Volumenmanagement anzustreben. Es gilt hier das Prinzip der **„permissiven Hypotension"** mit Zielwerten des Blutdrucks um die 80 mmHg systolisch, abhängig von begleitenden Vorerkrankungen und/oder einem begleitenden SHT. Bei begleitenden SHT muss zum Erhalt des zerebralen Perfusionsdrucks eine Normotension angestrebt werden. Wie in diesem geschilderten Fall muss im Rahmen der Begleitumstände die plazentare Perfusion mitbeachtet werden, sodass hier ein systolischer Blutdruck über 100 mmHg anzustreben ist.

MERKE

Bei schwerem Abdominaltrauma ist das Prinzip der „permissiven Hypotension" anzuwenden in Abhängigkeit von Begleitverletzungen (**cave** SHT) und/oder Vorerkrankungen bzw. Begleitumständen.

Die größte Herausforderung war sicher, dass die polytraumatisierte Patientin schwanger war. Entscheidend für die Versorgung einer schwangeren Patientin ist, dass es keinen Unterschied im primären Management von schwangeren und nichtschwangeren Patientinnen gibt. Hauptziel ist die Stabilisierung der Mutter, nur so hat der Fetus eine Chance. Ein Transport in Linksseitenlage ist anzustreben, indem man die Vakuummatratze rechts unterpolstert. Eine manuelle Verlagerung des Schwangerschaftsbauches nach links ist auch möglich, bindet jedoch Einsatzkräfte.

Eine Analgesie soll in der Präklinik unbedingt durchgeführt werden, auch bei einer schwangeren Patientin, da die endogen ausgeschütteten Katecholamine eine Hypoperfusion durch eine uteroplazentaren Vasokonstriktion herbeiführen können.

Eine frühe Gabe von 1 g Tranexamsäure ist indiziert. Wie in der Crash-2 Trial gezeigt werden konnte, kann die Sterblichkeit bei Blutungen im Rahmen eines Traumas signifikant reduziert werden, besonders deutlich, wenn die Tranexamsäure in den ersten 3 h nach Trauma gegeben wird.

Was wäre, wenn …

- … sich die kardiozirkulatorische Situation weiter verschlechtert hätte?
  - Bei Verdacht auf ein Schädel-Hirn-Trauma in Kombination mit der Schwangerschaft müssen eine Katecholamintherapie und Infusionstherapie begonnen werden, um einerseits den Sekundärschaden des Schädel-Hirn-Traumas zu minimieren und andererseits die uterine Hypoperfusion zu bekämpfen. Hier soll das Prinzip der „permissiven Hypotension" verlassen werden.
- … die Patientin pulmonal schlechter geworden wäre und/oder mit einem niedrigen GCS aufgefallen wäre?
  - In diesen Fällen muss eine präklinische Notfallnarkose mit anschließender Beatmung zur Verbesserung der Oxygenierung und/oder zum Schutz des Atemwegs durchgeführt werden. Goldstandard ist hier eine endotracheale Intubation in RSI-Technik. Mit einem schwierigen Atemweg und einer Regurgitation muss bei schwangeren Patientinnen gerechnet werden.
- … das nächstgelegene geeignete Traumazentrum nicht in 5 min erreichbar gewesen wäre?
  - Dann hätte man die Patientin mit Helikopter in das nächste, in kurzer Flugzeit erreichbare und ausreichend ausgestattete und kompetente Traumazentrum mit Geburtshilfe transportieren müssen.
  - Für ein isoliertes Abdominaltrauma bei instabilen Patienten reicht zur Erstversorgung auch eine Klinik der Grundversorgung mit Viszeralchirurgie. Je komplexer die Verletzungen oder Begleitumstände werden (SHT/Schwangerschaft etc.), desto eher muss die weiter entfernt liegende, geeignete Klinik angefahren oder angeflogen werden. Hierfür würde zur Stabilisierung eine Katecholamintherapie etabliert und eine Notfallnarkose initiiert werden.

Zusammenfassung

- Ein instabiles Abdominaltrauma bedarf einer schnellen Klinikzuweisung zur weiteren Therapie. Eine **Scoop-and-run-Taktik** in ein **geeignetes** Krankenhaus ist indiziert.
- Das Prinzip der **„permissiven Hypotension"** ist bei instabilem Bauchtrauma anzuwenden, immer in Abhängigkeit von Begleitverletzungen (**cave** SHT) und Vorerkrankungen.
- Die präklinische Gabe von Tranexamsäure ist indiziert.
- Eine Notfallnarkose soll bei isoliertem, instabilem Abdominaltrauma sorgfältig evaluiert werden.
- Eine präklinische Sonografie kann weiterführende Information geben, darf bei instabilen Patienten nicht zu einer längeren *on-scene-time* führen.
- Offene und penetrierende Verletzungen werden steril abgedeckt und Fremdkörper belassen.
- Es gibt keinen Unterschied im primären Management einer schwangeren und nichtschwangeren Patientin. Hauptziel ist die **Stabilisierung der schwangeren Patientin.** Dem Fetus geht es im Allgemeinen schlechter als der Schwangeren.

29

LITERATUR

Deutsche Gesellschaft für Unfallchirurgie. S3-Leitlinie Polytrauma/Schwerverletzten-Behandlung. Stand: 2022; https://register.awmf.org/assets/guidelines/187-023l_S3_Polytrauma-Schwerverletzten-Behandlung_2023-02.pdf (letzter Zugriff 01.02.2024).

Lapinsky S, Fuczynski K, Slutsky A. Critical care in the pregnant patient. Am J Respir Crit Care Med 1995; 152: 427–455.

Lucas B, Hempel D, Otto R et al. Prehospital FAST reduces time to admission and operative treatment: a prospective, randomized, multicenter trial. Eur J Trauma Emerg Surg 2022 Aug; 48(4): 2701–2708.

Mendez-Figueroa H, Dahlke JD, Vrees RA, Rouse DJ. Trauma in pregnancy: an update systemic review. Am J Obstet Gynecol 2013 Jul; 209(1): 1–10.

Ruesseler M, Kirschning T, Breitkreutz R et al. Prehospital and Emergency Department Ultrasound in Blunt Abdominal Trauma. Eur J Trauma Emerg Surg 2009 Aug; 35(4): 341.

Sakamoto J, Michels C, Eisfeldere B, Joshi N. Trauma in Pregnancy. Emerg Med Clin North Am 2019 May; 37(2): 317–338.

KAPITEL

30 Feurige Angelegenheit

Thomas Ahne, Urs Pietsch und Christian Peter Both

Fallbericht

Alarmierung und Anfahrt

Ein Rettungshelikopter (RTH) wird an einem sommerlichen Spätnachmittag von einem RTW zu einem Verbrennungsnotfall nachalarmiert. Zunächst wurde der RTW allein zu einem „unklaren Notfall" alarmiert, was insbesondere an der Sprachbarriere des Meldenden lag.

Bereits auf dem Anflug diskutiert die Besatzung, ob es wohl wieder einmal ein klassischer Grillunfall durch einen Brandbeschleuniger ist und wo die nächsten Verbrennungszentren wären. Die entsprechenden Telefonnummern werden rausgesucht und ein kurzes Debriefing mit klarer Rollenverteilung erfolgt im Anflug.

Eintreffen

Am Landeplatz wird die Hubschraubercrew mit einem Feuerwehrfahrzeug zur Einsatzstelle gebracht. Es hätte sich um eine Stichflamme/Verpuffung bei Inbetriebnahme eines Grills gehandelt, ein weiteres Brandereignis sei nicht festzustellen. Der alleinige Patient sei bereits in den RTW verbracht worden.

Ersteindruck

Beim Eintreten der Hubschraubercrew in den RTW reagiert der Patient, der in Rückenlage auf der Trage liegt, adäquat auf das Team. Er stöhnt vor Schmerzen und es riecht nach verbrannter Kleidung und Haut. Die kurze und leider sehr dürftige Übergabe von einem Mitglied der RTW-Besatzung schildet die kurze Geschichte des Unfallhergangs. Der Patient habe zuvor versucht, einen Grill anzuzünden. Dabei sei es zu einem „Feuerball" gekommen, der unmittelbar die Bekleidung und Haare des Patienten in Brand gesetzt hat. Eine Kühlung durch Laienhelfer habe nicht stattgefunden.

Kurz vor dem Ereignis sei es zu einem Streit zwischen dem Patienten und einem ebenfalls schlecht deutschsprechenden Arbeitskollegen gekommen. Zu körperlicher Gewalt sei es glaubwürdig nicht gekommen aufgrund von mehreren Zeugenaussagen.

➢ Tab. 30.1

Verdachtsdiagnose und Differenzialdiagnosen

Ausgeprägtes Verbrennungstrauma 2.–3.° über 30 % der KOF mit Inhalationstrauma mit begleitender Alkoholintoxikation.

Tab. 30.1 SSSS-Schema

Scene	Innenraum des Rettungswagens
Safety	Die Feuerwehr hat die Einsatzstelle gesichert. Mehrere Polizeistreifen sind vor Ort, um den Sachverhalt zu klären.
Situation	62-jähriger rumänischen Staatsbürger, der als Monteur arbeitet und in einer kleinen Arbeitersiedlung lebt. Aufgrund der Sprachbarriere kam es zu einer leicht verzögerten Notarzt-/Hubschraubernachforderung bei schwerem Verbrennungsunfall.
Support	RTW, Feuerwehr sowie die Polizei sind vor Ort, daher sind die Einsatzkräfte mehr als ausreichend. Im Gegenteil ziehen die vielen Fahrzeuge Schaulustige an und die Zeugenbefragung durch die Polizei heizt die Stimmung eher noch an, was auch durch den ausgiebigen Alkoholkonsum gefördert wird.

30.1 Präklinische Therapie

Der Notarzt des RTH erhebt folgenden Primary Survey: ➤ Tab. 30.2.

Zusammenfassend nach ABCDE werden innerhalb der folgenden 20 min folgende Maßnahmen ergriffen:

- **A(irway):** Planung und Durchführung der endotrachealen Intubation mittels 7,5 Tubus und Videolaryngoskopie. Als Alternativen eine Larynxmaske und ein Koniotomieset in Bereitschaft bei Inhalationstrauma. Bei der Laryngoskopie erscheinen die pharyngealen Schleimhäute gerötet und leicht geschwollen, die Stimmbandpassage gelingt jedoch im ersten Versuch.
- **B(reathing):** Bereits vor der Narkoseinduktion erfolgt die Präoxygenierung mit 15 l/min Sauerstoff über eine dicht sitzende Sauerstoffmaske mit Reservoirbeutel. Nach der Intubation wird der Patient zunächst mit einem FiO_2 1,0 beatmet und der Sauerstoffanteil im Verlauf angepasst an die Sauerstoffsättigung auf FiO_2 0,6 reduziert. Bei einem PEEP von 8 cmH_2O ist auch die Decarboxylierung scheinbar in der Kapnometrie suffizient und auch die anderen Beatmungsdrücke sind moderat.
- **C(irculation):** Über die beiden Venenverweilkanülen 18G an den Füßen werden während der präklinischen Versorgung und des Transports insgesamt 1.500 ml balanciert-kristalloider Flüssigkeit verabreicht. Der Patient bleibt katecholaminfrei.
- **D(isability):** Die Narkoseeinleitung erfolgt bei vermuteten 80 kg KG mit 80 mg Esketamin, 15 mg Midazolam und 80 mg Esmeron. Während des Transports werden weiterhin insgesamt 0,4 mg Fentanyl verabreicht. Damit ist eine adäquate Narkosetiefe zu erreichen bei anhaltender hämodynamischer Stabilität.
- **E(nvironment):** Nach Narkoseinduktion und Intubation werden die 2–3° Verbrennungswunden mit beschichteten Verbandstüchern versorgt. Die tympanale Temperatur wird auch ohne Ersthelfer-Kühlung mit 35,1 °C gemessen, weshalb ein passiver wie aktiver Wärmeerhalt mittels Rettungsdecke und Wärmepack erfolgt.

Tab. 30.2 X-ABCDE

X-ABCDE	Beschreibung	Maßnahme
e**X**sangiation	Keine kritische Blutung	Keine
Airway (+ **A**nalgesie)	Offene, aber deutlich gerötete Schleimhäute Versenkte Nasenhaare und deutlicher Ruß perioral sichtbar	Vorbereiten einer adäquaten Analgesie und frühzeitiger Entscheid der Atemwegssicherung
Breathing	AF 20/min, SpO_2 nativ bei 94 %, aktuell kein Stridor oder sonstige Auffälligkeiten hörbar, normales Tidalvolumen	O_2-Gabe via Maske und Reservoir (15 l/min)
Circulation	Sinustachykardie von 147/min, 160/90 mmHg einmalig gemessen, Rekap.-Zeit 3 s	Etablierung eines i. v.-Zugangs und Anhängen einer balancierten Vollelektrolytlösung zum Offen-Halten
Disability	Keine fokalneurologischen Defizite. Starke Alkoholisierung, stärkste Schmerzen und daher sehr unruhig. Pupillen isokor, mittelgroß und normal reaktiv.	Forcierte Analgosedierung bis hin zur Narkoseinduktion
Exposure & **E**nvironment	Verbrennungen 2.–3.°, großflächig (ca. 30 %); Kopf, Hals, Thoraxvorderseite und an beiden Armen; Bauch und Beine scheinen maximal erstgradig betroffen zu sein. Ansonsten gibt es keine weiteren äußeren Verletzungszeichen.	Steriles Abdecken der Wundflächen

Spannende Fakten zur Verbrennung

Die folgenden Angaben beziehen sich auf die aktuelle S2k-Leitlinie Behandlung thermischer Verletzungen (2021).

Thermische Verletzungen sind Verbrennungen sowie Verbrühungen. Dabei kommt es zu Gewebeschäden aufgrund Kontakt mit Flammen, heißen Flüssigkeiten oder Gasen. Weitere Kontaktmöglichen sind Strahlung, Explosion, heiße Oberflächen, elektrischer Strom oder Reibung.

Die Höhe der einwirkenden Temperatur sowie die Kontaktzeit bestimmen den Gewebeschaden. Ist ein größerer Gewebeanteil betroffen, handelt es sich nicht mehr um eine lokale Schädigung, sondern es kommt zur systemischen Reaktion, der sog. **Verbrennungskrankheit.**

Statistisch kommt es in Deutschland pro Jahr zu etwa 1.300 schwerer Verbrennung pro Jahr. Etwa die Hälfte macht die direkte Flammeneinwirkung aus, gefolgt in abnehmender Häufigkeit von Verbrühungen, Explosionen, Fettverbrennungen, Kontaktverbrennungen und Stromeinwirkung. Knapp zwei Drittel der thermischen Verletzungen entstehen im häuslichen Umfeld, etwa ein Fünftel in beruflichem Kontext. Der Rest entfällt auf Verkehrsunfälle sowie versuchte Fremd- oder Selbsttötungen.

Die Prognose des Verbrennungspatienten wird bestimmt durch drei Parameter:

1. Ausmaß und Tiefe der Verbrennung sowie Begleitverletzungen
2. Komorbidität
3. Qualität der Behandlung

Da somit nur der dritte Faktor nach dem Ereignis beeinflusst werden kann, sollte dies der Ansporn bereits der präklinischen Erstversorgung sein. Es wurden mehrere Scores entwickelt zur Abschätzung der Überlebenswahrscheinlichkeit. Da dies aber in der Präklinik keine Konsequenz hat wird an dieser Stelle darauf verzichtet.

Auch weiterhin wird das Verbrennungsausmaß bei größeren Flächen mittels der **Neuner-Regel** nach Wallace geschätzt, wobei zu beachten ist, dass erstgradige Schädigungen nicht mit einberechnet werden (➤ Abb. 30.1).

Gerade bei kleineren Flächen ist auch die sog. **Handflächenregel** sehr pragmatisch und hilfreich. Dabei kann eine Handfläche (mit Fingern!) des Patienten mit 1 % seiner Körperoberfläche (KOF) gleichgesetzt werden.

Die Verbrennungstiefe wird in Grade eingeteilt (➤ Tab. 30.3). Dies kann präklinisch nur abgeschätzt werden, denn für die definitive Abgrenzung muss die chirurgische Erstbehandlung erfolgt sein und/oder ggf. ein apparatives (Doppler-)Verfahren eingesetzt werden.

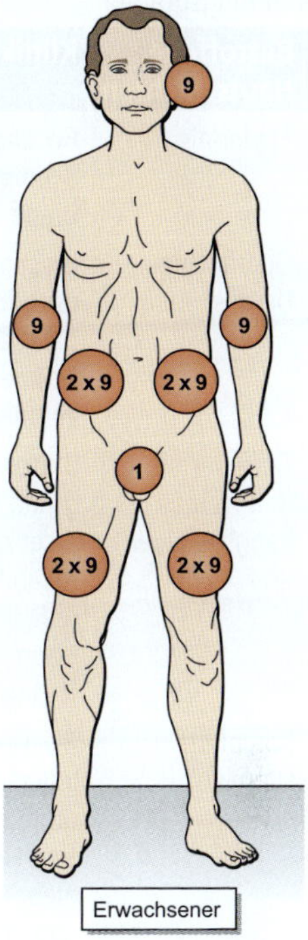

Abb. 30.1 Neuner-Regel nach Wallace [L106]

Gerade innerhalb der ersten Stunden kann es auch noch trotz Primärkühlung zu einer Zunahme der Verbrennungstiefe (v. a. 1° zu 2°) kommen, sodass die präklinische Einschätzung weiter erschwert wird.

Bereits präklinisch sollte einem etwaigen Inhalationstrauma relevante Beachtung geschenkt werden. Hinweise darauf sind eine signifikante Verbrennung der Gesichtshaut, versengte Gesichts- und Nasenbehaarung, Verrußung insbesondere der Atemöffnungen sowie eine feststellbare Atemwegsobstruktion. Auch der Unfallhergang kann Hinweise zur Wahrscheinlichkeit eines Inhalationstraumas liefern wie beispielsweise die Exposition von heißen Gasen oder Dampf, Explosionen/Verpuffungen oder die Hitzeeinwirkung in geschlossenen Räumen.

Da die Hypothermie in der Akutphase einen relevanten Mortalitätsfaktor darstellt, ist eine Kühlung nur noch als unmittelbare Ersthelfermaßnahme empfohlen und auch dann sollte bereits durch nur kurzzeitige, lokale und handwarme Anwendung eine Hypothermieprophylaxe erfolgen. Durch die professionellen Helfer sollen dann keine Kühlungsmaßnahmen mehr erfolgen (da zur Schadensreduktion dann

Tab. 30.3 Verbrennungsgrade

Grad der Verbrennung	Betroffene Hautschichten	Klinik
1	Epidermis	Rötung, starker Schmerz, wie Sonnenbrand
2a	Oberflächige Dermis	Blasenbildung, Wundgrund rosig und rekapillarisierend, starker Schmerz, Haare fest verankert
2b	Tiefe Dermis (mit Hautanhangsgebilden)	Blasenbildung, Wundgrund blasser und nicht oder schwach rekapillarisierend, reduzierter Schmerz, Haare leicht zu entfernen
3	Komplette Dermis	Trockener, weißer, lederartiger Wundgrund, keine Schmerzen, keine Haare mehr vorhanden
4	Unterhautfettgewebe, Muskelfaszie, Muskeln, Knochen	Verkohlung

zu spät) und stattdessen nur noch prophylaktische Maßnahmen zum Wärmeerhalt erfolgen.

Praktisch relevant ist auch die **erhöhte Hypothermiegefahr nach Narkoseinduktion** durch die aufgehobene Thermoregulation des Patienten, sodass dann spätestens auch aktive Wärmemaßnahmen ergriffen werden sollten. Thermomechanische Kombinationsverletzungen sind ein weiterer relevanter Risikofaktor für die Entwicklung einer Hypothermie, insbesondere durch vermehrte diagnostische und therapeutische Interventionen in der Präklinik und noch mehr in der Schockraumversorgung.

Bei den pharmakologischen Therapieoptionen ist eine adäquate Analgesie als absolut obligat anzusehen, ggf. auch mit einer sedierenden Ergänzung bei sehr häufigen akuten Angstzuständen.

Die Abschätzung des richtigen Flüssigkeitsbedarfs stellt dagegen schon immer eine Herausforderung dar, da der mitunter erhebliche Flüssigkeitsverlust bzw. Extravasation ausgeglichen werden muss zur Aufrechterhaltung einer adäquaten Perfusion, andererseits wird die Ödemneigung durch eine Hyperinfusion noch verstärkt.

Sollte es zu keinem erhöhten Volumenverlust beipielsweise im Rahmen von Kombinationsverletzungen gekommen sein, wird aktuell beim erwachsenen Patienten (lediglich) die Gabe von 1.000 ml balanciert-kristalloider Infusionslösung innerhalb von 2 h nach dem Ereignis empfohlen, sodass die frühere Diskussion um Anzahl und Größe von Venenkathetern wesentlich abgenommen hat. Ist ein zusätzlicher (hämorrhagischer) Volumenverlust unwahrscheinlich und nach 1.000 ml Volumengabe die Kreislaufsituation noch nicht zufriedenstellend, so sind auch beim Verbrennungspatienen Vasopressoren indiziert zur Aufrechterhaltung einer adäqauten Perfusion.

Für die präklinische Versorgungsphase konnte sich auch kein Vorteil einer bestimmten Variante der Wunderversorung nachweisen lassen. Wichtig ist vielmehr auf die Hypothermieprophylaxe, eine Reduktion einer weiteren Keimverschleppung sowie Vermeidung des Verklebens mit dem Wundgrund zu achten.

Für die Aufnahme in ein Verbrennungszentrum werden aktuell folgende Indikationen genannt:

- Verbrennungen Grad 2 von 10 % und mehr Körperoberfläche
- Verbrennungen Grad 3
- Verbrennungen an Händen, Gesicht oder Genitalien
- Verbrennungen durch Elektrizität inklusive Blitzschlags
- Verätzungen durch Chemikalien
- Inhalationstrauma
- Verbrennungspatienten mit Begleiterkrankungen oder Verletzungen, die die Behandlung erschweren
- Verbrennungspatienten, die eine spezielle psychologische, psychiatrische oder physische Betreuung benötigen

30.2 Anamnese

Eine Erhebung der Eigenanamnese nach dem SAMPLER-Schema ist aufgrund der Sprachbarriere leider nicht möglich, jedoch kann die Polizei mittlerweile durch die Freunde des Patienten folgende Informationen zusammentragen: ➤ Tab. 30.4.

Tab. 30.4 SAMPLER

SAMPLER	Beschreibung
Symptome und Befunde	Großflächige Verbrennungswunden (ca. 30 %)
Allergien	Keine
Medikation	Keine aktuelle (eine empfohlene antihypertensive medikamentöse Therapie wird vom Patienten nicht eingenommen)
Patientenvorgeschichte	Unbehandelte arterielle Hypertonie und ein Prädiabetes
Letzte Mahlzeit	Vor ca. 5 h und seitdem größere Mengen Alkohol (Bier und Whiskey)
Ereignisse direkt vor dem Notfall	Grillunfall
Risikofaktoren	V. a. Inhalationstrauma und Alkoholintoxikation

DIAGNOSE

Verbrennungstrauma 2.–3.° über 30 % der KOF mit Inhalationstrauma mit begleitender Alkoholintoxikation.

30.3 Zielklinik und Transport

Parallel zur präklinischen Versorgung erfolgt die Suche nach einer adäquaten Versorgungseinrichtung. Im Team hält man das Vorhandensein eines schweren Begleittraumas für unwahrscheinlich, sodass man den primären Transport in ein Verbrennungszentrum präferiert. In ca. 100 km Entfernung und somit 25 min Flugzeit wird ein aufnahmebereites Verbrennungszentrum gefunden und der Patient kardiorespiratorisch stabil luftgebunden dorthin transportiert.

Im Flug werden ein adäquates bedarfsorientiertes Volumenmanagement und die Aufrechterhaltung der Narkose durch intermittierende Gabe eines Opioids (Fentanyl) und noch einmalig eine Benzodiazepingabe (Midazolam) gewährleistet. Daneben wird die Hypothermie mittels passiven und aktiven Wärmemaßnahmen behandelt.

30.4 Klinischer Verlauf

Wie schon im Rahmen der Erstversorgung zu befürchten war, schließt sich ein fast sechswöchiger stationärer Aufenthalt im Verbrennungszentrum an, ehe der Patient in eine stationäre Rehabilitationseinrichtung wieder entlassen werden kann.

Insgesamt werden sieben operative Eingriffe in Allgemeinanästhesie notwendig. Bei abklingendem Inhalationstrauma in der HNO-ärztlichen Untersuchung und Bronchoskopie gelingt die Extubation nach 3 Tagen. Eine Langzeitbeatmung inklusive Tracheotomie konnte somit verhindert werden. Ebenso blieben die Beatmungseinstellungen moderat, da die Oxygenierung/Ventilation nicht schwerwiegend eingeschränkt waren.

Im Rahmen der tiefen Analgosedierung in den ersten 3 Tagen im Krankenhaus wird eine moderate Katecholamingabe mit Noradrenalin notwendig, ansonsten stellt die Kreislauftherapie keine Herausforderung dar.

In den ersten 3 Wochen nach dem Unfall kommt es zu einem Delir, dessen Ursache am ehesten multifaktoriell ist. Diskutiert werden eine eventuelle Alkoholkrankheit, die anhaltende Sprachbarriere mit eingeschränkten kommunikativen Möglichkeiten, die langfristige Intensivtherapie und die notwendige lange Opiattherapie bei schwer kontrollierbarer Schmerzsituation. Nächtliche Albträume legen den Verdacht einer akuten psychischen Belastungssituation nahe.

Die chirurgische Therapie beinhaltet primär die Wundreinigung und Aufbereitung, ehe ein mehrschrittiger Wundverschluss mit Spalt- und Kunsthaut und in weniger betroffenen Bereichen auch mit sekundärer Wundheilung erfolgt. Ziel ist die Minimierung von Kontrakturen und Narbenbildung.

30.5 Tops und Flops

Der hier geschilderte Fall zeigt schön, wie durch eine vorausschauende Versorgungsstrategie eine schnelle und suffiziente Versorgung sichergestellt werden konnte. Ein Fehleinschätzen der bedrohlichen Situation der RTW-Crew initial hätte schnell zu einer respiratorischen Dekompensation und einem massiven Airway-Management Problemen führen können. Wenn auch nur kleine, aber für den Verlauf des Patienten elementare, Stellschrauben wie Volumengabe, Wärmeerhalt, Analgesie und Beatmung sind hier optimal eingesetzt worden.

Der Hubschrauber ermöglicht den schnellen und schonenden Transport an eine meist weiter entfernte Verbrennungsklinik. Eine verzögerte Alarmierung hätte zwangsläufig zu relevanten Zeitverzögerung geführt.

MERKE

- Kühlung ist nur eine Ersthelfermaßnahme und wenn überhaupt nur in den ersten Minuten nach Ereigniseintritt sinnvoll. Im Anschluss muss der Fokus auf einen suffizienten Wärmeerhalt gelegt werden.
- Eine zu großzügige Flüssigkeitstherapie präklinisch kann relevante Probleme wie Verstärkung der Hypothermie, Gerinnungsstörung, Lungen- und Gewebeödem im klinischen Verlauf führen und sollte daher unterbleiben.
- Ein Inhalationstrauma stellt eine Gefährdung des Atemwegs dar und kann die endotracheale Intubation erschweren bis unmöglich machen. Dies muss antizipiert werden und eine frühere Atemwegsicherung in Betracht gezogen werden.
- Die frühzeitige Evaluation des Verbrennungsausmaßes ist wichtig, um den Patienten der korrekten Zielklinik zeitnah zuzuführen.
- In der Primärversorgung ist nach Begleittraumata zu suchen, was den Transport ins nächste Traumazentrum und oft nicht direkt ins Verbrennungszentrum notwendig macht (Stichwort *„golden hour of shock"*).
- Eine schwerwiegende Verbrennung beschränkt sich nicht nur auf die lokale Schädigung, sondern erstreckt sich auf den ganzen Körper (Verbrennungskrankheit) und die Psyche (Belastungsreaktion bis hin zum PTDS).

Was wäre, wenn …

- … die Atemwegssicherung initial nicht geklappt hätte?
  - Scheitert die Atemwegssicherung aufgrund einer Schwellung der oberen Atemwege, so kann eine frühe chirurgische Atemwegssicherung notwendig werden. Entsprechende Vorbereitungen sind frühzeitig zu treffen.
- … die Anlage eines peripheren Zugangs frustran gewesen wäre?
  - Dann muss man an eine alternative Technik wie einen intraossären Zugang oder an die ultraschallgestützte Venenpunktion denken. Verbrannte Areale stellen keine Kontraindikation dar, um in dem Bereich einen i. v.- oder i. o.-Zugang zu etablieren. Beachtenswert ist, dass der initiale Volumenbedarf häufig überschätzt wird und daher zumeist keine großvolumigen Venenkatheter notwendig sind, sodass diese meist primär für die Etablierung einer adäquaten Analgesie und/oder zur Narkoseinduktion benötigt werden. Bei normalen Transportzeiten äußerst sich dieses Problem meist erst innerklinisch.
- … man die Schmerzen nicht adäquat in den Griff bekommen hätte?
  - Dieses Verletzungsmuster ist äußerst schmerzhaft und erfordert mitunter eine aggressive Schmerztherapie. Die nasale Analgesie Gabe mittels MAD kann sinnvoll genutzt werden bis zur Etablierung eines i. v.- oder gar i. o.-Zugangs. Unsere Meinung nach muss man meistens „klotzen und nicht kleckern". Eine entsprechende Strategie und Auswahl der adäquaten und zielführenden Analgetika sind von Vorteil. Medikamentengruppen wie Opioide und/oder Ketamin (plus Benzodiazepine) stellen sicherlich gute Optionen dar für die Schaffung einer adäquaten Analgesie. Massive und nicht händelbare Schmerzen können auch eine primäre Narkoseinduktion unvermeidbar machen.

Zusammenfassung

- Eine schwerwiegende Verbrennung stellt ein herausforderndes Notfallbild für das ganze Behandlungsteam dar, da viele Maßnahmen oft erschwert sind.
- Lange Transportwege in spezialisierte Verbrennungszentren sind keine Seltenheit und oftmals nur luftgebunden sinnvoll und müssen daher früh antizipiert werden.
- Für den Patienten schließt sich häufig eine wochen- bis monatelange intensive Behandlung an.

LITERATUR

Leitlinie „Behandlung thermischer Verletzungen des Erwachsenen" – S2k – AWMF-Registernummer: 044-001. Stand 1. Februar 2021, Version 7.0. https://register.awmf.org/assets/guidelines/044-001l_S2k_Behandlung-thermischer-Verletzungen-des-Erwachsenen_2021-07.pdf

KAPITEL

31

Felix Rockmann

ACDC

Fallbericht

Alarmierung und Anfahrt

Gegen 9:50 Uhr Notruf aus dem Betrieb eines örtlichen Autozulieferers: Patient, 35 Jahre, bewusstlos nach Stromunfall. Ein Notarzteinsatzfahrzeug wird um 9:55 Uhr alarmiert, ebenso ein RTW, welche im Rendezvous-Verfahren zur Einsatzstelle unterwegs sind.

Eintreffen

Aufgrund der kritischen Alarmmeldung wird neben der Standardausrüstung auch primär das Beatmungsgerät mitgenommen. Das Team informiert sich beim Eintreffen zunächst über die Sicherheitslage (besteht noch die weitere Gefahr eines Stromschlags?).

Ersteindruck

Das Rettungsteam erreicht den Patienten um 10:03 Uhr in einer Halle (Teststand des Automobilzulieferers). Der Patient liegt neben dem offenen Sicherungskasten, die bereits anwesende Werksfeuerwehr hat die Einsatzstelle abgesichert und die Stromversorgung ist für das Stockwerk abgeschaltet, sodass keine Gefahr für die am Rettungseinsatz beteiligten Kolleginnen und Kollegen existiert.

Der Patient liegt bereits in stabiler Seitenlage (durch die Werksfeuerwehr), er atmet spontan, stöhnt, ist noch nicht bei vollem Bewusstsein. Ein Puls ist tastbar. ➤ Tab. 31.1.

Verdachtsdiagnose und Differenzialdiagnosen

Stromunfall. Differenzialdiagnosen: Schlaganfall, Krampfanfall, psychische Entgleisung.

Tab. 31.1 SSSS-Schema

Scene	Halle mit multiplen Werkbänken, Testaufbauten
Safety	Keine Hinweise auf mögliche Gefährdungen (Elektrizität professionell durch Feuerwehr abgeschaltet)
Situation	Patient auf dem Boden, bewusstseinsgemindert in stabiler Seitenlage
Support	Einsatzkräfte ausreichend

MERKE

Keine Maßnahmen am (auch sterbenden) Patienten, wenn kein sicherer Einsatz gewährleistet ist! Selbstschutz geht **immer** vor, denn ein toter Retter ist ein schlechter Retter!

31.1 Präklinische Therapie

Eine erste präklinische Therapie ist aktuell nur einzuleiten, wenn die Sauerstoffsättigung < 92 % liegt. Sonst ist zunächst auf eine sichere Lagerung, Atmung und Kreislauf zu achten. ➤ Tab. 31.2.

Körperliche Untersuchung

- GCS 10–11 (Augen: 3–4, verbale Kommunikation: 2, motorische Reaktion: 5)
- Lunge seitengleich belüftet, AF 22/min
- Cor: reine Herztöne tachykard 105/min
- Abdomen: gespannt, keine Darmgeräusche
- Extremitäten: Verbrennung rechte Hand, ca. 3 cm im Durchmesser, sonst keine Verbrennungsspuren
- Haut: warm, zitternd, feucht

Parallel zur Untersuchung mir ein EKG angelegt und abgeleitet (➤ Abb. 31.1).

Tab. 31.2 X-ABCDE

X-ABCDE	Beschreibung	Maßnahme
e**X**sangiation	Keine Hinweise für Blutung	
Airway	Offen	
Breathing	Selbstständig, ausreichend	Ggf. O_2-Supplementation
Circulation	Tastbarer Puls	
Disability	GCS 11	Stabile Seitenlage
Exposure & **E**nvironment	Patient im Arbeitsoverall, Sicherheitsschuhe	Oberkörper wird entkleidet

DIAGNOSE
Stromunfall

Ein erster Team-Time-out ergibt:

- Aktuelles Bild: Patient mit erniedrigtem Bewusstsein, keine sinnvolle Kommunikation möglich
- Potenzielle Gefahr: Verschlechterung des Bewusstseins mit fehlendem Schutz der Atemwege, Intubationsbereitschaft
- Besondere Aufgaben: Umgebung ist durch Werksfeuerwehr gesichert, Bewusstsein regelmäßig monitoren, Defibrillationsbereitschaft!

Wichtig ist die unmittelbare Ableitung eines 12-Kanal-EKGs und die Untersuchung auf Brandwunden (mit der dann benötigten sterilen Versorgung dieser Wunden) bzw. mögliche unfallbedingte Verletzungen durch den Sturz. Dies können bei diesem Patienten nicht detektiert werden. Zudem muss analog nach weiteren Unfallfolgen mittels Body-Check gesucht werden, da der Patient auch weggeschleudert worden ist und sich dadurch Traumafolgen zugezogen haben kann. Auch hier finden sich keine Auffälligkeiten.

Die weitere Prähospitalphase ist geprägt durch das kontinuierliche Monitoring von EKG und Bewusstsein, die Hauptgefahr sind sekundäre Rhythmusstörungen wie höhergradige AV-Blocks und Kammerflimmern.

31.2 Anamnese

Der Patient hat an einer Elektroinstallation gearbeitet, plötzlich hörten die Kollegen einen Schrei und sahen einen Funkenflug, seither sei der Patient in diesem Zustand. An dem Gerät wird sowohl Starkstrom 400 V als auch Haushaltsstrom 230 V verwendet. ➤ Tab. 31.3.

Tab. 31.3 SAMPLER

SAMPLER	Beschreibung
Symptome und Befunde	35-jähriger männlicher Patient, akute Bewusstseinsstörung nach Elektrounfall, initial zerebrales Geschehen nicht sicher auszuschließen
Allergien	Keine (nicht bekannt)
Medikation	Nicht bekannt
Patientenvorgeschichte	Heute unauffälliger Arbeitstag, keine weiteren Symptome auch nicht in den letzten Tagen geäußert
Letzte Mahlzeit	Vor 1 h
Ereignisse direkt vor dem Notfall	Patient hat an einer Elektroinstallation gearbeitet, plötzlich Schrei und Funkenflug, seither in diesem Zustand. An dem Gerät wird sowohl Starkstrom 400 V als auch Haushaltsstrom 230 V verarbeitet.
Risikofaktoren	Keine

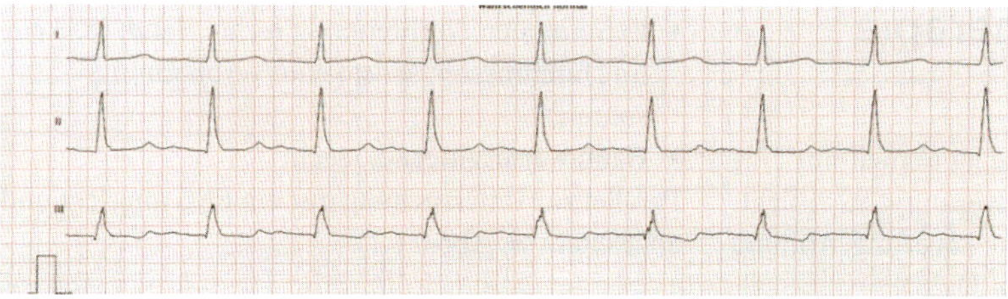

Abb. 31.1 EKG des Patienten: Tachykardie mit 105/min, SR, ST-Strecke ohne signifikante Hebung/Senkung. Präterminal negatives ST in III. [P167]

31.3 Zielklinik und Transport

Der Patient wird sicher auf den Rücken gelagert und per Bodentransport in das nächstgelegene Krankenhaus mit einer telemetrischen Überwachungsmöglichkeit gebracht.

Der Patient wird in der Zielklinik über die ILS wie folgt angemeldet: „Patient mit Bewusstseinsstörung, aktuell stabil, nicht sauerstoffpflichtig, radiologisch ergänzende Diagnostik wahrscheinlich nötig. Laufende Monitorüberwachung."

Bei der Verbringung in den Transportwagen liegt der besondere Fokus auf der kontinuierliche EKG-Monitoring-Einheit und dem Wärmeerhalt.

Während des gesamten Transports sollte kontinuierlich an der Etablierung des Kommunikationswegs zum Patienten gearbeitet werden. Insbesondere die Differenzialdiagnose Schlaganfall (auch in Verbindung mit dem Elektrounfall) ist hier mitzubedenken.

Die regelhafte Überprüfung der Bewegung aller vier Extremitäten (möglich), die Pupillendifferenz, die Sprach- oder Verständnisstörung und die Beobachtung von Asymmetrien im Gesicht sind die zentralen Beobachtungspunkte.

31.4 Klinischer Verlauf

Der Patient wird in der Klinik weiter elektrokardiografisch überwacht, ein cCT mit Angiografie wird ergänzt, um einen Gefäßverschluss (insbesondere der A. basilaris aufgrund der Kommunikationsstörung) auszuschließen. Noch in der Notaufnahme beginnt der Patient, erste Sätze zu sprechen und zeigt sich weiterhin psychisch alteriert aufgrund des Ereignisses. Es erfolgt eine Aufnahme auf die kardiologische Wachstation, da Troponin und Kreatinkinase mäßig erhöht im Labor nachweisbar sind. Nach 24 h ist der Patient wieder völlig hergestellt, er behält eine Erinnerungslücke von ca. 3 h zu dem und nach dem eigentlichen Ereignis.

Eine Meldung an die Unfallversicherung erfolgt.

31.5 Tops und Flops

In aller Regel sind reine Elektrounfälle gut zu behandeln und haben selten weitere Komplikationen im Verlauf.

Wichtig sind und bleiben Differenzialdiagnosen: Was führte zu dem (vermeintlichen) Elektrounfall? Hier sind neben einem technischen Fehlgriff insbesondere der Schlaganfall oder der epileptische Anfall (mit wenig oder keiner tonisch-klonischen Komponente) zu nennen.

Die wichtigste Komplikation ist die Rhythmusstörung gerade in der initialen Versorgungsphase oder bei der Etablierung des Transports: Die **kontinuierliche** EKG-Überwachung bei der Bewegung des Patienten und die augenblickliche Interventionsbereitschaft (sei es mit Defibrillation, Kardioversion oder externen Schrittmacherversorgung) müssen immer gewährleistet sein.

Gedächtnislücken und damit Lücken in der Anamnese treten bei Patienten nach signifikantem Elektrotrauma nicht selten auf. Verbrennungen und andere Traumafolgen müssen gezielt gesucht und behandelt werden.

MERKE

Ein Elektrounfall ist die Gelegenheit, sich wieder mit dem Defibrillator und der Schrittmacherfunktion desselben zu beschäftigen!

31

Was wäre, wenn …

- … der Patient Kammerflimmern bekommen hätte?
  - Dann wäre eine Reanimation nach den üblichen Guidelines erfolgt.
- … der Strom nicht unterbrochen gewesen wäre?
  - Hier hat **die Alarmierung der Feuerwehr/des Stromspezialisten** im Betrieb absoluten Vorrang. Erst bei einem sicheren Umfeld sind eine Rettung des Patienten sowie eine Diagnostik und Therapie möglich.
  - Es muss auch auf Kriechströme (feuchter Boden/Blut/Metallteile) geachtet werden. Hier ist ein ausreichender Sicherheitsabstand zu wahren.
  - Zudem muss bei Hochspannung auch bei Abstand mit lebensgefährlichen Spannungsbögen gerechnet werden.
  - Sollte eine Stromsicherung durch die Rettungsmannschaft zur Rettung einer Person aus dem Gefahrenbereich ausgeschalten werden, ist zwingend eine Person am Sicherungskasten zu postieren, welche zuverlässig das Wiedereinschalten der Sicherung verhindert!
- … zusätzlich der Verdacht auf einen Schlaganfall bestanden hätte?
  - Hier ist die Voranmeldung (bzw. Ergänzung der Voranmeldung) von größter Wichtigkeit: Die Versorgung ist außerdem dann vornehmlich in einer Klinik mit Stroke Unit durchzuführen. Auf der Stroke Unit ist ein kontinuierliches kardiales Monitoring immer gegeben.
- … gröbere Verbrennungen vorgelegen hätten?
  - Die Verbrennungen müssen unabhängig vom ursächlichen Stromunfall analog anderer Verbrennungen behandelt werden.

Zusammenfassung

- Ein Elektrounfall bildet eine lebensbedrohliche Unfallsituation nicht nur für den Patienten, sondern potenziell auch immer für das Team. Der Notarzt bei einem Stromunfall sollte nicht ungewollt zum „Leitenden Notarzt“ werden!
- Die kontinuierliche Rhythmuskontrolle ist essenziell.
- Es ist immer auf (Begleit-)verletzungen durch einen Sturz oder das Wegschleudern bzw. gleichzeitig bestehende Erkrankungen zu achten. Hierzu zählt insbesondere der epileptische Anfall oder der Schlaganfall.
- Neben dem kardialen Monitoring auch die Verbrennung in der Versorgung nicht vergessen.
- Eine klinische Einweisung nach Stromunfällen zur weiteren Diagnostik ist zwingend, eine stationäre Überwachung hingegen je nach Ereignis nicht immer nötig.

LITERATUR

Kroll MW, Ritter MB, Perkins PE et al. Perceived Electrical Injury: Misleading Symptomology Due to Multisensory Stimuli. J Emerg Med 2019; 56(5): e71–e9.

Radman L, Nilsagard Y, Jakobsson K et al. Electrical injury in relation to voltage, "no-let-go" phenomenon, symptoms and perceived safety culture: a survey of Swedish male electricians. Int Arch Occup Environ Health 2016; 89(2): 261–270.

Rennekampff H-O. Behandlung thermischer Verletzungen des Erwachsenen AWMF 2k Leitlinie. AWMF; 2021.

Searle J, Slagman A, Maass W, Mockel M. Kardiales Monitoring nach Stromunfall. Dtsch Arztebl Int 2013; 110(50): 847–853.

31

KAPITEL

32 Ein nicht so süßer Sommertag am See

Felix Rockmann

Fallbericht

Alarmierung und Anfahrt

Es erfolgt die Alarmierung um 13:10 Uhr an den außerhalb des Ortes befindlichen Badesee. Eine genaue Angabe zur Einsatzart kann nicht gegeben werden, das Meldebild heißt „Unfall am See". Im Rendezvous-System kommen RTW und NEF an die Einsatzstelle, der RTW erreicht den See ca. 1 min vor dem NEF.

Eintreffen

Beim Eintreffen am See sieht man das Wasserrettungsboot der DLRG (Deutsche Lebens-Rettungs-Gesellschaft) nahe dem Strand am Einsatz, eine Menschenmenge von ca. 20 Personen starrt auf den See. Die Sondersignale von Polizei und Feuerwehr sind aus der Ferne vernehmbar, die Fahrzeuge werden wohl in Kürze eintreffen.

Ein Ansprechpartner der DLRG nähert sich dem Einsatzfahrzeug und berichtet, dass es einen Ertrinkungsunfall gegeben habe und die Kollegen bei der Rettung aus dem Wasser seien. Weitere Informationen sind aktuell noch nicht verfügbar. Der Verunfallte sei durch einen Schwimmer beim Untergehen beobachtet worden. An der Stelle ist der See ca. 4 m tief. Man erkennt den Geretteten liegend an Bord des DLRG-Bootes.

Dieses nähert sich mit deutlicher Geschwindigkeit dem Ufer. ➤ Tab. 32.1.

Ersteindruck

Der Verunfallte wird aus dem Boot auf den Kiesstrand gelegt. Es ist ein bewusstloser ungefähr 60-jähriger Mann, Wasser läuft ihm aus dem Mund.

Der Patient ist bewusstlos, hat Atemaussetzer, jedoch einen kräftig tastbaren Puls. Daher erfolgt die unmittelbare Atemunterstützung durch Sauerstoffgabe und nach einem unergiebigen Absaugeversuch eine unterstützende Beatmung mit dem Beatmungsbeutel.

Verdachtsdiagnose und Differenzialdiagnosen

Beinahe-Ertrinken noch ohne weitere Ursache.

Tab. 32.1 SSSS-Schema

Scene	Kiesstrand an einem See
Safety	Beim Einsatz von Elektrizität (Defi) Kriechströme möglich, Privatsphäre noch nicht möglich
Situation	Bewusstloser Patient, nass, bis auf Badehose entkleidet
Support	Einsatzkräfte ausreichend, Abschirmung von Nichtbeteiligten muss noch geschaffen werden

32.1 Präklinische Therapie

Die initialen Maßnahmen richten sich auf Erhalt der Lebensfunktionen. An erster Stelle steht hier die Atmung:

- Regelmäßiges Freimachen (Absaugen) des Mund-Rachen-Raums
- Unterstützende Beatmung mit Beatmungsbeutel (ideal mit PEEP-Unterstützung von 5–8 mbar) und zusätzlicher Sauerstoffgabe

Weiterhin hat die Etablierung eines kontinuierlichen EKG-Monitorings absolute Priorität, um eine Re-

Tab. 32.2 X-ABCDE

X-ABCDE	Beschreibung	Maßnahme
eXsangiation	Keine Hinweise für Blutung	
Airway	Teiloffen	Regelmäßiges Absaugen des Mund-Rachen-Raums
Breathing	Niedrige Atemfrequenz, unzureichende Atemtiefe	Maskenbeatmung (PEEP) mit Sauerstoffgabe
Circulation	Kräftiger Puls	
Disability	Bewusstlos, GCS 5 (E1, V1, M3)	Erste Blutzuckermessung parallel zum i.v.-Zugang: 72 mg/dl
Exposure & Environment	Patient in der Badehose, nass	Auf Wärmeerhalt achten

animationssituation rechtzeitig zu erkennen. Sobald möglich, sollte eine 12-Kanal-Ableitung erfolgen, um den STEMI als Ursache des Beinahe-Ertrinkens zu erkennen. Bei diesem Patienten ergeben sich keine Hinweise für ein kardiale Ursache. Die Messung der Körpertemperatur war ebenfalls aufgrund der kurzen Submersionszeit im Normbereich. ➤ Tab. 32.2.

Zur weiteren Therapie wird ein frühzeitiger i. v.-Zugang empfohlen. Dies vor allem, um bei einer Reanimationssituation medikamentös therapieren zu können.

Der Fokus bei der Behandlung des Beinahe-Ertrinkenden richtet sich auf die Prävention der Reanimation, da diese bei Ertrinkenden mit einer sehr schlechten Prognose assoziiert ist.

32

DIAGNOSE

Beinahe-Ertrinken unklarer Ursache

Die Diagnostik und präklinische Therapie werden in den Reanimationsleitlinien „Spezielle Situationen“ (s. Literatur) aufgeführt.
Sie beinhaltet den Fokus auf:

- Erreichen und Offenhalten eines Atemwegs
- Die Unterstützung der Spontanatmung (falls vorhanden) mit zusätzlicher Sauerstoffgabe, ggf. auch mit NIV
- Die Kreislaufüberwachung mittels EKG-Monitoring

Ein weiterer Fokus des Teamleaders sollte der Umgang mit der bei Ertrinkungsunfällen meist vorhandenen Öffentlichkeit sein!

MERKE

Bei besonders herausfordernden Situationen (beim Ertrinkungsunfall ist immer „Öffentlichkeit" vorhanden) – früh an ein Team-Time-out denken: Das Team auf die Fokussierung auf den Patienten einschwören, um nicht durch Ablenkung Fehler zuzulassen.

Die Abschirmung des Teams und des Patienten muss trotzdem eine zeitnahe Basisanamnese ermöglichen!

32.2 Anamnese

Nach der Erstversorgung kann die Anamnese ergänzt werden:

Der Patient wurde unmittelbar unter der Wasseroberfläche treibend nach ungefähr 2 min gerettet. Laut Angaben eines begleitenden Freundes des Patienten sei er Diabetiker und habe sich normal Insulin gespritzt und gegessen. Der Blutzucker ist in einer ersten Messung mit 72 md/dl knapp im Normbereich. Weiterhin leide er unter Bluthochdruck und nehme dementsprechend Medikamente ein.

Die Mitarbeiter der DLRG geben eine Zeit unter Wasser mit ca. 2 min an. Durch die Nähe zum Strand und die Beobachtung des Untergehens durch den anderen Schwimmer sei sehr wenig Zeit vergangen.

MERKE

Von zentraler Bedeutung ist die Abfrage der **„Zeit unter Wasser" (Submersionszeit).** Sie bestimmt maßgeblich die Prognose des Patienten.

Die Anamnese richtet sich auf die Faktoren bzw. Ursachen des Beinahe-Ertrinkens. Relevant sind hier kardiologische, respiratorische, neurologische oder metabolische Gründe, die zu einer Bewusstseinsveränderung oder Schwäche führen können, die als Auslöser für den Ertrinkungsunfall zu werten sind. ➤ Tab. 32.3.

Bei Ertrinkungsunfällen sollte analog z. B. bei der Versorgung von Lawinenopfern aufgrund der speziellen Umstände mit einer Checkliste gearbeitet werden (➤ Tab. 32.4).

Tab. 32.3 SAMPLER	
SAMPLER	**Beschreibung**
Symptome und Befunde	Bewusstloser Patient nach Beinahe-Ertrinken. Kein Hinweis auf Verletzungen (kein Wassersprung etc.).
Allergien	Nicht bekannt
Medikation	Insulin Antihypertensive Medikation (Details unbekannt)
Patientenvorgeschichte	Sportlicher Mann, Diabetes
Letzte Mahlzeit	Unklar
Ereignisse direkt vor dem Notfall	Schwimmen im Wasser
Risikofaktoren	Insulinpflichtiger Diabetes, Hypertonie

Tab. 32.4 Checkliste Erstversorgung Beinahe-Ertrinken

	Erledigt
ABCDE erfasst	
Zeit unter Wasser erfasst	
Temperaturmanagement gestartet (Ziel: normothermer Patient, kein Fieber, keine ausgeprägte Hypothermie)	
Wiederkehrende Kontrolle und Dokumentation von GCS	
Konkreter Hinweis auf Trauma, nur dann HWS-Immobilisation	
Hinweise auf Ursache des Beinahe-Ertrinkens erfasst	

32.3 Zielklinik und Transport

Der Patient wird zum Wärmeerhalt in Goldfolie gewickelt und transportklar gemacht. Er atmet inzwischen spontan (unter 8 l/min Sauerstoffgabe mit Maske wird ein SpO_2 von 98 % erreicht), der GCS ist auf 13 angestiegen. Ein Stifneck wird bei fehlender Traumaanamnese nicht angelegt.

Es erfolgt die Anmeldung für den Schockraum bei überwachungspflichtigem Patienten über die ILS (integrierte Leitstelle) bei dem nächstgelegenen Versorger mit mindestens erweiterter Notfallversorgung: „spontanatmender 60-jähriger Patient nach Beinahe-Ertrinken, aktuell Kreislauf stabil".

Der Transport gestaltet sich problemlos, das unauffällige EKG wird vorab übermittelt.

32.4 Klinischer Verlauf

Nach Ankunft, Übergabe und Übernahme des Patienten im Schockraum wird ein invasive Temperaturmessung etabliert und gleichzeitig eine erneute 12-Kanal-EKG-Auswertung durchgeführt. Im Labor zeigen sich keine Hinweise auf eine myokardiale Ursache der Beschwerden, sodass die anschließende Aufnahme auf die Überwachungsstation erfolgt. In der folgenden Stunde kommt es zu einem Blutzuckerabfall auf 40 mg/dl, sodass eine Glukosegabe i. v. notwendig wird. EEG, cCT, myokardiale Marker bleiben unauffällig, sodass eine Hypoglykämie in der Zusammenschau der Befunde als wahrscheinlichste Ursache für den Badeunfall erscheint. Nach 48-stündiger unauffälliger Überwachung kann der Patient in gutem neurologischen Zustand wieder entlassen werden.

32.5 Tops und Flops

Entscheidend für den guten Verlauf des Patienten ist die kurze Zeit unter Wasser!

Die rasche Zufuhr von Sauerstoff bei noch erhaltenem Kreislauf ist der entscheidende Aspekt, der zur Vorbeugung eines hypoxämischen Kreislaufstillstandes dient.

Wichtig sind die ergänzenden anamnestischen Informationen, die durch ein Teammitglied eingeholt wurden: Sie zeigen Hinweise auf die Ursache des Beinahe-Ertrinkens. Diese Informationen sind für die Erstbehandlung erstmal nicht entscheidend (diese wird primär symptomorientiert durchgeführt), bestimmen aber maßgeblich den weiteren Verlauf (inklusive der Auswahl der Zielklinik).

Auch das aktive Temperaturmanagement (Erfassung der Temperatur, Wärmeerhalt bzw. aktives Abdecken) fördert ein gutes neurologisches Outcome.

In diesem Fall wurde kein aktives Management der „Zuschauer“ betrieben, da dies durch das Team einfach „vergessen“ wurde (hohe Konzentration auf die Abläufe), aber auch weil vor Ort die „Zuschauer“ sehr zurückhaltend und nicht aufdringlich waren. Dieses Management ist sicherlich situationsabhängig und stark von den handelnden Personen (im Team als auch bei den „Zuschauern“) geprägt. Diese Maßnahme kann bzw. muss häufig aus personellen Gründen an andere Blaulichtorganisationen delegiert werden (Polizei, Feuerwehr, DLRG etc.).

MERKE

Ein auf den Patienten fokussiertes Verhalten bei vielen „Zuschauern“ hilft beim Umgang mit Stress durch Arbeit im öffentlichen Raum. Die Abschirmung des Teams sollte, wenn immer möglich, an andere Hilfskräfte (Polizei/Feuerwehr etc.) delegiert werden.

Was wäre, wenn …

- … der Patient ein Kammerflimmern entwickelt hätte?
  - Dann hätte die leitliniengerechte Reanimation beginnen müssen. Da man ein Kammerflimmern unmittelbar beobachtet hätte (durch die kontinuierliche EKG-Messung), wäre die sofortige Defibrillation zielführend. Es wäre dann darauf zu achten, dass für einen optimalen Stromfluss zumindest unter und zwischen den Defi-Elektroden der Patient abgetrocknet sein muss. Bezüglich der restlichen Nässe muss nur auf den Selbstschutz geachtet werden.
  - Die frühe Intubation (nach Etablierung des ersten 5-Zyklus CPR) zeigt bei Ertrinkungsunfällen einen Vorteil zum supraglottischen Atemweg. Ein PEEP von mind. 5–8 mbar wird empfohlen.
  - Die bekannten **4 Hs** (insbesondere die Hypothermie) sind hier sicherlich zur Ursachenerforschung relevant:
    - **Hyp**oxie
    - **Hyp**ovolämie
    - **Hyp**othermie
    - **Hyp**o-/**Hyp**erkaliämie (metabolisch)
- … der Patient im EKG einen STEMI gehabt hätte?
  - Bei dieser Konstellation muss zwingend eine Voranmeldung in der Klinik erfolgen (mit EKG-Übermittlung), um die Transportzeit des Patienten sinnvoll für die Alarmierung des Herzkatheterlabors zu nutzen. Eine rasche (möglichst direkte) Aufnahme im Herzkatheterlabor hat nachgewiesenermaßen große Vorteile in der zeitnahen innerklinischen Versorgung und zeigt sich in der Mortalität des Patienten.
  - Ergänzt würde dann die präklinische Therapie mit Aspirin und ggf. Heparin.
- … der Patient asystol angetroffen worden wäre und der Zeitpunkt des Kreislaufstillstands (und die Zeit unter Wasser) nicht bekannt gewesen wären?
  - Die Reanimationsmaßnahmen sind zunächst einzuleiten und bis zum Erhalt weiterer Informationen fortzuführen. Die Dauer kann nur individuell im Team abgeschätzt werden. Zu berücksichtigen sind sicherlich Vorerkrankungen und Gesamtumstände. In der Regel kann/muss die Reanimation vor Ort beendet werden. Einzig bei ausgeprägter Hypothermie z. B. bei Ertrinken in Eiswasser und bei Kindern ist ein Transport unter Reanimationsbedingungen in ein Zentrum mit der Möglichkeit einer extrakorporaler Wiedererwärmung zu erwägen. Idealerweise wird vorab das Prozedere mit dem aufnehmenden Zentrum abgestimmt.

Zusammenfassung

- Das (Beinahe-)Ertrinken ist ein außergewöhnliches Meldebild, das häufiger Kinder, und jüngere Erwachsene betrifft und in der Ausprägung sehr variabel ist (wacher Patient bis Reanimationssituation).
- Die „Zeit unter Wasser“ (Submersionszeit) beeinflusst maßgeblich das Outcome ebenso wie die zentrale Temperatur.
- Wird initial ein Kreislaufstillstand festgestellt, wird zunächst eine Standardreanimation eingeleitet und in der Regel vor Ort beendet. Ein Transport unter Reanimationsbedingungen in ein Zentrum ist nach Rücksprache bei ausgeprägt hypothermen Patienten und/oder Kindern zu erwägen..
- Die ergänzende Ursachenforschung (erweiterte Anamnese, EKG-Ableitung, Blutzuckermessung) schafft bereits präklinisch den entscheidenden diagnostischen Vorteil und unterstützt maßgeblich die Versorgung in der Klinik.
- Beim Meldebild Ertrinkungsunfall muss mit Zuschauern gerechnet werden. Eine aktive Teamfokussierung auf den Patienten kann helfen, Stressfaktoren für das Team zu minimieren.

LITERATUR

van Erp KJPM, Gevers JMP, Rispens S, Demerouti E. Empowering public service workers to face bystander conflict: Enhancing resources through a training intervention. Journal of Occupational and Organizational Psychology 2018; 91(1): 84–109.

Loef J, Vloet LCM, Vierhoven PH et al. Starting ambulance care professionals and critical incidents: a qualitative study on experiences, consequences and coping strategies. BMC Emerg Med 2021; 21(1): 110.

Lott C, Truhlar A, Alfonzo A et al. European Resuscitation Council Guidelines 2021: Cardiac arrest in special circumstances. Resuscitation 2021; 161: 152–219.

Szpilman D, Morgan PJ. Management for the Drowning Patient. Chest 2021; 159(4): 1473–1483.

IV Sonstige Notfälle

KAPITEL

33

Michael Reng

Pökeln ist nicht gesund

Fallbericht

Alarmierung und Anfahrt

12:23 Uhr: Alarmierung durch den Patienten selbst: Er habe einen Suizidversuch mit Pökelsalz unternommen, verspüre jetzt heftige Luftnot und würde stark Zittern. Er bittet, ihm das Sterben zu erleichtern.

Eintreffen

Der 24-jährige Patient wohnt auf dem Land (reine Anfahrzeit 14 min). Bei Eintreffen bekundet er, dass er unbedingt sterben wolle. Er habe deshalb vor etwa 30 min 20 g Natriumnitrit eingenommen. Er leide nun an schwerer Luftnot, Kopfschmerzen und heftigem Tremor, was ihn sehr stark leiden lasse. Er bittet, „es ihm leichter zu machen".

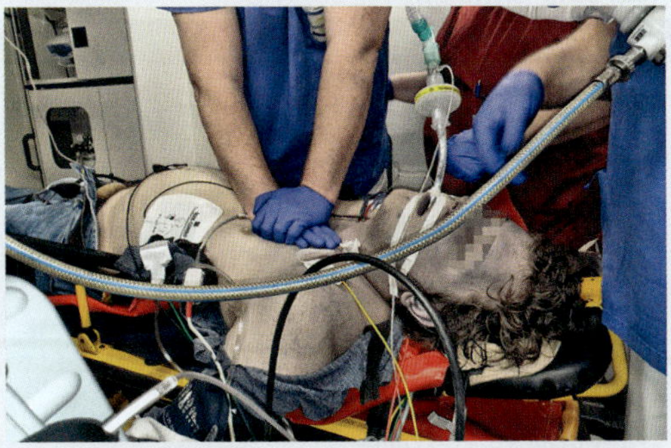

Abb. 33.1 Ungewöhnlich grau-zyanotisches Hautkolorit des Patienten [P1433]

Ersteindruck

Patient mit auffällig zyanotisch-graublauem Hautkolorit (➤ Abb. 33.1), sonst keine wesentlichen Auffälligkeiten. Erste Orientierung nach dem SSSS-Schema (➤ Tab. 33.1).

Bei der Befragung beginnt der Patient, sich jetzt auch über neu aufgetretenen, heftigen Schwindel zu beklagen.

Verdachtsdiagnose und Differenzialdiagnosen

Intoxikation mit Nitropökelsalz. Differenzialdiagnose Intoxikation mit anderer toxischer Substanz.

Tab. 33.1 SSSS-Schema

Scene	Eine geöffnete, noch weitgehend gefüllte Versandpackung eines grauweißen Salzes liegt auf dem Tisch neben dem Patienten.
Safety	Bedrohungen durch Dritte bestehen nicht.
Situation	Der Patient ist allein in seiner Wohnung, liegt auf einem Sofa und hat die Tür zu seiner Wohnung für den Rettungsdienst offen stehen lassen.
Support	Die vorhandenen Einsatzkräfte reichen aus.

33.1 Präklinische Therapie

Nach allgemeiner Orientierung (➤ Tab. 33.2) und Sauerstoffgabe wird ein peripherer venöser Zugang angelegt. Eine Infusion mit einer Vollelektrolytlösung wird angeschlossen. Die Giftnotrufzentrale wird angerufen (s. Literatur). Die Telefonnummer wird vorher über die Integrierte Leitstelle erfragt.

Während der Nachfrage bei der Giftnotrufzentrale wird der Patient vom Rettungsteam auf die Rettungstrage gelegt und in den RTW verbracht. Die Packung mit dem Toxin wird in einer Abfalltüte dicht verschlossen asserviert und mit ins Fahrzeug genommen.

Tab. 33.2 X-ABCDE

X-ABCDE	Beschreibung	Maßnahme
e**X**sangiation	Keine erkennbare Blutung	
Airway	Keine Beeinträchtigung der Atemwege erkennbar	
Breathing	Patient hat vertiefte, hechelnde Atmung, AF 25–30/min, seitengleiches AG, keine pathologischen RG, SpO_2 nicht messbar	Sauerstoffmaske 8 l/min
Circulation	Kaum tastbarer, fadenförmiger, regelmäßiger Puls, HF 142/min, RRsys 78 mmHg, Bauchdecke gespannt, kein Druckschmerz	i. v.-Zugang, Vollelektrolytlösung frei tropfend (ca. 20 gtt/min)
Disability	GCS initial 15, jedoch Schwindel, Pupillen seitengleich, träge reagierend	Monitoring angeschlossen
Exposure & **E**nvironment	Hautkolorit graublau, Haut kühl, Temperatur 35,8 °C aurikulär	Rettungsdecke Gold/Silber

Die Giftnotrufzentrale fragt zum Toxin, ob es sich wirklich um Nitropökelsalz oder möglicherweise auch um reines Natriumnitrit handele. Bei der Kontrolle der Packung zeigt sich, dass es sich um reines Natriumnitrit handelt (Info: in Nitropökelsalz sind neben Kochsalz nur 0,4–0,5 % Natriumnitrit enthalten). Natriumnitrit ist ein hoch toxischer Methämoglobin-Bildner, der in Suizid-Foren „empfohlen" wird und relativ leicht verfügbar ist. Die eingenommene Dosis ist unbehandelt sicher tödlich. Therapie: lebensrettende Basismaßnahmen (Sauerstoffgabe/Beatmung, Katecholamine), Gabe von Methylenblau (1 mg/kg) oder Toluidin-Blau so schnell wie möglich. Es gibt zudem Fallberichte über den erfolgreichen Einsatz einer Dialyse zur Giftelimination.

DIAGNOSE

Methämoglobin-Intoxikation durch 20 g reines Natriumnitrit

Natriumnitrit ist ein ausgeprägter Methämoglobin-Bildner, der in niedriger Konzentration bei der Cyanid-Intoxikation als Antidot eingesetzt werden kann. Zum Pökelsalz in reichlich Kochsalz eingemischt ist er harmlos. In unverdünnter Dosierung wird jedoch so viel Methämoglobin gebildet, dass das vorhandene Hämoglobin des Intoxikierten nicht mehr zum Sauerstofftransport ausreicht. Seitdem die Substanz in Suizid-Foren als „ideal" empfohlen wird, kommt es – insbesondere in USA – immer wieder zu erfolgreichen Suiziden. Tatsächlich ist der Tod durch Natriumnitrit aber extrem qualvoll. Das verfügbare Antidot wirkt sehr zuverlässig, wenn es frühzeitig eingesetzt wird und die hypoxiebedingten Schäden nicht schon irreparable Schäden gesetzt haben.

33.2 Anamnese

Dem Patienten fällt das Sprechen wegen der ausgeprägten Luftnot mit Hechelatmung sehr schwer. Die Anamnese kann daher nur bruchstückhaft erhoben werden. ➤ Tab. 33.3.

Tab. 33.3 SAMPLER

SAMPLER	Beschreibung
Symptome und Befunde	Luftnot, Kopfschmerz, Tremor, zunehmende Bewusstseinstrübung
Allergien	Nicht erfragt
Medikation	Citalopram in unbekannte Dosierung
Patientenvorgeschichte	Nicht erfragbar
Letzte Mahlzeit	Einnahme des Toxins mit zwei Glas Wasser vor über 30 min
Ereignisse direkt vor dem Notfall	Keine
Risikofaktoren	Vorbekannte Depression

33.3 Zielklinik und Transport

Unmittelbar nachdem das Gespräch mit der Giftnotrufzentrale beendet ist, verliert der Patient das Bewusstsein und krampft. Es kommt zum Herz-Kreislauf-Stillstand mit Kammerflimmern und später Null-Linie. Es wird sofort mit der CPR begonnen, der Patient wird dabei zügig intubiert und mit 100 % Sauerstoff beatmet. Da nach mehreren Zyklen CPR, insgesamt drei Defibrillationen, der leitliniengerechten Gabe von Amiodaron und Adrenalin kein ROSC erreicht werden kann, wird eine mechanische Reanimationshilfe angebracht. Der Patient wird dann unter laufender CPR in die nächstgelegene Klinik verbracht (reine Fahrzeit 17 min).

Die Klinik wird vorverständigt (Schockraum, Angaben zum Toxin mit der Bitte um sofortige Bereitstellung des Antidots, d. h. Methylen- oder Toluidinblau).

33.4 Klinischer Verlauf

Bis zur Übergabe im Schockraum kommt es nicht zum ROSC. Die Pupillen des Patienten sind zwischenzeitlich weit und lichtstarr. Die vorher bereits beobachtete Zyanose ist zwischenzeitlich fast surreal grau-blau. Bei der Blutentnahme im Schockraum erscheint das venöse Blut rostbraun statt rot.

Die Gabe von Methylenblau erfolgt sofort nach der Übergabe des Patienten im Schockraum. Die Klinik hat sich zwischenzeitlich auch schon selbst in der Giftnotrufzentrale informiert und die erforderliche Dosis errechnet.

Nach Gabe das Antidots wird die Reanimation noch 49 min erfolglos fortgesetzt und dann beendet. Die Polizei wird verständigt (nicht natürlicher Tod), alle eingebrachten Katheter werden belassen, das Paket mit dem Toxin wird der Polizei übergeben.

33.5 Tops und Flops

Bei Anfahrt einer Klinik mit einem intoxikierten Patienten ist unbedingt eine qualifizierte Vorverständigung erforderlich. Insbesondere bei „seltenen" Toxinen sollte auf jeden Fall ein direktes Arzt-Arzt-Gespräch gesucht werden, wenn dem Erstbehandler relevante Informationen zum Toxin bzw. seiner Behandlung vorliegen.

In seltenen Fällen sind besondere Eliminations- und Therapiemethoden erforderlich (z. B. Druckkammer, Dialyse etc.), dies muss mit der Klinik abgeglichen werden. In solchen Fällen muss bei eventuell weiten Transportwegen auch ein Hubschraubertransport erwogen werden.

Der Giftnotruf steht auch dem Notarzt zur Verfügung, das Telefonat kann über die Integrierte Leitstelle vermittelt werden.

Top Das dem Notarzt in seiner Toxizität unbekannte Toxin wurde mithilfe des Giftnotrufes in Bezug auf Wirkung und Therapiemöglichkeit hinterfragt. Damit konnte die Zielklinik adäquat gewählt und mit fundierten Vorinformationen versorgt werden.

Flop Eine Vorankündigung „Intoxikation" alleine ist meist nur wenig sinnvoll. In wirklich kritischen Situationen muss die Zielklinik durch frühzeitige Information in die Lage versetzt werden, beispielsweise die Dialyse bis zum Eintreffen bereitzustellen oder das Antidot vorzubereiten oder überhaupt zu organisieren.

MERKE

- Bei jeder Art von (potenzieller) Intoxikation ist die Rücksprache mit einem Giftnotruf erforderlich. Nur unter Einbeziehung der Toxikologie-Spezialisten können die toxische Wirkung begrenzt und die Giftelimination so weit wie möglich optimiert werden. Die Anfrage beim Giftnotruf kann an die Integrierten Leitstelle (ILS) delegiert werden: Besser ist es aber, sich die Telefonnummer der Toxikologie geben zu lassen, um die relevanten Informationen im direkten Arzt-Arzt-Gespräch zu erhalten.
- Die Rücksprache mit dem Giftnotruf ist außerdem wichtig, da es einzelne Gifte gibt, die auch das Rettungsteam potenziell gefährden können (z. B. Alkylphosphate). Derartige Warnungen z. B. vor dem Kontakt mit Erbrochenem o. Ä. sollten in jedem Fall berücksichtigt werden.
- Vergiftungen, sei es in suizidaler Absicht oder auch akzidentell, können nur bei exakter Kenntnis der eingebrachten Substanz(en) adäquat behandelt werden. Daher ist jeder Notarzt aufgefordert, am Einsatzort alle „verdächtigen" Gegenstände (insbesondere leere Blister im Abfallkorb, offen stehende Flaschen etc.) einzusammeln und mit in die Klinik zu nehmen. Das sind Informationen, die im Krankenhaus retrospektiv kaum mehr gewonnen werden können.
- Bei jedem Suizidversuch sollte in den zugängigen Zimmern (einschließlich Abfalleimer) nach leeren Tablettenschachteln und -blistern gesucht werden. Auch Suizidversuche durch mechanische Schädigung (Pulsadern aufschneiden, Fenstersturz etc.) werden nicht selten ergänzend pharmakologisch „abgesichert".
- Bei einem Tod durch Suizid darf und muss die Polizei verständigt werden. Anders bei einem Suizidversuch. Hier ist die Polizei nur dann zuständig, wenn z. B. eine verschlossene Wohnungstür geöffnet werden muss.

Was wäre, wenn …

- … der Patient den Rettungsdienst früher verständigt hätte?
  - Hätte sich der Patient früher gemeldet, wäre die Antidot-Therapie höchstwahrscheinlich noch erfolgreich gewesen. Unter besonderen Umständen kann sich der Notarzt ein Antidot auch an die Einsatzstelle bringen lassen (z. B. wenn der Patient sich zusätzlich mechanische Schäden zugezogen hat und z. B. eingeklemmt ist).
- … der Patient die Klinik noch lebendig erreicht hätte?
  - Es gibt Fallberichte, dass eine Hämodialyse bei Nitritvergiftungen erfolgreich sein kann. Auf eine Dialyse unter laufender Reanimation wurde hier in Anbetracht der bereits lang anhaltenden Methämoglobin-Hypoxie mit frustraner Reanimation verzichtet.
- … der Patient ein unbekanntes Toxin, das er nicht bekanntgeben möchte, eingenommen hätte und lediglich symptomatische Therapie wünscht?
  - Suizid ist nicht strafbar und jeder Wunsch eines Patienten ist eigentlich verbindlich. In einer Suizidsituation ist aber nahezu nie sicherzustellen, ob der betroffene Patient noch uneingeschränkt entscheidungsfähig ist. Spätestens mit Eintritt der Bewusstlosigkeit wird der Notarzt immer versuchen, das Leben des Patienten zu retten, ohne dabei Angst vor Strafe haben zu müssen. Letztlich sind solche Situationen aber trotz aller Überlegungen nie eindeutig klar, sodass die definitive Entscheidung über das Vorgehen bzw. die Unterlassung von Maßnahmen beim Notarzt liegt. In jedem Fall sollten die durchgeführten Maßnahmen, ebenso wie die Beweggründe für die Handlungen gut dokumentiert werden, um bei späteren – auch strafrechtlichen – Auseinandersetzungen die gefällten Entscheidungen fundiert begründen zu können.

Zusammenfassung

- Erfolgreicher Suizid trotz prinzipieller Option zur Antidot-Therapie, da die potenziell kausale Therapie erst zu spät erfolgen konnte
- Rasches Handeln bei der Ingestion „unklarer“ oder bekannt toxischer Substanzen ist immer geboten und wurde hier durch raschen Transport und frühzeitigen Kontakt zum Giftnotruf ideal beschleunigt. Bei den gegebenen Fahrzeiten war ein Hubschraubertransport wegen der additiven Vorlauf- und Umladezeit nicht sinnvoll.

33

LITERATUR

Freissmuth M. Methämoglobinbildner. In: Pharmakologie und Toxikologie. Springer-Lehrbuch. Springer, 2016.

Graben N, Cremer W, Klöppel HA. Hämodialyse einer akuten Nitritvergiftung. DMW 1977; 102(23): 865–866.

Hafer C, Kielstein JT. Therapie akuter Intoxikationen. Intensivmedizin up2date. 2014.

Liste der Giftnotrufzentralen und Giftinformationszentren in Deutschland, Österreich und Schweiz. https://www.bvl.bund.de/DE/Arbeitsbereiche/01_Lebensmittel/03_Verbraucher/09_InfektionenIntoxikationen/02_Giftnotrufzentralen/lm_LMVergiftung_giftnotrufzentralen_node.html (letzter Zugriff 01.02.2024).

KAPITEL

34 Sandkastenspiele

Sascha Kolokowsky

Fallbericht

Alarmierung und Anfahrt

An einem warmen und sonnigen Sommertag geht in der Leitstelle gegen 12 Uhr mittags der Notruf einer Frau ein. Ein ihr unbekannter Mann sei auf einem Spielplatz zusammengebrochen. Alarmiert werden ein RTW und das NEF.

Eintreffen

Bei Eintreffen des NEF ist der RTW schon vor Ort. Der Spielplatz ist in einer Hochhaussiedlung gelegen mit einer großen Freifläche herum, sodass die Fahrzeuge ohne längere Transport- und Laufwege direkt davor geparkt werden können. Die RTW-Besatzung signalisiert schon bei unserer Ankunft, das Beatmungsgerät mitzubringen. Auf dem Spielplatz sind einige Kinder und wenige Erwachsene vor Ort. Das RTW-Team befindet sich am Sandkasten. Daneben steht ein weiterer junger Mann, der offenbar Bezug zum Patienten hat.

Die Anwesende, die den Notruf abgesetzt hat, empfängt das Team am Eingang. Sie kann keine weiteren Angaben zum Patienten machen, außer dass dieser mit seinem Kumpel auf einer Bank gesessen und Alkohol getrunken habe. Er sei plötzlich aufgestanden, unruhig geworden und dann im Sandkasten zusammengebrochen. Der Notarzt instruiert die Frau, die Kinder vom Einsatzort fernzuhalten.

Im näheren Umfeld des Patienten liegen zwei halbleere Schnapsflaschen. Der zweite junge Mann hält eine Bierflasche in der Hand. ➤ Tab. 34.1.

Ersteindruck

Der junge, adipöse Mann liegt auf dem Bauch im Sandkasten. Ein zyanotisches Hautkolorit wird schon auf den ersten Blick deutlich. Anhalt für Verletzungen gibt es nicht. Erbrochenes lässt sich nicht feststellen.

Der Patient ist weder auf Ansprache noch auf Schmerzreiz erweckbar (GCS = 3). Da sich keine äußeren Verletzungen zeigen und sich kein Anhalt für ein Sturzgeschehen bietet, wird er vom Team auf den Rücken gedreht. Bei Überprüfung der Atmung zeigt sich eine deutliche Bradypnoe. Ein tachykarder Puls ist zentral und peripher palpabel.

Verdachtsdiagnose und Differenzialdiagnosen

Intoxikation: Anhalt durch vorhandene Alkoholika. Differenzialdiagnose: Schlaganfall, bereits beim ersten Eindruck neurologisches Defizit erkennbar (GCS).

Tab. 34.1 SSSS-Schema

Scene	Öffentlicher Spielplatz
Safety	Keine Gefahr auf den ersten Blick, zweiter junger Mann zunächst nicht einzuschätzen
Situation	Patient liegt bäuchlings im Sandkasten.
Support	Einsatzkräfte ausreichend

CAVE

Zum Eigenschutz sollte insbesondere beim Verdacht auf i.v.-Drogenabusus bereits bei Ankunft auf herumliegendes Spritzbesteck geachtet und dieses – wenn nötig – beseitigt werden.

34.1 Präklinische Therapie

Da der Notarzt initial eine Reanimationssituation ausschließen kann, erfolgt das weitere Vorgehen nach X-ABCDE-Schema (➤ Tab. 34.2).

MERKE

Aspirationsschutz:
1. Assistierte Maskenbeatmung (Unterstützung der Atemzüge des Patienten)
2. Einlage Guedel-Tubus → Offenhalten der Atemwege → Reduktion des notwendigen Beatmungsdrucks → reduzierte Magenüberblähung

Bereits der erste Eindruck des Patienten mit zyanotischen Hautkolorit lässt eine respiratorische Insuffizienz vermuten. Nach Feststellung eines Spontankreislaufs geht der Notarzt deshalb schnellstmöglich zum X-ABCDE-Schema über, um weitere wesentliche Informationen zu gewinnen. Obwohl die Atemwege frei sind, erfolgt die problemlose Einlage eines Guedel-Tubus bei einem GCS von 3 zur erleichterten Maskenbeatmung bei dringendem Verdacht auf eine Ateminsuffizienz. Die Maskenbeatmung wird assistiert und mit 15 l O_2-Insufflation über das Reservoir durchgeführt. Auskultatorisch zeigt sich ein seitengleiches, vesikuläres Atemgeräusch. Der Notarzt gibt die Anweisung, die endotracheale Intubation vorzubereiten. Als Rückfallebene soll außerdem ein Larynxtubus bereitgelegt werden. Ein Teammitglied etabliert analog zum X-ABCDE-Schema das Monitoring aus: Pulsoxymeter, Defibrillator-Paddels, Blutdruckmanschette. Nach Anlage des peripheren Venenzugangs werden Blutzucker und Körpertemperatur gemessen. In der Ellenbeuge fallen dabei mehrere Einstichstellen auf, sodass von mehr als nur einer Alkoholintoxikation ausgegangen werden muss.

Tab. 34.2 X-ABCDE

X-ABCDE	Beschreibung	Maßnahme
e**X**sangiation	Keine äußeren Blutungszeichen	
Airway	Frei	Einlage eines Guedel-Tubus bei GCS = 3 zum Offenhalten der Atemwege
Breathing	Bradypnoe, Ateminsuffizienz, vesikuläres AG beidseits	Zunächst assistierte Maskenbeatmung mit 15 l O_2, parallel Vorbereitung Intubation, Pulsoxymetrie
Circulation	Kräftiger, tachykarder Puls peripher und zentral	Etablierung Monitoring, Anlage pVK
Disability	Bewusstlos, GCS = 3	Indikation zur Intubation bei fehlenden Schutzreflexen, Blutzuckerkontrolle
Exposure & **E**nvironment	Bekleidet mit Jeans und T-Shirt, überwärmt	Zerschneiden des T-Shirts, Messung Körpertemperatur

MERKE

Der Notarzt entscheidet sich hier aufgrund der körperlichen Konstitution des Patienten explizit für einen Larynxtubus und nicht für eine Larynxmaske als Rückfallebene, obwohl die Indikation entsprechend der aktuell geltenden Empfehlungen kritisch gestellt werden muss.

Über das Monitoring werden die Vitalparameter erhoben: (➤ Tab. 34.3).

CAVE

Die Validität der Pulsoxymetrie lässt bei einem SpO_2 < 61 % nach.

DIAGNOSE

Akute respiratorische Insuffizienz bei V. a. Mischintoxikation.

Während der Erhebung der Vitalparameter (➤ Tab. 34.3) wird weiterhin die suffiziente, assistierte Mas-

Tab. 34.3 Vitalparameter

SpO_2	61 %
EKG	Sinustachykardie mit 125 bpm
Blutdruck	145/93 mmHg
Blutzucker	6,4 mmol/l
Körpertemperatur	38,9 °C

34

kenbeatmung durchgeführt. Bei anhaltender respiratorischer Insuffizienz und GCS von 3 entscheidet sich der Notarzt zur Intubation in Form einer Rapid-Sequence-Induktion (RSI) bei nicht nüchternem Patienten. Der Notarzt nennt dem Team die Medikamente zur Narkoseeinleitung eindeutig und klar verständlich. Die Notfallsanitäterin wiederholt Dosis und Medikament vor der Applikation. Zunächst werden 200 µg Fentanyl, anschließend 180 mg Propofol und zuletzt 100 mg Rocuronium verabreicht. Im Sinne der RSI erfolgt bei adäquater Wirksamkeit der Medikamente die umgehende endotracheale Intubation. Da der Notarzt als Anästhesist geübt ist, gelingt die Intubation trotz der erschwerten Lageverhältnisse problemlos unter Sicht. Anschließend lässt sich ein seitengleiches Atemgeräusch auskultieren. Das Monitoring wird um die Kapnometrie ergänzt. Hier zeigt sich als zweites sicheres Intubationszeichen ein anhaltend im Normalbereich befindliches exspiratorisches CO_2. Anschließend wird das Beatmungsgerät angeschlossen und durch den Notarzt suffizient und mit lungenprotektiven Parametern eingestellt.

MERKE

Es gibt nur zwei sichere Intubationszeichen:
- Intubation unter Sicht
- Anhaltendes, exspiratorisches CO_2

Zur weiteren Versorgung wird der Patient nun auf die Trage umgelagert und in den RTW gebracht. Zur Senkung der deutlich erhöhten Körpertemperatur legt das Team Kühlpacks in die Leisten des Patienten.

34.2 Anamnese

Hinsichtlich der weiterführenden Anamnese wird der Begleiter des Patienten befragt. Dieser steht offensichtlich selbst unter Drogeneinfluss, sodass keine weiteren relevanten Informationen zu erhalten sind. Die Mischintoxikation wird bestätigt, allerdings nennt der junge Mann keine Substanzen. Aufgrund der kritischen Situation des Patienten wird zunächst auf eine weitere Anamnese verzichtet und der zügige Transport in die Klinik avisiert. ➤ Tab. 34.4.

Tab. 34.4 SAMPLER

SAMPLER	Beschreibung
Symptome und Befunde	Bewusstseinsverlust, Bradypnoe mit respiratorischer Insuffizienz, Hyperthermie
Allergien	Unbekannt
Medikation	Kann nicht angegeben werden
Patientenvorgeschichte	Regelmäßiger Drogenkonsum, Nikotinabusus
Letzte Mahlzeit	Döner zum Frühstück (gegen 10:30 Uhr)
Ereignisse direkt vor dem Notfall	Keine Auffälligkeiten
Risikofaktoren	Keine

34.3 Zielklinik und Transport

Auch unter Narkose ist der Patient weiterhin hämodynamisch stabil und lässt sich problemlos beatmen. Die Zielklinik sollte über Intensivkapazitäten verfügen. Da eine neurologische Problematik nicht sicher ausgeschlossen werden kann, sollten die Möglichkeit zur neurologischen Bildgebung und eine Klinik für Neurologie und ggf. Neurochirurgie vorhanden sein. Außerdem ist eine umfassendere Labordiagnostik hinsichtlich der Intoxikation notwendig. Der Notarzt entscheidet sich zum Transport in die Universitätsklinik. Er gibt die Anweisung an den Notfallsanitäter, dass in der Zielklinik ein internistischer Schockraum mit beatmetem Patienten angekündigt wird.

34.4 Klinischer Verlauf

Eine cCT-Untersuchung wird noch im Schockraum der ZNA durchgeführt. Hier kann ein hämorrhagischer oder ischämischer Schlaganfall ausgeschlossen werden.

Der junge Patient kann nach Beendigung der Sedierung rasch vom Respirator geweant und schließlich problemlos extubiert werden. Es lassen sich auch im Verlauf keine neurologischen Defizite feststellen.

Laborchemisch zeigt sich ein Blutalkoholspiegel von 2,3°% und es ist Methamphetamin in Blut und Urin nachweisbar. Nach Wiedererlangung des Bewusstseins berichtet der Patient zudem seit einigen Wochen hochpotente Opioide aufgrund von Rückenschmerzen nach einem Sturzereignis einzunehmen.

Die hinzugezogene Kollegin der Psychiatrie empfehlt eine stationäre Entzugstherapie, die nach abgeschlossener akutmedizinischer Behandlung auf Wunsch des Patienten begonnen wird.

34.5 Tops und Flops

Insbesondere die Arbeit mit jungen Patienten oder sogar Kindern bringt in vielen Fällen ein gesteigertes Stresslevel mit sich. Durch die gute Teamarbeit konnte hier auch trotz der herausfordernden Umgebung (Öffentlichkeit, spielende Kinder) ein reibungsloser Ablauf gewährleistet werden.

Vor allem bei Vergiftungen kann noch vor Ort ein Anruf in der Giftnotrufzentrale erwogen werden. Es ist dann ggf. möglich, ein spezifisches Antidot zu wählen oder andere Therapiemöglichkeiten in Betracht zu ziehen.

Auch die Gabe von Naloxon kann eine Möglichkeit darstellen. Somit würde eine Opiatintoxikation festgestellt bzw. therapiert werden können.

Zur Abschätzung der Schwere einer Vergiftung kann auch der **Poisoning Severity Score (PSS)** (➤ Tab. 34.5) verwendet werden. Durch die Einschätzung der bestehenden Symptome wird eine Handlungsempfehlung abgeleitet. Allerdings bietet der Score bei durchdachter und adäquater notärztlicher medizinischer Versorgung keinen Mehrwert. Insbesondere ist keine Schlussfolgerung auf die Noxe möglich. Der Nutzen der Anwendung muss also in der jeweiligen Situation kritisch hinterfragt werden.

Tab. 34.5 Poisoning Severity Score-Skala zur Einstufung der Schwere einer Vergiftung (modifiziert nach https://www.ai-online.info/images/ai-ausgabe/2021/01-2021/AI_01-2021_CME_Schaper.pdf)

Schweregrad 0	Keine Symptome oder Anzeichen einer Vergiftung
Schweregrad 1 – leicht	Leichte und vorübergehende Symptome z. B. Erbrechen, Durchfall, Schmerzen, Schleimhautreizung, (Reiz-)Husten, leichte Atemnot, Bronchospasmus, Benommenheit, Schwindel, Tinnitus, Ataxie, leichte (anti-)cholinerge Symptome, Parästhesien, leichte Seh- oder Hörstörungen, moderater und temporärer Blutdruckanstieg bzw. -abfall, transiente Hyperthermie, Hautreizung 1. Grades (Rötung) u. a.
Schweregrad 2 – mittel	Ausgeprägte und langanhaltende Symptome z. B. anhaltendes Erbrechen, Durchfall, Schmerzen, Ileus, Verätzungen, Dysphagie, anhaltender Husten, Bronchospasmus, Atemnot, pfeifendes Atemgeräusch, reduzierte Sauerstoffsättigung, Bewusstseinseinschränkung, Verwirrtheit, Unruhe, Halluzinationen, Delirium, fokale/generalisierte Anfälle, ausgeprägte (anti-)cholinerge Symptome, Seh- oder Hörstörungen, Sinustachykardie bzw. -bradykardie, Blutdruckanstieg bzw. -abfall, Herzrhythmusstörungen, Hypoglykämie, anhaltende Hyperthermie, Verätzungen 2. Grades auf 10–30 % der Körperoberfläche, Muskelkrämpfe u. a.
Schweregrad 3 – schwer	Lebensbedrohliche Symptome z. B. massive gastrointestinale Blutung, ausgeprägte Verätzungen, schwere Schluckstörungen, manifeste Ateminsuffizienz, Atemwegsobstruktion, Glottisödem, Lungenödem, Atemnotsyndrom, Lungenentzündung, tiefe Bewusstlosigkeit, Atemantriebsstörung, extreme Unruhe, häufige, generalisierte Krampfanfälle bis hin zum Status epilepticus, Opisthotonus, Lähmungen, Erblindung, Taubheit, schwere Sinusbradykardie bzw. -tachykardie, lebensbedrohliche Herzrhythmusstörungen, Kreislaufschock, hypertensive Krise, schwere Hypoglykämie, lebensbedrohliche Hypo- oder Hyperthermie, Verätzungen 2. Grades auf > 50 % der Körperoberfläche oder Verätzungen 3. Grades auf > 2 % der Körperoberfläche, Muskelsteifigkeit u. a.
Schweregrad 4 – tödlich	Tod

Was wäre, wenn ...

- ... es ein schwieriger Atemweg gewesen wäre?
  - Grundlegend hätte der Notarzt die Lagerung des Patienten verbessern können. Hier darf gerne auch im Rahmen der Möglichkeiten improvisiert werden. Zum Beispiel könnte man den Sand in der Sandkiste zu einer Art Intubationskissen unter dem Kopf des Patienten drapieren. Der Notarzt hatte die Problematik bereits antizipiert und eine alternative Atemwegssicherung vorbereiten lassen: den Larynxtubus.
- ... auch der zweite junge Mann kritisch intoxiert gewesen wäre?
  - Hier ist besonders der frühzeitige und kritische Blick wichtig. Es gilt, sich immer zu versichern: Wie viele Patienten sind vor Ort? Ist ggf. auch die alarmierende Person verletzt? Dabei ist nicht zu vergessen, dass in anderen Situationen durch Adrenalinausschüttung infolge von Stress eigene Verletzungen eventuell nicht wahrgenommen werden. Bei ausreichender Manpower kann es sinnvoll sein, dass sich ein Teammitglied um die Angehörigen kümmert.
  - Wäre bei der zweiten Person ebenfalls ein kritischer Zustand aufgefallen, wäre umgehend ein zweiter RTW und ggf. ein zweites NEF angefordert worden. In Abhängigkeit von der Teamgröße hätte man sich gemäß der Triagierung aber trotzdem zunächst um den lebensbedrohlich verletzten Patienten gekümmert oder – sofern vertretbar – das Team aufgeteilt.

Zusammenfassung

- Eine Reanimationssituation kann initial ausgeschlossen werden. Bei „B“ des X-ABCDE-Schemas lässt sich aber eine behandlungsbedürftige Bradypnoe mit respiratorischer Insuffizienz und bei „D“ ein komatöser Zustand mit erloschenen Schutzreflexen feststellen. Aus beiden ergibt sich die Indikation zur (Schutz-)Intubation.
- Der Patient ist hämodynamisch stabil.
- Bei Nichtnüchternheit erfolgt die Intubation als Rapid-Sequence-Induktion. Bis alles vorbereitet und der Patient eingeleitet ist, wird bei insuffizienter Spontanatmung die assistierte Maskenbeatmung durchgeführt. Ein Guedel-Tubus wird zur Verbesserung der Maskenbeatmung und zum Offenhalten der Atemwege eingelegt.
- Bei deutlich erhöhter Körpertemperatur ist eine Kühlung notwendig.
- Da vor Ort keine weitere sinnvolle Therapie möglich ist, wird ein rasches Load-and-Go praktiziert.

LITERATUR

Deutschland, Österreich und Schweiz. Online verfügbar unter:

https://www.bvl.bund.de/DE/Arbeitsbereiche/01_Lebensmittel/03_Verbraucher/09_InfektionenIntoxikationen/02_Giftnotrufzentralen/lm_LMVergiftung_giftnotrufzentralen_node.html (letzter Zugriff 01.02.2024).

https://www.ai-online.info/images/ai-ausgabe/2021/01-2021/AI_01-2021_CME_Schaper.pdf (letzter Zugriff 01.02.2024).

KAPITEL

35 Breakdance

Wolfgang Jakob

Fallbericht

Alarmierung und Anfahrt

Eine 52-jährige Frau wird in der Wohnung plötzlich – von Angehörigen beobachtet – bewusstlos und beginnt zu zucken.

Die Leitstelle alarmiert den RTH wegen des abgelegenen Einsatzorts. Die Landung erfolgt nach 13 min auf Wiese neben dem Haus.

Eintreffen

Einfamilienhaus im ländlichen Bereich, Team wird von zwei Personen eingewiesen und erwartet.

Ersteindruck

Circa 50-jährige Patientin, normosom (BMI ca. 21), somnolent und unruhig, leicht blutig tingierter Speichel vor dem Mund, HF 94/min, RR 125/80 mmHg, SaO_2 93 % (➤ Tab. 35.1).

Verdachtsdiagnose und Differenzialdiagnosen

Status nach Grand-Mal-Anfall.

Tab. 35.1 SSSS-Schema

Scene	Wohnzimmer
Safety	Keine äußeren Gefahren erkennbar
Situation	Plötzliche akute Erkrankung, keine Prodromi
Support	Team RTH (Notarzt + Notfallsanitäter + Pilot); keine weitere Unterstützung erforderlich

35.1 Präklinische Therapie

Wegen des auch bei Ankunft weiterhin eingeschränktem Bewusstseins (GCS 12) und Agitiertheit wird die Indikation zur Intubation gestellt. Es werden zwei venöse Zugänge (18 G) gelegt. Nach Präoxygenierung wird die Narkose mit 200 mg Propofol, 40 µg Sufentanil und 50 mg Rocuronium eingeleitet. Die Intubation ist durch eine geschwollene und blutige Zunge erschwert, gelingt dem erfahrenen Notarzt beim ersten Versuch. Die Narkose wird mit 350 mg Propofol/h aufrechterhalten. Weil der Blutdruck nur noch bei 80/40 mmHg liegt, wird Noradrenalin 0,2 µg/kg KG/h verabreicht. Zudem werden 500 ml Vollelektrolytlosung zügig i. v. gegeben. Damit stabilisiert sich der Blutdruck auf 110/70 mmHg, die Herzfrequenz liegt bei 85/min. ➤ Tab. 35.2.

Tab. 35.2 X-ABCDE

X-ABCDE	Beschreibung	Maßnahme
e**X**sangiation	Kein Blutverlust	
Airway	Atemweg frei	
Breathing	Spontanatmung unter Raumluft	
Circulation	Stabil, nach Narkoseeinleitung Blutdruckabfall	Noradrenalin und Volumengabe
Disability	Anhaltende Somnolenz (GCS 15) und Agitiertheit	Narkose und Intubation
Exposure & **E**nvironment	Häusliches Umfeld, keine äußere Einwirkung erkennbar	

DIAGNOSE

Erstmaliger epileptischer Grand-Mal-Anfall. Der Zungenbiss ist pathognomonisch für einen epileptischen Anfall. Einnässen ist nicht dokumentiert, aber auch nicht immer der Fall. Die primäre Bewusstlosigkeit spricht für einen generalisierten Anfall.

35.2 Anamnese

➤ Tab. 35.3

Tab. 35.3 SAMPLER

SAMPLER	Beschreibung
Symptome und Befunde	Plötzliche motorische Entäußerungen („Krämpfe")
Allergien	Keine
Medikation	Keine
Patientenvorgeschichte	Ein Lungentumor ist bekannt. Der Patientin wurde alle 6 Monate eine Kontrolle empfohlen.
Letzte Mahlzeit	Unmittelbar vor Ereignis Kaffee und einige Kekse
Ereignisse direkt vor dem Notfall	„Kaffeekränzchen"
Risikofaktoren	Mögliche Tumorerkrankung

35.3 Zielklinik und Transport

Die Einsatzstelle befindet sich im ländlichen Raum. Nach entsprechender Versorgung ist die Patientin stabil, der Transport ist nicht zeitkritisch. Es wird entschieden, eine Maximalversorgungsklinik mit Neurologie, Thoraxchirurgie und Neurochirurgie anzufliegen. Die Flugzeit beträgt 25 min.

35.4 Klinischer Verlauf

Die Diagnostik ergibt ein frontales Meningeom als Ursache des erstmaligen Anfalls. Der Lungentumor bestätigt sich nicht. Nach Beenden der Sedierung kann die Patientin extubiert werden und ist wach und adäquat. Das Menigeom wird in den nächsten Tagen operiert.

35.5 Tops und Flops

Ein epileptischer Anfall ist ein für die Zeugen dramatisches Ereignis. Dies steht häufig im Kontrast zur tatsächlichen Bedrohung. Häufig – wie auch im geschilderten Fall – sind die Anfälle letztlich selbstlimitierend.

Daher kann auch die Indikation zur Intubation in diesem Fall kritisch gesehen werden, welche bei einem GCS von 12 sicher nicht zwingend indiziert gewesen ist: einerseits um eine potenziell komplikationsträchtige, notwendige invasive Maßnahme zu vermeiden, und andererseits, um den weiteren neurologischen Verlauf besser beobachten zu können. Für eine Intubation sprechen die anhaltende Agitation, der Lufttransport und die Erfahrung des Notarztes, um einen stabilen und sicheren Transport gewährleisten zu können.

Wichtig für den grundsätzlichen Transportentscheid ist festzustellen, ob es sich um ein erstmaliges Ereignis handelt oder ob eine Epilepsie bereits bekannt ist, was hier nicht der Fall war. Als Ursachen kommen ein Schlafanfall, Intoxikationen, Traumafolgen, ZNS-Infektion oder ein zerebraler Tumor infrage.

MERKE

Ursachen für erstmalige Anfälle bei Erwachsenen

- Erstmanifestation einer Epilepsie
- Schlaganfall (akut oder zurückliegend)
- Intrazerebrale Blutung
- Subarachnoidalblutung
- Schädel-Hirn-Trauma (akut oder zurückliegend)
- Intrakranieller Tumor (Meningeom, hirneigener Tumor, Metastase)
- Infektion (Meningitis/Enzephalitis)
- Herzrhythmusstörung (konvulsive Synkope)

Denkbar ist bei der Anamnese eines Lungenkarzinoms auch die Erstmanifestation einer zerebrale Metastase.

Eine wesentliche und nicht ganz seltene Differenzialdiagnose sind die **dissoziativen Anfälle.** Diese haben keine Entsprechung in den elektrischen Phänomenen des Gehirns. Es handelt sich um pathologische Verhaltensmuster, die häufig dramatisch erscheinen und den Rettungsdienst auf den Plan rufen. Die wesentliche Gefahr für den Patienten liegt in der Übertherapie. Idealerweise wird nur verbal interveniert, Pharmakotherapie und invasive Maßnahmen wie Intubation, intravenöser Zugang bergen die typischen Gefahren und sind **nicht** indiziert. Typisch sind das Zusammenkneifen der Augenlider bei Inspektion und die normale Pupillenreaktion. Wertvoll ist der unten aufgeführte WESTCOPS Score. Zwei oder mehr Punkte in diesem Score lassen einen dissoziativen Anfall wahrscheinlich erscheinen.

Die englischsprachige Bezeichnung ist PNES (*psychogenic nonepileptic seizure*). Unter diesem Stichwort finden sich im Internet viele eindrucksvolle Videobeispiele.

MERKE

WESTCOPS Score zur Erkennung dissoziativer Anfälle

W	Waxing and warning symptoms	Anfallsintensität schwankt „wellenförmig"
E	Eye closure	Augen geschlossen, Zusammenkneifen bei Untersuchung
S	Side-to-side head movements	Hin-und-her-Schlagen des Kopfes
T	Time	Anfallsdauer über 3 min
C	Crying	Schreien **während** des Anfalls
O	Out of phase movements	Asynchrone Bewegungen der Extremitäten
P	Pelvic thrusting	Hochwerfen des Beckens (*arc de cercle*)
S	Soft toy	Kuscheltier bei Jugendlichen/Erwachsenen

2 oder mehr Punkte zutreffend: dissoziativer Anfall wahrscheinlich. (Quelle: Dissoziative Anfälle [aerzteblatt.de])

MERKE

- Erstmalige epileptische Anfälle erfordern eine Ursachensuche und stationäre Abklärung, da die zugrunde liegenden Erkrankungen vital bedrohlich sein können.
- Wegen der Dramatik der Ereignisse kommt es häufig zur Übertherapie.
- Eine genaue Anamnese (einschließlich Medikamente) ist für die weitere Einschätzung sehr wichtig.

Was wäre, wenn …

- … der Anfall bei Eintreffen des Notarztteams noch nicht selbstlimitierend gewesen wäre im Sinne eines Status epilepticus?
  - Hält einer Anfall länger als 5 min an bzw. gibt es zwei oder mehrere Anfälle über einen Zeitraum über 5 min, gilt der Anfall als Status epilepticus und muss medikamentös mit einem Benzodiazepin (Lorazepam, Clonazepam oder Midazolam) unterbrochen werden. Dies kann bei fehlendem i. v.-Zugang auch i. m. appliziert werden oder bei Kinder rektal. Dabei wird meist eher unterdosiert. Erst bei weiterer Persistenz kommen Antikonvulsiva zum Einsatz, was präklinisch selten notwendig ist.
- … die Patientin Fieber gehabt hätte?
  - Dann bestünde der Verdacht auf eine Meningitis. Falls bestätigt, sofortiger Beginn mit Antibiotikum. Die häufigen Erreger (Neisseria, Pneumokokken, Haemophilus) sind gegen die üblichen Antibiotika meist empfindlich.
- … eine Epilepsie bekannt gewesen wäre?
  - Dann hätte man die Medikation erfragt. Wenn die Patientin nach dem Anfall wieder allmählich reorientiert wäre und keine Ver-

letzungen vorliegen und eine weitere Überwachung durch Angehörige oder Freunde sichergestellt ist, ist eine Klinikeinweisung in der Regel nicht erforderlich.

- … eine Hemiparese bestanden hätte?
  - Es könnte sich um einen ischämischen Schlaganfall oder eine intrazerebrale Blutung als Ursache handeln. Alternativ kommt eine Todd-Parese nach Anfall infrage, die bis zu 24 h bestehen kann. Die Klärung ist nur unter klinischen Bedingungen möglich. Die zielgerichtete Klinkeinweisung ist zeitkritisch (Zeitfenster beim Schlaganfall).
- … Verletzungen vorgelegen hätten?
  - Diese müssen nach unfallchirurgischen Kriterien versorgt werden.
- … es sich um eine 27-jährige Schwangere gehandelt hätte?
  - Dann handelt es sich wahrscheinlich um einen eklamptischen Anfall im Rahmen der Schwangerschaft. Dies ist ein vitaler Notfall für Mutter und Kind. Akut kann Magnesium 4 g i. v. über 20 min gegeben werden. Es würde eine Einweisung in ein Level-1-Geburtshilfezentrum erfolgen.
- … im EKG ein AV-Block aufgefallen wäre?
  - Dann handelt es sich wahrscheinlich um eine konvulsive Synkope.

Zusammenfassung

- Ein epileptischer Anfall ist oft Symptom einer schwerwiegenden Erkrankung des Gehirns.
- Die Anfälle sind meist selbstlimitierend und bei Eintreffen des Notarztteams bereits abgeklungen.
- Übertherapie ist häufig.
- Dissoziative Anfälle sind oft eindrucksvoll, bedürfen aber verbaler Intervention statt Pharmakotherapie.
- Immer das EKG beachten.

LITERATUR

awmf Leitlinien Staus epliepticus: https://register.awmf.org/assets/guidelines/030-079l_S2k_Status_epilepticus_im_Erwachsenenalter_2022-03.pdf (letzter Zugriff 01.02.2024).

Jakob W. Zerebrale Notfälle: Krampfanfälle und Status epilepticus. Der Notarzt 2013: 264 ff.

Leitlinie Epilepsie der Deutschen Gesellschaft für Neurologie. https://dgn.org/leitlinie/160 (letzter Zugriff 01.02.2024).

KAPITEL

36 Feuer unterm Dach

Jürgen Knapp

Fallbericht

Alarmierung und Anfahrt

Sie werden nachts mit dem RTH zu einem Hausbrand mit eingeschlossenen Personen gerufen.

Eintreffen

Nach der Landung werden Sie bereits von einem Feuerwehrmann zu einem bewusstlosen Patienten herbei gewunken, der eben von der Feuerwehr aus dem brennenden Gebäude teils getragen, teils gezogen wurde und aufgrund von Niederschlag und Kälte im Wohnzimmer des Nachbarhauses abgelegt wurde. Das Team wird an der Terassentür des Nachbarhauses von weiteren Feuerwehrleuten in Empfang genommen und zum auf dem Boden in stabiler Seitenlage liegenden Patienten (nur mit Unterhose bekleidet) geführt.

Ersteindruck

Ihr initiales Assessment ergibt folgende Befunde:
A: frei, Nasenschleimhaut mit Ruß belegt.
B: leichte Tachypnoe, sonst unauffällig.
C: tachykard und hyperton.
D: GCS 7 (V1, A2, M4), Pupillen isokor und seitengleich lichtreagibel.
E: kleine Brandwunde am Arm (II°, 1 % KÖF), mehrere Schürf- und Kratzwunden an den Beinen vermutlich durch das Schleifen über den Boden bei der Rettung durch die Feuerwehr.
➤ Tab. 36.1.

Verdachtsdiagnosen und Differenzialdiagnosen

Rauchgasintoxikation. Differenzialdiagnose: mögliche weitere Intoxikationen (z. B. Alkohol), Schädel-Hirn-Trauma.

Tab. 36.1 SSSS-Schema

Scene	Privates häusliches Umfeld
Safety	Keine Hinweise auf mögliche Gefährdungen, Brandhaus weit genug entfernt
Situation	Patient liegt in stabiler Seitenlage auf dem Fußboden
Support	Einsatzkräfte ausreichend

36.1 Präklinische Therapie

Die CO-Messung des Pulsoxymeters zeigt eine initiale CO-Sättigung des Hämoglobins von 40 % an. Sie entscheiden sich bei Verdacht auf CO-Intoxikation, bewusstseinsgetrübtem Patienten und Verdacht auf Rauchgasinhalation zur trachealen Intubation. Diese gelingt nach Narkoseeinleitung mit 15 mg Midazolam, 200 µg Fentanyl und 100 mg Rocuronium unter Einsatz eines Videolaryngoskops problemlos. Bei der Laryngoskopie zeigen sich ebenfalls mit Ruß belegte Stimmbänder und Schleimhaut der oberen Trachea, was Ihren Verdacht auf eine massive Rauchgasinhalation bestätigt.

36.2 Anamnese

➤ Tab. 36.2

Tab. 36.2 SAMPLER

SAMPLER	Beschreibung
Symptome und Befunde	Patient regungslos am Boden liegend, tachykard, tachypnoeisch, normales Hautkolorit, keine offensichtlichen schweren Verletzungen
Allergien	Unbekannt
Medikation	Unbekannt
Patientenvorgeschichte	Wohl ein Gastarbeiter aus Osteuropa, der auf einem Bauernhof als Saisonkraft arbeitet
Letzte Mahlzeit	Unbekannt
Ereignisse direkt vor dem Notfall	Bewohner eines in Brand geratenen Hauses
Risikofaktoren	–

36.3 Zielklinik und Transport

Aufgrund der CO-Intoxikation und bewusstseinsgetrübtem Patienten bei fehlendem Hinweis auf schwerwiegende (Brand-)Verletzungen streben Sie einen Transport in ein Zentrum zur hyperbaren Sauerstofftherapie (HBOT) in einer Universitätsklinik an, was eine Flugzeit von ca. 60 min bedeutet. Aufgrund der langen Transportzeit und der damit zu erwartenden großen Verzögerung bis zur Messung des Zyanidspiegels bzw. der Laktatkonzentration und aufgrund des Hausbrandes als Quelle der Rauchgasintoxikation, entscheiden Sie sich vor Abflug noch zur Gabe von Hydroxycobalamin (Cyanokit®).

Kurz bevor der Pilot die Turbinen startet, auskultieren Sie nochmals die Lungen, da Sie Sorge haben, dass der Patient aufgrund der Rauchgasinhalation einen Bronchospasmus oder ein Lungenödem entwickelt. Über beiden Lungen ist jedoch ein normales vesikuläres Atemgeräusch ohne exspiratorisches Giemen zu hören, sodass Sie keinen Grund für eine weitere Maßnahme diesbezüglich sehen.

Entscheidend bei CO-Intoxikation ist die möglichst hochkonzentrierte Gabe von Sauerstoff. Dies muss ununterbrochen geschehen. Die S2k-Leitininen der AWMF stellen hierzu fest:

- „Die Sauerstoffgabe ist die wichtigste Maßnahme der präklinischen Therapie der Kohlenmonoxidvergiftung: Unabhängig von der Sauerstoffsättigung (SpO_2) soll unverzüglich mit höchstmöglicher Konzentration Sauerstoff appliziert werden:
  - Masken-CPAP (NIV) oder
  - Demand-Ventil oder
  - Konstantdosierung (high-flow) über dicht abschließende Maske mit Reservoirbeutel oder
  - Invasiv mittels geeigneter Atemwegssicherung bei unzureichenden SchutzreflexenKonsensstärke: 100 %, starker Konsens."

Hinsichtlich des Nutzens der HBOT bei CO-Intoxikation ist die Evidenzlage gering. Die entsprechenden Empfehlungen der S2k-Leitlinine zur Indikation einer HBOT lauten daher:

- „Bei den Anzeichen einer schweren Kohlenmonoxidvergiftung (u. a. fortgesetzte Bewusstseinsstörungen, metabolische Azidose, respiratorische Insuffizienz und/oder kardiale Ischämie) sowie bei Schwangerschaft sollte im Erwachsenenalter (18 Jahre) eine hyperbare Sauerstofftherapie durchgeführt werden. Konsensstärke: 78 %."
- „Patienten (Kinder, Erwachsene und Schwangere) mit Kohlenmonoxidvergiftung sollten einer hyperbaren Sauerstofftherapie oder einer normobaren Sauerstofftherapie mit hohen Flussraten zugeführt werden. Aufgrund der fehlenden Evidenz bleibt für die DGINA, DGIIN, DGP und GfKT unklar, ob die hyperbare Sauerstofftherapie gegenüber der normobaren Sauerstofftherapie einen Vorteil bietet, auf lange Sicht das neurokognitive Behandlungsergebnis zu verbessern. Wegen Risiken und potenzieller Komplikationen einer hyperbaren Sauerstofftherapie bleibt die Entscheidung zur hyperbaren Sauerstofftherapie eine Individualentscheidung."
- „Der Beginn einer HBOT soll innerhalb von 6 Stunden erfolgen. Konsensstärke: 100 %, starker Konsens. Nach mehr als 24 Stunden wird keine hyperbare Sauerstofftherapie empfohlen."

Bei CO-intoxikierten Patienten, die gleichzeitig schwere Verletzungen oder Verbrennungen erlitten haben, müssen diese in der Behandlung in der Regel priorisiert werden! Dies muss bei der Auswahl des Transportziels und unter Berücksichtigung der geringen Evidenzlage zur HBOT bedacht werden, falls das Krankenhaus mit Möglichkeit zur HBOT nicht gleichzeitig auch ein Trauma-/Verbrennungszentrum ist. Eine relevante Verlängerung des Primärtransports bei vorliegenden schweren Verletzungen und/oder

Verbrennungen sollte nicht erfolgen. Die Empfehlung der S2k-Leitlinie hierzu lautet: „Der Notarzt sollte sich in enger Absprache mit der zuständigen Leitstelle für eine maximale Transportdauer von 30–40 Minuten und dementsprechend regelhaft für das nächstgelegene, geeignete Krankenhaus entscheiden."

36.4 Klinischer Verlauf

Der Patient erhält insgesamt drei Sitzungen HBOT und erholt sich gut von der CO-Intoxikation. Einzig leichte Störungen des Kurzzeitgedächtnisses verbleiben als Residuen.

36.5 Tops und Flops

Bei Gebäudebränden muss aufgrund des verbrennenden Kunststoffs immer an die Möglichkeit einer **„Zyanidintoxikation" (chemisch korrekt: Zyanwasserstoff-Intoxikation)** gedacht werden. Prähospital ist eine sichere Diagnosestellung diesbezüglich aber unmöglich. Der klinische Stellenwert der Zyanwasserstoffintoxikation bei Rauchgasinhalation ist jedoch umstritten. Entsprechend den Empfehlungen der Giftnotrufzentralen sollte jedoch bei schweren Rauchgasintoxikation bei Fahrzeug- und Gebäudebränden immer von einer Mischintoxikation mit Kohlenstoffmonoxid und Zyanwasserstoff ausgegangen werden. Daher war in dem geschilderten Fall die Gabe des nebenwirkungsarmen Hydroxycobalamin (Vitamin B_{12}, Cyanokit®) sinnvoll. Die Gabe von 4-Dimethylaminophenol (4-DMAP) wäre jedoch in diesem Fall kontraindiziert, da durch die Methämoglobinbildung die ohnehin bereits eingeschränkte Sauerstofftransportkapazität des Blutes weiter reduziert würde.

Der Einsatz eines Videolaryngoskops ist sehr sinnvoll, zumal bei Patienten nach Rauchgasinhaltion aufgrund einer möglichen Schwellung der oberen Atemwege von einem potenziell schwierigen Atemweg ausgegangen werden muss. Mehrere Studien zeigen eine deutlich höhere Erfolgsrate der trachealen Intubation bei Verwendung eines Videolaryngoskops insbesondere bei kritisch kranken oder Notfallpatienten.

Was wäre, wenn ...

- ... Sie bei der Auskultation Hinweise für einen Bronchospasmus erhoben hätten?
  - Es wäre die inhalative Gabe von β_2-Sympathomimeka indiziert gewesen. Die Gabe von Kortikosteroiden zur Behandlung des Inhalationstraumas sowohl inhalativ als auch systemisch ist weder prophylaktisch noch therapeutisch indiziert.
- ... zusätzlich ein Trauma oder schwere Verbrennungen vorgelegen hätten?
  - Es wäre ein Transport ins nächstgelegene Trauma-/Verbrennungszentrum indiziert gewesen und nicht primär in ein Zentrum zur HBOT.

Zusammenfassung

- An CO-Intoxikation denken, nicht nur bei offensichtlichen Brandopfern!
- Die Therapie der Wahl für CO-Intoxikationen ist die möglichst hochdosierte Sauerstoffgabe.
- Das Trauma oder die Brandverletzungen bestimmen das primäre Transportziel, falls der Transportweg zur hyperbaren Oxygenierungstherapie deutlich länger ist oder das HBO-Zentrum nicht gleichzeitig Trauma- bzw. Verbrennungszentrum ist
- Auch bei Kohlenmonoxid an Mischintoxikationen denken.
- Das Airway-Management bei Brandopfern kann erschwert sein durch Verbrennungen im Gesicht oder Schwellungen der Atemwege. Wie bei jeder Notfallintubation: Videolarynoskopie nutzen und „Plan B und C" vorbereiten.

LITERATUR

Fichtner A, Eichhorn L. Kohlenmonoxidintoxikation – neue Aspekte und aktuelle leitlininebasierte Empfehlungen. Anaesthesiologie 2022; 71: 801–810.

Kafka G, Maybauer DM, Traber DL, Maybauer MO. Das Rauchgasinhalationstrauma in der präklinischen Versorgung. Notfall Rettungsmed 2007; 10; 529–540.

Kaiser G, Schaper A. Akute Kohlenmonoxidvergiftung. Ein alter Hut in neuen Schachteln. Notfall Rettungsmed 2012; 15: 429–435.

S2k-Leitlinie Diagnostik und Therapie der Kohlenmonoxidintoxikation der Deutschen Interdisziplinären Vereinigung für Intensiv- und Notfallmedizin e.V. https://register.awmf.org/assets/guidelines/040-012l_S2k_Diagnostik-Therapie-Kohlenmonoxidvergiftung_2021-11.pdf (letzter Zugriff 01.02.2024).

Sander F, Hartmann B. Akut- und Erstversorgung von Brandverletzten. Notfall Rettungsmed 2015; 18: 529–543.

KAPITEL

37 Die Diagnose liegt auf der Fußmatte

Susanne Konrad

Fallbericht

Alarmierung und Anfahrt

Gegen 12.40 Uhr geht an einem regnerischen Novembertag der Notruf einer älteren Dame in der Rettungsleitstelle ein: Ihr Lebensgefährte sei in der Garageneinfahrt ohnmächtig geworden. Er atme aber normal.

Um 12:41 Uhr werden der Notarztwagen und Rettungswagen eines 12 km entfernten Standorts alarmiert. Nach 10 min Anfahrt erreichen beide den Einsatzort.

Eintreffen

RTW und NAW kommen zeitgleich am Notfallort an.

Ersteindruck

➢ Tab. 37.1.

Der Patient, ein älterer ca. 80 Jahre alter Mann, liegt im Freien vor der Garage des Hauses, ist aber bereits wieder wach.

Er berichtet, dass er und seine Lebensgefährtin gerade mit dem Auto beim Einkaufen gewesen seien. Dabei sei es ihm noch gut gegangen. Beim Aussteigen aus dem Auto sei es ihm schwindelig geworden, er wollte noch ins Haus gehen, es sei ihm jedoch rasch schwarz vor Augen geworden.

Die Lebensgefährtin berichtet, dass er im Gehen nach wenigen Schritten zu Boden gestürzt und kurz nicht bei Bewusstsein gewesen sei. Sie habe mit ihrem Handy den Notruf gewählt. Nach dem Anruf sei der Patient wieder wach gewesen.

Verdachtsdiagnose und Differenzialdiagnosen

Synkope unklarer Genese.

Synkope: definiert als vorübergehender Bewusstseinsverlust infolge einer zerebralen Hypoperfusion mit raschem Einsetzen, kurzer Dauer und spontaner, vollständiger Erholung.

Formen der Synkope sind:

- Reflexsynkope
- Orthostatische Synkope
- Kardiale Synkope

Wichtigste Differenzialdiagnosen:

- Zerebraler Krampfanfall: weniger wahrscheinlich, weil keine Krampftätigkeit beobachtet wurde und der Patient rasch wieder vollständig wach und orientiert war. Bei epileptischem Anfall in der Regel längerer Bewusstseinsverlust und postiktale Verwirrtheit.
- Stolpersturz: ebenfalls nicht zur Anamnese passend, da hier erst Schwindel, dann Bewusstseinsverlust und Sturz

Wichtig: An sturzbedingte Verletzungen denken!

Tab. 37.1 SSSS-Schema

Scene	Einfahrt neben Wohnhaus
Safety	Keine Hinweise auf mögliche Gefährdungen
Situation	Ein Patient, wach, liegt im Freien auf dem nassen Boden
Support	Einsatzkräfte ausreichend

37.1 Präklinische Therapie

➤ Tab. 37.2.

Bei aktuell wachem Patienten und kalter, regnerischer Witterung wird der Patient rasch auf die Trage gelegt und in den RTW gebracht.

Beim Schrägstellen der Trage verdreht der Patient erneut kurz die Augen und droht zu synkopieren, ist jedoch gleich wieder ansprechbar. Im RTW wird er an den Monitor angeschlossen.

Dabei werden folgende Vitalparameter erhoben: HF 61/min, Sinusrhythmus, RR 65/41 mmHg, SaO_2 99 %, Temperatur 36,4 °C.

Aufgrund des hypotonen Blutdrucks wird der Patient zunächst in Schocklagerung gebracht, es werden zwei Venenzugänge (18 G gelegt) und 1.000 ml Ringerlösung zügig infundiert. Der aus dem Venenzugang bestimmte Blutzucker beträgt 152 mg/dl.

Die weitere körperliche Untersuchung ergibt keinen Hinweis auf sturzbedingte Verletzungen, allerdings findet sich Blut am rechten Hosenbein, darunter ein kleiner Hautdefekt an einer Unterschenkelvarize, aktuell bei hochgelagerten Beinen aber nicht aktiv blutend.

Hier wird ein Druckverband angelegt. Nach Volumengabe steigt der Blutdruck, das mittlerweile angefertigte 12-Kanal-EKG ist wie das EKG-Monitoring unauffällig, der Patient weiter wach.

Tab. 37.2 X-ABCDE

X-ABCDE	Beschreibung	Maßnahme
E**X**sanguination	Keine Hinweise auf aktive Blutung	
Airway	Offen	
Breathing	Unauffällig	
Circulation	Hypotonie RR 65/41 mmHg, EKG: Sinusrhythmus mit HF 61/min	Schocklagerung, i.v.-Zugang, Volumengabe
Disability	Wacher Patient, GCS 15 Punkte, BZ 152 mg/dl	
Exposure & **E**nvironment	Jacke und Hose nass, Temperatur normal	Entfernen der nassen Kleidung, Einwickeln in Rettungsdecke

DIAGNOSE

Synkope mit weiter unklarer Genese. Varizenverletzung rechter Unterschenkel.

37.2 Anamnese

Die Anamnese kann beim wachen Patienten sowie der anwesenden Lebensgefährtin ausführlich und in Ruhe erhoben werden (➤ Tab. 37.3).

Bei weiter unklarer Synkopen- und unklarer Hypotonieursache wird vor Abfahrt nochmals die Umgebung durch die Notärztin inspiziert. Dabei findet sich zu ihrem Erstaunen eine große Blutlache im Fußraum des Fahrzeugs (➤ Abb. 37.1). Hier muss es – trotz erneuter Rückfrage beim Patienten wohl unbemerkt – während der Autofahrt zu einer heftigen Blutung aus der Unterschenkelvarize gekommen sein, was durch die duale Plättchenhemmung mit ASS und Clo-

Tab. 37.3 SAMPLER

SAMPLER	Beschreibung
Symptome und Befunde	Synkope mit Prodromi beim Aussteigen aus dem Auto
Allergien	Keine
Medikation	ASS, Clopidogrel, Bisoprolol, Ramipril, Atorvastatin
Patientenvorgeschichte	Bisher keine Synkopen, bekannter Bluthochdruck, Ex-Nikotinabusus, KHK, Z. n. perkutaner transluminaler Angioplastie am linken Bein bei pAVK vor mehreren Wochen, schon mehrmals leichte Blutungen bei Verletzungen von Unterschenkelvarizen
Letzte Mahlzeit	Vor 5 h
Ereignisse direkt vor dem Notfall	Autofahrt vom Supermarkt nach Hause, dabei noch gutes Befinden, dann Schwindelgefühl beim Aussteigen und Synkope. Patient vermutet angesichts des blutigen Hosenbeins, sich beim Sturz wieder eine Unterschenkelvarize aufgerissen zu haben.
Risikofaktoren	Doppelte Plättchenhemmung mit ASS und Clopidogrel

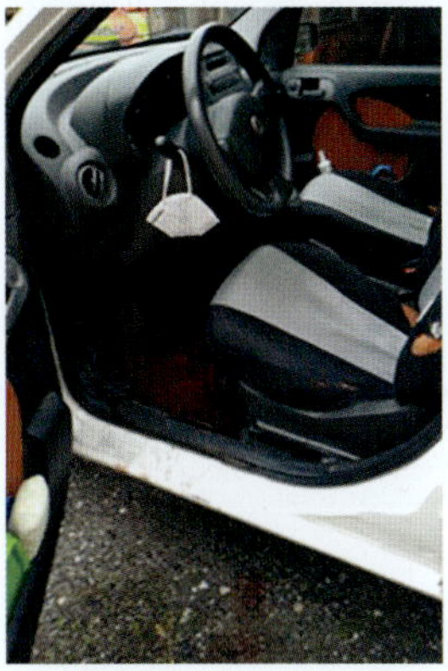

Abb. 37.1 Eine große Blutlache im Fußraum zeugt von dem erheblichen Blutverlust. [P1443]

pidogrel natürlich begünstigt wurde. Dies könnte die konsekutive Hypovolämie und Hypotonie sowie die Synkope nach dem Aussteigen aus dem Auto erklären.

37.3 Zielklinik und Transport

Der Patient wird bei nun stabiler Kreislaufsituation und gestillter Blutung im nächstgelegenen Krankenhaus der Regelversorgung angemeldet. Der Transport erfolgt problemlos.

37.4 Klinischer Verlauf

Der Patient erhält zunächst einmal eine Übernähung der verletzten Varize.

Bei kardialer Vorerkrankung erfolgt eine Synkopenabklärung, die keine weiteren ursächlichen Hinweise erbringt. Der Hb ist durch den Blutverlust von zuvor über 11 g/dl auf 8,5 g/dl abgesunken, eine weitere Blutungsquelle lässt sich nicht eruieren, sodass letztendlich tatsächlich eine Synkope bei orthostatischer Hypotonie nach der ausgeprägten Varizenblutung diagnostiziert wird. Bei dem Versuch einer annähernden Berechnung des Blutverlusts kann bei der typischen Fläche einer Fußraummatte hier von einem Blutverlust von 1,5–2,5 l ausgegangen werden.

Der Patient kann ohne Transfusion nach einigen Tagen in gutem Allgemeinzustand entlassen werden.

37.5 Tops und Flops

Natürlich freut sich jeder Notarzt, wenn er so rasch die wahrscheinliche Ursache der Synkope gefunden hat.

In vielen Fällen helfen tatsächlich (Fremd-)Anamnese, körperliche Untersuchung sowie EKG und Monitoring, um zumindest zu einer Verdachtsdiagnose gelangen zu können, jedoch wird man die Genese trotzdem nicht in allen Fällen klären können. Was man abklären sollte:

- Anamnese:
  - Situation (Synkope im Liegen oder Sitzen? Nach langem Stehen? In überfülltem Raum? Mit/ohne Prodromi? Bei Anstrengung? Zuvor Herzpalpitationen oder Thoraxschmerzen? Auslöser wie Schmerzen, Angst, Anblick von Blut? Nach Husten, Miktion, Defäkation?)
  - Vorerkrankungen (besonders kardial!)
  - Medikation
  - Frühere Synkopen? Mit Verletzung?
  - Familienanamnese (plötzlicher Herztod?)
- Körperliche Untersuchung:
  - Blutdruck
  - Herzfrequenz
  - Herzgeräusche (Aortenstenose!)
  - Hinweise auf Verletzungen
  - Neurologische Auffälligkeiten
- 12-Kanal-EKG und EKG-Monitoring (➤ Abb. 37.2):
  - Herzfrequenz (insbesondere Bradykardie < 40/min?)
  - Herzrhythmus
  - AV-/SA-Blockierungen
  - Schenkelblockierungen
  - Ischämiezeichen
  - Präexzitation
  - Verlängerte QT-Zeit
  - Bei Schrittmacher/ICD-Patienten: Hinweis auf Funktionsstörung?

Sicher denkt man bei einer Synkope beim Aussteigen aus dem Auto nicht als erstes an einen hämorrhagisch bedingten hypovolämischen Schock. Durch die Betablockertherapie hatte der Patient auch keine Tachykardie entwickelt.

Ein Vorteil des Rettungsdienstes, der in diesem Fall günstigerweise auch genutzt wurde, ist es, am Ort des Geschehens zu sein, sodass man für die weitere

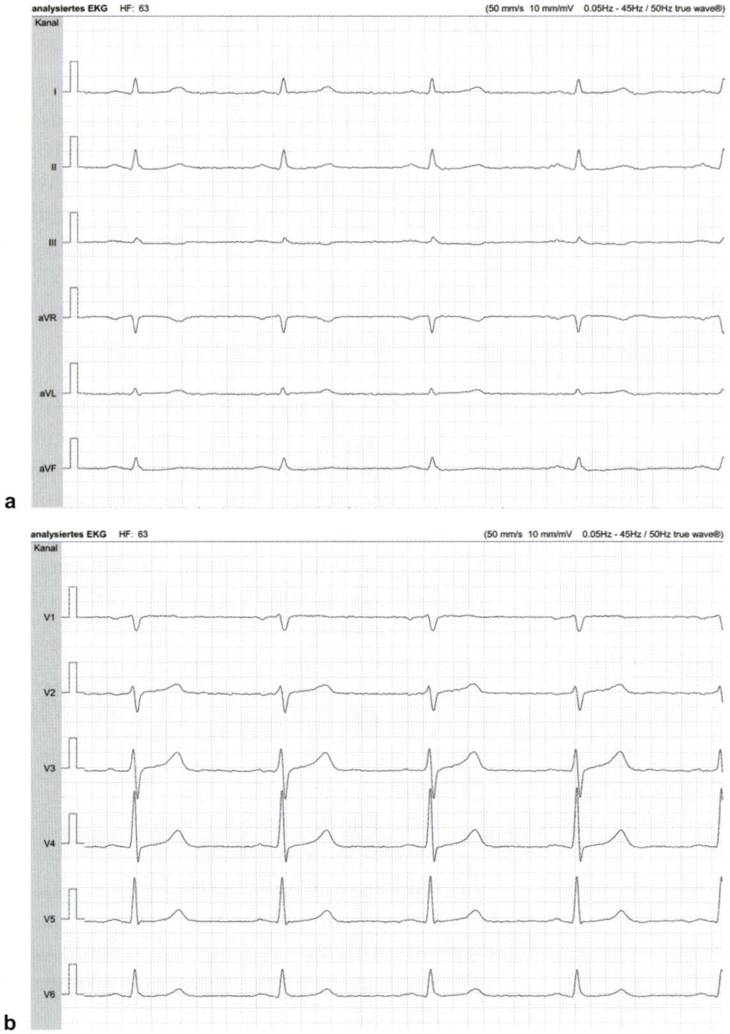

Abb. 37.2 Unauffälliges EKG nach Synkope [T1414]

Behandlung wichtige Informationen einholen kann, wie hier zum Beispiel durch die Inspektion der Umgebung.

Auch wenn alle Beteiligten verblüfft darüber waren, wie viel Blut man unbemerkt aus einer Unterschenkelvarize verlieren kann, sollte man natürlich weitere mögliche Synkopenursachen nicht außer Acht lassen, eine gründliche körperliche Untersuchung, Erhebung der Vitalparameter und ein 12-Kanal-EKG gehören zur Synkopendiagnostik dazu.

Trotz des erheblichen Blutverlusts hatte der synkopierte Patient letztendlich Glück gehabt. Wäre die Fahrstrecke länger gewesen, hätte er vielleicht schon am Steuer des Autos das Bewusstsein verloren und die Einsatzmeldung wäre nicht „Synkope“, sondern „Verkehrsunfall“ gewesen.

MERKE

Bei einer typischen Synkope ist der Patient beim Eintreffen des Rettungsdienstes wieder bei Bewusstsein.

Was wäre, wenn …

- … es sich um einen jüngeren, sonst gesunden Patient gehandelt hätte?
  - Patienten mit niedrigem Risiko (jung, ohne Vorerkrankungen, Synkope mit Prodromi und mit typischem Auslöser für eine orthostatische oder Reflexsynkope, unauffällige Vitalparameter, unauffälliger Auskultationsbefund, unauffälliges EKG, keine Verletzungen) müssen nicht unbedingt stationär aufgenommen werden.
  - Hier allerdings bestand der Verdacht auf einen starken Blutverlust und eine anhaltende Hypotonie, sodass die Mitnahme ins Krankenhaus auch bei einem jüngeren Patienten indiziert gewesen wäre.
  - Bei Hochrisikosynkope, d. h. Hinweise für kardiale Genese der Synkope (Synkope ohne Prodromi, Synkope im Liegen/Sitzen, bei Dyspnoe, Thoraxschmerz, Herzpalpitationen, bei Hinweisen auf kardiale Erkrankung, auffälliges EKG, Familienanamnese für plötzlichen Herztod), bei Hinweisen auf gastrotintestinale Blutung oder Verletzungen sollte auf jeden Fall eine weitere Abklärung in der Klinik erfolgen.
- … der Patient weiter bewusstlos geblieben wäre?
  - Hier sollte bei einem Sturz natürlich immer an ein Schädel-Hirn-Trauma gedacht werden. Ansonsten kommt jede weitere Differenzialdiagnose der Bewusstseinstrübung in Betracht, wie z. B. Intoxikationen, neurologische und metabolische Störungen.
- … der Patient den Transport ins Krankenhaus verweigert hätte?
  - Leider kommt es nach Synkopen öfter vor, dass Patienten nicht ins Krankenhaus transportiert werden wollen („mir geht's doch wieder gut"). Natürlich kann ein einwilligungsfähiger Patient nicht gegen seinen Willen mitgenommen werden, aber gerade bei Synkopen kann der Patient das Risiko besonders schlecht abschätzen. Hier sollten bei einer Hochrisikosynkope eingehend schriftlich über mögliche Folgen aufgeklärt und das auch schriftlich dokumentiert werden, nicht zuletzt sollte auch das Fahrverbot angesprochen werden.
  - Hilfreich kann es auch sein, mit Einverständnis des Patienten den Hausarzt und Angehörige zu informieren, sodass zumindest eine weitere ambulante Abklärung und Versorgung gewährleistet ist.

Zusammenfassung

- Nicht immer kann präklinisch sofort die Ursache der Synkope gefunden werden. Trotzdem spielt der Rettungsdienst eine entscheidende Rolle bei der Abklärung, schließlich ist man hier vor Ort und kann Anamnese (und Fremdanamnese!) sowie die Umstände, die zur Synkope geführt haben, erfassen.
- Gründliche Anamnese, Erhebung der Vitalparameter, körperliche Untersuchung, 12-Kanal-EKG sollten bei jedem Patienten mit Synkope durchgeführt werden.
- Während des Transports weitere Überwachung von Vitalparametern und EKG
- Hochrisikopatienten bedürfen einer stationären Abklärung, um weitere Synkopen mit u. U. sturzbedingten Verletzungen/plötzlichem Herztod zu verhindern.

LITERATUR

Deutsche Gesellschaft für Kardiologie. Diagnose und Management von Synkopen. 2018. https://leitlinien.dgk.org/files/11_2018_pocket_leitlinien_synkope.pdf (letzter Zugriff 01.02.2024).

KAPITEL

38 Gerade ist er noch gelaufen …

Wolfgang Jakob

Fallbericht

Alarmierung und Anfahrt

Der Rettungshubschrauber wird in eine Rehabilitationsklinik im ländlichen Raum gerufen. Dort ist ein 83-jähriger Patient im Rahmen der Gangschulung durch den Physiotherapeuten plötzlich kollabiert.

Eintreffen

Eine Landemöglichkeit ist nach 12 min Flugzeit auf einer Wiese vor der Klinik gegeben. Der Einsatzort ist im Garten der Rehaklinik, ca. 50 m von der Landestelle entfernt. Der Patient liegt am Boden und wird von zwei Klinikmitarbeitern betreut.

Ersteindruck

Soporöser Patient, röchelnd, normales Hautkolorit, ca. 80-jähriger, schlanker Patient, keine offensichtlichen Verletzungen. Eine stabile Seitenlagerung ist durch das anwesende medizinische Personal erfolgt.

Der Radialispuls ist tastbar und es zeigt sich eine absolute Arrhythmie mit einer HF 82/min; SaO_2 91 %. ➤ Tab. 38.1.

Verdachtsdiagnose und Differenzialdiagnosen

Akutes Hirnstammsyndrom. Differenzialdiagnose: kardiales Ereignis.

Tab. 38.1 SSSS-Schema

Scene	Garten einer Rehaklinik
Safety	Keine äußere Gefahr
Situation	Plötzlicher Kollaps bei stationärem Reha-Patienten
Support	Team RTH (Notfallsanitäter, Notärztin, Pilot), zwei Physiotherapeuten der Rehaklinik

38.1 Präklinische Therapie

Die Notärztin stellt einen Glasgow Coma Score (GCS) von 4 Punkten fest (keine verbale Äußerung, kein Augenöffnen, Strecksynergismen und beidseitiges Babinski-Zeichen). Damit ist die Indikation zu Intubation gegeben. Es erfolgt Narkose mit Sufentanil und Propofol, die Intubation gelingt problemlos mit Videolaryngoskop auf den ersten Versuch. ➤ Tab. 38.2.

DIAGNOSE
Verschluss des Stents in A. basilaris

Tab. 38.2 X-ABCDE

X-ABCDE	Beschreibung	Maßnahme
e**X**sangiation	Keine	
Airway	Gefährdet durch fehlende Schutzreflexe bei GCS 4	Intubation
Breathing	s. Atemweg	Beatmung
Circulation	Aktuell absolute Arrhythmie, normotensiv	Keine
Disability	Bewusstseinsstörung mit GCS 4	
Exposure & **E**nvironment	Keine äußeren Ursachen	

38.2 Anamnese

Während der Erstversorgung werden die Unterlagen des Patienten beschafft. Die Oberärztin der Rehaklinik berichtet, dass der Patient vor 6 Wochen eine Subarachnoidalblutung (SAB) erlitten habe. Bis zu diesem Zeitpunkt habe er laut den Angehörigen keine wesentlichen gesundheitlichen Einschränkungen gehabt. Ursache der SAB war ein fusiformes Basilaris-Aneurysma, das mit einem Stent versorgt wurde. Der Patient sei fast 4 Wochen auf der Intensivstation einer Maximalversorgungsklinik behandelt worden. Er sei tracheotomiert und spontan atmend in die Rehaklinik gekommen. Die Dekanülierung sei zügig möglich gewesen, der Patient habe gute Fortschritte gemacht und SEI mit dem Rollator unter Aufsicht der Physiotherapeuten mobil gewesen. Diese berichten, dass der Patient ohne vorausgehende Symptome plötzlich kollabiert sei. Sie hätten ihn noch auffangen können und ihn bei ausreichender Spontanatmung in Seitenlage verbracht. Der Puls sei immer tastbar gewesen. ➤ Tab. 38.3.

Tab. 38.3 SAMPLER

SAMPLER	Beschreibung
Symptome und Befunde	Bewusstseinsstörung mit GCS 4
Allergien	Steinobst
Medikation	ASS/Clopidogrel/Statin
Patientenvorgeschichte	Mit Stent versorgtes langstreckiges Basilaris-Aneurysma, Gehfähigkeit und Sprechen wieder gegeben
Letzte Mahlzeit	Frühstück vor 2 h
Ereignisse direkt vor dem Notfall	Gangschule durch Physiotherapie
Risikofaktoren	Zerebrovaskuläre Vorerkrankung/ Aneurysma mit Stentversorgung vor 6 Wochen

38.3 Zielklinik und Transport

Der Patient ist mittlerweile mit Monitoring versehen und kontrolliert beatmet. Er wird auf der Trage zum RTH transportiert. Auf Anfrage über die Leitstelle ist die ursprünglich behandelnde Klinik nicht bereit, den Patienten erneut zu übernehmen. Nach Anmeldung durch die Leitstelle wird der Patient (Flugzeit 40 min) in eine andere Maximalversorgungsklinik mit Intensivmedizin, Neurologie, Neuroradiologie und Neurochirurgie eingeliefert.

MERKE

„Time is brain!"

38.4 Klinischer Verlauf

Unmittelbar nach Aufnahme erfolgt eine CT-Angiografie der zerebralen Arterien. Der Stent in der A. basilaris ist verschlossen. Es erfolgt die angiografische Rekanalisation. Diese ist primär erfolgreich. Um einen erneuten Verschluss zu verhindern, wird Tirofiban appliziert. Trotz duplexsonografisch nachgewiesener Wiedereröffnung der A. basilaris zeigen sich im MRT beidseitig pontine Infarkte. Der Patient bleibt komatös. Nach Gesprächen mit den Angehörigen wird die Therapie beendet.

38.5 Tops und Flops

Die Situation ist durch die Anamnese gut und richtig eingeschätzt worden. Eine Ischämie im Bereich der A. basilaris ist die gravierendste Form des ischämischen Schlaganfalls. Die Intubation war indiziert, sie erfolgte sachgerecht.

Obwohl erwartet wird, dass eine Klinik durch sie wegen der gleichen Erkrankung vorbehandelte Patienten wieder aufnimmt, ist das unter den aktuellen Gegebenheiten (Ressourcenverknappung, Personalmangel etc.) nicht immer der Fall.

Der anderen aufnehmenden Klinik wurden möglichst viele Informationen (der Entlassbrief an die Rehaklinik) mitgegeben. Damit waren dort wichtige Informationen vorhanden.

MERKE

Die Differenzialdiagnose des plötzlichen Bewusstseinsverlusts umfasst u. a. akute vaskuläre Ereignisse im Hirnstammbereich. A.-basilaris-Embolien und -Thrombosen sind häufige Ursachen, eine Hirnstammblutung kommt ebenfalls infrage. Fokale Zeichen (Hemi-)Paresen, Pyramidenbahnzeichen erhärten den diesbezüglichen Verdacht. Eine Diagnose ist nur unter klinischen Bedingungen mittels CT und CT-Angiografie-Bildgebung möglich.

Was wäre, wenn …

- … der Patient bei Eintreffen wieder wach gewesen wäre?
  - Es hätte sich um eine transitorisch-ischämische Attacke (TIA) im Bereich der A. basilaris handeln können. Eine klinische Diagnostik wäre in jedem Fall erforderlich.
- … das Ereignis ohne Vorgeschichte in einem Supermarkt stattgefunden hätte?
  - Die Verdachtsdiagnose und die Maßnahmen wären identisch gewesen. Die Behandlung erfordert eine Maximalversorgungsklink mit den genannten Möglichkeiten. Das Rettungsteam sollte möglichst viel Information mitgeben (Handy mit Notfallnummern, Kontakt mit Angehörigen, genaue Dokumentation des Symptombeginns).
- … eine beidseitige fixierte Mydriasis bestanden hätte?
  - Dies ist ein Zeichen unmittelbarer Vitalbedrohung durch Einklemmung des Hirnstamms. Ursächlich kann eine Blutung und/oder akute Liquorzirkulationsstörung sein. Nach Intubation erfolgt die unmittelbare Einweisung in eine Maximalversorgungsklinik.
- … eine linksseitige Hemiparese bei wachem Patienten bestanden hätte?
  - Das lässt eine Ischämie oder Blutung im Bereich der A. cerebri media rechts vermuten. Mithilfe verschiedener Scores kann die Wahrscheinlichkeit für das Vorliegen eines „Stroke"-Geschehens eingeschätzt werden (➤ Tab. 38.4).
  - Die Einweisung in ein Stroke-Zentrum ist zeitkritisch und es erfolgt die klinische Diagnostik mittels CT und CT-Angiografie.

Tab. 38.4 Score-Systeme zur Erkennung eines Verschlusses der großen Hirngefäße (Schuler, L., Bolognese, M., Lakatos, LB. et al. Strukturierte Erkennung von Patienten mit Schlaganfall in der Notfallsituation. Notfall Rettungsmed 2021; 24, 984–989)

Rapid Arterial Occlusion Evaluation Scale (RACE)	Vision, Aphasia, Neglect Assessment (VAN)	Large Artery Intracranial Occlusion Strke Scale (LARIO)	Los Angeles Motor Scale (LAMS)
Fazialisparese	Motorik Arme	Fazialisparese	Fazialisparese
Motorik Arme	Visus	Motorik Arme	Motorik Arme
Motorik Beine	Aphasie	Griffstärke	Griffstärke
Okulomotorik	Neglect	Aphasie	
Aphasie oder Agnosie (je nach Körperhälfte)		Neglect	
Insgesamt richtungsweisend sind Befunde von Okulomotorik, Visus, Motorik der Arme oder Aphasie/Neglect.			

Zusammenfassung

- Plötzliche Bewusstlosigkeit lässt an ein akutes zerebrovaskuläres Ereignis im Bereich des Hirnstamms denken.
- Erneute vaskuläre Ereignisse bei anamnestisch bekannten Erkrankungen sind insbesondere in den ersten Wochen häufig.
- Die Behandlung erfordert ein entsprechend ausgestattetes Krankenhaus. Bei V. a. auf ein ischämisches oder zerebrovaskuläres Ereignis (Stroke) ist ein Stroke-Zentrum nach entsprechender Vorinformation anzusteuern.
- Wichtig sind schnelle stabilisierende Versorgung und der Transport sowie möglichst umfassende Informationen über den Patienten.

LITERATUR

https://dgn.org/leitlinie/178 (letzter Zugriff 01.02.2024).

Meinel TR, Kaesmacher J, Chaloulos-Iakovidis P et al. Mechanical thrombectomy for basilar artery occlusion: efficacy, outcomes, and futile recanalization in comparison with the anterior circulationJournal of NeuroInterventional Surgery 2019; 11: 1174–1180.

https://register.awmf.org/assets/guidelines/030-046l_S2e_Akuttherapie-des-ischaemischen-Schlaganfalls_2021-05.pdf (letzter Zugriff 01.02.2024).

KAPITEL

39

Wolfgang Jakob

Da liegt er mal wieder …

Fallbericht

Alarmierung und Anfahrt

Nachforderung durch den RTW. Ein junger Mann wurde reaktionslos in Wohnung liegend aufgefunden.

Eintreffen

Die Wohnung ist völlig verwüstet und dem eintreffenden Team schlägt ein starker Gestank entgegen. Der Patient liegt in Urin und Blut. Ein „suspekter Kumpel" vor Ort gibt an, gerade gekommen zu sein, den Patienten so angetroffen und alarmiert zu haben.

Ersteindruck

Circa 30-jähriger Mann, schlecht ernährt, multiple Hämatome an Stamm und Extremitäten; große, blutende Kopfplatzwunde; keine Reaktion auf Ansprache; Anisokorie rechts > links bei GCS 3. ➤ Tab. 39.1.

Verdachtsdiagnose und Differenzialdiagnosen

Aufgrund der vorgefundenen Situation muss/kann von diversen Arbeitsdiagnosen ausgegangen werden, wobei Ursache und Wirkung sich initial nicht differenzieren lassen. Ein schweres Schädel-Hirn-Trauma (GCS 3) nach Sturz oder ein harmloser Sturz mit einer Riss-Quetsch-Wunde infolge einer internistischen Ursache/Intoxikation? Aufgrund der Hämatome am Stamm muss auch an ein Thorax-/Abdominaltrauma durch externe Gewaltanwendung gedacht werden.

Tab. 39.1 SSSS-Schema

Scene	Verwüstete Wohnung
Safety	Infektion (Hepatitis, HIV, Corona); Gewaltverbrechen nicht auszuschließen
Situation	Lebensgefahr durch SHT, Blutung; A-, B- und C-Problem
Support	RTW und NEF; Polizei anfordern (Schutz von Patienten und Team; ggf. Spurensicherung)

39.1 Präklinische Therapie

Nach einer Immobilisation der HWS mittels Stiffneck erfolgt das Freimachen der Atemwege mittels Absaugung und es werden zwei venöse 14G-Zugänge gelegt. Die dabei durchgeführte Blutzuckerbestimmung ergibt 148 mg/dl. Bei einem RR 105/63 mmHg wird eine Volumengabe mit zwei 500 ml Vollelektrolytlösungen (VE) eingeleitet. Aufgrund der Arbeitsdiagnose SHT III bei einem GCS 3 wird eine Narkose (Propofol + Opiat) mit problemloser Intubation eingeleitet und eine kontrollierte Beatmung mit Normoventilation durchgeführt (etCO_2 Monitoring 5,0 kPa bzw. 40 mmHg). Nach der Atemwegssicherung erfolgen eine Blutstillung durch Kompressionsverbände sowie eine Inspektion auf weitere Blutungsquellen. Zum Transport wird der Patient auf der Vakuummatratze gelagert und immobilisiert. ➤ Tab. 39.2.

DIAGNOSE

Schädel-Hirn-Trauma III

39

Tab. 39.2 X-ABCDE

X-ABCDE	Beschreibung	Maßnahme
e**X**sangiation	Blutung Galea	Kompressionsverband
Airway	Gefährdet durch fehlende Schutzreflexe	Intubation
Breathing	Zentrale Atemantriebsstörung möglich	Beatmung mit Normoventilation
Circulation	Blutverlust, Ausmaß schwer abschätzbar, RR 105/63 mmHg, HF 98/min	Blutstillung Kopfplatzwunde großlumige Zugänge, Volumenersatz mit VE
Disability	Immobilität; dislozierte Frakturen Mangelernährung Ausschluss Hypoglykämie (BZ 148 mg/dl)	Stiffneck, Vakuummatratze
Exposure & **E**nvironment	Gewalt durch Dritte	Selbstschutz Retter; Alarmierung der Polizei

39.2 Anamnese

Die Lage vor Ort ist unübersichtlich. Die Meldung erfolgte durch Nachbarn wegen Lärm in der Wohnung. In der völlig verwüsteten Wohnung findet sich eine Schachtel Carbamazepin 300 mg Tabletten, nur 1 Tablette fehlt. Die Schachtel wird asserviert, diese Information an die Klinik weitergegeben.
Es bestehen folgende Gefahren für das Rettungsteam:

- Gewaltbereite Personen
- Infektion durch Blut (Hepatitis, HIV)
- Verletzung an spitzen oder scharfen Gegenständen, die nicht sofort erkennbar sind

Die multiplen Verletzungen zeigen starke Gewalteinwirkung, Stürze und Fremdverschulden kommen als Ursache infrage. ➤ Tab. 39.3.

Tab. 39.3 SAMPLER

SAMPLER	Beschreibung
Symptome und Befunde	Stark blutende Kopfverletzung
Allergien	Nicht ermittelbar
Medikation	Carbamazepin
Patientenvorgeschichte	Nicht ermittelbar
Letzte Mahlzeit	Nicht ermittelbar
Ereignisse direkt vor dem Notfall	Sturz oder Fremdeinwirkung
Risikofaktoren	Mangelernährung, desolate soziale Situation

39.3 Zielklinik und Transport

Der Patient ist vermutlich aufgrund des Traumas bewusstlos. Sein körperlicher Zustand und die Umgebungsumstände lassen auch metabolische oder toxische Ursachen zumindest als Kofaktoren in Betracht ziehen. Daher ist eine Klinik zu wählen, die schwere Kopfverletzungen (intrakraniell und Gesichtsschädel) und internistische Erkrankungen sowie Intoxikationen versorgen kann. Damit kommt nur eine Maximalversorgungsklinik mit den genannten Möglichkeiten einschließlich Intensivmedizin infrage.

Der Transport ist zeitkritisch. Ist eine solche Klinik im Stadtgebiet erreichbar, ist der zügige Transport unter Notarztbegleitung mit RTW sinnvoll. Sofern verfügbar und von den Witterungsbedingungen möglich, ist im ländlichen Bereich die Indikation zum Hubschraubertransport gegeben.

Der Transport erfolgt auf einer Vakuummatratze, beatmet unter Monitoring von EKG, Blutdruck (mind. alle 5 min), SaO_2 und $etCO_2$.

Bei Übergabe an die Klinik werden Auffindesituation, Maßnahmen und Medikation übergeben. Die Maßnahmen werden protokolliert, das Protokoll kommt zur Patientenakte. Das klinische Team wird auf die vorgefundene Tablettenschachtel (Carbamazepin) und die unklaren sozialen Verhältnisse hingewiesen.

39.4 Klinischer Verlauf

Die Polytraumadiagnostik zeigt ein akutes Subduralhämatom, welches einer neurochirurgischen Entlastung bedarf. Im Drogenscreening finden sich Amphetamine und Cannabis. Es folgt eine langwierige Intensivtherapie inkl. Tracheotomie mit anschließender Verlegung in eine neurologische Reha-Klinik.

Spätere Fremdanamnese: vor zwei Jahren bereits ähnliches Ereignis; seit Kindesalter generalisierte Epilepsie bekannt, Medikamenteneinnahme unregelmäßig.

39.5 Tops und Flops

Je unklarer das Meldebild, umso mehr wird man von der Situation überrascht. Die Orientierung in einer völlig verwüsteten Wohnung ist schwierig. Man bedenke die Eigengefährdung: im konkreten Fall neben der Infektionsgefahr auch die Möglichkeit, dass gewaltbereite Personen noch anwesend sind. Diese schrecken auch vor Gewalt gegenüber Rettungspersonal nicht zurück. Im Zweifelsfall immer auf das Eintreffen der Polizei warten.

Schwere Schädelverletzung bedeutet immer auch eine mögliche HWS-Verletzung, insbesondere wenn beim Patienten aufgrund der Bewusstlosigkeit keine Anamnese erhebbar ist. Bei einem Verkehrsunfall gehört dies zur selbstverständlichen Routine, im häuslichen Umfeld muss man jedoch genauso daran denken.

Im konkreten Fall kamen mehrere Ursachen für die Bewusstseinsstörung zusammen: Trauma, Intoxikation und eine Epilepsie. Der Beitrag der einzelnen Komponenten zum Zustand ist nicht von Belang. Die Sicherung der Vitalfunktionen hat oberste Priorität. Die Narkose (Propofol oder Midazolam + Opiat) ist gleichzeitig Akuttherapie bei einem Status epilepticus.

Eine einfache Ursache für eine Bewusstseinstrübung/Bewusstlosigkeit wäre eine Hypoglykämie, was auch bei dem mangelernährten Patienten durchaus vorstellbar gewesen wäre. Dies ist umso bedeutender, da letztlich eine Hypoglykämie einfach, schnell und ursächlich durch eine Glukosegabe vor Ort behoben werden kann. Daher gehört bei jedem bewusstseinsgetrübten Patienten die Bestimmung des Blutzuckerspiegels obligat zur Untersuchung. Dies kann in einer eingespielten Routine durch automatisches Messen im Rahmen des Legens eines Venenzugangs auch in unübersichtlichen Situationen gewährleistet werden.

Die Angabe der Körpertemperatur fehlt auf dem Notarztprotokoll. Die Messung der Körpertemperatur ist jedoch immer sinnvoll. Eine schwere Hypothermie (< 35 °C) ist ein Hinweis auf längere Liegezeit. Fieber lässt an eine Infektion (pulmonal, ZNS, Harnweg) denken. Die außerklinische kalkulierte Antibiotikatherapie ist umstritten, die Klinik muss daher auf jeden Fall auf auffällige Körpertemperatur hingewiesen werden.

MERKE

Vitalfunktionen sichern!
Sicherer Transport in geeignete Klinik!
Keine Steroide bei SHT!

Was wäre, wenn ...

- ... der Patient tonisch-klonische Anfälle gehabt hätte?
  - Anfälle können sowohl Ursache wie Folge eines Schädel-Hirn-Traumas sein. Im konkreten Fall waren erhebliche Verletzungen sichtbar. Fehlen solche, können trotzdem neue intrakranielle Pathologien vorliegen. Die Akutmaßnahmen bestehen in tiefer Narkose, Beatmung und rascher Diagnostik.
- ... Brandgeruch festgestellt worden wäre?
  - Wohnung nicht betreten/sofort verlassen. Feuerwehr benachrichtigen, Patienten durch Feuerwehr retten lassen, außerhalb des Gefahrenbereichs versorgen.
- ... der Blutzucker bei 1,0 mmol/l (≙ 18 mg/dl) gelegen hätte?
  - Mindestens 8 g Glukose iv. (≙ 20 ml G40 %) geben, idealerweise vorher 100 mg Thiamin i. v.
- ... die Telefonnummer des Betreuers auf dem Tisch gelegen hätte?
  - Dann hätte man eine genaue Fremdanamnese erheben können. Medikation und Vorgeschichte wären bekannt gewesen. Die Nummer hätte man für die Klinik auf dem Protokoll vermerkt.
- ... trotz sicherer Intubation der Thorax (Aspekt und Auskultation) rechts nicht belüftet wäre und der Blutdruck rasch abfallen würde?
  - Es besteht der dringende Verdacht auf einen Spannungspneumothorax. Dieser wird durch Drainage entlastet.

Zusammenfassung

- Bewusstlosigkeit kann zerebrale und extrazerebrale Ursachen haben.
- Zerebrale Ursachen: Trauma, Blutung, Infektion; Ischämie; epileptischer Anfall; psychiatrische Ursachen
- Extrazerebrale Ursachen: Hypoxie, metabolische Störung (BZ), Minderperfusion, Intoxikation, Hyperkapnie
- In unübersichtlichen Situationen Ruhe bewahren, Überblick verschaffen und Selbstschutz beachten. Routinen helfen (BZ-Messung).
- Keine Steroide bei SHT!

LITERATUR

König A, Spetzger U. Neurochirurgische Therapie des Schädel-Hirn-Traumas. Springer, 2019.

KAPITEL

40 Anfangs waren es nur Kopfschmerzen

Michael Reng

Fallbericht

Alarmierung und Anfahrt

Die Lebensgefährtin eines 38-jährigen Patienten hat diesen beim Heimkommen von der Arbeit gegen 18 Uhr in der gemeinsamen Wohnung „ganz durcheinander" aufgefunden. Er kann nicht mehr richtig sprechen, weiß offenbar nicht mehr, wo er ist, liegt im Bett, hat Fieber und „seltsame blaue Flecken" auf der Haut. Daraufhin alarmiert sie den Rettungsdienst.

Eintreffen

Beim Eintreffen des Rettungsteams nach wenigen Minuten findet sich ein Patient in gutem EZ, der auf Ansprache nicht reagiert, lediglich immer wieder die Worte „Kopf" und „Schmerz" mit kaum verständlicher Stimme vor sich hinhaucht. Der Patient wirkt fiebrig, ist tachypnoisch und schweißig.

Ersteindruck

Vitalwerte: Hypotonie (82/? mmHg – diastolischer Blutdruck nicht messbar), Tachykardie (132/min), Tachypnoe (33/min), Hypoxie (SpO_2 84 % bei bereits 6 l O_2 über Maske), Temperatur 39,8 °C, scharf abgrenzbare blau-schwarze Verfärbungen der Haut im Gesicht (➤ Tab. 40.1), GCS 8. Es besteht eine ausgeprägte Nackensteife.

Verdachtsdiagnose und Differenzialdiagnosen

Unklare Sepsis. Differenzialdiagnose Schock aus anderer Ursache.

Tab. 40.1 SSSS-Schema

Scene	Ein Patient (… im Verlauf wegen Exposition mehrere potenzielle Patienten)
Safety	Initial wurde keine Eigengefährdung erkannt, im Verlauf wird Schutzkleidung angelegt.
Situation	Initialer Eindruck: Schock, ggf. Sepsis
Support	Keine weiteren Einsatzkräfte notwendig

40.1 Präklinische Therapie

In Anbetracht der kritischen hämodynamischen und respiratorischen Situation (➤ Tab. 40.2) wird die Entscheidung gefällt, zunächst großzügig Volumen zuzuführen und erst bei gesichertem, venösem Zugang die Narkose einzuleiten, um danach Intubation und Beatmung zu etablieren. Eine primäre Intubation erscheint trotz erkennbar schwerer Hypoxie deutlich riskanter als der gewählte Ablauf mit primärer Flüssigkeitsgabe. Selbst bei schonender Vorgehensweise muss im gegebenen Fall zu Beginn der Narkose mit einem schwer beherrschbaren Kreislaufeinbruch u. a. durch Verminderung der endogenen Katecholaminproduktion gerechnet werden.

Zunächst wird eine venöse Verweilkanüle 20G gelegt, da sich trotz idealer Stauung mit der RR-Manschette keine Vene findet, die für die sichere Einlage einer großlumigeren Kanüle geeignet erscheint. Ein venöser 20G-Zugang (rosa) erlaubt eine Schwerkraftinfusion mit 61 ml/min, ein venöser 18G-Zugang (grün) erlaubt 96 ml/min (Herstellerangaben B. Braun).

Tab. 40.2 X-ABCDE

X-ABCDE	Beschreibung	Maßnahme
e**X**sangiation	Fragliche Hauteinblutungen, DD kutane Nekrosen	Keine präklinische Therapie möglich
Airway	GCS grenzwertig, Atemwege frei	Zunächst Herstellen einer Absaugebereitschaft, da eine Linksseitenlage bei kritischer hämodynamischer und respiratorischer Situation nicht riskiert werden soll
Breathing	Tachypnoe, unzureichende Sättigung	Sauerstoffgabe über Maske ohne relevante Besserung der Sättigung
Circulation	Rekap.-Zeit 3–4 s, hämodynamisch: Schock	Zwei venöse Zugänge, Intubation und Beatmung vorbereiten
Disability	Schwere Einschränkung des Bewusstseins	Intubation auch als Aspirationsschutz erforderlich
Exposure & **E**nvironment	Fieber und unklare Hautverfärbungen	Komplettes Entkleiden und Abdecken mit metallisierter Rettungsfolie

MERKE

Lieber ein korrekt liegender, schmallumiger, venöser Zugang als fünf verstochene großlumige nicht liegende Zugänge. Sobald eine Infusion über eine kleine Kanüle läuft, kann man mit der zweiten Kanüle größere Ziele verfolgen.

Als zweiter Zugang wird ein 16G-Zugang gelegt. Über beide Zugänge wird je eine freilaufende Vollelektrolytlösung verabreicht.

Vor der Intubation wird der Patient vollständig entkleidet, da die „blauen Flecken" auch auf der Brust und an den Händen erkennbar sind. Es zeigt sich dabei, dass nahezu das gesamte Integument von den genannten Hautveränderungen betroffen ist. Makroskopisch vermutet man Einblutungen und Nekrosen mit Maximum an den Extremitäten (Bild bei der Einlieferung ins Krankenhaus ➤ Abb. 40.1).

In Anbetracht der klinischen Situation weist der Notarzt das Rettungsteam bei V. a. Waterhouse-Friderichsen-Syndrom an, Schutzkleidung anzulegen (medizinischer Mundschutz, Handschuhe, Überkittel, Haarbedeckung).

Zur Kreislaufstabilisierung wird nun neben der ungebremsten Flüssigkeitsgabe eine Noradrenalin-Dauerinfusion (0,2 mg/h) per Spritzenpumpe, parallel zu einer der laufenden Infusionen, verabreicht.

MERKE

Die kontinuierliche Katecholamin-Gabe über eine Spritzenpumpe ist der Bolus-Gabe bei instabiler Kreislaufsituation vorzuziehen, um extremen, potenziell gefährdenden Schwankungen des Blutdrucks vorzubeugen. Da präklinisch nahezu immer periphere Zugänge verwendet werden, ist es wichtig, die Spritzenpumpe mit einer verdünnten Katecholaminkonzentration (z. B. Noradrenalin 1 mg/10 ml) parallel zu einer kontinuierlich laufenden Infusion anzuschließen. Ohne eine solche „Trägerinfusion" kommen die geringvolumigen Katecholamine nicht kontinuierlich im Kreislauf an. Nicht selten gerät eine stabile Kreislaufsituation am Einsatzort außer Kontrolle, wenn die Trägerinfusion unbemerkt leergelaufen ist oder ein Bolus appliziert wird.
Im Interesse der kontinuierlichen Applikation sollte die Gabe von Katecholaminen via Spritzenpumpe nicht an einen Arm, an dem eine automatische, zyklische, nichtinvasive Blutdruckmessung angelegt ist, erfolgen.

Eine Bolus-Gabe von Katecholaminen ist in derart kritischen Situationen nicht sicher zu vermeiden, es sollte daher immer mindestens eine Spritze mit verdünntem Adrenalin (0,1 mg/ml) oder Noradrenalin (0,1 mg/ml) aufgezogen bereitgehalten werden.

Nun wird die Narkoseeinleitung in Form einer Rapid Sequence Induction (RSI), wegen nicht sicher nüchternem Patienten, initiiert. Zum Einsatz bei der Intubation kommen Ketamin (1–2 mg/kg, hier: 100 mg), Midazolam (0,05–0,1 mg/kg, hier: 5 mg) und Rocuronium (1–2 mg/kg hier: 100 mg). Ketamin wird eingesetzt, da diese Substanz eine gute analgetische und eine gute sedierende Wirkung hat, jedoch kaum eine negativ inotrope Wirkung hat. Midazolam, soll helfen, die *bad trips* zu vermeiden. Das Muskelrelaxans soll eine Aspiration vermeiden. Die für RSI oftmals empfohlene Oberkörperhochlagerung ist im gegenwärtigen Fall sicher kaum umsetzbar.

An dem verfügbaren, einfachen Beatmungsgerät wird eine volumenkontrollierte Beatmung (FiO_2 100 %, AF 14, AMV 5,5 l, Druckbegrenzung 30 mbar) durchgeführt.

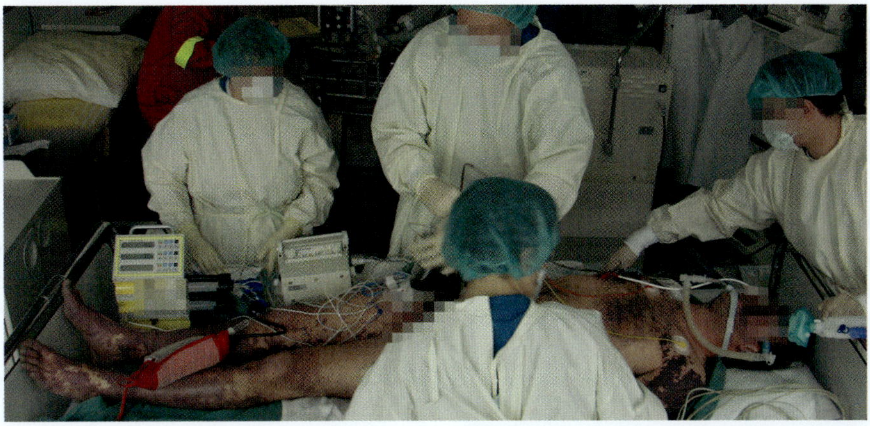

Abb. 40.1 Hauterscheinungen des Patienten bei der Einlieferung ins Krankenhaus. Bei den flächigen Verfärbungen handelt es sich um Einblutungen in die Haut (Petechien), die im Rahmen der ausgeprägten Verbrauchskoagulopathie bei Waterhouse-Friderichsen-Syndrom entstehen. Im Verlauf entwickeln sich rasch auch tief reichende Nekrosen im Bereich dieser Hautveränderungen. Anmerkung: Der Rettungsdienstmitarbeiter, der im Hintergrund des Bildes „aufräumt", trägt keine Schutzkleidung, was trotz Verpixelung des Gesichts erkennbar ist. Das Klinikteam trägt Schutzkleidung. In der Prä-Corona-Ära waren FFP2-Masken und Schutzbrillen wenig verbreitet. Heute wären zumindest FFP2-Masken und Augenschutz z. B. durch sog. Visiere von Rettungsteam und Klinik-Mannschaft einzusetzen. [P1433]

DIAGNOSE

Sepsis mit Waterhouse-Friderichsen-Syndrom im Rahmen einer Meningokokkenmeningitis

Die Vorgeschichte mit initial heftigen Kopfschmerzen, dem extrem raschen septischen Verlauf mitsamt der parallel zunehmend sich ausbreitenden Verfärbung der Haut spricht für das Vollbild einer Meningokokkenmeningitis mit fudroyant verlaufendem Waterhouse-Friderichsen-Syndrom. Hier ist die schnellstmögliche Gabe einer kalkulierten Antibiose erforderlich. So wichtig und wünschenswert eine Vorab-Erregerbestimmung durch Abnahme von Blut- und Liquorkulturen ist, darf die Antibiotikagabe dadurch keinesfalls verzögert werden. Gegebenenfalls muss und darf die kalkulierte Erstgabe des Antibiotikums (hier: 2 g Ceftriaxon) noch vor der mikrobiologischen Diagnostik erfolgen.

In manchen Rettungsdienstbereichen wird aus diesem Grund Ceftriaxon im Notarzteinsatzfahrzeug mitgeführt. Ist dies nicht der Fall und ist die Verbringung des Patienten ins nächste Krankenhaus zur Therapie nur verzögert machbar (z. B. bei zeitaufwendiger Rettung wegen schwierigem Zugang zum Patienten), so ist auch die notfallmäßige Zuführung des Antibiotikums zum Einsatzort zu erwägen (z. B. Transport zum Einsatzort mit Sondersignal aus der nächstgelegenen Klinik).

Eine diagnostische Lumbalpunktion am Einsatzort hat in jedem Fall zu unterbleiben, da ein bestehender Hirndruck, eine zu erwartende schwere Alteration der thrombozytären oder plasmatischen Gerinnung oder eine eventuell bereits bestehende Hirnblutung als mögliche Kontraindikation nicht ausgeschlossen werden können.

40.2 Anamnese

Am Morgen des Tages – so berichtet die Lebensgefährtin – hat der Patient lediglich über Kopfschmerzen geklagt und vermutet, er bekomme Fieber. Er hat angegeben, eine Ibuprofen-Tablette aus dem häuslichen Apothekenschrank nehmen zu wollen (➤ Tab. 40.3). Weitere Vorerkrankungen, Krankenhausaufenthalte in letzter Zeit bzw. die Einnahme einer chronischen medikamentösen Therapie sind nicht bekannt.

Für die Feststellung von Sepsis-assoziierten Organdysfunktionen wurde der **SOFA-Score** entwickelt. Dieser erlaubt, das Sepsis-assoziierte Letalitätsrisiko des jeweiligen Patienten zu ermitteln. Mangels der

Tab. 40.3 SAMPLER

SAMPLER	Beschreibung
Symptome und Befunde	Aktuell fiebernder, desorientierter Patient im Schock mit unzureichender Oxygenierung
Allergien	Keine bekannt
Medikation	Fraglich Ibuprofen
Patientenvorgeschichte	Z. n. Appendektomie, sonst keine relevante Vorerkrankung
Letzte Mahlzeit	Unbekannt
Ereignisse direkt vor dem Notfall	Beim Auffinden: Schock, Hypoxie
Risikofaktoren	Keine bekannt

zur Ermittlung erforderlichen, teilweise nur apparativ zu gewinnenden Daten, kann der SOFA-Score aber präklinisch nicht eingesetzt werden. Daher wurde aus dem SOFA-Score der qSOFA (Quick Sequential Organ Failure Assessment)-Score abgeleitet.

Der **qSOFA-Score** ermöglicht es, Sepsis-Patienten mit akuter vitaler Bedrohung unkompliziert von solchen mit niedrigem Risiko quoad vitam zu unterscheiden.

Für jeden der nachfolgenden Parameter, die ein Patient erfüllt, wird zur Ermittlung des qSOFA je ein Punkt vergeben:

- Atemfrequenz ≥ 22/min
- Verändertes Bewusstsein (Glasgow Coma Score < 15)
- Systolischer Blutdruck ≤ 100 mmHg

Die Addition der erzielten Punkte ergibt dann den qSOFA-Score.

Patienten mit einem qSOFA-Score von 2 bzw. 3 Punkten haben gegenüber Patienten mit keinem oder einem Punkt ein 3- bzw. 14-fach erhöhtes Risiko, an einer Sepsis zu versterben. Der Patient im vorliegendem Fall erhält somit eine Punktzahl von 3.

CAVE

Beachte: Der qSOFA ist für Patienten mit klinischem Sepsis-Verdacht evaluiert und erlaubt eine Aussage über deren Prognose. Der qSOFA ist aber kein Instrument, das es erlaubt, die Diagnose einer Sepsis zu stellen. Der Rückschluss, dass bei hohem qSOFA-Score eine Sepsis vorliegen müsse, ist nicht zulässig.

40.3 Zielklinik und Transport

Die Zielklinik wird über die integrierte Leitstelle vorverständigt, um den direkten Zugang vom Rettungsfahrzeug in ein geeignetes (nach Möglichkeit isoliertes) Zimmer der zentralen Notaufnahme zu erlauben. Ebenso soll dem Klinikpersonal durch die Vorwarnung die Möglichkeit gegeben werden, bereits vor dem ersten Patientenkontakt Schutzkleidung anzulegen.

Neben der Vorsorge für die Klinikmitarbeiter ist in jedem Fall auch an die Postexpositionsprophylaxe des gesamten Rettungsteams und der Angehörigen, die mit dem Patienten Kontakt hatten (hier: die Lebensgefährtin) zu denken. Die Leitlinie (siehe Literatur) empfiehlt für Erwachsene u. a. 2× 600 mg Rifampicin p. o. über 2 Tage oder eine Einmaldosis Ciprofloxacin 500 mg. In der Regel wird die entsprechende Medikation durch die nachbehandelnde Klinik bereitgestellt. Gegebenenfalls ist pro Rettungsdienstmitarbeiter ein BG-Fall aufzunehmen.

Dass sich auch das Klinikteam – trotz hygienischer Vorsorge – einer Postexpositionsprophylaxe unterziehen sollte bzw. muss, ist selbstverständlich.

40.4 Klinischer Verlauf

Die Verbrauchskoagulopathie war zum Zeitpunkt der Antibiotikatherapie bereits weit fortgeschritten. Nach mehreren Wochen Intensiv- und Kliniktherapie, mehreren Monaten dauernder Rehabilitation und stufenweiser, beruflicher Wiedereingliederung kann der Patient wieder selbstständig leben. Er ist allerdings dialysepflichtig und auf einem Auge erblindet. Es wurden insgesamt fünf Finger und beide Vorfüße amputiert. Er hat seine Lebensgefährtin während der Rehabilitationstherapie geheiratet. Das Paar hat zwischenzeitlich einen gesunden Sohn.

40.5 Tops und Flops

Nicht jede Sepsis äußert sich so spektakulär wie im vorgestellten Fall. Im Gegenteil: Gerade bei alten Menschen verläuft selbst eine lebensbedrohliche Sepsis oft symptomarm und unbemerkt. Das erste „Organversagen" im Rahmen der Sepsis betrifft hier nicht selten das Gehirn. So sind septische Seniorinnen und Senioren oft „nur" zunehmend verwirrt und bilden zunächst kaum weitere, erwartete Sepsis-Symptome aus. Einen zusätzlichen Anhaltspunkt für das Vorliegen einer Sepsis bieten in einem solchen Fall oft nur die „normalen" Kreislaufwerte eines sonst eigentlich hypertensiv veranlagten Patienten, der plötzlich ohne Antihypertensiva auskommt. Die sepsisbedingte Tachykardie wird dabei nicht selten durch eine vorbestehende medikamentöse Beta-Blockade verschleiert.

Bei jeder unklaren Verschlechterung des Allgemeinzustands sollte daher immer eine Sepsis in die Liste der Differenzialdiagnosen einbezogen werden. Dies gilt besonders bei krankheits- oder medikamentös-bedingt immunsupprimierten Patienten, die sogar noch weniger Sepsis-Symptome als ältere Patienten ausbilden.

Für den Notarzt ergibt sich bei einem septischen Patienten – außer im oben dargestellten, seltenen Fall – neben der Sicherung der Vitalfunktionen, insbesondere durch die Gabe von intravenöser Flüssigkeit (*Fluid-Challenge*), Sauerstoffgabe und dem schnellen Verbringen des Patienten in ein geeignetes Krankenhaus, keine spezifische therapeutische Option. Allerdings hat der Notarzt eine besondere Aufgabe: das Stellen der Verdachtsdiagnose und die Übermittlung des Verdachts an die nachbehandelnden Ärzte. Nicht selten erscheint eine Sepsis – gerade beim betagten Patienten – als „einfache" Exsikkose. Hier kann die Übergabe an die Nachbehandler, die eine Sepsis als zeitkritische Differenzialdiagnose nennt, lebensrettend sein, wenn dadurch den routinemäßig bestimmten Entzündungsparametern im Blut mehr Aufmerksamkeit gewidmet und eine frühzeitige antibiotische Therapie erwogen wird.

Top Die initiale Flüssigkeitsgabe über den schmallumigen Katheter war bis zur Klinik so erfolgreich, dass dort dann unschwierig zwei dicklumige periphere Verweilkanülen gelegt werden konnten. Ob ein ossärer Zugang im Gerinnungsversagen „besser" gewesen wäre, obliegt dem Urteil des Lesers. Die Entscheidung einen „ ambulanter " zentralvenösen Zugang (Hals/Leiste) zu legen, hätte im Gerinnungsversagen einen sehr unerfreulichen Flop und massiven Zeitverlust bedingen können. Die präklinische Anlage von zentralen Venenkathetern wird daher grundsätzlich nicht mehr empfohlen und somit konsequenterweise auch gar nicht mehr präklinisch vorgehalten.

Flop Trotz des Einsatzes einer Trägerlösung bewegte sich der Blutdruck des Patienten im gegebenen Fall nicht nur in den angestrebten Grenzen. Umlagerung und Bewegung des Patienten resultierten in extremen Blutdruckänderungen, die über die nichtinvasive Messung in Ihrem Ausmaß mit hoher Wahrscheinlichkeit eher unterschätzt wurden. Da der wesentliche therapeutische Schritt (die Gabe von Ceftriaxon) mangels Verfügbarkeit im Fahrzeug nicht vollzogen werden konnte, waren alle verzögernden diagnostischen oder therapeutischen Prozeduren zu vermeiden.

Top oder Flop Ob es sinnvoll gewesen wäre, das Antibiotikum an die Einsatzstelle bringen zu lassen, ist zu diskutieren. Hier hat sich der Notarzt aufgrund der geografischen und logistischen Bedingungen dagegen entschieden.

MERKE

Ziel der Sepsis-Therapie ist die rasche Verabreichung von intravenösen Antiinfektiva, idealerweise innerhalb einer Stunde, nach der Diagnose einer Sepsis oder eines septischen Schocks. Diese rasche Antibiotikagabe ist in der Regel der Klinik vorbehalten. Das Stellen der zeitkritischen Verdachtsdiagnose „Sepsis" und die Lenkung des Patienten in eine geeignete Therapie sind dagegen erste Aufgaben des Notarztes.

Was wäre, wenn …

- … der Patient im dargestellten Fall am Tag der Erkrankung engen Kontakt zu weiteren Personen (Schulklasse, Arbeitsplatz etc.) gehabt hätte?
  – Der Krankheitsverdacht, die Erkrankung sowie der Tod an Meningokokkenmeningitis sind nach §6 (1) des Infektionsschutzgesetzes in

Deutschland meldepflichtig. Naturgemäß ist das den Patienten übernehmende Behandlungsteam mit dem schwerstkranken Patienten zunächst vollauf beschäftigt. Hier kann der jetzt wieder handlungsfähigen Erstversorger, der ja die Lebensumstände des Patienten vor Ort selbst kennengelernt hat, zumindest auf die Notwendigkeit, das Gesundheitsamt zu verständigen hinweisen bzw. dies selbst zu tun. Eine Verpflichtung hierzu besteht für das Rettungsteam allerdings nicht (Infektionsschutzgesetz nach letzter Änderung 7/2023 §8(2): „Die Meldepflicht besteht nicht für Personen des Not- und Rettungsdienstes, wenn der Patient unverzüglich in eine ärztlich geleitete Einrichtung gebracht wurde"). Nachts, an Wochenend- und Feiertagen kann das zuständige Gesundheitsamt über die integrierte Leitstelle oder die Polizei erreicht werden.

- … das Rettungsteam nicht an die Notwendigkeit des Selbstschutzes durch hygienische Maßnahmen gedacht hätte?
  - Die Erreger, die zu einem Waterhouse-Friderichsen-Syndrom führen können, sind zwar durch hohe Virulenz gekennzeichnet. Die Einnahme einer geeigneten Postexpositionsprophylaxe ist jedoch auch mehrere Stunden nach der Exposition noch effizient. Ein weiterer Grund, die Einsatzdauer bei Sepsis so kurz wie möglich zu halten.
- … wenn die periphere Venenpunktion im Schock erfolglos geblieben wäre?
  - In einem solchen Fall hätte der Notarzt einen ossären Zugang etablieren können. Zwar erreichen die ossär applizierten Medikamente das Herz bei erhaltenem Kreislauf in bereits 3 s. Die Durchflussrate bei einer Druckinfusion mit 300 mmHg Beuteldruck beträgt bei ossärer Gabe allerdings nur 10 ml/min (Herstellerangabe Fa. Arrow zu EZ-IO-Zugang für Erwachsene). Ein ossärer Zugang ist bei der Notwendigkeit einer großvolumigen Infusion daher allenfalls als Bridging-Methode einsetzbar und sogar venösen Zugängen mit nur 20G Durchmesser weit unterlegen.

Zusammenfassung

- Eine Sepsis kann sowohl fudroyant wie auch kaum merklich verlaufen. Wichtig ist das Daran-Denken, insbesondere bei den symptomarmen älteren und krankheits- oder medikamentös-bedingt immunsupprimierten Patienten (**Cave:** Z. n. Milzexstirpation). Der qSOFA kann eine erste Orientierung geben.
- Neben einer aggressiven Flüssigkeitsgabe (Fluid Challenge) und Sauerstoffgabe ist es wichtig, für die möglichst rasche, definitive, klinische Diagnostik und Therapie noch in der „Golden Hour of Sepsis" analog zur „Golden Hour of Shock" zu sorgen.
- Bei hochkontagiösen Erkrankungen ist neben frühzeitigen, hygienischen Schutzmaßnahmen eine Postexpositionsprophylaxe zu erwägen, wenn eine solche im gegebenen Fall empfohlen ist.
- Das initiale Erfassen eines qSOFA-Ausgangswerts kann für die weitere klinische Beurteilung des Patienten sinnvoll sein, der qSOFA wurde daher in die aktuelle Version des DIVI Notfall-Einsatzprotokolls übernommen.

LITERATUR

Chaudhary et al. Die goldene Stunde der Sepsis. Med Klin Intensivmed Notfmed 2014; 109: 104–108.

Engstrom et al. Pharmacotherapy optimization for rapid sequence intubation in the emergency department. Am J Emerg Med 2023 Aug; 70: 19–29.

Pfister et al. Ambulant erworbene bakterielle Meningoenzephalitis im Erwachsenenalter. 2023. https://register.awmf.org/assets/guidelines/030-089l-S2k_Ambulant-erworbene-bakterielle-Meningoenzephalitis-im-Erwachsenenalter_2023-05.pdf (letzter Zugriff 01.02.2024).

qSOFA-Homepage. http://qsofa.org/ (letzter Zugriff 01.02.2024).

RKI-Ratgeber Meningokokken, invasive Erkrankungen (Neisseria meningitidis). https://www.rki.de/DE/Content/Infekt/EpidBull/Merkblaetter/Ratgeber_Meningokokken.html (letzter Zugriff 01.02.2024).

S3-Leitlinie Sepsis – Prävention, Diagnose, Therapie und Nachsorge. Deutsche Sepsis-Gesellschaft 2018. https://register.awmf.org/assets/guidelines/079-001l_S3_Sepsis-Praevention-Diagnose-Therapie-Nachsorge_2020-03_01.pdf (letzter Zugriff 01.02.2024).

KAPITEL

41

Thomas Ahne, Christian Peter Both und Urs Pietsch

Ups – plötzlich ist es da

Fallbericht

Alarmierung und Anfahrt

Der bodengebundene Notarzt wird zusammen mit einem RTW unter dem Einsatzstichwort „Drohende Geburt" in eine ländliche kleine Ortschaft alarmiert. Die nächsten Kliniken mit geburtshilflicher Abteilung sind ca. 40 km und somit etwa 45 min entfernt. Nach ca. 10 min trifft das Rettungsteam gemeinsam an der Einsatzstelle ein.

Auf der Anfahrt bereitet sich der Notarzt mit dem Fahrer zusammen auf den herausfordernden Einsatz vor. Der Notarzt analysiert die zu erwartenden medizinischen und organisatorischen Aspekte.

Eintreffen

Das Team trifft zeitgleich mit dem RTW am Einsatzort ein und nimmt die Standardausrüstung inklusive Absaugung, Geburtsset und Kinderkoffer mit.

Es handelt sich um eine 38-jährige Patientin, die gemäß eigenen Angaben bis auf eine leichte Schilddrüsenunterfunktion mit entsprechender Medikation gesund und leistungsfähig ist. Laut vorliegendem Mutterpass und nach Angaben der Patientin handelt es sich um die dritte Geburt. Die beiden vorherigen Geburten verliefen ohne Komplikationen vaginal. Auch die Schwangerschaft hatte einen unkomplizierten Verlauf, bis auf die Tatsache, dass bei der letzten gynäkologischen Untersuchung vor 2 Wochen der kindliche Kopf noch nicht im Becken lag. Aktuell befindet sich die Patientin in der 37 2/7 Schwangerschaftswoche. Seit ca. 1 h bestehen Wehen und ein fraglicher Blasensprung, weshalb die Patientin ihren Ehemann auf der Arbeit angerufen habe, er möge nach Hause kommen. Grundsätzlich sei nun geplant gewesen, in eine 40 km entfernte Klinik zu fahren, in deren Kreißsaal die Patientin sich bereits für die Geburt vorgestellt hat und bereits bekannt ist. ➤ Tab. 41.1.

Ersteindruck

Die Patientin steht am Küchentisch und hält sich den Bauch. An Boden erkennt man abgegangenes Fruchtwasser und ca. alle 2–3 min beschreibt sie in der Intensivität zunehmende Wehen. Sie reagiert adäquat auf unser Erscheinen und interagiert unauffällig mit den Rettungskräften.

Der Mutterpass ist angemessen geführt und vorhanden. Der Notarzt schaut ihn an und sieht, dass der Schwangerschaftsverlauf bis jetzt komplikationslos war.

Verdachtsdiagnose und Differenzialdiagnosen

Drohende vaginale Geburt in der 37 2/7 SSW mit ggf. Beckenendlage als drohende Komplikation bei nicht fixiertem Kopf im Becken bei der letzten Untersuchung.

Differenzialdiagnosen: Plazentalösung (aktuell kein großer Abgang von Blut) vaginal.

Tab. 41.1 SSSS-Schema

Scene	Zweites Obergeschoss eines Mehrfamilienhauses in ländlicher Gegend. Keine Haustiere oder sonstige Besonderheiten.
Safety	Keine besonderen Aspekte – bei zu erwartendem Kontakt mit Körperflüssigkeiten werden Handschuhe und Schutzbrille angelegt.
Situation	38-jährige schwangere Patientin mit an sich komplikationslosem Verlauf mit zunehmenden Wehen und Fruchtwasserabgang
Support	Vier Einsatzkräfte vor Ort (3× Notfallsanitäter und 1× Notarzt) – somit ausreichend Weitere Mittel (Hebamme steht nicht zur Verfügung und/oder Baby-NAW sind bis jetzt nicht alarmiert)

41.1 Präklinische Therapie

Der Notarzt erhebt initial ein komplettes Primary Survey (➤ Tab. 41.2). Der Notfallsanitäter legt nach Rücksprache einen intravenösen Zugang und der Notfallsanitäter vom NEF überprüft die vorhandenen Materialien, ergänzt diese in Rücksprache mit dem Notarzt und plant eine allfällige Versorgung des Neugeborenen (➤ Abb. 41.1). Mithilfe eines kognitiven Hilfsmittels berechnet er die ggf. benötigten Materialien und Medikamente und legt diese bereits. Man geht von guten 3 kg Körpergewicht des Neugeborenen aus, entsprechend dem Mutterpass.

Der Notarzt bespricht sich nach dem Primary mit seinem Team und nach Abwägung der klinischen Fakten entscheidet man sich für eine Geburt in der warmen Wohnung mit genügend Platz, da ein Transfer oder gar ein Transport nicht mehr sinnvoll ist bei Wehen < 2 min und keinen grundsätzlichen Kontraindikationen für eine Geburt in der Wohnung bestehen. Es werden „zwei Einsatzabschnitte Mutter und Kind" gebildet und eingerichtet (➤ Abb. 41.1). Die Beleuchtung ist ausreichend und die Heizkörper werden aufgedreht. Ausreichend Handtücher sind vorhanden und bereit. Zum Wärmeerhalt des Neugeborenen liegt eine sog. Silberwindel bereit, auch ein Wärmepack wäre theoretisch verfügbar. Alternativ kann man einen Plastiksack, wie man ihn aus der Küche kennt, nutzen, um das Neugeborene feucht und warm zu halten. („Neopren-Anzug") (➤ Abb. 41.2).

Schnell bestätigt sich die Vermutung, dass die Geburt nicht mehr in die Klinik zu verlagern ist. Nachdem die Patientin auf dem Wohnsofa gelagert und teilentkleidet wird, ist bereits in der Vulva der kindliche Kopf leicht sichtbar, der Anus klafft. Im Wehenverlauf ist ein „Schildkrötenphänomen" erkennbar. Circa 5 min später kommt es zum Durchtritt des Köpfchens. Der Notarzt legt nun vorsichtig seine Hände auf den kindlichen Kopf und den Damm (➤ Abb. 41.3). Zwei Minuten später wird der restliche Körper entwickelt, der Notarzt hält auch hierbei nur behutsam das Kind und legt es schlussendlich auf den Bauch der Mutter, wo es mit einem Handtuch etwas trockengerieben und dadurch auch stimuliert wird. Schnell beginnt der neugeborene Junge, kräftig anzuschreien und Tonus zu entwickeln. Daraufhin wird die Abnabelung durch den Vater nach Setzen der Nabelklemmen abgewartet,

Tab. 41.2 X-ABCDE

X-ABCDE	Beschreibung	Maßnahme
e**X**sangiation	Aktuell kein Blutabgang vaginal sichtbar	Keine
Airway	Atemwege sind frei	Aktuell keine Maßnahmen für die Mutter Kinderkoffer wurde bereits mitgenommen für das NG
Breathing	Atemfrequenz liegt bei 18/min Symmetrische Thoraxexkursionen SpO_2-Sättigung unter Raumluft 96 % Auskultation unauffällig mit vesikulären Atemgeräusch beidseits	Mit einer prophylaktische O_2-Gabe wird zugewartet, wäre aber bereit Es wird eine zusätzliche Sauerstoffflasche aus dem RTW geholt
Circulation	Sinustachykardie mit HF 118/min Blutdruck nichtinvasiv gemessen 148/86 mmHg Rekap.Zeit 3 s Keine Vorlastzeichen	i. v.-Zugang-Anlage (16G) und Anhängen einer balancierten Vollelektrolytlösung zum „Offen-Halten" EKG, SpO_2, RR-Messung, mit Intervall (5 min); das zweite EKG für das Neugeborene wird aus dem NEF geholt.
Disability	Pupillen beidseits unauffällig **A**lert Ansonsten insgesamt neurologisch unauffällig	Blutzucker 9,8 mmol/l Betreuung und Unterstützung der gebärenden Mutter inklusive Ehemann
Exposure & **E**nvironment	In der weiteren körperlichen Untersuchung fallen die zunehmenden Wehen auf mit einem Abstand von noch knapp über 2min. Druck und Schmerzen im Dammbereich und Status nach Fruchtwasserabgang.	Entscheid Transfer/ Transport oder Durchführung der Geburt in der Wohnung

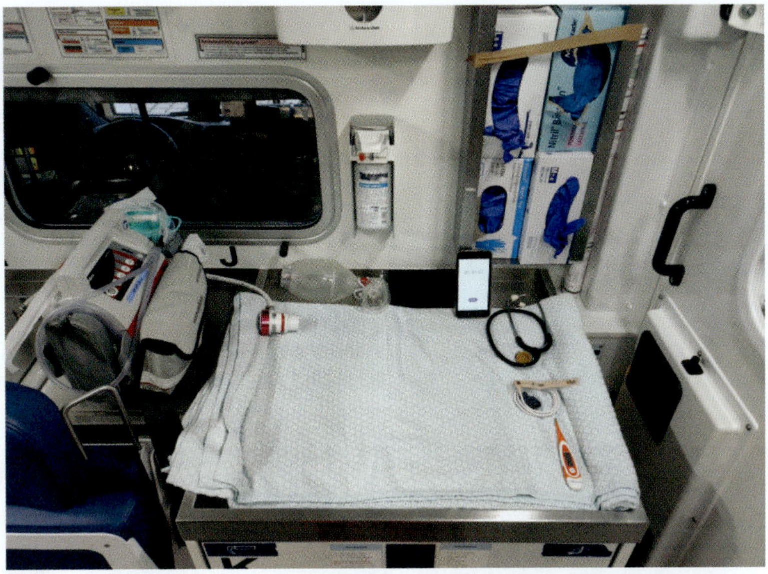

Abb. 41.1 „Storchennest". Beispiel eines Arbeitsplatzes für die Versorgung von Neugeborenen [O736]

bis die Nabelschnur aufgehört hat zu pulsieren. Die Mutter bleibt kardiorespiratorisch stabil, das Neugeborene hat eine adäquate initiale Sauerstoffsättigung von anfänglich 83 % die im Verlauf auf 91 % steigt und eine stabile Pulsfrequenz von um die 166/min. Auf ein weiteres kindliches Monitoring wird verzichtet und noch vor Transportbeginn auch die Pulsoxymetrie bei stabilen Werten beendet (auf dem Transport erfolgt nochmal eine intermittierende zweimalige Kontrolle mit gutem Ergebnis).

DIAGNOSE

Vaginale Geburt

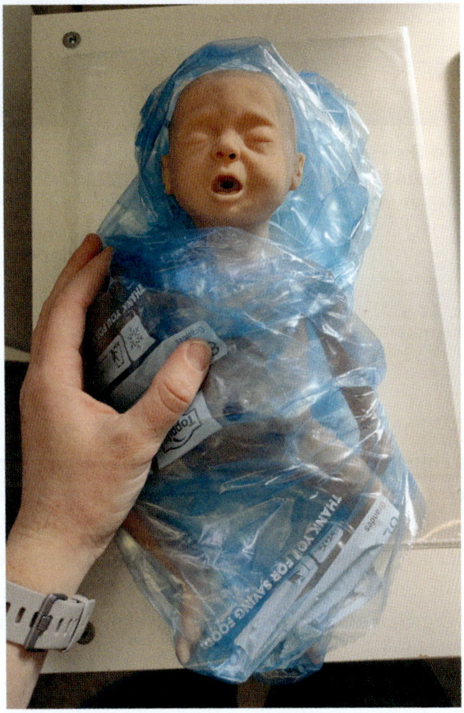

Abb. 41.2 „Neopren" mit Frischhaltefolie/- sack bietet die Möglichkeit, das Neugeborene warm und feucht zu halten [O736]

Nach der Geburt ist mütterlicherseits auf das Ausmaß der vaginalen Blutung oder andere Zeichen einer mangelhaften Uteruskontraktion zu achten, zumeist werden obligatorisch 3 I. E. Oxytocin zur Unterstützung der Uteruskontraktur verabreicht, ggf. kann es hilfreich sein, dies mit später angefahrenen Kreißsaal-Team telefonisch abzustimmen. In der Regel kommt es kurze Zeit später zu den Nachwehen, die in der Nachgeburt münden. Dies sollte noch vor Erreichen der Zielklinik erfolgen, was aber nicht durch starken Zug an der

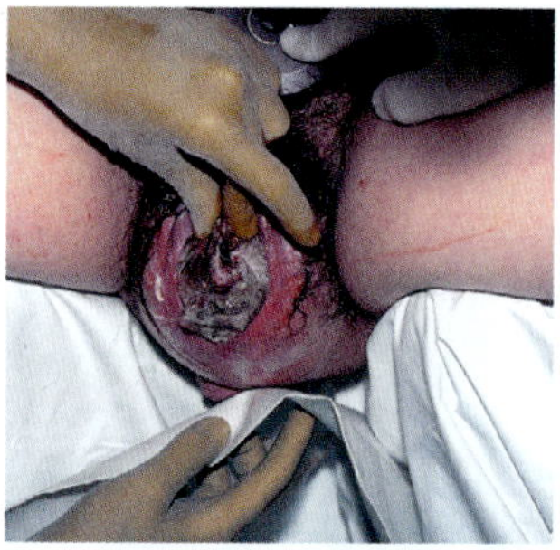

a Der Kopf des Kindes beim Durchschneiden.

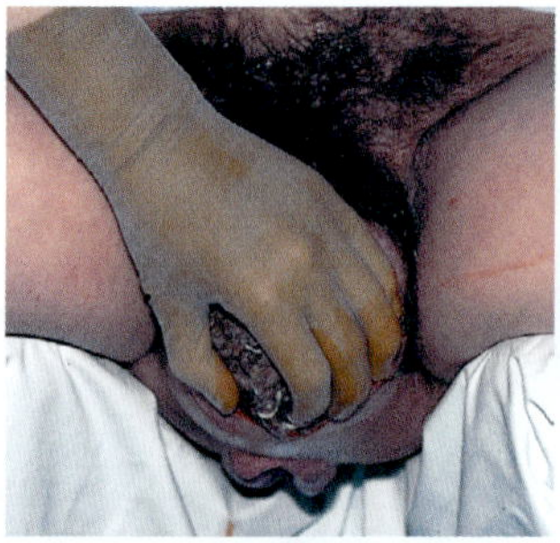

b Die Hebamme reguliert durch leichten Gegendruck das Hervorgleiten des Kopfes.

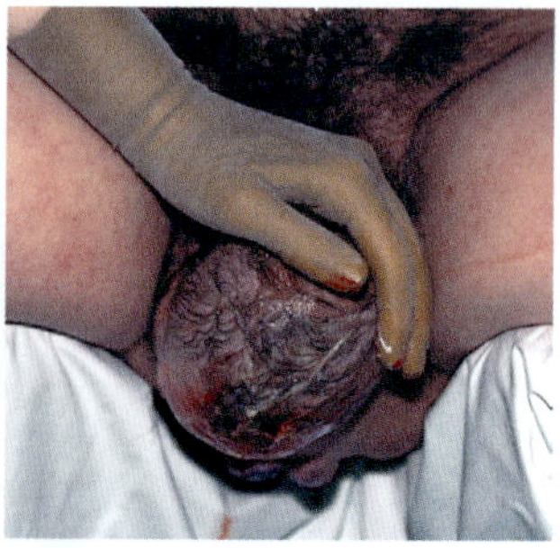

c Das Gesicht ist geboren, Kopf und Schultern drehen sich um 90°.

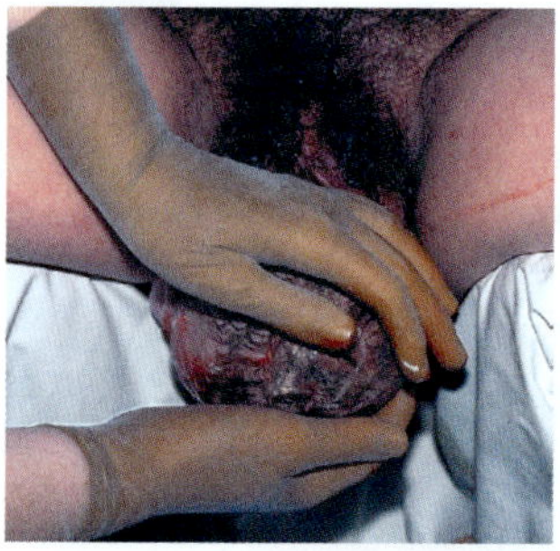

d Die Hebamme führt den zur Seite blickenden Kopf zur Geburt der vorderen Schulter nach unten.

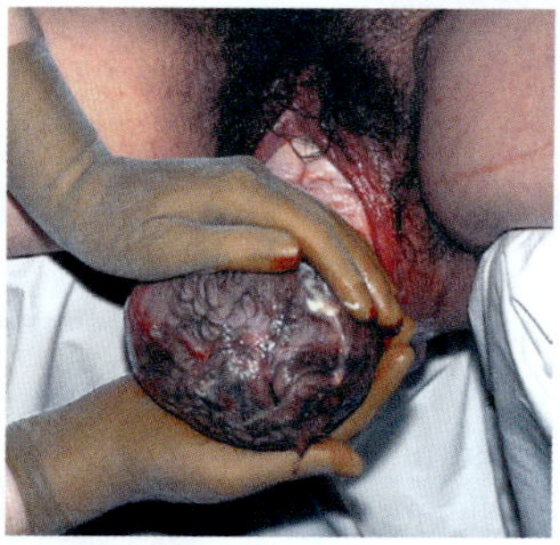

e Die vordere Schulter steckt nur noch in der Vulva. Die Hebamme führt nun den Kopf zur Geburt der hinteren Schulter nach oben.

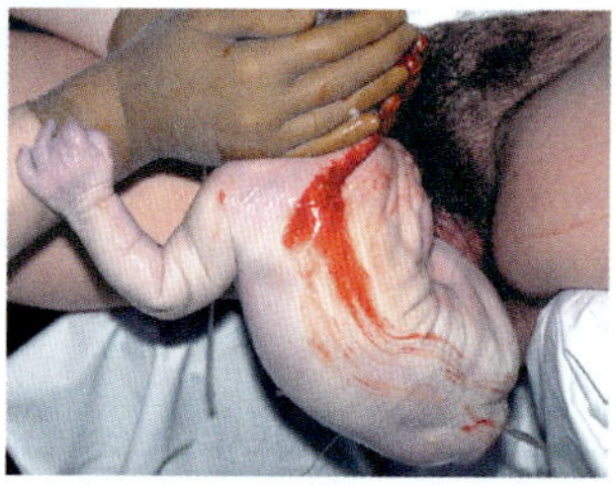

f Ist die zweite Schulter geboren, folgt oft der restliche Körper in einer Wehe nach. Die Füße verlassen den Geburtskanal zuletzt – das Kind ist geboren.

Abb. 41.3 Ablauf einer regelhaften Spontangeburt [K206]

Nabelschnur forciert werden darf. In der Klinik ist die Plazenta zu übergeben, damit sie auf Vollständigkeit überprüft werden kann. Genauso verläuft der Prozess bei unserer Patientin. Die Plazenta wird in einen Behälter gelegt und an das Team im Gebärsaal übergeben.

Auf eine gute Dokumentation der Situation und der ergriffenen Maßnahmen ist zu achten, inklusive der Geburtszeit. Bei allem Professionalismus ist in dieser emotionalen Situation jedoch auch auf einen besonderen empathischen Umgang mit den Kindseltern zu achten und es ist jedem Team zu wünschen, dass es im anschließenden Feedback-Gespräch auch Anlass zur Freude gibt.

41.2 Anamnese

Die Anamnese mittels SAMPLER-Schema wird nur fokussiert und mithilfe des mittlerweile eingetroffenen Ehemanns erhoben. (➤ Tab. 41.3).

Tab. 41.3 SAMPLER

SAMPLER	Beschreibung
Symptome und Befunde	Heftige Wehen als Ausdruck einer fortgeschrittenen Geburt
Allergien	Keine
Medikation	L-Thyrox. Die genaue Dosierung ist aber gerade unklar.
Patientenvorgeschichte	Hypothyreose, ansonsten bisher zwei komplikationslose vaginale Geburten
Letzte Mahlzeit	Letzte feste Nahrung vor ca. 3 h
Ereignisse direkt vor dem Notfall	Bevorstehende Geburt. Da das kindliche Köpfchen bei der letzten gynäkologischen Untersuchung nicht fest im Becken war, wurde der Frau geraten, nach Blasensprung mit und ohne Wehen nicht mehr zu gehen und daher mit dem Rettungsdienst in die Klinik zu kommen.
Risikofaktoren	Zu erwartende kurze Geburtsdauer bei dritter Schwangerschaft/Geburt. Erhöhtes Risiko des Nabelschnurvorfalls durch nicht fixiertes Köpfchen im Becken nicht ausgeschlossen.

41.3 Zielklinik und Transport

Parallel zur präklinischen Versorgung wird die anvisierte nächstgelegene Geburtsklinik informiert. Die diensthabende Hebamme empfiehlt, die Geburt präklinisch abzuwarten, die Nachsorge kann dann aber im Kreißsaal erfolgen, der diensthabende Pädiater wird ebenfalls vorinformiert. Ebenso wird im Team der Transportmodus diskutiert. Die RTW-Besatzung erklärt sich bereit, das Neugeborene, sofern es keine medizinische Betreuung benötigt, auf dem Bauch der Mutter zu transportieren.

Schlussendlich wird die Mutter nach der Geburt im Tragestuhl zum vorgewärmten RTW verbracht und dort auf die Trage umgelagert. Der stolze Vater bringt das Neugeborene unter Wahrung des Wärmeerhalts in den RTW. Der Transport erfolgt vorsichtig und ohne Sonderrechte, um das Unfallrisiko nicht unnötig zu erhöhen.

Wie mit der Hebamme vorneweg besprochen, werden der Mutter 3 I. E. Oxytocin verabreicht, die Nachgeburt erfolgt kurz vor Erreichen der Zielklinik.

Im Kreißsaal findet die standardisierte Übergabe an das dortige Behandlungsteam statt und das auf dem Transport erstellte Notfallprotokoll wird übergeben. Der Einsatz wird mit einer herzlichen Verabschiedung von der jungen Familie sowie einem Erinnerungsfoto auf gegenseitigen Wunsch beendet.

41.4 Klinischer Verlauf

In der Geburtsklinik erfolgen eine komplikationslose Überwachung und Nachsorge der Mutter und des Neugeborenen.

Beide können bereits am nächsten Tag die Klinik nach Hause verlassen und erfreuen sich über die Zeit mit der Großfamilie.

41.5 Tops und Flops

Die drohende Geburt ist für das präklinische Team aufgrund der Seltenheit und der eher mäßigen Ausbildung in dem Thema eine besonders emotional herausfordernde Aufgabe. Zum Glück hat die Evolution diesen „Prozess sehr gut harmonisiert", sodass sich in den meisten Fällen die Interventionsbedürftigkeit geringhält. Regelmäßiges Beschäftigen mit dieser Thematik ist sicherlich eine gute Investition.

Positiv zu werten ist das anfängliche Briefing des Teams. Der gemeinsame Entscheid, die Geburt vor Ort durchzuführen, die Bildung von zwei Einsatzabschnitten und die klare Aufgabenverteilung sowie das ruhige und stressfreie Arbeiten haben dem Ablauf gutgetan und letztendlich den Verlauf positiv beeinflusst. Ebenso sind das Berechnen und Vorbereiten einer möglichen Versorgung des Neugeborenen positiv hervorzuheben.

Durch das Vorhandensein des Mutterpasses und die daraus resultierenden Erkenntnisse können Situationen erkannt werden, in denen keine normale vaginale Geburt an der Einsatzstelle erfolgen kann/sollte: Beispielsweise kann eine **Placenta praevia** ein Geburtshindernis (P. p. totalis) oder -risiko (P. p. partialis) darstellen. Auch **andere Kindslagen als**

die Schädellage, z. B. die Beckenendlage oder Querlage, verkomplizieren die vaginale Geburt und führt dann ggf. zur Anpassung der Einsatztaktik. Sollte im Mutterpass dokumentiert sein, dass das kindliche Köpfchen schon fest im Becken sitzt, sind die o. g. Lageanomalien oder das Risiko eines Nabelschnurvorfalls glücklicherweise sehr gering.

Ebenso haben die frühe Kontaktaufnahme mit der Geburtsklinik und das Besprechen des Vorgehens zur Zunahme der Ruhe, Sicherheit und einer höheren Versorgungsqualität geführt.

Kritisch kann man den Transport des Neugeborenen in den Armen der Mutter sehen. Teilweise gibt es spezielle Bonding-Systeme (TÜV-geprüft), durch die man das Kind an der Mutter fixieren kann. Alternativ könnte man frühzeitig ein Baby-NAW bestellen und das Neugeborene dann sicher und adäquat transportieren. Vor allem bei kritischen Kindern wäre das von Vorteil, da man dann zum einen ein spezialisiertes Versorgungsteam vor Ort hätte und zum anderen das Kind dann im Inkubator adäquat wärmen und transportieren könnte.

MERKE

- **Lasst euch immer den Mutterpass zeigen,** dieser kann euch die relevanten Informationen zukommen lassen, vor allem bei Kommunikationsdefiziten:
  - Schwangerschaftsanzahl/Geburten
  - Schwangerschaftswochen
  - Erkrankungen der Mutter, z. B. Diabetes oder Hypertonie oder Hinweise auf eine Eklampsie/HELLP-Syndrom
  - Weiterführende Informationen bezüglich der Lage des Kindes, z. B. Lage des Kindes, Nabelschnurpathologien oder Sonstiges
- Ebenso weiterführende Informationen zu allfälligen Krankheiten des Neugeborenen (Herzvitien, syndromale Erkrankungen oder sonstiges).
- **Grundsätzlich** handelt es sich bei der Geburt um einen **evolutionär bewährten Ablauf,** der grundsätzlich auch **ohne Hilfe** ablaufen kann (➤ Abb. 41.3).
  - Der Helfer legt die eine Hand auf den Damm, die andere auf das Köpfchen. Auf gar keinen Fall wird am Kopf gezogen. Der Dammschutz hat ebenfalls nur sachte zu erfolgen, einen Dammriss kann man dadurch ohnehin nicht relevant verhindern.
  - Die Nabelschnur ist nicht selten um den Hals gewickelt. Sofern einfach möglich, kann sie vom Hals abgewickelt werden.
  - Es kommt nach der Geburt des Köpfchens (zumeist Gesicht zur Unterlage) zu einer physiologischen Kopfdrehung des Kindes, was weder behindert noch beschleunigt werden darf. Sobald die obere Schulter durchtritt, kann der Helfer den Kindskopf vorsichtig absenken, ehe nach der vollständigen Entwicklung des Arms der Kopf wieder angehoben wird. Dabei kommt es meist schnell zur Geburt des restlichen Körpers.
  - Ist das Kind offensichtlich vital, wird es der Mutter auf den Bauch gelegt und zum Wärmeerhalt abgedeckt.
  - Sollte die Situation stabil sein, wird mit dem Abnabeln abgewartet, bis die Nabelschnur nicht mehr pulsiert. Dabei werden zwei Klemmen circa eine Handbreite vom Kind entfernt gesetzt und (wenn möglich durch den Vater) durchtrennt.
- **Wichtig** ist eine **gute Dokumentation** folgender Parameter, wobei die adäquate Versorgung der Patienten immer höhere Priorität haben:
  - Geburtszeit
  - Nach 1, 5 und 10 min wird der APGAR-Score erhoben.

Was wäre, wenn …

- … die Mutter eine **postpartale Hämorrhagie (PPH)** hätte?
  - Hier liegt der Fokus auf Kreislaufstabilisierung (großlumige Zugänge, hochkonzentrierte Sauerstoffgabe [15 l O_2 via Reservoir], Volumengabe, antiemetische Therapie [z. B. mit Ondansentron]), Tranexamsäure 1 g Kurzinfusion, Applikation von Oxytocin 5 I. E. Kurzinfusion über 5 min, gefolgt von 20 I. E. über 30 min (Perfusor) oder eine Uterusmassage. Bedenken von PPH-Ursachen wie Uterusatonie, Plazentareste (→ schneller Transport den Schockraum einer Klinik mit Geburtshilfe und vorheriger telefonischer Anmeldung), Geburtsverletzungen.
- … es sich um ein frühgeborenes Kind oder kritisch krankes Kind gehandelt hätte?
  - In diesem Fall wäre das frühzeitige Bestellen eines speziell ausgebildeten Teams (Baby-NAW) sinnvoll gewesen. Wichtig ist hier die rasche Nachforderung, damit das Team frühzeitig vor Ort eintrifft. Das Vorgehen bei einem avitalen oder kritisch kranken Neugeborenen wird im ➤ Kap. 59 behandelt und ist dort nachzulesen.
- … das Kind nicht qualifiziert wäre für eine Hausgeburt (z. B. in Querlage oder bei einer Placenta praevia)?
  - In dem Fall wäre ggf. ein absolut dringlicher Transport in die nächste Geburtsklinik indiziert gewesen. Um den Geburtsvorgang zu bremsen, wäre folgendes Vorgehen angezeigt: Beckenhochlagerung und ggf. Tokolyse mit Fenoterol sowie weitere Unterstützung durch Rücksprache mit der Geburtsklinik und Rendezvous mit dem Baby-NAW.

Zusammenfassung

- **Don't panic!** Ein gutes Briefing am Anfang, das Besprechen der möglichen Aspekte und das dementsprechende Vorgehen sind zielführend und ermöglichen ein ruhigeres Abarbeiten dieses emotionalen Einsatzes.
- Der Mutterpass kann dem Team vor Ort relevante Informationen aufzeigen, mit denen die Einsatztaktik entschieden wird.
- Im schlimmsten Fall hat man bei dieser Einsatzmeldung zwei Patienten zu versorgen, daher sollte man genug Personal vor Ort haben. Die frühzeitige Nachbestellung von Einsatzkräften und ggf. Spezialteams (Baby-NAW) ist essenziell.
- Die frühzeitige Kontaktaufnahme mit einer Geburtsklinik zur Absprache und Verbesserung der Versorgung ist zielführend.
- Wie nach jedem Einsatz sollte sich nach diesem emotionalen und seltenen Einsatzbild ein professionelles Debriefing anschließen.

LITERATUR

American College of Obstetricians and Gynecologists (College); Society for Maternal-Fetal Medicine, Caughey AB, Cahill AG, Guise JM, Rouse DJ. Safe prevention of the primary cesarean delivery. Am J Obstet Gynecol;2014 Mar; 210(3): 179–193.

Koppenberg J. Der Einsatz von Fenoterol-Spray zur Tokolyse in der Notfallmedizin. Der Notarzt 2006; 22(5): 157–161.

Kuhnke R, Meißner W. Geburt im Rettungsdienst – Das sollten Sie wissen für die Ergänzungsprüfung. retten! 2018; 07(02): 96–103.

S2k Leitlinie – peripartale Blutungen; AWMF (2016).

V Pädiatrische Notfälle

Bernd Landsleitner, Christian Peter Both

Der erste Blick sagt viel: das pädiatrische Beurteilungsdreieck

Bei einer Inzidenz prähospitaler Kindernotfälle von nur ca. 4–10 % in Deutschland, Österreich und der Schweiz ist es nicht verwunderlich, dass sich die Rettungskräfte bei einer entsprechenden Einsatzmeldung oft unsicher fühlen.

Zum Glück erfordern pädiatrische Notfälle selten weitreichende Interventionen, aber gerade bei kritischen Einsätzen fehlt die Routine. Entscheidend ist das frühe Erkennen eines potenziell oder tatsächlich kritisch kranken Kindes.

Dabei ist das bei Erwachsenen übliche „Verkabeln“ kontraproduktiv: Es bedeutet Stress für das Kind – eventuell verbunden mit einer Zustandsverschlechterung – und es führt selten zu einem Erkenntnisgewinn, da die Werte durch zahlreiche Artefakte beeinträchtigt werden können. Zurückhaltung und Beobachtung (der berühmte „klinische Blick“) bringen in der Startphase der Notfallversorgung mehr. Hier eignet sich **das Pädiatrische Beurteilungsdreieck (PAT – Pediatric Assessment Triangle)** als schnelles Beobachtungstool (30–60 s) extrem gut, um schnell, einfach und ohne Erhebung von Vitalparametern einen wichtigen Ersteindruck zu erlangen.

Ziele

Schnell (30–60 s) und ohne weitere Geräte soll ein Gesamteindruck darüber gewonnen werden, ob es sich um einen **nicht kritischen, potenziell kritischen** oder sogar **kritischen Patienten** handelt. Das ist völlig unabhängig davon, was letztendlich seine Diagnose ist.

Ergebnis der Beurteilung

Bewertung		Ergebnis
0/3	der Dreiecksschenkel auffällig	**Nicht kritisch**
1/3		**Potenziell kritisch**
≥ 2/3		**Kritisch**

Vorteile

- „Hilfe holen“ (z. B. Notarzt oder Kindernotarzt [nach]-bestellen) schneller und effektiver möglich
- Adaptation des mentalen Models bzw. der Einsatztaktik
- Stressreduktion für Einsatzteam und Patienten
- Höhere Versorgungsqualität

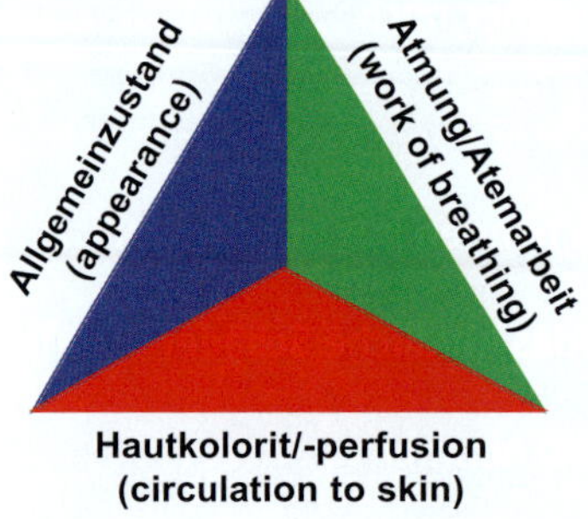

Allgemeinzustand
- Abnormer Muskeltonus
- Abnormes Sprechen/Schreien
- Verminderte Interaktion
- Bewusstseinsstörung

Atmung/Atemarbeit
- Abnorme Atemgeräusche
- Abnorme Atemposition
- Apnoe, Schnappatmung

Hautkolorit/-perfusion
- Ungewöhnliche Blässe
- Zyanose
- Fleckige Haut

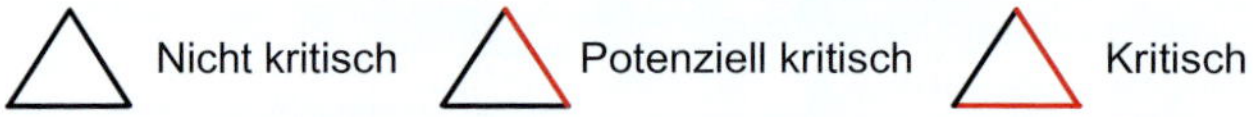

KAPITEL

42

Christian Peter Both

Plötzlich am Husten – wie der Hund von nebenan

Fallbericht

Alarmierung und Anfahrt

Nachts um 2:30 h wird ein Notarztwagen bei plötzlicher Atemnot mit komischem Husten und Geräuschen beim Atmen bei einer 1,5-jährigen Patientin alarmiert.

Auf der Anfahrt zum Einsatzort bereiten sich der Notarzt und der Notfallsanitäter mithilfe eines kognitiven Hilfsmittels (z. B. App, Notfallkarte o. Ä.) auf die 1,5-jährige Patientin vor. Neben dem Gewicht und den Vitalparametern werden auch mögliche Notfallmedikamente bei den möglichen Differenzialdiagnosen der Atemnot (Wheezing, Anaphylaxie, Pseudokrupp und weitere) durchdacht und rausgeschrieben. Zusätzlich werden die entsprechenden Atemwegsmaterialien definiert und gedanklich vorbereitet (Briefing).

Eintreffen

Das Team wird von Svenjas Vater an der Haustür in Empfang genommen und in das Wohnzimmer gebracht. Die beiden älteren Geschwister schlafen in ihren Kinderzimmern. Es befindet sich kein Haustier in der Wohnung.

Ersteindruck

Das Team findet Svenja im Arm der Mutter vor. Das Pädiatrische Beurteilungsdreieck als ein sehr wichtiges und effizientes Tool bei Kindern zeigt ein aktuell **nicht kritisch krankes Kind** an (➤ Tab. 42.1).

Die kurze orientierende Anamnese ergibt folgende Geschichte: Der ältere 6-jährige Bruder Thomas ist aktuell leicht erkältet. Svenja ist plötzlich vor 30 min aufgewacht mit leichtem Fieber, einem bellenden Husten und Heiserkeit. Wenn sie sich aufregt, hört man beim Einatmen ein recht komisches und beängstigendes Geräusch. Da die Sache so plötzlich gekommen sei und sie zusätzlich dieses Geräusch beim Einatmen hat, hätten die Eltern Angst bekommen und den Rettungsdienst alarmiert. Ein Trauma oder ein Fremdkörperereignis wird von den Eltern soweit glaubhaft verneint. Svenja wiegt aktuell 10,1 kg – vor einer Woche beim Kinderarzt gewogen. ➤ Tab. 42.2.

Verdachtsdiagnose und Differenzialdiagnosen

Laryngotracheitis (LT/Pseudokrupp). Differenzialdiagnostisch: Fremdkörper (eher unwahrscheinlich, da keine Anamnese); Bronchiolitis (eher untypisches Alter); Pneumonie (zu plötzlich und vorher gesund); Anaphylaxie (Anamnese eher unpassend).

Tab. 42.2 SSSS-Schema

Scene	Sicher – privates Umfeld (Wohnzimmer)
Safety	Sicher
Situation	Sicher – auf dem Arm der Mutter
Support	Einsatzkräfte ausreichend – Notarzt und zwei Notfallsanitäter vor Ort

Tab. 42.1 Ersteindruck nach Pädiatrischen Beurteilungsdreieck

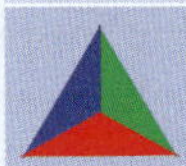	**Allgemeinzustand**	• In Ruhe kein inspiratorischer Stridor und normale rosige Lippen • Auffallend ist ein bellender Husten. • Schaut das RD-Team gezielt und ängstlich an.
	Atmung/Atemarbeit	Leichte Tachypnoe
	Hautkolorit/-perfusion	Unauffällig
	Ergebnis:	1/3 = potenziell kritisch

42.1 Präklinische Therapie

Der Notarzt übernimmt den Lead und geht bei dem Kind die Leitstruktur X-ABCDE durch (➤ Tab. 42.3, ➤ Tab. 42.4). Um das Mädchen nicht unnötig zu stressen, führt er das Überprüfen im Arm der Mutter auf der Couch durch. Den SpO_2-Fingerclip akzeptiert Svenja nur kurzfristig bei einem gut abgeleiteten nativen Wert von 93–94 % und einer Herzfrequenz von 127/min, wenn sie sich nicht aufregt. Das ABCDE zeigt bis auf den bellenden Husten, die Heiserkeit, den inspiratorischen Stridor bei Aufregung und das Fieber keine Auffälligkeiten. Das Kind wird vorerst im Arm der Mama belassen. Nach einem Team-time-out legt das Team zusammen die Verdachtsdiagnose und den entsprechenden medikamentösen Behandlungsplan fest. Bei dem Verdacht auf eine Laryngotracheitis werden eine nötige Steroidgabe und eine antipyretische Therapie mit Paracetamol definiert. Der Notfallsanitäter schlägt initial eine orale Steroidgabe mittels Betamethason vor. Der Notarzt präferiert und überzeugt das RD-Team von der rektalen Steroidgabe mittels eines Zäpfchens bei fehlenden Kontraindikationen für diese (z. B. angeborene rektale Fehlbildung oder ähnliches). Die Mutter verabreicht die vom RD-Team ausgerechneten Medikamente (100 mg Steroid als rektale Gabe und 250 mg Paracetamol rektal). Bei der Aktion regt sich das Kind erwartungsgemäß auf und der inspiratorische Stridor lässt sich akustisch wieder wahrnehmen, beruhigt sich aber sehr schnell wieder durch gutes Zureden der Mutter. Svenja werden noch zwei lokalanästhetische Pflaster aufgeklebt und dann der Transport in eine Kinderklinik vorbereitet.

Tab. 42.3 X-ABCDE

X-ABCDE	Beschreibung	Maßnahme
e**X**sangiation	Kein Trauma – kein Hinweis auf eine Blutung	
Airway	Frei, leicht trockene Schleimhäute	
Breathing	Typischer bellender Husten und bei Aufregung hört man einen inspiratorischen Stridor. AF 25–30/min mit normalen tiefen Tidalvolumina. SpO_2 nativ bei 93–94 % und keine sonstigen Atemnotzeichen.	4–6 l O_2-Gabe mit einem Trichter + Steroidgabe rektal (Rectodelt® 100 mg) durch die Mutter
Circulation	Zentraler Puls (A. brachialis) ist kräftig zu tasten; Rekap.-Zeit < 2 s, HF 127/min und auf eine RR-Messung wird verzichtet, um das Kind nicht unnötig zu stressen.	
Disability	AVPU, bei neurologisch adäquatem Kind wird auf ein BZ-Messung verzichtet.	
Exposure & **E**nvironment	38,9 °C aurikulär durch die Mutter gemessen	Paracetamol supp 250 mg rektal durch die Mutter

Tab. 42.4 Vitalwerte bei Übernahme durch das Rettungsteam

Rekap.-Zeit	< 2 s
Herzfrequenz	127/min (normal: 90–140/min)
Blutdruck	
SpO_2	93–94 % (vor Beginn der Sauerstoffgabe)
Atemfrequenz	25–30/min (normal 24–40/min)
Temperatur	Nicht gemessen
EKG-Befund	Sinustachykardie

DIAGNOSE

Laryngotracheitis (Pseudokrupp)

42.2 Anamnese

Bei Svenja handelt es sich um ein termingeborenes Mädchen mit unauffälliger Schwangerschaft und Entwicklung. Sie ist gemäß Robert Koch-Institut entsprechend geimpft und nimmt keine fixen Medikamente ein ➤ Tab. 42.5.

42

Tab. 42.5 SAMPLER

SAMPLER	Beschreibung
Symptome und Befunde	Bellender Husten, Heiserkeit, Fieber und bei Aufregung inspiratorischer Stridor
Allergien	Keine bekannt
Medikation	Keine fixen Medikamente
Patientenvorgeschichte	Blande Vorgeschichte
Letzte Mahlzeit	Um 20:30 h eine Flasche Milch vor dem Schlafen gehen
Ereignisse direkt vor dem Notfall	Geschlafen
Risikofaktoren	Keine bekannt

42.3 Zielklinik und Transport

Zur weiteren Beobachtung, Diagnostik und ggf. zum Ausbau der Therapie wird Svenja im Kinderrückhaltesystem auf der Trage sitzend transportiert (➤ Abb. 42.1). Die Mama sitzt ihr angeschnallt direkt gegenüber und kann sich so um sie kümmern. Das Team entscheidet sich, Svenja in die ca. 20 km entfernte Kinderklinik nach telefonischer Rücksprache und Besprechung mit der Dienstärztin vorzustellen und nicht in die 60 km entfernte universitäre Kinderklinik, da sie sich soweit stabil und nicht kritisch krank zeigt.

Nach der strukturieren Übergabe an das behandelnde Krankenhausteam und das gemeinsame Retablieren der Materialien führte die NAW-Besatzung ein zielführendes Debriefing durch, bevor der Pager für den nächsten Einsatz piepst.

42.4 Klinischer Verlauf

Schon auf der Fahrt in die Kinderklinik besserte sich der bellende Husten, das Fieber ist regredient und Svenja schläft nach kurzer Unzufriedenheit auf der Trage ein. Die weitere klinische Untersuchung und ein kapilläres Blutbild zeigen sich völlig unauffällig. Svenja kann das Krankenhaus mit ihrer Mama nach guten 4 h im Taxi nach Hause verlassen. Vorher gab es noch Informationsmaterialien und eine Elternschulung für die Mama für eine etwaige nächste Pseudokrupp-Attacke.

42.5 Tops und Flops

Der gute und zielgerichtete Ablauf des Einsatzes lag vor allem an folgenden Punkten:

Ein erster Top-Punkt war die gute und adäquate Vorbereitung des Teams mithilfe kognitiver Hilfs-

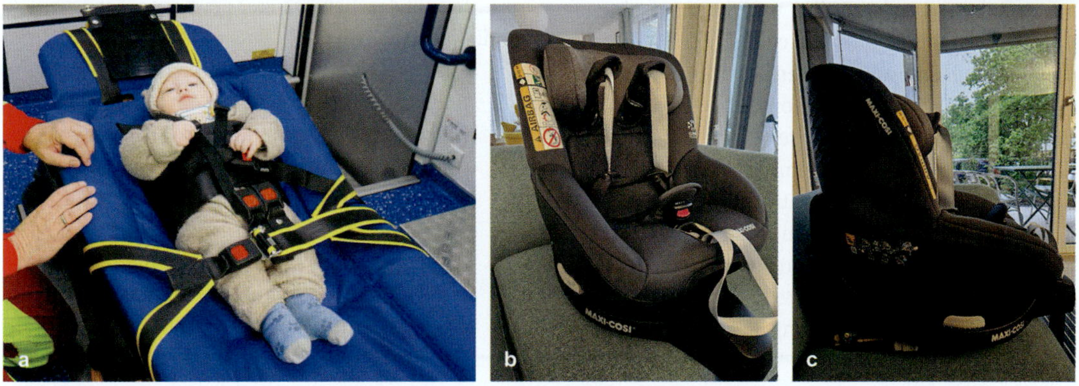

Abb. 42.1 a) Kinderrückhaltesystem im Rettungswagen, b) Babyschalen-System für das Auto (z. B. Maxi-Cosi®-System). [a: V1046; b, c: P1437]

mittel und eine abgesprochene Struktur, wie man sich als Team aufteilt (Briefing).

Zweitens hat man für ein ruhiges und stressfreies Vorgehen gesorgt, was natürlich nicht immer selbstverständlich ist, wenn man mit Kindern in der Präklinik zu tun hat. Ziel sollte immer sein, das Kind so wenig wie möglich zu stressen und die Eltern als wichtige Ressource in den Behandlungsprozess entsprechend einzubauen, falls der Zustand des Kindes das zulässt.

Ein ganz wichtiger Punkt war bei dem eher banalen und in aller Regel benignen Fall, trotzdem die Augen offenzuhalten und die gültige Leitstruktur sachgerecht abzuarbeiten, um keine wichtigen Aspekte oder Symptome zu verpassen und so einen Fixierungsfehler zu vermeiden.

Unter anderem sind ein „lautes Denken" des Teamführers, ein Team-time-out („10 für 10") mit entsprechender Speak-up-Kultur und die lebendige Umsetzung der Crisis Ressource Management (CRM)-Spielregeln die Voraussetzungen für eine gute Teamperformance und eine hochqualitative Patientenversorgung.

MERKE

Halten Sie sich **immer** an die Leitstruktur **(Pädiatrisches Beurteilungsdreieck und kleines X-ABCDE),** auch bei vermeintlich „einfachen bzw. klaren Einsätzen", um nicht Gefahr zu laufen, wichtige Aspekte zu verpassen. Also immer die Augen und Ohren offenhalten und denken Sie auch an die (un)-möglichen Differenzialdiagnosen! Nutzen Sie daher immer sinnvoll die gültigen CRM-Verhaltensweisen und unter anderem die Kompetenz des Teams und Tools, wie das Team-time-out.

Was wäre, wenn …

- … der Stridor auch in Ruhe hörbar gewesen wäre?
  - Dann hätte man die medikamentöse Therapie (Steroidgabe) um eine Inhalationstherapie mit 5 mg Adrenalin pur ergänzen müssen (➤ Abb. 42.2). Diese Therapie führt relativ schnell zu einer deutlichen Abnahme der oberen Atemwegsschwellung und damit zu einem Sistieren des Stridors. Der Nachteil an dieser Therapie ist der Rebound-Effekt, d. h., der Stridor kann nach Abklingen der abschwellenden Wirkung vom Adrenalin wiederkommen. Daher müssen diese Patienten mehrere Stunden (mindestens 4 h) im Notfall überwacht werden, um den Verlauf des Rebound zu beurteilen und dann ggf. eine erneute Therapie zu starten oder die Patienten nach Hause zu entlassen.
- … wenn Svenja eine Trisomie-21-Erkrankung, eine subglottische Stenose gehabt hätte oder wegen einer LT schon einmal intubiert auf der pädiatrischen Intensivstation gewesen wäre?
  - Bei den oben genannten Kindern kann diese eher benigne Erkrankung häufiger zu einem kritischen Zustand führen mit vor allem deutlicher Kompromittierung des Atemwegs. Diese Kinder müssen unbedingt in ein pädiatrisches Zentrum mit intensivmedizinischer Überwachungsmöglichkeit und einem kompetenten Atemwegsteam vor Ort transportiert werden.
- … sich die Situation durch Steroid und Adrenalininhalation nicht merklich verbessert hätte?
  - Bei plötzlicher Atemnot, Husten, Stridor und sonstigen komischen Atemgeräuschen muss das Team **immer** auch an die weiteren Differenzialdiagnosen für die entsprechende Klinik denken. Vor allem an eine (doch) mögliche Fremdkörperaspiration wäre hier zu denken und diese müsste in einem entsprechenden pädiatrischen Zentrum ggf. proaktiv ausgeschlossen werden.
- … Svenja deutlich kränker gewesen wäre bezüglich Transportart?
  - Der Transport in einem Babyschalen-System ist an sich eine zielführende Sache. Bei deutlich kompromittierten Kindern würden wir den Transport in einem Kinderrückhaltesystem auf der Trage präferieren (➤ Abb. 42.1), da man im Fall einer Dekompensation (und wenn sie kommt, kommt sie „schnell") besser an die Patienten kommt und diese nicht erst noch aus dem System befreien muss.

Zusammenfassung

- Die Laryngotracheitis (LT) ist ein häufiges Krankheitsbild im Kindesalter, mit dem man bei pädiatrischen Notfällen zu tun hat. Diese eher benigne Erkrankung wird ungünstigerweise häufig in der Nacht relevant.
- Der wichtigste Grundpfeiler der medikamentösen Therapie einer LT ist **immer** die Steroidgabe (rektal oder per os). Bei einem inspiratorischen Stridor **in Ruhe** wird die Therapie um eine Inhalation mit Adrenalin pur (z. B. 5 mg) ergänzt. Bei Fieber sollte eine antipyretische Therapie etabliert werden.
  Als Entscheidungshilfe, wann man mit Adrenalin inhalieren lassen muss, kann die Unterscheidung zwischen „in Ruhe“ und „bei Aufregung“ hilfreich sein. Sobald man den Stridor in Ruhe wahrnimmt, muss man inhalieren lassen.
  Im Zweifel oder bei Unklarheit: lieber Inhalieren lassen.
- Der Transport von Kindern ins Krankenhaus darf nur im entsprechenden Kinderrückhaltesystem oder in einem Babyschalen System stattfinden. Der Transport auf dem Arm der Eltern auf der Trage oder dem Sitz ist verboten und daher **absolut nicht** zu empfehlen.
- Eine immer wiederkehrende Frage ist die Sinnhaftigkeit des sogenannte DVO (Dienst vor Ort) eines (pädiatrischen) Patienten. Aus meiner Sicht wäre ich maximal zurückhaltend mit solch einem Angebot. In aller Regel konzentriert sich die „kinderärztliche Ausbildung“ des Teams eher auf das Handling der entsprechenden Notfallsituationen. Daher sollte man den Patienten immer einem Spezialisten (Kinderarzt) vorstellen. Ob das immer ein Transport in eine Kinderklinik mit sich bringt, gilt es zu überprüfen. So könnte man nach telefonischer Anfrage einen Patienten auch in die entsprechende Kinderarztpraxis oder einer pädiatrischen Notfallpraxis vorstellen. Diese Option hängt natürlich von der ländlichen Struktur und/oder Tageszeit ab.

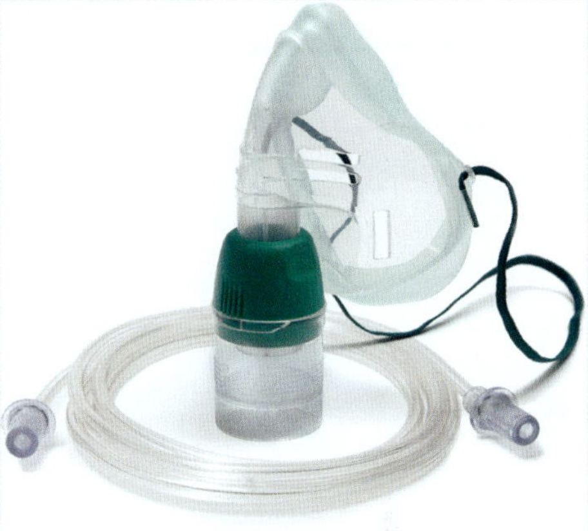

Abb. 42.2 Inhalationsmaske [V973]

LITERATUR

Amir L, Hubermann H, Halevi A et al. Oral betamethasone versus intramuscular dexamethasone for the treatment of mild to moderate viral croup: a prospective, randomized trial. Pediatr Emerg Care 2006 Aug; 22(8): 541–544.

Bjornson C, Russell K, Vandermeer B et al. Nebulized epinephrine for croup in children. Cochrane Database Syst Rev. 2013 Oct.

Russell KF, Liang Y, O'Gorman K et al. Glucocorticoids for croup. Cochrane Database Syst Rev. 2011 Jan 19.

KAPITEL

43 Immer mindestens zwei Patienten

Beate Grass

Fallbericht

Alarmierung und Anfahrt

Eingehender Notruf einer aufgelösten, weinenden Kindsmutter an einem Samstagabend um 23:40 Uhr in einer Großstadt: „Hilfe, unser Max stirbt!“. Auf Nachfrage der Einsatzleitzentrale ist Max ein 3 Monate alter männlicher Säugling. Max ist plötzlich erst blass, dann blau geworden und atmet nicht. Telefonische Instruktion der Kindsmutter durch die Einsatzleitzentrale zur Mund-zu-Mund-Beatmung. Ausrücken des Rettungswagens mit zwei Notfallsanitätern um 23:43 Uhr. Gleichzeitige Alarmierung des Notarztes im Rendezvous-System. Eintreffen der Notfallsanitäter am Notfallort um 23:50 Uhr.

Eintreffen

Eintreffen vor einem Hochhaus im Stadtrandbezirk mit vielen Erwachsenen und spielenden Schulkindern in der Eingangshalle. Fahrt mit dem Aufzug in den 13. Stock. Die Wohnungseingangstüre steht offen. Die Kindsmutter sitzt ruhig und schweigend mit dem 3 Monate alten Max im Arm auf dem Sofa. Der anwesende Kindsvater gestikuliert und redet wild auf die Kindsmutter ein, es riecht nach Zigarettenrauch. Es sind keine weiteren Personen in der Wohnung anwesend.

Ersteindruck

Siehe die Beurteilung nach Pädiatrischem Beurteilungsdreieck (➤ Tab. 43.1).

Bei Berührung durch das Rettungspersonal öffnet er die Augen, weint adäquat und bewegt alle vier Extremitäten, lässt sich gut von der Kindsmutter beruhigen.

➤ Tab. 43.2.

Die Notfallsanitäter entscheiden sich zunächst für die Monitorüberwachung, Vitalparameterkontrolle und Erstuntersuchung des Säuglings.

Verdachtsdiagnose und Differenzialdiagnosen

Beurteilung als Appearing Life Threatening Event (ALTE; frühere Nomenklatur) bzw. **B**rief **R**esolved **U**nexplained **E**vent (**BRUE;** neuere Nomenklatur).

Mögliche Differenzialdiagnosen (in absteigender Häufigkeit gelistet):

- Gastrointestinale Ursache
- Neurologische Ursache
- Respiratorische Ursache
- Andere Ursachen
- Kardiale Ursache
- Metabolische/endokrinologische Ursache

Tab. 43.1 Ersteindruck nach Pädiatrischen Beurteilungsdreieck

Allgemeinzustand	3 Monate alter männlicher Säugling in gutem Allgemeinzustand und gutem Ernährungszustand, mit einem sauberen Body bekleidet. Augen geschlossen, wirkt schlafend. (1 Punkt aufgrund des Alters)
Atmung/Atemarbeit	Ruhige Atmung ohne erhöhte Atemarbeit (0 Punkte)
Hautkolorit/-perfusion	Rosiges Kolorit, Rekap.-Zeit 1–2 s. (0 Punkte)
Ergebnis:	1/3 = potenziell kritisch

Tab. 43.2 SSSS-Schema

Scene	Privates häusliches Umfeld; die Wohnung wirkt beengt, jedoch aufgeräumt und ordentlich, ausgeprägter Zigarettengeruch.
Safety	Keine äußerlichen Gefährdungen für das Rettungspersonal
Situation	Alarmierung bei unklarem, von der Kindsmutter und dem Kindsvater als lebensbedrohlich wahrgenommenem Ereignis. Bei Eintreffen der Rettungskräfte unauffälliger Säugling, so inzwischen auch von den Betreuungspersonen beurteilt.
Support	Information des sich auf der Anfahrt befindlichen Notarztes nach Ersteinschätzung des Säuglings als „nicht gefährdet", keine Abbestellung aufgrund des Alters des Patienten und der Anamnese bei Alarmierung

43.1 Präklinische Therapie

Die Notfallsanitäter führen eine Primary Survey durch unter Erhebung der Vitalparameter. ➤ Tab. 43.3.

43.2 Anamnese und erhobene Vitalparameter

Der Notarzt trifft in der Wohnung ein und es erfolgt eine kurze Übergabe zwischen den Rettungsfachpersonen. Nachfolgend erfolgt die Secondary Survey: Der Notarzt führt eine ausführliche körperliche Untersuchung durch, während die Notfallsanitäter eine Anamnese mit beiden Kindseltern gemäß SAMPLER erheben (➤ Tab. 43.4).

Die Kindsmutter ist anhaltend sehr beunruhigt und aufgeregt bei der Erhebung des SAMPLER, der Kindsvater wirkt aufbrausend und unterbricht die Kindsmutter wiederholt.

DIAGNOSE

Drei Monate alter männlicher Säugling mit Brief Resolved Unexplained Event (BRUE)

Die Diagnose BRUE ergibt sich aufgrund der Anamnese und der erhobenen klinischen Befunde. **BRUE** ist definiert als:

Tab. 43.3 X-ABCDE

X-ABCDE	Beschreibung und Vitalparameter	Maßnahmen
e**X**sangiation	Keine äußerlich erkennbare Blutung	Vollständige Entkleidung inklusive Windel. Zudecken mit einer Decke nach Sichtung der Haut.
Airway	Weint kräftig mit normaler Stimme, offener Atemweg, kein Sekret	Positionierung auf dem Arm der Kindsmutter
Breathing	Suffiziente Spontanatmung, keine erhöhte Atemarbeit, normales Atemgeräusch beidseits AF 30/min, SpO_2 98 % unter Raumluft	Keine Maßnahmen erforderlich
Circulation	Rosiges Kolorit, nicht marmoriert, peripher warm, Rekap.-Zeit zentral 2 s, peripher 2–3 s, kräftiger Brachialispuls beidseits. HF 120/min, Blutdruckmessung technisch nicht möglich	Keine Maßnahmen erforderlich
Disability	Seitengleiche Spontanmotorik, altersentsprechender Muskeltonus, Fontanelle im Niveau, nicht irritabel. Verhalten für Eltern wie gewohnt. AVPU-Schema: Alert GCS 15, Pupillen isokor	Keine Maßnahmen erforderlich
Exposure & **E**nvironment	Rektale Körpertemperatur 37,2 °C	Zudecken mit Decke

Tab. 43.4 SAMPLER

SAMPLER	Beschreibung
Symptome und Befunde	Eltern alarmiert durch röchelndes Atemgeräusch, beim Blick in die Wiege auffallende Blässe, dann zyanotisch werdend und keine Atmung. Sie nehmen Max aus der Wiege, ganz schlaffer Tonus, er reagiert nicht auf die Eltern oder Manipulation. Alarmierung der Rettung. Durchführung der Mund-zu-Mund-Beatmung wie instruiert war nicht erforderlich, da Max plötzlich geweint hat und alles wieder normal war. Gesamtdauer dieses Ereignisses ca. 1 min. Keine objektivierbaren pathologischen Befunde bei Eintreffen des Rettungsdienstes.
Allergien	Keine bekannt
Medikation	Vitamin D 400 IE 1× täglich per os
Patientenvorgeschichte	Unauffällige Schwangerschaft und problemlose Spontangeburt am Termin. Wochenbett unauffällig. Regelrechte kinderärztliche Kontrollen im Alter von 1 und 2 Lebensmonaten, erste Grundimmunisierung erfolgt.
Letzte Mahlzeit	Stillen mit gutem Trinkverhalten um 23:00 Uhr, Beenden der Mahlzeit um 23:20 Uhr
Ereignisse direkt vor dem Notfall	Max war nach dem Stillen in der Wiege neben der Couch eingeschlafen, Kindsmutter und Kindsvater schauten Fernsehen.

- **B**rief (kurz): Dauer < 1 min, Auftreten im ersten Lebensjahr
- **R**esolved (behoben): rasche Rückkehr zum Allgemeinzustand wie vor dem Ereignis
- **U**nexplained (unerklärt): keine medizinische identifizierbare Ursache oder Erklärung für das Ereignis
- **E**vent (Ereignis): Vorliegen einer Zyanose oder Blässe und/oder einer Atemauffälligkeit (fehlende/unregelmässige Atmung) und/oder ein auffälliger Muskeltonus (erhöht/erniedrigt) und/oder eine Vigilanzminderung (mindestens ein Kriterium erfüllt)

Die Nomenklatur zu BRUE wurde 2016 angepasst, der Begriff ALTE (Apparent Life Threatening Event) wird zunehmend nicht mehr verwendet. BRUE ist gemäß oben genannter Definition eine Ausschlussdiagnose. Die in ALTE enthaltene „lebensbedrohliche Wahrnehmung des Ereignisses durch die Betreuungsperson" ist in der Definition des BRUE nicht mehr erhalten, jedoch im klinischen Alltag verständlicherweise weiterhin vordergründig bei den Betreuungspersonen.

MERKE

- Korrekte und präzise Dokumentation aller Angaben der Betreuungsperson zum Ereignis
- Betreuungsperson in ihrer Sorge und Angst ernst nehmen
- Trotz klinisch unauffälliger Präsentation immer Transport auf den Kindernotfall für eine fachärztliche Beurteilung und Betreuung sowie Aufklärung der Betreuungspersonen

RED FLAGS

- Ausführliche Instruktion der Betreuungspersonen, dass Neugeborene/Säuglinge/Kinder auch bei solchen Ereignissen zur Stimulation nicht geschüttelt werden dürfen wegen der Gefahr einer Hirnblutung!
- Eine Vielzahl solcher unklaren Ereignisse ist harmlos. Umso mehr gilt es die Fälle zu detektieren, die Ausdruck einer zugrunde liegenden, bisher nicht diagnostizierten Grunderkrankung sind! ➤ Abb. 43.1
- Aufmerksames Beobachten der Auffindesituation und des Verhaltens der Betreuungspersonen hinsichtlich möglichem Vorliegen eines Kinderschutzfalles

43.3 Zielklinik und Transport

Ambulanzverlegung in die städtische Kinderklinik mit Kindernotfallstation nach telefonischer Voranmeldung. Sicherung des Säuglings im Kinderrückhaltesystem. Die Kindsmutter begleitet den Transport, der Kindsvater fährt mit dem Privatwagen zur Kinderklinik. Im Gespräch mit der Kindsmutter alleine ergeben sich keine Diskrepanzen in der Schilderung des unklaren Ereignisses. Keine Interventionen auf dem Transport erforderlich, unauffällige Monitorüberwachung. Während des Transports Sichtung der kinderärztlichen Kontrolluntersuchungen im Vorsorgebüchlein, welche termingerecht durchgeführt wurden und unauffällig waren.

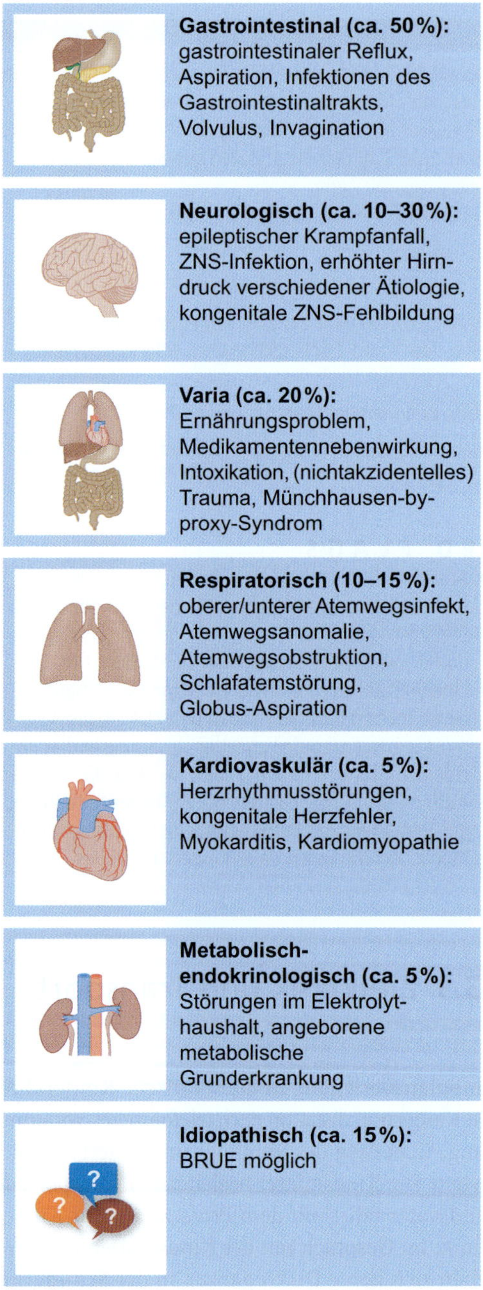

Abb. 43.1 Differenzialdiagnosen nach Organsystemen [P1445, L231]

Bei Ankunft auf dem Kindernotfall Triagierung als Triage-Kategorie 3 (definiert als erster Arztkontakt binnen 15 min), Übergabe vom Rettungsdienstteam an das kinderärztliche Team. Ergänzende Beobachtungen zur elterlichen Interaktion werden dem nachbehandelnden kinderärztlichen Team durch das Rettungsdienstpersonal in Abwesenheit der Eltern übermittelt.

43.4 Klinischer Verlauf

Ausführliche Anamnese mit beiden Kindseltern. Unauffällige Klinik und blande körperliche Untersuchung auf der Notfallstation. Regelrechte Monitorüberwachung auf der Kindernotfallstation. Stationäre Aufnahme bei anhaltender mütterlicher Besorgnis und nächtlicher Tageszeit, sie kann sich derzeit noch nicht vom unklaren Ereignis distanzieren. Am Folgetag erfolgt ein erneutes klärendes Gespräch mit beiden Eltern. Entlassung ins ambulante Setting mit Übergabe an den Kinderarzt und Kontrolltermin binnen einer Woche.

43.5 Tops und Flops

ALTE/BRUE – immer mindestens zwei Patienten! Ein unklares Ereignis im Säuglingsalter unterschiedlichen medizinischen Ausmaßes wird in aller Regel von den anwesenden Betreuungspersonen als (lebens)bedrohlich wahrgenommen und eingestuft.

Die Herausforderung für das Rettungsdienstpersonal besteht unter anderem darin, sich in einer aufgeregten Situation mit mehreren Beteiligten rasch einen Überblick zu verschaffen. Diese Anforderungen stellen per se keine Seltenheit im Rettungsdienst dar. Dennoch ist der Umgang mit einem Säugling und die rasche, zuverlässige medizinische Einschätzung des Gesundheitszustands eines Säuglings keine Standardsituation im Rettungsdienst. Persönliche eigene Erfahrungen als Elternteil können die Anspannung erhöhen. Verschärft wird dieser Kontrast durch die subjektive Schilderung eines (bedrohlichen) unklaren Ereignisses bei zwischenzeitlich medizinisch objektivierbarem normalisierten klinischen Zustandsbild.

Hinzu kommt, dass sich die Betreuungspersonen des Säuglings in einem Ausnahmezustand befinden und entsprechend professionell vom Rettungsdienstpersonal betreut und abgeholt werden müssen. Nur so können die Betreuungspersonen letztendlich auch wieder in gewohnter Weise als Vertrauensperson auf den Säugling einwirken, was wiederum die fachliche Betreuung durch das Rettungsdienstpersonal erheblich erleichtern sollte.

ALTE/BRUE ist ein spezifisches Krankheitsbild im Säuglingsalter, was als solches erkannt werden sollte. Gleichzeitig braucht es eine sorgfältige Abgrenzung zu anderen möglichen Differenzialdiagnosen und keine vorschnelle Einstufung als ALTE/BRUE.

MERKE

Ein umsichtiger und empathischer Umgang mit den Betreuungspersonen hat einen zentralen Stellenwert!

Was wäre, wenn ...

- ... das betreffende Kind bereits älter als 1 Jahr wäre?
  - Kein Vorliegen eines BRUE, da definitionsgemäß Auftreten vor dem ersten Geburtstag
- ... der Säugling bei Eintreffen des Rettungsdienstes nicht atmen würde oder nicht bei normalem Bewusstsein wäre?
  - Kein Vorliegen eines BRUE, da nicht kurz (B = brief) und nicht behoben (R = resolved) unter Berücksichtigung der Einrückzeit des Rettungsdienstes. Einleiten einer Maskenbeutelbeatmung bzw. Positionieren in stabiler Seitenlage. Vorgehen gemäß Algorithmus „Kinderreanimation".
- ... der betreffende Säugling eine bereits bekannte Grunderkrankung hätte, die in Zusammenhang mit dem unklaren Ereignis stehen würde bzw. stehen könnte?
  - Kein Vorliegen eines BRUE, da das Ereignis nicht ungeklärt (U = unexplained) ist. Behandlung der zugrunde liegenden Grunderkrankung, soweit möglich.
- ... die Auffindesituation verdächtig für das mögliche Vorliegen einer Kindesmisshandlung (physisch/psychisch) wäre?
  - Transport in die zuständige Kinderklinik, dort Übergabe ans nachbehandelnde kinderärztliche Team. So besteht die Möglichkeit des Involvierens einer geschulten Fachperson. Keine Konfrontation der Betreuungspersonen vor Ort! Mögliche Geschwisterkinder und deren Aufenthaltsort erfragen! Detaillierte Dokumentation aller Angaben und Befunde!

Zusammenfassung

- BRUE/ALTE beschreibt ein unklares, kurz andauerndes und (bei Eintreffen der medizinischen Fachkräfte) bereits behobenes Ereignis mit Auftreten im Säuglingsalter mit typischer Anamnese und Klinik.
- Wahrnehmung der Situation und Sorgen der Betreuungspersonen immer ernst nehmen, Empathie zeigen und versuchen beruhigend auf die Gesamtsituation einzuwirken.
- Eine kinderfachärztliche Untersuchung ist aufgrund möglicher breitgefächerter Differenzialdiagnosen in allen Fällen indiziert.
- Das präzise Erfassen der Auffindesituation im Rettungsdienst kann wichtige differenzialdiagnostische Hinweise geben.

LITERATUR

Arane K, Claudius I, Goldman RD. Brief resolved unexplained event: New diagnosis in infants. Can Fam Physician 2017 Jan; 63(1): 39–41.

Brand DA, Fazzari MJ. Risk of Death in Infants Who Have Experienced a Brief Resolved Unexplained Event: A Meta-Analysis. J Pediatr 2018 Jun; 197: 63–67.

Colombo M, Katz ES, Bosco A et al. Brief resolved unexplained events: Retrospective validation of diagnostic criteria and risk stratification. Pediatr Pulmonol 2019 Jan; 54(1): 61–65.

McFarlin A. What to Do when Babies Turn Blue: Beyond the Basic Brief Resolved Unexplained Event. Emerg Med Clin North Am 2018 May; 36(2): 335–347.

McGovern MC, Smith MB. Causes of apparent life threatening events in infants: a systematic review. Arch Dis Child 2004 Nov; 89(11): 1043–1048.

Tate C, Sunley R. Brief resolved unexplained events (formerly apparent life-threatening events) and evaluation of lower-risk infants. Arch Dis Child Educ Pract Ed 2018 Apr; 103(2): 95–98.

Tieder JS, Bonkowsky JL, Etzel RA et al. SUBCOMMITTEE ON APPARENT LIFE THREATENING EVENTS. Brief Resolved Unexplained Events (Formerly Apparent Life-Threatening Events) and Evaluation of Lower-Risk Infants. Pediatrics 2016 May; 137(5): e20160590.

KAPITEL

44

Florian Hoffmann

Wenn die Luft wegbleibt

Fallbericht

Alarmierung und Anfahrt

Um 16:07 erfolgt bei der Rettungsdienstleitstelle der Anruf einer aufgebrachten Mutter. Sie berichtet, dass ihr knapp 3-jähringer Sohn unter akuter Atemnot mit Zyanose leide und sie Angst habe, dass er erstickt. Um 16:09 Uhr werden der nächstgelegene RTW und das NEF der nahegelegenen Kreisklinik alarmiert. Der RTW kommt bereits um 16:18 Uhr am Notfallort an, das NEF ca. 8 min später. Auf der Anfahrt sprechen Notfallsanitäter und Notarzt über mögliche Szenarien, die sie erwarten können, und ermitteln als Vorbereitung mittels Pädiatrischer Notfallkarte bereits ein Schätzgewicht eines 3-jährigen Jungen.

Eintreffen

Aufgrund der Alarmmeldung wird neben der Standardausrüstung auch primär das Kinder-Equipment mitgenommen. Das Team wird an der Haustür von der Mutter in Empfang genommen. Diese berichtet, dass ihr Sohn Linus in seinem Kinderzimmer gespielt habe und sie nach einer heftigen Hustenattacke nach ihm gesehen habe und er seither deutliche Atemnot habe und kontinuierlich husten würde. Linus habe außerdem einen milden Virusinfekt mit leichter Rhinitis ohne Fieber.

Ersteindruck

Das RTW-Team findet den kleinen Patienten auf dem Arm der Mutter (➤ Tab. 44.1). Im Blickdiagnosedreieck zeigt sich somit eine lebensbedrohliche Störung im Bereich der Atmung.

Die sofort abgeleitete Sauerstoffsättigung ergibt einen Wert von 86 %. Es erfolgt eine Vorlage von Sauerstoff über eine Maske mit Reservoir, worunter sich die Lippenzyanose bessert. ➤ Tab. 44.2.

Verdachtsdiagnose und Differenzialdiagnosen

Bei akut aufgetretener Dyspnoe bei Kleinkindern sollte differenzialdiagnostisch primär immer an eine akute Fremdkörperaspiration gedacht werden.

Bei nicht direkt beobachteter Aspiration und Infektanamnese (Fieber, Husten, Schnupfen, etc.) muss ansonsten auch an einen Asthmaanfall und beim Säugling an eine Bronchiolitis gedacht werden. Die laryngealen und trachealen akuten Fremdkörperaspirationen ähneln manchmal einer oberen Atemwegsobstruktion im Rahmen eines Krupp-Anfalls. Im Einzelfall kann eine Anaphylaxie mit laryngealer Beteiligung oder ein Retropharyngealabszess in Betracht kommen.

Tab. 44.1 Ersteindruck nach Pädiatrischen Beurteilungsdreieck

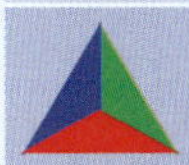	**Allgemeinzustand**	Wach, panisch
	Atmung/ Atemarbeit	Tachydyspnoe und Einziehungen jugulär, biphasischer Stridor, Lippenzyanose
	Hautkolorit/-perfusion	Unauffällig
	Ergebnis:	2/3 = kritisch

Tab. 44.2 SSSS-Schema

Scene	Privates häusliches Umfeld
Safety	Keine Hinweise auf mögliche Gefährdungen
Situation	Patient auf dem Arm der Mutter
Support	Einsatzkräfte ausreichend

44.1 Präklinische Therapie

Der im vorliegenden Fall beobachtete biphasische Stridor stellt einen Hinweis auf eine zentrale Lage des **Fremdkörpers im Bereich des Larynx oder der Trachea** mit Gefahr der Totalobstruktion dar. Ein inspiratorischer Stridor deutet immer auf eine obere, extrathorakal lokalisierte Atemwegsobstruktion hin. Ist diese sehr kritisch, ist auch der ansonsten passiv stattfindende Luftaustritt behindert. Dann muss dieser aktiv durch Einsatz der Baupresse unterstützt werden und es entsteht das biphasische Atemgeräusch. Es handelt sich somit um eine akut **lebensbedrohliche obere Atemwegsobstruktion.**

Die gefürchtetste Situation in diesem Fall ist das tatsächliche Ersticken am Fremdkörper durch Lageveränderung eines laryngealen oder trachealen Fremdkörpers oder durch Hochhusten und zentrales Steckenbleiben eines zunächst in einem der Hauptbronchien gelegenen Fremdkörpers. ➤ Tab. 44.3.

Solange der Patient, wie im vorliegenden Fall, effektiv hustet und damit einen ausreichenden Lufteintritt zeigt und bei Bewusstsein ist, sollte vor Ort nicht versucht werden, den Fremdkörper durch z. B. Klopfen auf den Rücken zu entfernen, da hieraus im schlechtesten Fall eine noch ungünstigere Lage des Fremdkörpers resultieren kann (➤ Abb. 44.1).

DIAGNOSE
Akute Fremdkörperaspiration

Die meisten aspirierten Fremdkörper sind klein und fallen deshalb zumeist so tief, bis sie vom Bronchialsystem aufgefangen werden und einen Hauptbronchus oder Segmentbronchus einer Lunge obstruieren. Hierbei fallen Fremdkörper **häufiger in den rechten Hauptbronchus,** da dieser eine Verlängerung der Trachea darstellt und der linke Hauptbronchus etwas steiler abgeht. In diesen Fällen sind die Kinder nach dem akuten Erstickungsanfall nach Passieren von Glottis und Trachea meist wieder asymptomatisch. Auskultatorisch kann häufig ein abgeschwächtes Atemgeräusch detektiert werden, das bis zum Beweis des Gegenteils eine Fremdkörperaspiration vermuten lässt.

Ist der aspirierte Fremdkörper so groß, dass er zuvor bereits in Larynx oder Trachea steckenbleibt, resultiert eine kritische Atemwegsstenose. Hierbei ist wie im vorliegenden Fall entscheidend, wie stark der Husten des Kindes ist. Husten bedeutet immer, vorher auch Luft inspiriert zu haben, und zeigt somit, dass noch Luft am Fremdkörper vorbeikommt.

Wird der Husten ineffektiv und schwächer ohne sichtbaren Lufteintritt, muss von einer kompletten Obstruktion von Larynx oder Trachea ausgegangen werden. Dann muss bei noch vorhandenem Bewusstsein – versucht werden, den Fremdkörper durch eine Art künstlichen Hustenstoß aus den Atemwegen zu entfernen oder zumindest seine Lage so zu verändern, dass das Kind wieder Luft bekommt.

Hier werden in allen Altersstufen initial **5 kräftige und ruckartige Schläge** mit der flachen Hand auf den Rücken zwischen die Schulterblätter (*Back Blows*) gegeben. Ziel jedes Schlags ist die Dislokation oder Entfernung des Fremdkörpers. Bei ausbleibendem Erfolg erfolgen **im 1. Lebensjahr 5 ruckartige und kräftige Thoraxkompressionen** in der unteren Sternumhälfte (Druckpunkt wie bei CPR, ca. 1 Kompression pro Sekunde). Bei Erfolg-

Tab. 44.3 X-ABCDE

X-ABCDE	Beschreibung	Maßnahme
e**X**sangiation	Keine Hinweise für Blutung	
Airway	Gefährdet, biphasischer Stridor	Bereitlegen von Beatmungsbeutel mit passender Maske
Breathing	Tachydyspnoe AF 38/min Erhöhte Atemarbeit mit jugulären Einziehungen Sichtbare Thoraxexkursionen	O_2-Vorlage über Maske mit Reservoir
Circulation	Tachykardie 145/min	Antizipation Verschlechterung mit Vorbereitung EZIO und blauer 25-mm-Nadel
Disability	Agitiert, GCS 15	
Exposure & **E**nvironment	Patient mit Hose und Pullover bekleidet	

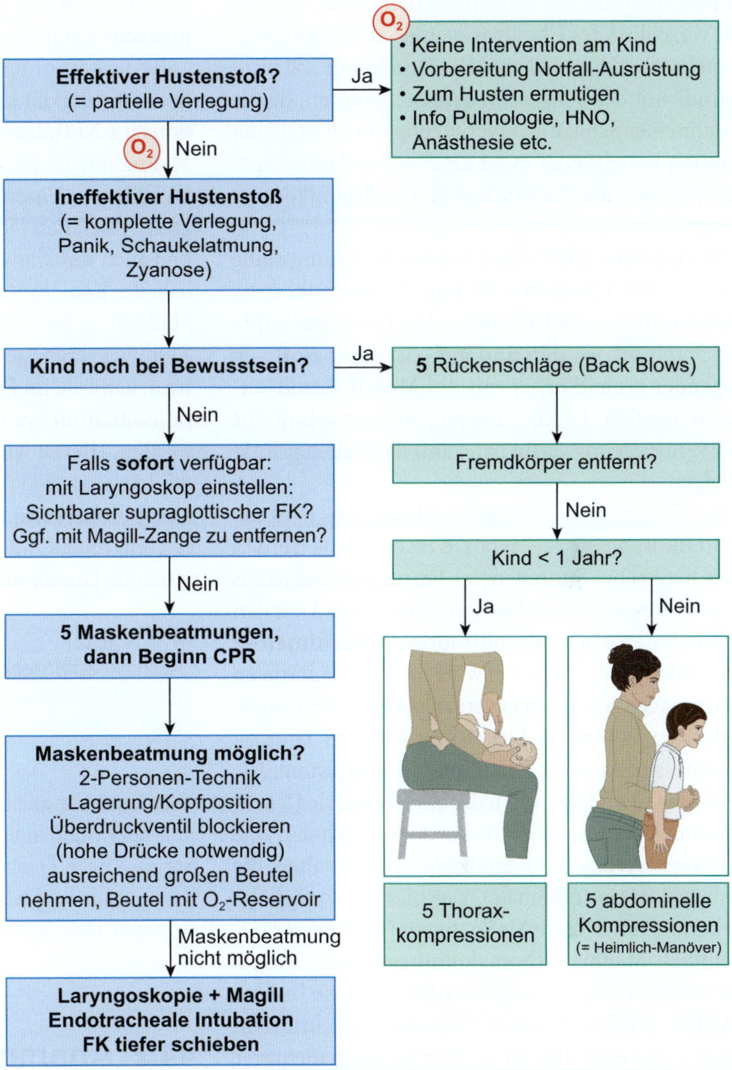

Abb. 44.1 Algorithmus zum Vorgehen bei akuter Fremdkörperaspiration [P1442, L231]

losigkeit Vorgehen wiederholen (5 Back Blows gefolgt von 5 Thoraxkompressionen). Bei Kindern **über einem Lebensjahr** sollen nach Erfolglosigkeit der 5 Rückenschläge 5× das **Heimlich-Manöver** durchgeführt werden. Bei Erfolglosigkeit Vorgehen wiederholen (5 Back Blows, gefolgt von 5 Heimlich-Handgriffen).

MERKE

Kein Heimlich-Manöver bei Kindern < 1. Lebensjahr (ungeschützte Oberbrauchorgane mit Gefahr der Organruptur)!

Falls die vorangegangenen Maßnahmen nicht erfolgreich sind und das Kind infolge Erstickung und Hypoxie bewusstlos wird oder bereits bewusstlos ist, muss direkt mit **Maskenbeatmung** begonnen werden. Hierbei müssen ein ausreichend großer Beatmungsbeutel und, wenn möglich, die Zwei-Personen-Technik eingesetzt werden, die Kopfposition soll bei jedem Beatmungshub modifiziert werden, um ggf. einen Lufteintritt zu erzielen. Ziel ist, den Fremdkörper aus den zentralen Atemwegen tiefer in einen der Hauptbronchien zu bringen oder am Fremdkörper vorbei Luft zu bekommen. Es kann notwendig sein, sehr hohe Beatmungsdrücke aufbringen zu müssen, weshalb ein Verschluss des Überdruckventils am Beatmungsbeutel notwendig sein kann. Die Mundhöhle soll nicht „blind" mit den Fingern ausgetastet werden, da die Gefahr einer Schleimhautverletzung mit zusätzlicher Blutung besteht oder es zu einer sekundären Lageveränderung mit Tieferschieben des Fremdkörpers kommt.

Bei Erfolglosigkeit einer Maskenbeatmung sollte man an eine supraglottische Lage des Fremdkörpers denken. In diesem Fall sollte eine **Laryngoskopie** durchgeführt werden und ggf. ein supraglottisch liegender Fremdkörper mit der **Magill-Zange** entfernt werden. Ist eine Laryngoskopie schon vor Maskenbeatmung verfügbar, kann diese auch primär erfolgen.

Bei Erfolglosigkeit der Maskenbeatmung wird das Kind im Rahmen der Hypoxie rasch leblos werden oder bereits bei Eintreffen des Rettungsteams leblos sein. In diesem Fall soll bei Kreislaufstillstand mit den Maßnahmen der **kardiopulmonalen Reanimation** begonnen werden. Hierbei wird nach den 5 initialen Beatmungen (die dann ja versuchsweise schon stattgefunden haben) im Algorithmus mit 15 Thoraxkompressionen und 2 Beatmungen fortgefahren. Die Hoffnung hierbei ist, durch die intrathorakale Druckerhöhung im Rahmen der Thoraxkompressionen eine Lageveränderung des Fremdkörpers zu erhalten, die dann wieder eine minimale Oxygenierung ermöglicht. Es konnte für all diese Maßnahmen (Rückenschläge, Heimlich-Manöver, Thoraxkompressionen, Einsatz der Magill-Zange) gezeigt werden, dass sie in Einzelfällen erfolgreich einen Fremdkörper entfernen können und dass zumeist die Kombination mehrerer dieser Maßnahmen erfolgreich war.

Im nächsten Schritt sollte deshalb eine **orotracheale Intubation mit Tubus und Führungsstab mittels Videolaryngoskopie** erfolgen. Ziel ist, den Fremdkörper mittels Tubus und Führungsstab in einen der Hauptbronchien vorzuschieben und so wenigstens eine Lunge beatmen zu können. Hierzu schiebt man den Tubus so lange vor, bis ein nicht überwindbarer Widerstand zu spüren ist. Mögliche Verletzungen von Larynx, Trachea und Hauptbronchien müssen in Kauf genommen werden. Anschließend wird der Tubus bis proximal der Bifurkation zurückgezogen und dann nach Entfernung des Führungsdrahtes versucht, zu beatmen. Im Rahmen der Beatmung können hohe Drucke und eine Exspirationshilfe durch eine manuelle Kompression des Thorax notwendig werden.

Bei weiterhin ausbleibendem Erfolg und Reanimationspflichtigkeit kann in dieser verzweifelten Situation eine **Notfallkoniotomie** erwogen werden. Diese Maßnahme ist bei Kindern < 8–10 Jahre wegen der Weichheit der Atemwege und anatomischen Nähe zu großen Gefäßen technisch nur sehr bedingt möglich und auch nur sinnvoll, wenn der Fremdkörper oberhalb der Koniotomiestelle liegt. Auch wenn von dieser Maßnahme im Rahmen der Leitlinie „Prähospitales Atemwegsmanagement" im Kindesalter abgeraten wird, kann sie im Falle einer protrahierten Reanimationssituation bei Fremdkörperaspiration erwogen werden. Hierzu würde man eine Notfallkoniotomie mit Längsinzision (nur in der Mittellinie) vom Schildknorpeloberrand nach kaudal bis zur Membrana cricothyroidea mit Einlegen eines Tubus in das sich öffnende Lumen durchführen.

MERKE

Auch ein ösophagealer Fremdkörper kann eine schwere tracheale Kompression mit Stridor und Dyspnoe verursachen und somit wie eine Fremdkörperaspiration wirken!

Dies kann vor allem bei Kindern mit Schluckstörungen oder Stenosen im Bereich des Ösophagus (z. B. Stenose nach Ösophagusatresie) bei mangelhaft gekauten Nahrungsbestandteilen durch die nicht weitertransportierte Nahrungsstücke bedingt sein.

44.2 Anamnese

Häufig haben die Eltern wie im vorliegenden Fallbeispiel die plötzliche Hustenattacke im Rahmen des Aspirationsereignisses mitbekommen und es kann anamnestisch erfragt werden. Meist bleibt ein persistierender Hustenreiz oder eine auffällige Atmung mit giemender Exspiration oder Stridor bestehen. Oft besteht gleichzeitig ein milder Infekt der oberen Atemwege mit obstruierter Nasenatmung als begünstigendem Faktor für ein Aspirationsereignis. Nicht selten aber müssen die Eltern auch gezielt nach einem möglichen Aspirationsereignis befragt werden und geben diese nicht spontan bei der Anamneseerhebung

Tab. 44.4 SAMPLER	
SAMPLER	**Beschreibung**
Symptome und Befunde	
Allergien	Keine
Medikation	D-Fluorette® 500 IIE 1x/d
Patientenvorgeschichte	Leichter Infekt der oberen Atemwege mit Rhinitis ohne Fieber
Letzte Mahlzeit	Nachmittagsbrei gegen 15:00
Ereignisse direkt vor dem Notfall	Keine relevanten
Risikofaktoren	Keine

an. In vielen Fällen aber war das Ereignis auch unbeobachtet passiert. ➤ Tab. 44.4.

44.3 Zielklinik und Transport

Im vorliegenden Fall einer akuten fremdkörperbedingten Atemwegsobstruktion muss eine sofortige Intervention mittels Bronchoskopie erfolgen. In diesem Fall muss deshalb als Transportziel dringend eine Kinderklinik angefahren werden, welche aufnahmebereit ist und 24/7 **Atemwegsendoskopien** durchführen kann. Dies sind je nach lokaler Gegebenheit Abteilungen der Anästhesie, pädiatrische Pneumologien oder Kinderintensivstationen sowie HNO-Abteilungen.

Das Team entscheidet sich deshalb nach eigener Voranmeldung für einen bodengebundenen Transport unter notärztlicher Begleitung in die knapp 40 min entfernte Kinderklinik der Maximalversorgung und nicht für die 10 min entfernte Kinderabteilung einer Kreisklinik. Es wird entschieden, dem Patienten für den Fall einer akuten Verschlechterung einen peripheren Venenzugang zu legen. Nach drei frustranen Versuchen bei massiver Aufregung des Kindes mit Zunahme der Tachydyspnoe äußert der Notfallsanitäter „Du solltest überlegen, ob wir nicht auf den Zugang verzichten können, da es zu einer möglichen Verschlechterung der Situation führen kann". Nach einem kurzen Innehalten des Notarztes wird der Versuch abgebrochen und davon Abstand genommen. Um im Fall einer weiter fortschreitenden Verschlechterung der respiratorischen Situation vorbereitet zu sein, werden der i. o.-Bohrer, Narkosemedikamente Esketamin und Rocuronium sowie Beatmungsbeutel mit passender Maske, Larynxmaske und Videolaryngoskop mit altersentsprechendem Tubus mit Führungsdraht vorbereitet. Es wird ein Sättigungsmonitoring etabliert und während des Transports kontinuierlich der Lufteintritt beim Husten, Atemarbeit und Vigilanz beobachtet. Der wichtigste Hinweis auf eine akut drohende Ateminsuffizienz ist in dieser Situation der kaum sichtbare und bei der Auskultation kaum hörbare Lufteintritt in die Lunge oder ein Leiserwerden des Hustens.

44.4 Klinischer Verlauf

Die Aufnahme des Patienten erfolgt im Schockraum der Kinderklinik unter Anwesenheit des Teams der Anästhesie und Kinderintensivmedizin. Nach kurzer Evaluation des Patienten wird die Indikation zur Durchführung einer Notfallbronchoskopie gestellt. Nach Einleitung der Narkose kann mittels starrer Technik ein kleiner roter Legostein auf Höhe der Carina detektiert werden. Dieser wird mittels Fremdkörperzange geborgen. Es können keine weiteren Fremdkörper distal gefunden werden. Nach Ausleitung der Narkose ist der Patient kardiorespiratorisch stabil und kann auf Normalstation für eine Nacht überwacht werden, ehe er am nächsten Morgen symptomfrei und gesund entlassen werden kann.

44.5 Tops und Flops

Die Entscheidung des direkten Transports in eine Kinderklinik mit Endoskopiemöglichkeit war in diesem Fall sicher die beste Lösung. Ein Transport zur Erstversorgung in der nahegelegenen Kreisklinik hätte einen weiteren Transport nach sich gezogen und die Zeit bis zur Fremdkörperentfernung deutlich verlängert. In diesem Fall ist auch der bodengebundene Transport sinnvoll, da im Falle einer akuten Verschlechterung die Arbeitsbedingungen deutlich komfortabler sind und die Nachforderung eines Hubschraubers häufig auch lange Wartezeiten nach sich zieht.

Die Anlage eines peripheren Venenzugangs oder Verzicht darauf stellt in dieser Situation eine der kritischsten Entscheidungen in der prähospitalen Versorgung dar. Die Anlageversuche eines peripheren Venenzugangs können durch Aufregung und Gegenwehr des Patienten zu einer sekundären Lageveränderung des Fremdkörpers und damit zu einer weiteren Verschlechterung des Lufteintritts führen. Auf der anderen Seite könnten im Falle einer akuten Verschlechterung schneller Medikamente zur Narkoseeinleitung gegeben werden. In diesem hier vorliegenden Fall ist die Gefahr der akuten Verschlechterung aber zu groß, weshalb eine gute Vorbereitung eines intraossären Zugangs ein praktikables Vorgehen darstellt. Dieser kann im Falle einer akuten Verschlechterung rasch etabliert werden. Eine Lokalanästhesie mit Lidocain soll nicht durchgeführt werden, da in diesem Fall in der Nutzen-Risiko-Abwägung der Einsatz eines ansonsten nicht regelhaft eingesetzten Medikaments den Nutzen der Analgesie nicht rechtfertigt.

Besonders erwähnenswert war das **„Speaking-up"** des Notfallsanitäters. Häufig trauen sich Personen nicht, ihre Sorgen zu äußern. Gründe hierfür sind, nicht unterbrechen zu wollen, Angst sich oder andere zu blamieren oder falsche Dinge zu sagen. Diese nichtmedizinischen Aspekte der Notfallversorgung sind für eine erfolgreiche Versorgung eines kritisch kranken Kindes mindestens genauso wichtig wie das Kennen von Algorithmen der medizinischen Aspekte. Speaking-up sollte deshalb regelhaft eingefordert und auch belohnt werden. Häufig führen Aussagen wie „du solltest Dir überlegen, …", dazu, dass sich Personen angegriffen fühlen und dann gut gemeinte Vorschläge missachten. Hierbei eignen sich viel besser **„Ich-Botschaften"**, wie z. B. „Ich mache mir Sorgen, dass wir die respiratorische Situation des Kindes verschlechtern und frage mich, ob wir nicht darauf verzichten sollten.".

MERKE

„Speaking-up" ist die Verantwortung aller Team-Mitglieder und sollten als Vorbild von allen Führungspersonen regelhaft eingefordert werden.

Was wäre, wenn …

- … der Patient nach dem Aspirationsereignis wieder asymptomatisch gewesen wäre?
  - Besteht der akute Hinweis auf eine Fremdkörperaspiration, darf der Kliniktransport nur mit Arztbegleitung erfolgen in eine Klinik mit Möglichkeit zur Atemwegsendoskopie. Ein durch Hustenstöße dislozierter Fremdkörper kann auch im Verlauf erst zu einer plötzlichen Verlegung von Trachea oder Glottis führen.
- … der Patient wieder asymptomatisch gewesen wäre und vor dem Aspirationsereignis einen Apfel ohne Schale gegessen hätte?
  - In diesem Fall hätte der Patient in die nächstgelegene Kinderklinik zur ambulanten klinischen Kontrolle gebracht werden können. Bei Flüssigkeiten, Teigbrösel oder Apfel ohne Schale und Kern besteht zumeist keine Indikation zur endoskopischen Entfernung. Alles, was sich in Speichel auflöst, wird abgehustet und benötigt deshalb keine Bronchoskopie.
- … der Patient eine Infektanamnese mit Husten und Schnupfen im Sinne eines Infekts der oberen Atemwege gehabt hätte und das Ereignis aus dem Schlaf heraus aufgetreten wäre?
  - In diesem Fall wäre eine Fremdkörperaspiration extrem unwahrscheinlich und es muss an eine schwere obere Atemwegsobstruktion durch die infektbedingte Schwellung der Schleimhaut gedacht werden. Das Vorliegen des biphasischen Stridors zeigt auch hier eine schwere obere Atemwegsobstruktion an und erfordert sofortige Therapiemaßnahmen. Es sollte sofort unverdünnt Adrenalin 1:1.000 5 ml pur inhaliert werden und im Verlauf ein Steroid (z. B. altersunabhängig 100 mg rektal oder Gewichtsadaptiert oral) verabreicht werden. Bei Persistenz des biphasischen Stridors muss eine Anmeldung auf einer Kinderintensivstation erfolgen.

Zusammenfassung

- Bei jeder akuten respiratorischen Verschlechterung – vor allem ohne Infektanamnese – muss im Kleinkindalter an eine mögliche Fremdkörperaspiration gedacht werden.
- Bei effektivem Husten und damit ausreichendem Lufteintritt sollten keine Maßnahmen zur Entfernung des Fremdkörpers durchgeführt werden, da hieraus im schlechtesten Fall eine noch ungünstigere Lage des Fremdkörpers resultieren kann.
- Bei ineffektivem Husten und noch vorhandenem Bewusstsein sollen Rückenschläge, gefolgt von Heimlich-Manövern (> 1. Lebensjahr) oder Thoraxkompressionen (1. Lebensjahr) angewendet werden, um den Fremdkörper zu entfernen oder in seiner Lage zu verändern.
- Ist bei bewusstlosem Kind eine Laryngoskopie sofort verfügbar, kann diese auch primär erfolgen und ein supraglottischer Fremdkörper kann mittels Magill-Zange entfernt werden.
- Ansonsten muss bei bewusstlosem Patienten mit einer Maskenbeatmung begonnen werden mit dem Ziel, Luft am Fremdkörper vorbeizubekommen oder den Fremdkörper tiefer zu blasen.
- Bei Erfolglosigkeit der Maskenbeatmung kann eine orotracheale Intubation mit Tubus und Führungsstab erfolgen. Ziel ist, den Fremdkörper mittels Tubus und Führungsstab in einen der Hauptbronchien vorzuschieben und so wenigstens eine Lunge beatmen zu können.
- Alle Kinder mit Fremdkörperaspirationen sollten direkt in Kinderkliniken mit Endoskopiemöglichkeit gebracht werden.

LITERATUR

AWMF-Leitlinie „Prähospitales Atemwegsmanagement“, AWMF-Register-Nr.: 001–040, Methodische Klassifizierung: https://register.awmf.org/assets/guidelines/001-040l_S1_Praehospitales-Atemwegsmanagement_2019-03_1.pdf. (letzter Zugriff 01.02.2024).

Couper K, Abu Hassan A, Ohri V et al. International Liaison Committee on Resuscitation Basic and Paediatric Life Support Task Force Collaborators. Removal of foreign body airway obstruction: A systematic review of interventions. Resuscitation 2020 Nov; 156: 174–181.

S2k-Leitlinie Fremdkörperaspiration und Fremdkörperingestion, interdisziplinäre Versorgung von Kindern. https://register.awmf.org/de/leitlinien/detail/001-031 (letzter Zugriff 01.02.2024).

Van de Voorde P, Turner NM, Djakow J et al. European Resuscitation Council Guidelines 2021: Paediatric Life Support. Resuscitation. 2021 Apr; 161: 327–387.

KAPITEL

45

Christian Peter Both

„Die blöde Nuss" – der zeitkritische Einsatz

Fallbericht

Alarmierung und Anfahrt

Um 16:30 erfolgt die Alarmierung RTW und NEF bei plötzlich einsetzender Atemnot bei einem 6-jährigen Jungen auf einem Kindergeburtstag. Die Atemnot sei plötzlich mit einer Schwellung der Lippen, des Halses und überall juckendem Hautauschlag einhergegangen. Roland ist ansonsten gesund und nimmt keine Medikamente. Die Einsatzteams treffen zeitgleich um 16:42 vor Ort ein. Auf der Anfahrt zum Einsatzort bereiten sich sowohl die Notärztin als auch der Notfallsanitäter mithilfe eines kognitiven Hilfsmittels (z. B. App, Notfallkarte o. Ä.) auf den Patienten vor. Neben dem Gewicht und den Vitalparametern werden auch die Notfallmedikamente bei Verdacht auf Anaphylaxie (Adrenalin Rea-Dosierung i. v. + i. m.-Dosierung; H2-Blocker und Steroid) und die Atemwegsmaterialien definiert und gedanklich vorbereitet. Da beide Teams zeitlich eintreffen, findet kurz vor Betreten des Einsatzorts ein kurzes zeitkritisches Briefing mit klarer Rollenverteilung im Team statt.

Eintreffen

Das Team wird vom Freund der Familie an der Haustür in Empfang genommen und ins Wohnzimmer gebracht. Draußen hört man im Garten eine große Truppe von Kindern spielen, laut lachen und rumtoben. Der Hund wurde schon vorab von der Familie ins Badezimmer eingeschlossen.

Ersteindruck

Das Team findet Roland in „Kutscherposition" sitzend mit seinem Vater am Rande der Couch vor. Das Pädiatrische Beurteilungsdreieck als ein sehr wichtiges und effizientes Tool bei Kindern, zeigt mit einen kurzen Blick ein **kritisch krankes Kind** an (➤ Tab. 45.1).

Eine kurze Anamnese ergibt folgende Geschichte. Der 6-jährige, ansonsten gesunde und normal entwickelte Roland mit bekannter Erdnussallergie hat ein Stück Kuchen auf dem Kindergeburtstag gegessen und direkt im Anschluss über die oben beschriebenen Symptome geklagt. ➤ Tab. 45.2.

Verdachtsdiagnose und Differenzialdiagnosen

Schwerer anaphylaktischer Schock bei bekannter Erdnussallergie mit Beteiligung der Atemwege, der Atmung und des Kreislaufs (ABC-Problem).

Differenzialdiagnostisch kommen aufgrund der pathognomonischen Anamnese keine relevanten infrage.

Tab. 45.1 Ersteindruck nach Pädiatrischen Beurteilungsdreieck

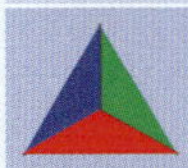	**Allgemeinzustand**	Maximal ängstlich und gestresst
	Atmung/ Atemarbeit	Tachypnoe, biphasischer Stridor; Obstruktives Atemgeräusch, leichte Lippenzyanose
	Hautkolorit/-perfusion	Rot und schweißig
	Ergebnis:	2/3= kritisch

Tab. 45.2 SSSS-Schema

Scene	Sicher – privates Umfeld (Wohnzimmer)
Safety	Sicher – Hund im Badezimmer
Situation	Sicher – sitzt auf der Couch mit dem Vater
Support	Einsatzkräfte ausreichend – Notärztin vor Ort

45.1 Präklinische Therapie

In dem Fall wird parallel zum Abarbeiten des ABCDE durch die Notärztin die direkte intramuskuläre Adrenalingabe entsprechend der gültigen Leitlinien vorbereitet (➤ Tab. 45.3). Nach Rückfrage wird das Gewicht vom Vater auf 20 kg Körpergewicht (KG) angegeben. Der Notfallsanitäter richtet daher 200 µg Adrenalin pur in einer 2-ml-Spritze mit entsprechender i. m.-Nadel und verabreicht die Gesamtmenge direkt in den linken Oberschenkelmuskel (M. vastus lateralis) (➤ Abb. 45.1). Parallel wird der Junge monitorisiert und das entsprechende ABCDE weiter durchgegangen, alle nötigen weiteren Maßnahmen eingeleitet und deren Effekt engmaschig reevaluiert. Nach der direkten und zeitkritischen intramuskulären Adrenalingabe erfolgt die hochdosierte Sauerstoffgabe bei subjektiver Atemnot, leichter Lippenzyanose

Tab. 45.3 X-ABCDE

X-ABCDE	Beschreibung	Maßnahme
e**X**sangiation	Kein Hinweis auf ein Trauma	
Airway	Schwellung der Lippe, Zunge und ein deutliches Kloßgefühl. Leicht gerötete Schleimhäute ➤ Abb. 45.2.	Adrenalin i. m.-Gabe (10 µg/kg KG) Adrenalin inhalativ (5 mg pur) mit 6 l O_2-Flow
Breathing	Biphasischer Stridor. Spastisches und obstruktives AG ubiquitär. AF 28/min. Eher oberflächliche Atemzüge. Native SpO_2 89–90 %.	O_2-Gabe (15 l/min) via Maske mit Reservoir
Circulation	Rekap.-Zeit < 1 s Tachykarder Sinusrhythmus 175/min RR 65/30 mmHg	Adrenalin i. m.-Gabe i. v.-Zugang und zügiger Volumenbolus (20 ml/kg KG) einer Vollelektrolytlösung
Disability	**A**VPU	Betreuung durch Vater und RD-Team
Exposure & **E**nvironment	Urtikaria	Kind wird zielführend entkleidet und evaluiert.

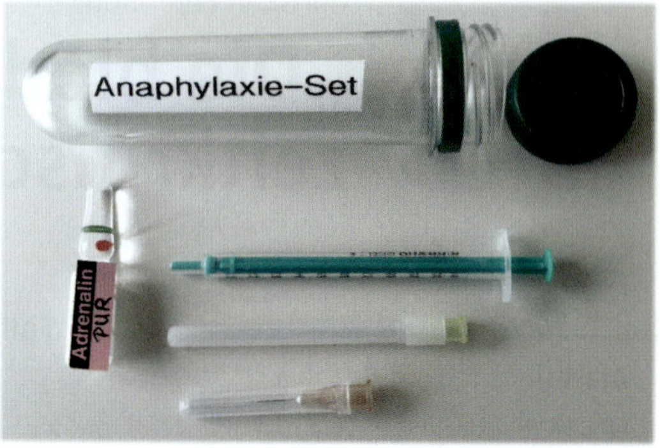

Abb. 45.1 Adrenalin Autoinjektoren [P1437]

Tab. 45.4 Vitalwerte bei Übernahme durch das Rettungsteam

Rekap.-Zeit	1 s
Herzfrequenz	175/min (normal 70–120/min)
Blutdruck	65/30 mmHg (normal 82/50)
SpO_2	89 % (vor Beginn der Sauerstoffgabe)
Atemfrequenz	28/min (normal 20/min)
Temperatur	Nicht gemessen
EKG-Befund	Sinustachykardie

und auffälligen Atemgeräuschen (obstruktives AG und biphasischer Stridor). Die Sauerstoffgabe wird dann um eine pure Adrenalininhalation mit 5 mg Adrenalin ergänzt, um einen abschwellenden und ggf. antiobstruktiven Effekt zu erreichen. Bei kompromittierter Kreislaufsituation (Rekap.-Zeit < 1 s, tachykarder Sinusrhythmus und ausgeprägter Hypotonie; ➤ Tab. 45.4) wird erfolgreich ein i. v.-Zugang gelegt und ein initialer großzügiger Volumenbolus von 20 ml/kg KG einer Vollelektrolytlösung zügig verabreicht. Aufgrund der Dynamik bleibt der Team-Lead (Notärztin und Notfallsanitäter) nah bei Roland und reevaluiert engmaschig die Entwicklung der Symptome. Parallel zu den obigen Maßnahmen werden ein H2-Blocker (z. B. Clemastin, 0,05 mg/kg KG) und Steroid (Prednisolon) gewichtsadaptiert gerichtet und langsam intravenös verabreicht. Die früher zusätzlich gegebenen H1-Blocker sind aufgrund der schwachen Datenlage kontrovers diskutiert und aktuell gibt es kein adäquates Präparat, weshalb es aktuell keine Behandlungsoption darstellt.

Schon nach kurzer Zeit nach der intramuskulären Adrenalingabe berichtet der 6-Jährige, dass die

45

Tab. 45.5 Einteilung der Schweregrade der Anaphylaxie [F802-004]

Grad	Haut und subjektive Allgemeinsymptome	Abdomen	Respirationstrakt	Herz-Kreislauf
I	Juckreiz Flush Urtikaria Angioödem	–	–	–
II	Juckreiz Flush Urtikaria Angioödem	Nausea Krämpfe Erbrechen	Rhinorrhö Heiserkeit Dyspnoe	Tachykardie (Anstieg > 20/min) Hypotension (Abfall > 20 mmHg systolisch) Arrhythmie
III	Juckreiz Flush Urtikaria Angioödem (➤ Abb. 45.2)	Erbrechen Defäkation	Larynxödem Bronchospasmus Zyanose	Schock
IV	Juckreiz Flush Urtikaria Angioödem	Erbrechen	Atemstillstand	Kreislaufstillstand

*Die Klassifizierung erfolgt nach den schwersten aufgetreten Symptomen (kein Symptom ist obligatorisch).

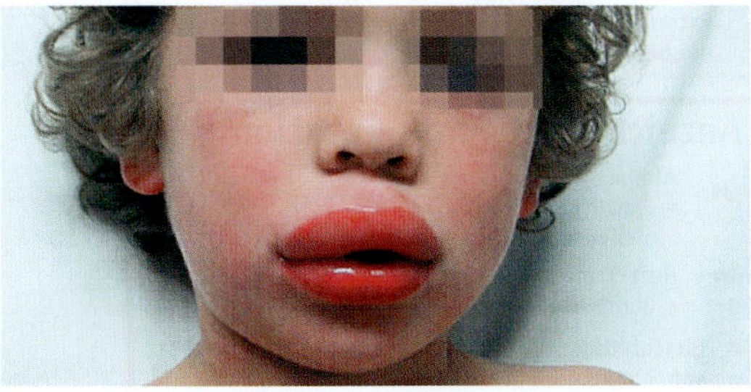

Abb. 45.2 Urtikaria und Angioödem bei Anaphylaxie [G759]

Schwellung und das komische Gefühl im Hals abnehmen würden und er deutlich besser Luft bekomme. Er sei aber irgendwie noch aufgeregter als vorher und sein Herz schlage so schnell. Die Notärztin erklärt ihm ruhig und empathisch, dass das mit dem Medikament zusammenhängt, das man „in den Muskel" und über die Sauerstoffmaske verabreicht habe.

DIAGNOSE

Anaphylaktischer Schock Grad III bei bekannter Erdnussallergie (➤ Tab. 45.5)

45.2 Anamnese

Neben der ansonsten völlig unauffälligen Anamnese berichtet der Vater völlig aufgelöst, dass Roland normalerweise immer zwei „Adrenalin-Autoinjektoren" dabei habe, er den Notfallbeutel und Notfallpass von seinem Sohn aber im Auto daheim vergessen habe (➤ Tab. 45.6, ➤ Abb. 45.3).

Tab. 45.6 SAMPLER

SAMPLER	Beschreibung
Symptome und Befunde	Zuschwellende Atemwege, Atemnot und Kreislaufinsuffizienz
Allergien	Bekannte Erdnussallergie
Medikation	Keine fixen Medikamente
Patientenvorgeschichte	Ansonsten gesunder Junge – allergologisch bestätigte Erdnussallergie
Letzte Mahlzeit	Frühstück um 11:00 und das Stückchen Kuchen kurz vor Alarmierung
Ereignisse direkt vor dem Notfall	Hat kurz vorher Fangen und Verstecken gespielt mit den anderen Kindern. Kein Trauma eruierbar.
Risikofaktoren	Bekannte Allergie (gegen Nüsse)

Anaphylaxie-Notfallplan

Foto

Name, Vorname:

____

____

Geburtsdatum:

____

Bekannte **Anaphylaxie**-Auslöser

____

____

Asthma?

* ja (höheres Risiko für schwere Reaktion)

Plan ausgestellt von (Arzt)**:**

____

____

Datum / Unterschrift

Im Notfall bitte verständigen: Name / Tel. / mobil

____

____

Wo wird das Notfallset aufbewahrt?

____

* Ermächtigungsbescheinigung der Eltern zur Gabe der Medikamente liegt vor

Handhabung Adrenalin-Autoinjektor

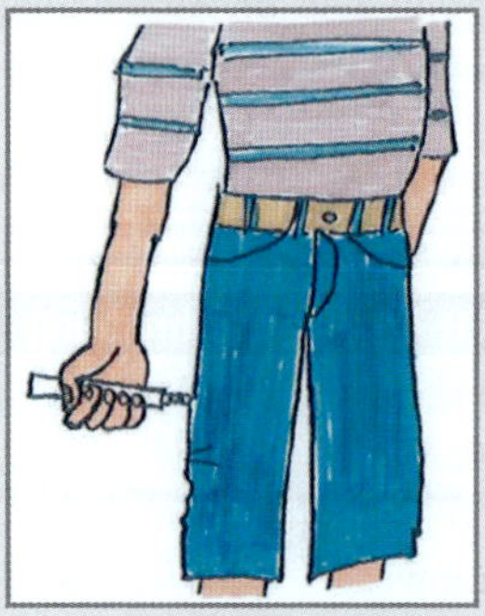

AUFKLEBER ZUR ANWENDUNG DES VERSCHRIEBENEN ADRENALIN-AUTOINJEKTORS AUFBRINGEN

Herausgeber

Unterstützt durch

Anzeichen beginnender Reaktion

Haut:

- Quaddeln (Nesselausschlag), Hautrötung
- Schwellung von Lippen und Gesicht
- Jucken (Handflächen/ Fußsohlen/ Genitalbereich)

oder

Magen-Darm:

- Übelkeit/ Erbrechen/ Krämpfe/ Durchfall
- Kribbeln in Mund und Rachen

Sonstige:

- Fließschnupfen/ Unbestimmtes Angstgefühl, Schwindel

Erste Hilfe-Maßnahmen

1. Beim Patient / Kind bleiben
   Notruf absetzten: **112 anrufen**
2. **Antihistaminikum und Kortison** verabreichen

____

Name des Antihistaminikums und Menge eintragen

____

Name des Kortisons und Menge eintragen

3. **Adrenalin-Autoinjektor** bereit halten und **Patient** auf weitere Anaphylaxie-Anzeichen hin **beobachten**

Anzeichen schwerer Reaktion

Atemwege:

- Plötzliche Heiserkeit/ Husten/ pfeifende Atmung/ Atemnot

Herz-Kreislauf:

- Blutdruckabfall/ Bewusstlosigkeit

▶ **Gleichzeitiges oder aufeinander folgendes Auftreten von Symptomen an unterschiedlichen Organen:** Haut/ Magen-Darm/ Atemwege/ Kreislauf

▶ **Jede Reaktion nach** ______________________

(z.B. Wespenstich, Verzehr von Kuhmilch/ Erdnuss etc.)

Erste Hilfe-Maßnahmen

1. **Adrenalin-Autoinjektor** seitlich in den Oberschenkelmuskel **verabreichen**

____

Name des Adrenalin-Autoinjektors eintragen

2. **Patientenlagerung**
   bei Atemnot: hinsetzen
   bei Kreislaufbeschwerden: hinlegen
   bei Bewusstlosigkeit: stabile Seitenlage
3. **Bei Atemnot** soweit verordnet zusätzlich Spray geben

____

Name des Sprays eintragen – 2 Hübe, ggf. wiederholen

4. **Notarzt** verständigen: **112 anrufen**
5. **Notfallkontakt** verständigen (siehe Eintrag links)
6. Zusätzlich **Antihistaminikum und Kortison** geben (s.o.)

Im Zweifelsfall Adrenalin Autoinjektor verabreichen!

Abb. 45.3 Anaphylaxie-Notfallplan [W204]

45.3 Zielklinik und Transport

Bei bekannter schwerer Erdnussallergie, anaphylaktischem Schock Grad III und dementsprechend schwerer kardiopulmonaler Kompromittierung erfolgt der bodengebundene dringliche Transport des Patienten in ein 30 km entferntes pädiatrisches Zentrumskrankenhaus mit der Möglichkeit, den Patienten für 24 h intensivmedizinisch zu überwachen. Dieser Transport erfolgt soweit problemlos bei sich stetig weiter stabilisierendem Kind unter angepasstem Volumenmanagement. Zur Übelkeitsprophylaxe wird dem Kind kurz vor Transport bei blandem EKG (QT-Zeit) Ondansentron 2 mg (0,1 mg/kg KG, max. 4 mg) intravenös verabreicht.

Nach der erfolgten und strukturierten Übergabe an das behandelnde Krankenhausteam, das gemeinsame Retablieren der Materialien und Medikamente führt das komplette RD-Team ein zielführendes Debriefing durch, bevor im Anschluss daran direkt der Pager für den nächsten Einsatz piepst.

45.4 Klinischer Verlauf

Die Verdachtsdiagnose des präklinischen Teams wird durch das behandelnde Krankenhausteam nach ausführlicher Anamnese und Abarbeiten der Differenzialdiagnosen bestätigt.

Die weitere klinische Überwachung zeigt sich alles in allem unauffällig und Roland und seine Eltern können am nächsten Tag nach erneuter Schulung („wie verhalte ich mich richtig mit meiner Erdnussallergie“) das Krankenhaus verlassen.

45.5 Tops und Flops

Der speditive und zielführende Ablauf des Einsatzes hängt vor allem mit zwei wichtigen Aspekten zusammen:

- Erstens hat sich das Team sehr gut auf den Einsatz vorbereitet, was insbesondere bei Kindereinsätzen wichtig ist, da nur 3–8 % der präklinischen Einsätze Kindereinsätze sind. Die Nutzung von **kognitiven Hilfsmitteln** ist unserer Meinung nach ein absolutes Muss, da es die Versorgung der Patienten sicherer und effizienter macht. Zusätzlich kommt es bei der korrekten Nutzung zu deutlich weniger Dosierungsfehlern und erhöht damit nachweislich die Patientensicherheit und die Versorgungsqualität. Letztendlich ist es aber egal, ob man eine App (z. B. das PediHelp®), ein Hilfsmittel in Papierform (Kindersicher®/Pädiatrische DIVI Notfallkarte von Hoffmann et al.) oder andere Systeme nutzt. Wichtig ist uns nur, dass man das genutzte kognitiven Hilfsmittel in Ruhe das erste Mal ausprobiert und nicht erst im aktiven Einsatz.
- Der zweite wichtige Aspekt für diesen guten und speditiven Einsatzablauf war die **korrekte Umsetzung der gültigen S2k-Leitlinie zur Akuttherapie und Management der Anaphylaxie.** Der kritische Zustand des Patienten und der Schweregrad der Anaphylaxie wurden vom Rettungsteam direkt erkannt, eingeordnet und die entsprechende lebensrettende Maßnahme, nämlich die schnellstmögliche intramuskuläre Gabe von Adrenalin 10 µg/kg KG, in einen großen und gut durchbluteten Muskel durchgeführt.

Ein weiterer essenzieller Aspekt war die konsequente Umsetzung der X-ABCDE-Leitstruktur mit sofortiger Behandlung von pathologischen Aspekten im Sinne von *„first treat, what kills first“* (z. B. A-Problem: Schwellung der Atemwege – Adrenalin i. m. und inhalativ; B-Problem: Atemnot – Sauerstoffgabe und inhalatives Vernebeln mit Adrenalin und viele weitere wichtigen Maßnahmen).

Auch trug das stattgefundene kurze Briefing am Anfang des Einsatzes mit der klaren Rollenverteilung und die Umsetzung der gültigen Crisis-Ressource-Management (CRM)-Regeln im Einsatz zu dem hochqualitative Abarbeiten des Einsatzes bei.

Das am Ende des Einsatzes stattgefundene strukturierte **Debriefing des kompletten Teams** ist ein wichtiges Qualitätsmerkmal für weitere Einsätze und es lohnt sich, dieses im wahren Leben noch mehr zu fördern.

MERKE

Ab einer anaphylaktischen Reaktion über Grad I ist die Gabe von Adrenalin primär intramuskulär die einzig kausale und lebensrettende Therapie, die es gibt, und muss so schnell wie möglich erfolgen. Jegliche Verzögerung dieser Therapie kann zügig zu einem gröberen Problem bis hin zum Kreislaufstillstand führen.

Was wäre, wenn …

- … sich die Symptome 5–10 min nach Adrenalingabe intramuskulär nicht gebessert oder sogar verschlimmert hätten?
  - Bei schweren Allergien bzw. großer Allergenbelastung findet man sich häufig in der Situation, dass **eine** alleinige Adrenaligabe i. m. nicht ausreicht, um den pathophysiologischen „Histamin-Sturm der Mastzellen" zu stoppen. Bei diesen Patienten braucht es nach 5–10 min ohne fehlende Besserung die zweite Adrenalingabe intramuskulär in gleicher Dosierung. Patienten mit bekanntem schwerem Verlauf haben mittlerweile (wie Roland auch) zwei Adrenalin-Autoinjektoren dabei, um sich entsprechend direkt zu behandeln und vorbereitet zu sein (➤ Abb. 45.1). Wichtig ist es, sich nochmals zu vergewissern, welche Dosierung für welches Kind empfohlen wird (→ Adrenalin 10 yg/kg KG i. m.).
  - Grundsätzlich würde man auch bei einer initialen Verbesserung und dann erneuter Progredienz der Symptome das gleiche Vorgehen durchführen. Dieser Verlauf ist ebenfalls nicht selten.
- … es sich bei dem Allergen um einen Tierstich (z. B. Biene) oder eine intravenöse Medikamentengabe (z. B. Antibiotika/Schmerzmittel) gehandelt hätte?
  - Bei Bienen oder anderen Tieren, die ihren Stachel bei der Attacke verlieren und zurücklassen, sollte man versuchen, den Stachel zu entfernen. **„Stopp die Allergenzufuhr"** – analog würde man bei einer medikamentös bedingten Anaphylaxie das vermutete Medikament direkt stoppen und auch das Infusionsbesteck komplett wechseln.
- … das Rettungsteam keinen i. v.-Zugang hätte legen können?
  - Bei kritisch kranken Kindern oder Kinder in einer Reanimationssituation könnte man sich direkt für den intraossären Zugangsweg als primären Zugang entscheiden (Plan A).
  - In weniger kritischen Situationen und nach Abwägung von alternativen medikamentösen Applikationsformen (z. B. analgetische oder antikonvulsive Medikamentengabe via MAD) und dem weiterhin Bestehen der Indikation für einen Gefäßzugang stellt auch dort die intraossäre Nadel eine zuverlässige Option dar (Plan B). Den was man sich schon überlegen sollte, ob mehrere frustrane Versuche nicht gesamthaft schmerzhafter sind als ein zielgerichteter intraossärer Zugang. Und es spricht ja nichts gegen eine vorherige nasale Analgesie via MAD, falls einsatztaktisch sinnvoll und durchführbar.

Zusammenfassung

- Wie bei allen präklinischen Kindernotfall-Einsätzen ist eine gute Vorbereitung essenziell und diese muss mithilfe von kognitiven Hilfsmitteln zielführend durchgeführt werden.
- Bei der Anaphylaxie ist bei entsprechender Schwere (> Grad I) die schnellmöglichste Gabe von Adrenalin die einzig bestehende kausale Therapie. Diese sollte in erster Linie als intramuskuläre Gabe in einen gut durchbluteten Muskel erfolgen (ggf. muss diese Gabe bei schweren Verläufen zeitnah wiederholt werden).
- Die weitere medikamentöse Therapie mit H2-Blockern und der Steroidgabe ist keine lebensrettende dringliche Sofortmaßnahme und sollte wichtigere Therapien nicht verzögern und daher hinten angestellt kann.
- Die Anaphylaxie ist eine Erkrankung, die auf verschiedenen Ebenen symptomatisch sein kann und sich daher sehr unterschiedlich präsentieren kann. Daher ist das konsequente Abarbeiten der Leitstruktur X-ABCDE essenziell, um kein Symptom zu verpassen, sich nicht falsch leiten zu lassen und dann die entsprechende Therapie zeitnah einzuleiten.

LITERATUR

AWMF: Leitlinie zu Akuttherapie und Management der Anaphylaxie – Update 2021; Allergo J Int 2021; 30: 1–25.

KAPITEL

46 Atemstörung, Atemversagen, Reanimation – mit guter Teamperformance alles leistbar!

Philipp Jung

Fallbericht

Alarmierung und Anfahrt

An einem regnerischen Samstagnachmittag wird die Besatzung eines NEF in ein ca. 12 min entferntes Dorf gerufen. „Kind, 6 Jahre, Atemnot“, mehr Informationen hat auch die Leitstelle nicht. Ein RTW ist mitalarmiert, ebenso ein First Responder der im Nachbardorf stationiert ist. Die nächste Kinderklinik liegt vom Einsatzort aus ca. 25 min entfernt.

Auf der Anfahrt geht die Notärztin mit ihrem Notfallsanitäter einige Überlegungen durch, sie machen also ein Briefing: Sie überlegen, wie schwer ein 6 Jahre altes Kind vermutlich ist und entscheiden sich für ca. 20 kg. Ihre Gedanken gehen dann in Richtung der Atemnot-Therapie. Welche Maßnahmen wohl bereits getroffen worden sind? Vor Ort sind wahrscheinlich schon ein First Responder und eventuell auch der RTW, dementsprechend wären wohl die Inhalation, eine Sauerstoffgabe und das Verbringen in eine atemerleichternde Haltung möglicherweise bereits erledigt. Weiterhin gehen ihre Überlegungen in Richtung einer schnellen Erstbeurteilung und sie sprechen über das Pädiatrische Beurteilungsdreieck. Die Notärztin spricht laut aus, dass falls der Patient nach dieser Ersteinschätzung kritisch sein sollte, der Notfallsanitäter bitte sofort den Beatmungsbeutel mit passender Maske vorbereiten und eine eventuelle Sicherung des Atemwegs im Hinterkopf haben soll. Für den Fall einer dekompensierten Atemnot, also einem Atemversagen mit den Erkennungszeichen einer abfallenden Atemfrequenz und -tiefe, ggf. Apnoephasen, stark beeinträchtigtem Bewusstsein und einer erniedrigten Sauerstoffsättigung trotz Hochfluss-Sauerstofftherapie, wird eine primäre 2-Hand-2-Helfer-Beutel-Masken-Beatmung besprochen, eventuell ergänzt durch einen Guedel-Tubus.

Eintreffen

Das Team trifft nach 14 min Anfahrt am Notfallort ein. Das Haus steht in einem kleinen Dorf, es regnet. Die First Responder der Feuerwehr aus dem Nachbardorf kommt ihnen auf dem Fußweg vor dem Haus entgegen. Sie will noch eine Lampe holen, die Lichtverhältnisse im Haus seien nicht die besten.

In einem sehr schlecht beleuchteten Wohnzimmer treffen die beiden die Mutter und den Patienten an. Sie sind überrascht: Der Patient ist nur 1 Jahr alt, wirkt deutlich zu schlank für sein Alter und hat eine auffällige Facies im Sinne eines stark rückverlagerten Unterkiefers und einem eher kleinen Gesichtsschädel. Auf die Frage nach Vorerkrankungen antwortet die Mutter nicht. Sie ist sehr aufgeregt, weint laut und hat ihren Sohn fest auf dem Arm. Die ebenfalls anwesende Besatzung des RTW versucht, die Mutter von der Notwendigkeit einer Inhalationstherapie zu überzeugen. Der am Fuß angebrachte Sättigungssensor zeigt eine SpO_2 von 79 % bei guter Ableitung an. Die gesamte Situation erscheint sehr schwierig und durcheinander.

Nach einer kurzen Phase der Orientierung bittet die Notärztin die Mutter, das Team besser an ihren Sohn zu lassen, die Mutter ist aber (vor lauter nachvollziehbarer Sorge) schlecht zugänglich. Schließlich gelingt der Blickkontakt und die Notärztin sagt der Mutter die drei Dinge, die in diesen schwierigen Fällen zu einer besseren Kooperation der Eltern mit dem Rettungsteam führen. „Ihr Kind ist scheinbar schwer krank, wir tun alles, um ihm zu helfen, aber Sie müssen uns den nötigen Freiraum geben!". Die Notärztin stellt der Mutter die First Responder – eine erfahrene Notfallsanitäterin – zur Seite. Die beiden beobachten von da an die Maßnahmen aus direkter Nähe, das Team gewinnt aber mehr Zugang und Platz zum/am Patienten. Endlich kann die Sauerstoffreservoirmaske (Fluss 12 l/min) dem Kind aufgesetzt werden. Dies führt zu einem Anstieg der SpO_2 auf 87 %. All diese Maßnahmen toleriert das Kind anstandslos.

Ersteindruck

Unter hellerer Beleuchtung und mit besserem Zugang zum Patienten kann sich das Rettungsteam einen ersten Überblick verschaffen. Der Patient heißt Tom und ist laut Mutter ca. 7 kg schwer. Er hat die Augen geschlossen, seine Atmung ist sehr flach, ein Stridor ist so gut wie nicht hörbar. Auf Schmerzreiz (in diesem Falle Kneten der Handfläche) werden die Augen kurz geöffnet und der Patient macht zwei tiefere Atemzüge, bei denen man einen in- und exspiratorischen Stridor hört. Danach ist die Atemtiefe wieder sehr flach. Die an der Stirn gemessene kapilläre Füllungszeit liegt bei 2–3 s. Eine Zyanose ist – eventuell auch den Lichtverhältnissen geschuldet – nicht erkennbar. Die Notärztin kommuniziert laut an das gesamte Team ihren Eindruck:

„Junge, 1 Jahr alt, lethargisch, eher bereits Atemversagen statt Atemnot, dementsprechend dekompensierte Ateminsuffizienz, kapilläre Füllungszeit noch grenzwertig normal; Patientenzustand **kritisch!**" ➤ Tab. 46.2.

Verdachtsdiagnose und Differenzialdiagnosen

Respiratorische (a. e. infektgetriggert) Insuffizienz mit (drohender) Dekompensation, kardiopulmonale Reanimation.

Tab. 46.1 Ersteindruck nach Pädiatrischen Beurteilungsdreieck

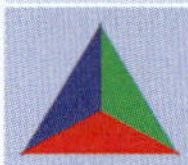	**Allgemeinzustand**	Lethargisch, Augen geschlossen, Reaktion nur auf Schmerzreiz
	Atmung/ Atemarbeit	Flach, leiser biphasischer Stridor, Atemfrequenz unklar
	Hautkolorit/-perfusion	Kapilläre Füllungszeit mit 3 s grenzwertig normal
	Ergebnis:	2/3 = kritisch

Tab. 46.2 SSSS-Schema

Scene	Haus, Beleuchtung spärlich, ein Patient, Kind
Safety	Umgebung und Einsatzort sicher, Lichtverhältnisse schlecht
Situation	Kind, 1 Jahr, Atemnot, kritisch
Support	Evtl. pädiatrische Unterstützung erwägen (telefonisch/telemedizinisch)

46.1 Präklinische Therapie

Eintreffen am Patienten

Aufgrund der Atemnot entscheidet sich das Team für eine Inhalation. Die Feuchtverneblung wird mit Salbutamol und Ipratropiumbromid vorbereitet. Hierzu wird eine fertige Inhalationsmischung, die auch für Erwachsene zum Einsatz kommt, verwendet. Zuerst ist die Notärztin irritiert und unsicher aufgrund der hohen Dosierung beider Medikamente, ihr „schlaues Büchlein" (kognitive Merkhilfe) sagt aber dasselbe und somit ist sie einverstanden. Unter der Inhalation (durchgeführt mit 8 l/min Sauerstofffluss) fällt die Sauerstoffsättigung auf 85 % ab und die Apnoephasen persistieren. Die Herzfrequenz steigt von 160/min auf 180/min an und das Kind ist weniger gut erweckbar als vorher. Auf die rektale Kortisongabe reagiert es gar nicht mehr. Der Notfallsanitäter am Kopf des Kindes ist sehr beunruhigt und meldet sich zu Wort. „Stopp! Ich denke wir haben eine Zustandsverschlechterung, wir sollten das Kind per Beutel-Masken-Beatmung unterstützen!". Die Notärztin, die eigentlich gerade mit der Mutter sprechen und Anamnese machen wollte, ergreift den Beatmungsbeutel mit der – nach einem Austausch nun passenden Maske – und setzt diese im **C-Griff** auf das Gesicht des Kindes. Sie beginnt die sanfte assistierte Ventilation. Das ausbleibende Zischen des Demand-Ventils irritiert die Rettungssanitäterin und sie konnektiert das Ventil neu. Mit festerem Sitz am Beutel funktioniert es gut und liefert die gewollte FiO_2 von 1,0. Die eigene sehr flache Hechelatmung des Kindes (ca. 100 Atemzüge/min) macht es ihr quasi unmöglich, die Inspiration gezielt zu unterstützen, deshalb gibt sie ca. 30 Beatmungshübe/min, bestmöglich abgestimmt auf die Eigenatmung des Kindes. Die Form des Gesichtsschädels erschwert ein stetes gutes Abdichten der Maske, sodass der Notfallsanitäter des RTW per **2-Hand- („Doppel-") C-Griff** unterstützt. Hiermit gelingt die Beatmung besser, allerdings bleibt eine Verbesserung der Sauerstoffsättigung aus. Die Rettungssanitäterin des RTW hat inzwischen des akustischen Pulston des Monitors sättigungsabhängig eingeschaltet und so nimmt das Team einen kontinuierlichen Abfall der Herzfrequenz wahr. Anfänglich entspannt diese Entwicklung das Team etwas, dann aber sagt die Notärztin „Mist, ich glaube, Tom dekompensiert!". Toms Eigenatmung wird in der Tat noch unregelmäßiger und langsamer, Gegenwehr gegen die Beatmung gibt es nicht mehr. Nach einem Abfall bis auf 80/min steigt die Herzfrequenz unter intensiverer Beatmung wieder 110/min an. Der Thorax hebt sich. Mit jeder Beatmung deutlich. Diese Stabilisierungsphase möchte die Notärztin für eine kurze Re-Evaluation nutzen. Als Leitstruktur nutzt sie hierfür das X-ABCDE Schema (➤ Tab. 46.3).

Tab. 46.3 X-ABCDE

X-ABCDE	Beschreibung	Maßnahme
e**X**sangiation	„Kein Trauma.	
Airway	Tom ist jetzt tief bewusstlos, damit ist A bedroht …	… eine Atemwegssicherung müssen wir also als Nächstes vorbereiten. Hierfür bitte schon mal die Narkose-Checkliste rausholen.
Breathing	Wir haben ein B-Problem unter Beatmung mit einem FiO_2 von 1,0, einer auskultatorisch beidseits rasselnder Lunge und einer Sättigung von jetzt 87 % …	… wir kommen um eine Beatmung nicht herum.
Circulation	Aktuelle kapilläre Füllungszeit ist 2–3 s, …	… wenn wir einen Zugang haben bekommt Tom 10 ml/kg KG Volumen.
Disability	Neurologisch war er erst noch zwischen V und P in der AVPU-Skala, jetzt ist er bei U, …	… weshalb wir die Atemwege sichern werden.
Exposure & **E**nvironment	Sein aktueller Blutzucker liegt bei? Und seine Körpertemperatur? …	… oh, bitte die Körpertemperatur einmal rektal messen. Den Blutzucker bestimmen wir jetzt bitte auch einmal kapillär. Außerdem bitte alle dran denken, dass die Mama mit im Raum ist."

Ersteinschätzung und weitere Planung

„Wir haben hier den kleinen 1 Jahr alten Tom. Als wir ankamen, war er bereits in der Atemnot, diese nahm trotz Sauerstoff- und Kortisongabe plus Inhalation zu und aktuell sind wir im Atemversagen mit kontrollierter Beatmung per Beutel-Maske, … "

Als letzten Satz fügt sie an: „Hat von euch noch jemand eine Idee, haben wir was vergessen?" Der Notfallsanitäter des NEF meldet sich zu Wort: „Das mit der Intubation wird sicherlich nicht einfach. Die Facies ist schon auffällig und wir hatten initial Probleme mit dem Abdichten der Maske. Wir müssen die Larynxmaske als Plan B auf jeden Fall parat haben." Die Notärztin lobt diesen Einwand und bittet, für die Narkose die Medikamente, einen 3,5er und 4,0er blockbaren Tubus, die Absaugung, eine Larynxmaske Größe 1,5, einen Führungsstab, das Videolaryngoskop und die Kapnografie vorzubereiten. Als Narkosemedikamente möchte die Notärztin Esketamin und Rocuronium nutzen. Auf die Nachfrage nach Midazolam bzw. Propofol antwortet sie, dass sie sich Sorgen um den Kreislauf mache und deshalb bitte so blutdruckstabil wie möglich bleiben möchte. „Die anästhesiologische Schönheit" der Narkose spiele für sie gerade nicht die primäre Rolle. Die am Ende der Re-Evaluation erbetene Körpertemperatur liegt bei 36,2 °C.

Während die Atemwegssicherung vorbereitet wird, fällt dem Rettungssanitäter vom RTW auf, dass der Bauch immer aufgeblähter wird. „Schaust du denn nicht auf das Manometer am Beutel, um eine Mageninsufflation zu vermeiden?" fragt er die Notärztin. Sie antwortet, dass sie das versucht habe, aber unter inspiratorischen Beatmungsdrücken unter 20cmH_2O keine sichtbaren Thoraxexkursionen da waren. Sie vermutet, dass die kranke Lunge mehr Druck braucht.

...und dann das! Erbrechen und Übergang in eine Reanimation

In diesem Moment würgt Tom und erbricht!

Sofort dreht ihn das Team auf die Seite und will absaugen, allerdings ist der blaue Absaugkatheter (CH 10) sofort vom dick-schleimigen Magensekret verstopft. Mit dem Wegfall der Beatmung sinkt Toms Herzfrequenz sofort auf 35/min ab. Das Team konnektiert den größten Absaugkatheter, den sie haben (rot, CH 18), und schafft es mit Mühe, den Mundraum annähernd vollständig vom Sekret zu befreien. Der Rettungssanitäter vom RTW ruft laut: „Die Herzfrequenz ist unter 60/min, wir müssen drücken!". Die Notärztin bricht das weitere Absaugen ab (es ist nur noch sehr wenig Sekret sicht- bzw. absaugbar), nimmt sich den Beutel und gibt 5 initiale Beatmungen. Die ersten zwei generieren keine eindeutigen Thoraxhebungen, bei den nächsten drei Beatmungen sieht es besser aus. „... und Start mit der Herzdruckmassage, ... 15× drücken, danach beatme ich 2×. Oder kann jemand anderes die Beatmung übernehmen, dann kümmere ich mich um einen Gefäßzugang?" Der Notfallsanitäter des NEF übernimmt die Beatmung. Zwischenzeitlich baut das Team auch die Kapnografie ein. Der erste Wert liegt bei 26 mmHg, schwankt aber stark. Die Maske abzudichten, ist auch für ihn schwierig. Schließlich entscheiden der Rettungssanitäter (der Herzdruckmassage macht) und er, dass er mit zwei Händen die Maske im Doppel-C-Griff hält und der Rettungssanitäter nach 15 Thoraxkompressionen eine Hand vom Thorax löst und damit den Beutel ausdrückt. Die andere Hand lässt er auf dem Thorax, um zu fühlen, ob dieser sich hebt und senkt. Das EKG zeigt anhaltend eine Herzfrequenz um die 30/min an. Die Sauerstoffsättigung ist intermittierend zwischen 80 und 93 % messbar (bei schlechter Kurve). Die Notärztin spricht laut zum ganzen Team: „Ok, wir sind jetzt in der Reanimation, vermutlich der Hypoxämie bei/nach Erbrechen geschuldet. Bei nichtdefibrillierbarem Rhythmus lege ich so schnell wie möglich einen Zugang und gebe die erste Gabe Adrenalin. Vorher gehen wir die Dosis nochmal zusammen durch. Ihr konzentriert euch bitte voll auf die Basics!" Außerdem dreht sie sich zur Mutter um und bittet die sie betreuende Notfallsanitäterin, der Mutter einmal die Reanimation und die Atemwegssicherung kurz zu erläutern und dann sie (die Notärztin) zu unterstützen (➤ Abb. 46.1).

Gefäßzugang und Adrenalingabe

Da der erste Versuch einer Venenpunktion nicht gelingt, greift die Notärztin zur intraossären Kanüle. Sie zögert kurz vor Betätigung des Bohrers, denn ihr wird bewusst, wie eng der Markraum der Tibia bei einem Kind von Toms Größe sein kann. Diese 2–4 mm richtig zu treffen, ist nicht trivial. Sie stützt ihren Arm besser ab (um den Druck auf den Bohrer besser dosieren zu können), lagert das Bein etwas außenrotiert auf einem gerollten Handtuch und fixiert mit der anderen Hand von vorne die Tibia. Die Nadel hat nun guten Halt an der seitlich abgeflachten proximalen Tibia und senkrecht zum Knochen – also den Bohrer bzw. die Nadel nach medial verschwenkt – betätigt sie kurz den Bohrer. Mit sanftem Druck merkt sie plötzlich den Widerstandsverlust, hält die Nadel fest, zieht den Bohrer ab, schraubt den Mandrin aus der Nadel und befestigt die mit Kochsalzlösung durchgespülte Anschlussleitung. Das Team hat bereits einen 3-Wege-Hahn an die Leitung angeschlossen und hieran ein Infusionssystem. Die Notärztin gibt nun eine Testdosis von 10 ml VEL und tastet dabei den Weichteilbereich hinter der Bohrstelle. Glücklicherweise spürt sie weder ein Flirren im Unterhautfettgewebe, noch entsteht

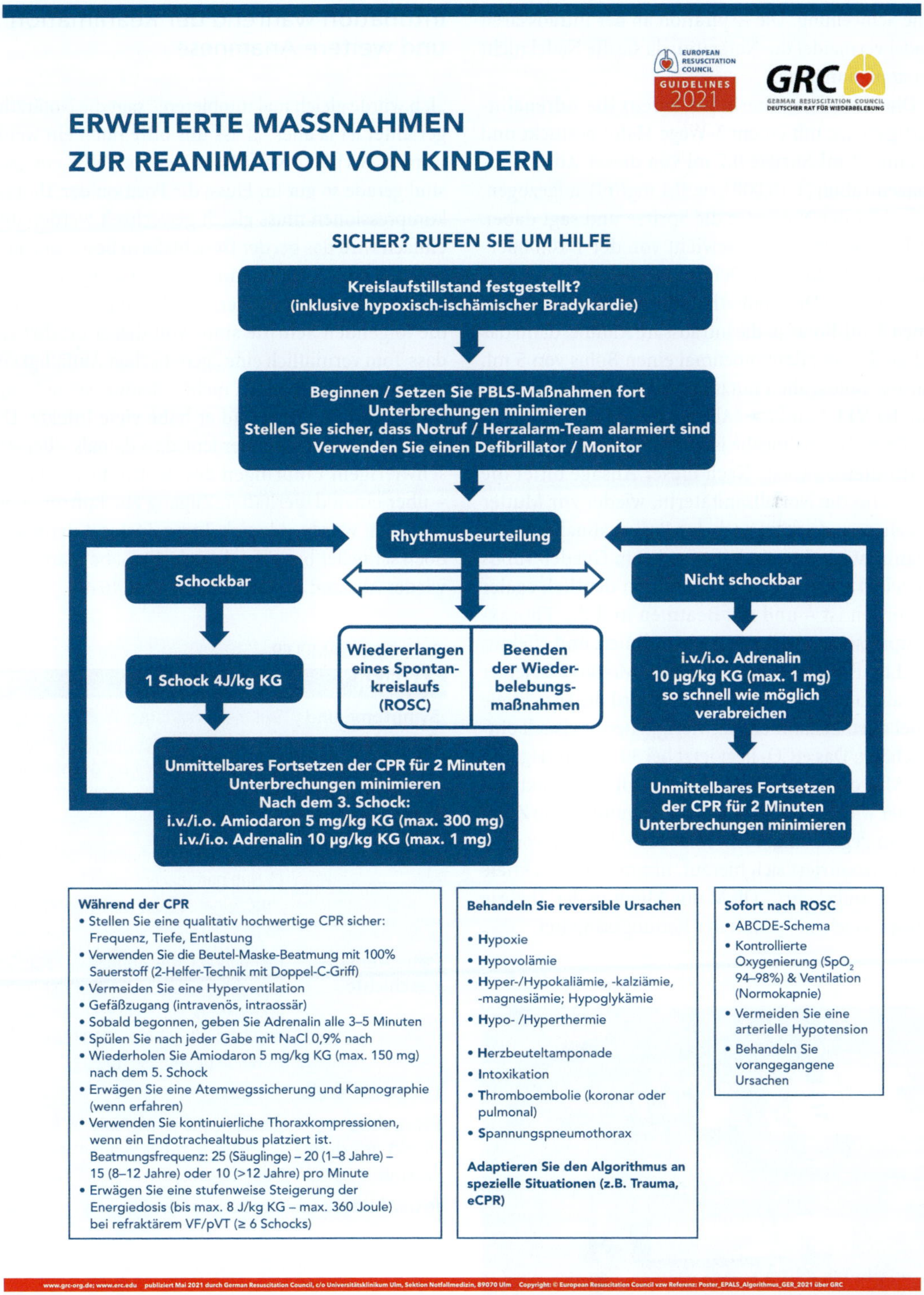

Abb. 46.1 Erweiterte Reanimationsmaßnahmen, Advanced Paediatric Life Support (© German Resuscitation Council [GRC] und Austrian Resuscitation Council [ARC] 2021) [F781-041]

46

eine Schwellung. Die Aspiration an der intraossären Nadel vermeidet die Notärztin, da sie die Nadel nicht verstopfen möchte.

Die Notfallsanitäterin hat bereits die Adrenalin-Fertigspritze mit einem 3-Wege-Hahn bestückt und in einer 2-ml-Spritze 0,7 ml von dieser Adrenalinkonzentration (1:10.000 bzw. 0,1 mg/ml) aufgezogen. Sie reicht der Notärztin die Spritze und sagt dabei: „0,1 ml pro kg Körpergewicht von der 1:10.000er-Adrenalinverdünnung. Bei 7 kg macht das 0,7 ml total, stimmt das?" Die Notärztin bestätigt die Menge, gibt einen 5-ml-Bolus in die intraossäre Kanüle, dann das Adrenalin und dann nochmal einen Bolus von 5 ml. Für die Bolusgaben nutzt sie das Push-Pull-System mit der VEL (s. u.) (➤ Abb. 46.2).

„Erste Adrenalingabe ist drin, es beginnt der erste 2-Minuten-Zyklus!" Nach dieser Ansage bittet die Notärztin die Notfallsanitäterin, wieder zur Mutter zu gehen, und schaut nach den Basismaßnahmen der Reanimation. Inzwischen wurde ein Guedel-Tubus eingelegt – womit die Kopfposition deutlich egaler geworden ist – und das Beatmen und die Thoraxkompressionen wirken sehr koordiniert und effektiv. Das Life-Feedback-System des Defi-Monitors ist leider erst ab 25 kg zugelassen, deshalb wird die Drucktiefe – bei allen bekannten Schwierigkeiten – visuell eingeschätzt. Das $etCO_2$ liegt jetzt bei 30–34 mmHg und das Metronom des Defi-Monitors gibt den Takt vor. Immer wieder korrigiert sich das reanimierende Zweierteam gegenseitig, denn folgt man dem Metronom und konzentriert sich hierauf, nimmt die Drucktiefe ab und umgekehrt. „Oh Mann, klingt in der Theorie immer so leicht!" stöhnt der Rettungssanitäter.

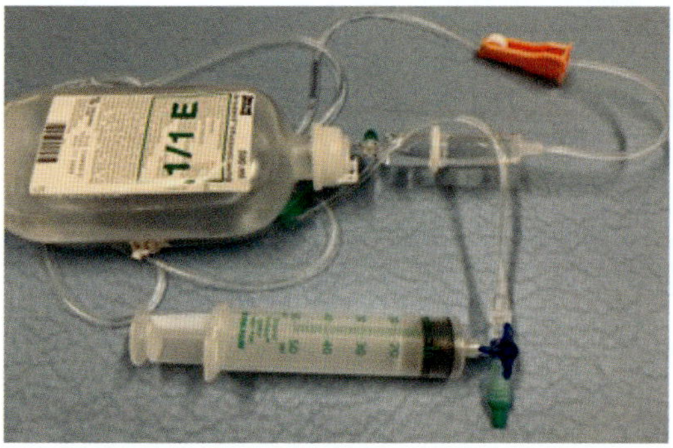

Abb. 46.2 Push-Pull-Infusionssystem, „Marke-Eigenbau" [P1434]

Intubation während der Reanimation und weitere Anamnese

„Ich würde gleich mal intubieren!" sagt die Notärztin, gerichtet ist ja alles. „Lass uns bitte noch ein wenig warten" wirft der Notfallsanitäter vom NEF ein, „wir sind gerade so gut im Fluss, die Position der Thoraxkompressionen muss gleich gewechselt werden und einfach wird das bei der Gesichtsform bestimmt auch nicht." Die Notärztin stimmt dem Gesagten voll zu und geht kurz zur Mutter, um ihr zu erläutern, was die folgenden Schritte sind. Von dieser erfährt sie, dass Tom vermutlich eine „genetischen Auffälligkeit" hat, was genau, ist noch nicht bekannt. Seine Lunge sei sehr empfindlich und er habe viele Infekte. Die Mutter erinnert sich außerdem, dass damals – bei sehr schwierigem Einbringen des Beatmungsschlauchs – über einen dauerhaften Zugang zur Luftröhre gesprochen wurde. Als sich Toms Zustand dann aber doch schneller besserte als gedacht, habe man davon wieder Abstand genommen. ➤ Tab. 46.4.

Tab. 46.4 SAMPLER

SAMPLER	Beschreibung
Symptome und Befunde	Seit mehreren Tagen Probleme mit Luft, immer wieder Inhalation mit Salbutamol; aktuell Lunge rasselnd und Giemen in der Exspiration
Allergien	Keine bekannt
Medikation	Salbutamol per Inhalation bei Bedarf (1 Hub per Spacer); Viani DA (2× 1 Hub); Vigantol-Öl (1× 1 Tropfen pro Tag)
Patientenvorgeschichte	Reif geboren, bei auffälliger Facies V. a. übergeordnete syndromale Erkrankung, genetische Diagnostik ausstehend; seit Monaten rezidivierende pulmonale Infekte
Letzte Mahlzeit	5 h vor dem Ereignis
Ereignisse direkt vor dem Notfall	Zunehmende respiratorische Problematik, jetzt mit intermittierender Lippenzyanose
Risikofaktoren	Schwieriger Atemweg

Wiedereintritt der Spontanzirkulation (Return of spontaneous circulation, ROSC)

„Die nächste Rhythmuskontrolle ist in 20 s. Dann steht auch die zweite Adrenalingabe an." hört die Notärztin den Rettungssanitäter sagen. Das reanimierende Team hat untereinander getauscht und die nächste Adrenalindosis liegt fertig aufgezogen neben Tom. „Das sind wieder 0,7 ml Adrenalin 1:10.000. Jetzt kommt die Rhythmusanalyse, ... Stopp mit Thoraxkompressionen!" Die Hand des Rettungssanitäters geht an den Brachialispuls, die Reanimation wird kurz pausiert. „Das sieht nach einem Sinusrhythmus aus, Herzfrequenz 73/min, ich taste einen schwachen Puls!" Die Notärztin tastet am anderen Oberarm und bestätigt den Eindruck des Rettungssanitäters. Sie weist das Team an, eine Blutdruckmessung zu versuchen und misst die kapilläre Füllungszeit. Sie beträgt 3 s. Die kleinste Blutdruckmanschette wird an den Arm gebaut und tatsächlich ist ein Blutdruck messbar, mit 58/42 mmHg aber zu niedrig. Auch beginnt Tom gegen die Beatmung anzuatmen, allerdings sehr unregelmäßig. Die Sauerstoffsättigung, auch mit unterstützender Beatmung liegt bei 86 %.

Planung und Durchführung der Atemwegssicherung

„Ok, wir haben ROSC, super. Die Hypoxämie ist aber weiterhin ein Problem. Ich hätte jetzt gerne einen Adrenalin-Perfusor, danach legen wir vermutlich eine Larynxmaske (LaMa) unter Narkose mit Esketamin und Rocuronium. Ich würde einmal mit dem Videolaryngoskop schauen. Wenn das schwierig ist, aber schnell auf die LaMa wechseln. Ich denke eine 1,5er müsste gehen, aber legt bitte auch eine 1,0er raus, außerdem eine passende Magensonde für die LaMa, die können wir dann mit wenig Sog an die Absaugung anschließen. Wenn das alles nicht funktioniert, ist unsere Rückfallebene die 2-Hand-2-Helfer-Beutel-Masken-Beatmung. Das machen wir zur Not bis in die Klinik. Sobald der Atemweg sicher ist, melden wir uns direkt auf der Kinderintensiv an. Habt ihr noch Fragen oder Anmerkungen?"

Die Frage nach einem zweiten Zugang verneint die Notärztin. „Auch wenn das vielleicht schön wäre, aber wenn ich mir den Venenstatus anschaue, wird das bestimmt nicht so schnell machbar sein. Ein intraossärer Zugang muss erstmal ausreichen."

Den Adrenalinperfusor (1 mg Adrenalin plus 49 ml Glukose 5 %) lässt die Notärztin mit 2,3 ml anlaufen (Körpergewicht geteilt durch 3 entspricht ca. 0,1 µg/kg/min) und geht in Gedanken die Atemwegssicherung nochmal durch. „Kannst Du die einzelnen Schritte vielleicht laut sagen, dann sind wir alle gebrieft." bittet sie der Notfallsanitäter vom NEF.

MERKE

Kochrezept für Katecholamin-Perfusor

1. Konzentration herstellen: 1 mg Katecholamin (Adrenalin bzw. Noradrenalin) plus 49 ml NaCl 0,9 % oder G 5 %
2. Gibt man jetzt als Laufrate das Körpergewicht des Kindes geteilt durch 3 ein, so entspricht diese Laufrate 0,1 µg/kg/min.

Beispiel: Tom wiegt 7 kg, 7 geteilt durch 3 = 2,3, d. h., eine Laufrate von 2,3 ml/h entspricht 0,1 µg/kg/min.

„Narkoseeinleitung mit 15 mg Esketamin plus 7 mg Rocuronium, vorher und hinterher ein Bolus mit 5 ml VEL. Wenn keine Eigenatmung mehr, Versuch der Laryngoskopie mit einem 1er-Miller-Spatel. Der Führungsstab ist angefeuchtet im 4,0er-Tubus? Die Kapnografie läuft ja bereits. Die Absaugpumpe läuft? Wenn ich keine gute Sicht bekomme, breche ich die Laryngoskopie ab und inseriere die 1,5er-LaMa. Den Absaugkatheter können wir bereits in die LaMa einführen, dann kann ich darüber die LaMa einführen, manchmal ist das dann leichter. Sobald die LaMa liegt, schließt ihr bitte die Kapnografie an. Eventuell müssen wir die LaMa nachblocken, auf der Verpackung steht hierfür ein Volumen von 3 ml. Wir schließen dann den Beutel an und achten bitte alle auf Thoraxexkursionen. Bitte sagt laut Bescheid, wenn ihr keine seht. Außerdem möchte ich vermeiden, dass die Sauerstoffsättigung unter 20 % zum Ausgangswert abfällt, also unter 70 %. Bitte achtet alle auf den Monitor und wenn ihr das seht, sagt mir eindeutig Bescheid, egal was ich gerade mache."

Der gemessene Blutdruck liegt jetzt bei 74/41 mmHg, die kapilläre Füllungszeit bei unter 2 s. Das Team ist hochkonzentriert und die Narkose wird eingeleitet. Bolus – Esketamin – Bolus – 3 min warten – Bolus – Rocuronium – Bolus. Nach erneuten 2 min hat Tom keine Eigenatmung mehr und lässt sich gut per Beutel und Maske beatmen. Die Sauerstoffsättigung liegt bei einem F_iO_2 von 1,0 weiterhin bei 85 %. Die Notärztin startet das Videolaryngoskop (VL) und kann trotz mehrfacher Versuche und Korrekturen die Stimmbandebene nicht gut darstellen. Da das Team die Laryngoskopie auf dem Monitor des VL verfolgen kann, greift der Notfallsanitäter des NEF zur 1,5er-LaMa, die er zuvor angefeuchtet hat. Die Notärztin entfernt das VL und inseriert die in die LaMa eingelegte Magensonde. Dies funktioniert problemlos. Nun führt sie die gewinkelte LaMa der zweiten Generation dem harten Gaumen folgend nach, bis sie Widerstand hat. Das Team schließt die Kapnografie und den Beatmungsbeutel an. Trotz sehr viel hörbarer Nebenluft hebt und senkt sich der Thorax, aber nur wenig. Nach dem Nachblocken sind die Nebenluftgeräusche weniger und die Thoraxexkursionen mehr. „Ganz dicht bekommen wir sie wohl nicht, noch mehr nachblocken macht die Maske eher wieder undicht. Wir lassen das so." Nach dieser Ansage wird das Beatmungsgerät angeschlossen. Die druckkontrollierte Beatmung wird gestartet. Als Tidalvolumen zielt die Notärztin auf 40–45 ml. Bei einem PEEP von 7 cmH_2O muss ein inspiratorischer Druck von 23 cmH_2O gewählt werden, um diese zu erreichen. Die gemessenen Tidalvolumina schwanken sehr stark, was die Notärztin auf die Nebenluft zurückführt. Da die Thoraxexkursionen erhalten bleiben und die Sauerstoffsättigung auf 92 % ansteigt, ist die Notärztin zufrieden und lässt die LaMa fixieren. Bei der Auskultation zeigt sich die Lunge seitengleich belüftet und obstruktiv, weshalb die Beatmungsfrequenz reduziert wird, um die Exspiration zu verlängern. Zusätzlich relaxiert die Notärztin nochmal mit 4 mg Rocuronium nach. Hierunter bessert sich die Obstruktion nach einigen Minuten. Vorsichtshalber lässt die Notärztin sich noch Magnesium aufziehen.

Tom wird vom Rettungsteam auf die Trage umgelagert und in den Rettungswagen gebracht. Die Mutter darf ausnahmsweise im RTW mitfahren.

Direkt vor Abfahrt macht die Notärztin mit dem gesamten Team – orientiert am X-ABCDE-Schema – noch einmal eine Zusammenfassung bzw. Reevaluation (➤ Tab. 46.5).

„Also, einmal für alle: Wir haben hier den ein Jahr alten Tom. Gerufen wurden wir zum Einsatzstichwort Atemnot. Wir haben Tom im Zustand der Atemnot auf dem Arm seiner Mutter vorgefunden. Er hat wohl seit mehreren Tagen einen pulmonalen Infekt bei genereller Anfälligkeit für pulmonale Infekte. Primär war er in der Atemnot, wir haben inhaliert sowie Kortison und Sauerstoff gegeben. Dann ist er mit Apnoen und generell abnehmender Atemfrequenz ins Atemversagen gegangen und wir mussten ihn erst assistiert, dann kontrolliert per Beutel und Maske beatmen. Er hat einen bekannt schwierigen Atemweg. Unter der Beatmung hat er sich dann übergeben und ist kurzzeitig reanimationspflichtig geworden. Nach einer Adrenalingabe und ca. 4 min kardiopulmonaler Reanimation hatte er ROSC. Bei niedrigem Blutdruck haben wir einen Adrenalinperfusor begonnen und ihm dann per Larynxmaske den Atemweg gesichert.

Tab. 46.5 X-ABCDE

X-ABCDE	Beschreibung	Maßnahme
e**X**sangiation	„Das heißt, wir haben aktuell kein X-Problem.	
Airway	… einen per Larynxmaske gesicherten Atemweg …	
Breathing	… und bei einer FiO_2 von jetzt 0,8 eine Sauerstoffsättigung von 91 %.	… das Ziel wäre eine SpO_2 von 94–98 %, also bitte FiO_2 hochdrehen.
Circulation	Der aktuelle Blutdruck liegt bei 83/51 mmHg …	… unter Adrenalin per Perfusor auf aktuell 0,2 µg/kg/min, was einer Laufrate von 6 ml/h entspricht.
Disability	Das Bewusstsein ist unter Narkose nicht einzuschätzen, krampfverdächtige Ereignisse haben wir nicht beobachtet. Die Pupillen sind isokor und eng.	
Exposure & **E**nvironment	Die aktuelle Temperatur liegt bei 35,9 °C, der aktuelle Blutzucker bei 84 mg/dl.	Wärmeerhalt wäre gut."

Jetzt ist er soweit stabil an hohen Beatmungsdrücken, das $etCO_2$ versuchen wir, über die Beatmungsfrequenz normokapnisch zu halten. Zur Aufrechterhaltung der Narkose bekommt er alle 10 min Esketamin, ich stelle mir meinen Timer am Handy. Die pulmonale Obstruktion war zwischenzeitlich ein Problem, falls die wieder kommt, können wir Magnesium geben oder nochmal nachrelaxieren."

Am Ende fragt sie erneut in die Runde: „Haben wir etwas vergessen, hat noch jemand eine Idee?" Der Notfallsanitäter des NEF antwortet: „Die Infusion am intraossären Zugang läuft frei tropfend nicht rein, wir sollten einen Druckinfusionsbeutel nehmen." Die Notärztin findet das eine gute Idee, bittet aber darum, dass die Infusion nur tropfenweise und nicht im Schuss einläuft.

Tom wird vor Abfahrt auf der Kinderintensivstation angemeldet.

DIAGNOSE

Atemnot – Atemversagen – (kurzzeitige) Reanimation – ROSC. Das alles auf dem Boden eines schweren pulmonalen Infekts.

46.2 Zielklinik und Transport

Die Zielklinik hat das Rettungsteam bereits mit der Vorankündigung auf der Kinderintensiv festgelegt. Die Wahl fiel auf die 25 min entfernt liegende Kinderklinik, in der Tom bekannt ist. Sie ist, wie landesweit bisher leider keine Klinik, nicht als spezialisiertes Postreanimationszentrum für Kinder ausgewiesen. Sie beherrscht aber – vor allem auf ihrer Intensivstation für Kinder außerhalb der Neugeborenenperiode – alle notwendigen Therapien (z. B. Temperaturmanagement). Vor Transportbeginn hat das Team sich direkt über die Notfallnummer auf der Kinderintensivstation angemeldet. Dies gibt den Kollegen die Chance, in die Briefe der letzten Aufenthalte zu schauen und die Intubation bei schwierigem Atemweg vorzubereiten. Die Bronchoskope befinden sich auf der Nachbarstation, deshalb ist diese Zeit der Vorbereitung sehr wertvoll.

Die Beatmung passt die Notärztin für den Transport an und wählt dabei eine niedrignormale Beatmungsfrequenz von 25/min. Die Obstruktion ist zwar deutlich gebessert, das $etCO_2$ bleibt aber mit 65 mmHg im hyperkapnischen Bereich. Das Team ist froh, dass es Tom bis an diesen Punkt hat bringen können, und belässt die Frequenz, wie sie ist. Während des ca. 30-minütigen Transports gibt die Notärztin alle 10 min 15 mg Esketamin zur Aufrechterhaltung der Narkose. Hierunter ist Tom gut zu beatmen, hat eine stabile Herzfrequenz von 110/min und eine Sauerstoffsättigung von 94 % bei einer F_iO_2 von 0,6.

46.3 Klinischer Verlauf

Tom wird auf der Kinderintensivstation übernommen. Ein großes interdisziplinäres Team steht bereit, insbesondere wegen der anstehenden Atemwegssicherung bei bekannt schwierigem Atemweg. Toms Vitalparameter sind unverändert stabil.

Die arterielle Blutgasanalyse bei Aufnahme zeigt einen pH von 7,12 bei einem pCO_2 von 75,3 mmHg ($etCO_2$ 81 mmHg) und einem Laktat von 4,8 mmol/l. Die Elektrolyte sind ausgeglichen, der pO_2 bei 78,4 mmHg.

Die fiberoptische Atemwegssicherung gelingt gut, allerdings wird festgestellt, dass Tom konventionell nicht zu laryngoskopieren ist. Im Röntgen-Thorax bei Aufnahme zeigt sich eine massive Aspirationspneumonie mit zusätzlichen pneumonischen Infiltraten. In der viralen PCR-Testung sind außerdem die Ergebnisse für Metapneumovirus und Rhinoviren positiv.

Die Lunge bessert sich stetig und nach 7 Tagen kann Tom ins „Weaning" von der Beatmung genommen werden. Auch das gelingt problemlos. Aufgrund der anatomischen Atemwegsverhältnisse wird Tom ein Tracheostoma angelegt.

Nach Anpassung der Heimbeatmung, der Organisation eines Pflegedienstes und der Einarbeitung bzw. Anleitung der Mutter kann Tom nach 4 Wochen die Klinik verlassen.

46.4 Tops und Flops

Der Fall zeigt gut, wie sehr sich die gemeldete Situation von der realen unterscheiden kann. Das Team hat die Zeit der Anfahrt zwar genutzt und sich gut vorbereitet, das wurde aber alles hinfällig, als der Patient plötzlich kleiner und „spezieller" war. Trotzdem sollte man sich im Vorfeld genau diese Gedanken machen und sich dann flexibel halten, um die Gedanken an die Realität vor Ort anzupassen.

Insgesamt hat das Team in seiner Gesamtheit diesen dramatischen Notfall sehr gut gemanagt. Insbesondere die Einladung zum Speaking-up durch Notärztin ans Team („Hat noch jemand eine Idee? Haben wir etwas vergessen?") hat die Teammitglieder ermutigt, aktiv mitzudenken und ihre (relevanten) Gedanken laut auszusprechen. So wurden wichtige Dinge, die die Notärztin in diesem Moment vielleicht nicht bedacht hat, eben **nicht** vergessen. Auch war sich die Notärztin nicht zu schade, ihre kognitive Merkhilfe zu bemühen (Dosierung Salbutamol/Ipratropiumbromid).

Eventuell hätte man initial anstatt mit Salbutamol/Ipratropiumbromid mit Adrenalin inhalieren können, immerhin hatte Tom einen biphasischen Stridor. Hier ist inhalatives Adrenalin mit seiner positiven Wirkung auf sowohl die oberen wie auch die unteren Atemwege die bessere Wahl. Ebenfalls ist die initiale Einordnung als Atem**not** diskussionswürdig. Man hätte sich aufgrund der Apnoephasen auch ein wenig früher für ein Atem**versagen** und die assistierte Beutel-Masken-Beatmung entscheiden können bzw. müssen.

In der Reanimation schaute die Notärztin als erstes nach einer Vene und unternahm einen Punktionsversuch. Hier hätte man sich durchaus primär für eine intraossäre Zugangsanlage entscheiden können.

Sehr positiv war der Umgang mit der Mutter. Sie durfte im Raum bleiben und ihr wurde eine erfahrene Notfallsanitäterin zur Seite gestellt, die ihr das Vorgehen erläuterte. Nachdem die Notfallsanitäterin einmal „am Kind" gebraucht wurde, wurde sie nach ihrer Hilfe aktiv wieder der Mutter zur Seite gestellt.

MERKE

Die Reanimation von Kindern ist – die psychischen Begleitumstände vorsichtig ignorierend – ein klar und gut strukturierter Notfall. Regelmäßiges Training ist unabdingbar für eine adäquate Versorgung. Die **2-Hand-2-Helfer-Beutel-Masken-Beatmung** ist in den meisten Fällen – auch bei Gesichtsschädelanomalien – möglich. Bei schwierigem Atemweg ist die Larynxmaske eine sehr gute Alternative zur endotrachealen Intubation. Effektive Kommunikation, das Nutzen der Ressource „Team" und generell ein „gelebtes Crisis Ressource Management" entlasten den Teamleader und verbessern die Performance generell. Ihr Nutzen für die Patientensicherheit kann nicht hoch genug eingeschätzt werden.

Was wäre, wenn …

- … Tom nicht reanimationspflichtig geworden, aber trotzdem im Atemversagen verblieben wäre?
  - Ein Patient im Atemversagen benötigt eine Atemwegssicherung, diese muss aber so sicher wie möglich durchgeführt werden. Die Beutel-Masken-Beatmung – inklusive ihrer Stolpersteine und Problemlösungen – ist eine Kernkompetenz prähospital tätiger Teams. Hierfür muss nicht unbedingt an ihrem Ende notwendigerweise die endotracheale Intubation stehen, auch die Larynxmaske oder eine effektive Beutel-Masken-Beatmung (ggf. mit Anlage einer Magensonde) sind möglich, um die Ventilation und Oxygenierung zu sichern.
- … weder die Beutel-Masken-Ventilation noch die Einlage einer Larynxmaske funktioniert hätte?
  - Alternativ kann versucht werden, die Beatmung über einen „Rachentubus" durchzuführen. Dieser Tubus wird über ein Nasenloch vorgeschoben. Verschließt man nun das andere Nasenloch und den Mund, so kann hierüber beatmet werden. Im Grunde entspricht dies einer Maskenbeatmung mit besserer Abdichtung. Die richtige Insertionstiefe führt gelegentlich zu Diskussionen. Hierbei ist zu bedenken, dass das zu tiefe Hereinrutschen des Tubus verhindert werden muss, landet dieser doch dann unweigerlich im Ösophagus. Empfehlenswert ist demnach eine Einführtiefe kurz nach dem Tubusumschlag in den Nasopharynx (meist 5–8 cm ab Nasenloch).
- … Tom keinen so schnellen Wiedereintritt der Spontanzirkulation gehabt hätte?
  - Das Team hätte dann die Reanimation nach dem Schema für den nichtdefibrillierbaren Herzkreislaufstillstand fortgesetzt. Dieser beinhaltet die Gabe von Adrenalin alle 3–5 min

und das frühzeitige und wiederholte Abarbeiten bzw. gezielte Beseitigen der reversiblen Ursachen: Hs und HITS.

- … Tom keinen oder keinen anhaltenden ROSC gehabt hätte?
  - Sollte das Team vor Ort unsicher sein, ob oder wann es die Reanimation beenden kann/soll, gibt es mehrere Möglichkeiten der Hilfestellung:
    - Anruf bei der im Gebiet zuständigen Kinderintensivstation mit der Frage um Unterstützung. Denn eventuell besteht die Möglichkeit, dass ein erfahrener Kinderarzt zur Einsatzstelle kommt.
    - Absprache mit der Kinderintensivstation, dass das Team nun unter laufender Reanimation in die Klinik fährt; dort weitere Diagnostik zur Prognoseabschätzung (z. B. Blutgasanalyse, Echokardiografie und weitere)
    - Absprache mit der Kinderintensivstation im Sinne einer telefonischen Beratung

Zusammenfassung

- Eine gute Ersteinschätzung ist der Grundstein für die effektive Behandlung von pädiatrischen und erwachsenen Notfallpatienten.
- Atemnot kann jederzeit übergehen in ein Atemversagen, Atemversagen kann jederzeit übergehen in eine Reanimation.
- Effektive Basismaßnahmen schützen reanimationspflichtige Kinder vor weiteren Schäden.
- Das Nutzen von kognitiven Hilfsmitteln und die selbstverständliche Anwendung der Grundsätze des Crisis Ressource Management sind essenzielle Bestandteile einer gelebten Patientensicherheit.

LITERATUR

Keil J, Jung P, Schiele A, Urban B et al. Interdisziplinär konsentierte Stellungnahme zum Atemwegsmanagement mit supraglottischen Atemwegshilfen in der Kindernotfallmedizin: Larynxmaske ist State-of-the-art. Anaesthesist 2016, 65: 57–66.

Van de Voorde P, Turner NM, Djakow J et al. Lebensrettende Maßnahmen bei Kindern (Paediatric Life Support, PLS). Notfall Rettungsmed 2021, 24: 650–719.

KAPITEL

47

Bernd Landsleitner

Asthma – easy, wheezy?

Fallbericht

Alarmierung und Anfahrt

An einem Wochentag im April geht um 19:35 ein Notruf bei der Rettungsleitstelle ein „5-jähriges Kind mit Asthma-Anfall".

Die Leistelle disponiert einen RTW und ein NEF, die um 19:47 am Einsatzort, einem Einfamilienhaus in einer Vorstadtsiedlung, eintreffen.

Eintreffen

Das Team nimmt die Standardnotfallausrüstung einschließlich Sauerstoff und Defi sowie den Kindernotfallrucksack mit. Sie werden von der Mutter an der Haustür erwartet.

„Hannah ist 5 Jahre alt, vor 6 Monaten wurde allergisches Asthma diagnostiziert. Sie ist seit 2 Tagen erkältet und die Pollen fliegen ja auch schon wieder. So schlimm war's noch nie!"

Ersteindruck

Hannah sitzt aufrecht auf dem Wohnzimmersofa und atmet schnell und angestrengt. Sie beobachtet ängstlich das eintreffende Rettungsteam. (➤ Tab. 47.1)

Anhand des pädiatrischen Beurteilungsdreiecks ergibt sich der Ersteindruck der Patientin (➤ Tab. 47.2). Dies führt zur Beurteilung **„respiratorische Störung"** (➤ Tab. 47.3).

Verdachtsdiagnose und Differenzialdiagnosen

B-Problem mit Tachypnoe, erhöhter Atemarbeit und verlängerter Exspiration. Wahrscheinlichste Ursache: Asthma-Anfall.

Differenzialdiagnosen: Pneumonie (Anamnese passt nicht), Bronchiolitis/Bronchitis (eher bei Säuglingen), Aspiration/Bolusgeschehen (unwahrscheinlich wegen fehlendem Akutereignis).

Tab. 47.1 SSSS-Schema

Scene	Wohnzimmer, Einfamilienhaus
Safety	Keine Hinweise auf mögliche Gefährdungen für das Rettungsteam
Situation	Vorschulkind, Tachypnoe, Angst
Support	Einsatzkräfte numerisch ausreichend Es gibt am Ort keinen Kindernotarztdienst

Tab. 47.2 Ersteindruck nach Pädiatrischen Beurteilungsdreieck

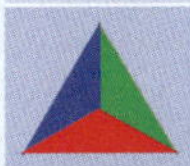	**Allgemeinzustand**	Orientiert, ängstlich
	Atmung/ Atemarbeit	Schnelle Atmung, verlängerte Ausatmung, Einziehungen
	Hautkolorit/-perfusion	Keine Zyanose, Rekap.-Zeit (Finger) 1 s
	Ergebnis:	1/3 = entsprechend potenziell kritisch

Tab. 47.3 Diagnose respiratorisches Versagen

Allgemeinzustand	Atemarbeit	Hautkolorit/-perfusion	Beurteilung
✓	✗	✓	**Respiratorische Störung**
✗	✗	✗	**Respiratorisches Versagen**

47.1 Präklinische Therapie

Der Notarzt setzt sich zu dem Kind, stellt sich vor, versucht es zu beruhigen und leitet es zu langsamem Atmen mit Einsatz der Lippenbremse an. Er erklärt das Vorgehen, hört dann die Lunge ab und steckt den Puloxysensor an den Finger des Kindes. Auf weiteres Monitoring verzichtet er. Nach dem X-ABCDE-Approach ergibt sich folgende Beurteilung: ➤ Tab. 47.4, ➤ Tab. 47.5.

DIAGNOSE

Asthma-Anfall bei bekanntem allergischem Asthma und aktuellem oberem Atemwegsinfekt

Das Team hält sich absichtlich im Hintergrund und bereitet die inhalative medikamentöse Therapie vor:

- Einweg-Verneblermaske für Kinder
- 2× Salbutamol-Fertiginhalat (2× 1,25 mg/2,5 ml = 2,5 mg/5 ml)
- Sauerstoffflasche zum Betrieb des Verneblers

Der Notarzt erklärt dem Kind die Inhalationstherapie und bittet die Mutter, die Verneblermaske möglichst nah über Mund und Nase zu halten. Er leitet wieder zur möglichst langsamen Atmung an und bleibt ständig bei der Patientin.

Im Verlauf der nächsten 10 min beruhigt sich Hannah zunehmend, die Atmung wird langsamer und ist weniger angestrengt. Die erneute Auskultation ergibt eine deutliche Befundbesserung und Kind und Mutter können schon wieder ein wenig lachen. Die Inhalation wird noch fortgeführt, während der Notarzt das weitere Vorgehen mit der Mutter bespricht.

Da es der erste richtige Asthma-Anfall seit der Diagnosestellung ist und Selbsteinschätzung sowie Bedarfstherapie nicht optimal geklappt haben, empfiehlt der Notarzt die Krankenhauseinweisung, obwohl es sich formal um einen leichten bis mittelschweren Anfall gehandelt hat (➤ Tab. 47.6) und die Nationale Versorgungsleitlinie dies in diesem Fall nur bei ausbleibender Besserung empfiehlt.

Tab. 47.4 X-ABCDE

X-ABCDE	Beschreibung	Maßnahme
e**X**sangiation	Keine Hinweise für Blutung	
Airway	Offen	
Breathing	Tachypnoe Verlängerte Exspiration Erhöhte Atemarbeit	Inhalative Beta-2-Mimetika Ggf. Atemunterstützung
Circulation	Rekap.-Zeit 1 s, periphere Pulse gut tastbar	
Disability	Reagiert prompt, AVPU = A	
Exposure & **E**nvironment	Kein Hautausschlag, Temperatur (Ohr) 36,9 °C	

Tab. 47.5 Vitalwerte

Auskultation	Verlängerte Ausatmung, v. a. exspiratorisches Giemen (Wheezing)
Rekap.-Zeit	1 s
Herzfrequenz	130/min (normal: 90–100/min)
SpO_2	96 % (ohne Sauerstoff)
Atemfrequenz	30/min (normal 20/min)

Tab. 47.6 Schweregradeinteilung Asthmaanfall bei Kindern und Jugendlichen [W867-005]

Leicht bis mittelschwer	Schwer	Lebensbedrohlich
Unfähigkeit, einen längeren Satz während eines Atemzugs zu sprechen	Erschöpfung, Konfusion	
Atemfrequenz (AF) < 30/min	> 5 J. AF > 30/min 2–5 J. AF > 40/min	Wie „schwer", auch Bradypnoe/Apnoe möglich
Verlängerte Ausatmung Zeichen erhöhter Atemarbeit: Nasenflügeln, Einziehungen Giemen/Brummen, trockene RG	Wie „schwer", auch Silent Lung möglich	
Blutdruck normoton	Hypoton	
Peak Flow (PEF) < 80 > 50 %	Peak Flow (PEF) < 50 %	Nicht messbar
SpO_2 > 91 %	SpO_2 < 92 %/ Zyanose	

Tab. 47.7 Therapie des Asthma-Anfalls bei Kindern und Jugendlichen [W867-005]

Leicht bis mittelschwer	Schwer	Lebensbedrohlich
Sauerstoff i. d. R. nicht erforderlich	Zielsättigung > 94 %	
Selbsthilfetechniken: atmungserleichternde Körperstellungen, dosierte Lippenbremse		
Schnellwirksames Beta-2-Mimetikum 2–4 Hübe alle 10–20 min*		Wie „leicht/schwer", alternativ Dauervernebelung
Keine Zusatzmedikation	Zusätzlich Ipratropiumbromid inhalativ	
Bei ausbleibendem Erfolg: Dexamethason-Saft 0,15 mg/kg p. o. oder Prednisolon 2 mg/kg i. v.		Sofort: Prednisolon 2 mg/kg i. v.

* Die inhalative Beta-2-Mimetika-Therapie soll laut Leitlinie mittels Dosieraerosol (idealerweise mit Spacer) erfolgen. Da aber die Anwendung dem damit nicht vertrauten Patienten nicht immer leicht zu erklären ist und Spacer oft nicht verfügbar sind, hat sich die Dauerfeuchtverneblung in der Notfalltherapie durchgesetzt.

Nach weiteren 10 min hat sich der Zustand so weit gebessert, dass Hannah wieder normal sprechen kann und ihre Angst weitgehend verloren hat. Eine weitere Therapieeskalation (➤ Tab. 47.7) scheint nicht erforderlich. Auf die Anlage eines i. v.-Zugangs und weitere apparative Diagnostik wird verzichtet.

47.2 Anamnese

Vor ca. 6 Monaten wurde nach Angaben der Mutter erstmals die Diagnose allergisches Asthma bei Hannah gestellt, nachdem eine Allergie auf Pollen und Gräser schon länger bestand. Durch den Winter sei sie mangels Allergenbelastung und ausbleibender Infekte gut gekommen, weshalb sie die damals verordnete Bedarfsmedikation noch nie gebraucht habe.

Da die Asthmaerkrankung bei der Familie etwas aus dem Fokus gerückt sei, war die Aufregung jetzt besonders groß und die Anwendung der Bedarfsmedikation gelang Hannah nicht mehr effektiv. ➤ Tab. 47.8.

Tab. 47.8 SAMPLER

SAMPLER	Beschreibung
Symptome und Befunde	Heute zunehmende Atemnot mit verlängertem Exspirium, erhöhter Atemarbeit
Allergien	Pollen und Gräser, Zunehmende Allergenbelastung in den letzten Tagen
Medikation	Bedarfsmedikation kurzwirksames inhalatives Beta-2-Mimetikum Regelrechter Impfstatus nach STIKO
Patientenvorgeschichte	Allergisches Asthma Oberer Atemwegsinfekt seit 2 Tagen
Letzte Mahlzeit	Vor 2 h
Ereignisse direkt vor dem Notfall	Stetig zunehmende Atemnot
Risikofaktoren	Keine

47.3 Zielklinik und Transport

Der Transport in die Kinderklinik verläuft komplikationslos, der Auskultationsbefund ist aber noch nicht ganz normal. Die inhalative Beta-2-Mimetika-Therpie wird in der Klinik wiederholt und Hannah sicherheitshalber für eine Nacht stationär aufgenommen.

47.4 Klinischer Verlauf

Am nächsten Tag kann sie beschwerdefrei entlassen werden. Mit der Kinderärztin wird eine Wiederholung der Asthmaschulung für Hannah und ihre Eltern vereinbart.

Inhalte einer Schulung sind: Selbsteinschätzung, Peak-Flow-Messung, Einsatz von Körperhaltung und Lippenbremse, Anwendung der Bedarfstherapie, Asthma-Aktionsplan für den Ernstfall.

47.5 Tops und Flops

Bei dem geschilderten Fall handelt es sich sicherlich um einen einfacheren Einsatz, der vielleicht bei besserer Einweisung von Eltern und Kind gar nicht zu einer Rettungsdienstalarmierung geführt hätte.

Andererseits ist die Fallkonstellation nicht unrealistisch, weil Asthmabeschwerden bei Kindern niedrigschwelliger zum Notruf führen, als dies bei Erwachsenen der Fall wäre. Auch die rasche Besserung ist nicht unrealistisch, da Kinder – im Gegensatz z. B. zu einem erwachsenen COPD-Patienten – nicht am Ende einer langen Krankheitsgeschichte stehen.

Mit der alleinigen Bedarfsmedikation mit einem kurzwirksamen Beta-2-Mimetikum befindet sich Hannah in der ersten Stufe eines bis zu sechs Stufen eskalierenden Therapieschemas (➤ Tab. 47.9).

MERKE

- Erstes Therapieziel ist die Beruhigung von Patienten und Bezugspersonen.
- Alle Maßnahmen sollen ruhig erklärt werden und eine Ansprechperson ständig engen Kontakt zum Patienten halten.
- Diagnostik und Therapie beschränken sich auf unmittelbar notwendige Maßnahmen.
- Auf Anlage eines i. v.-/i. o.-Zugangs kann in den meisten Fällen verzichtet werden.

Tab. 47.9 Medikamentöses Stufenschema zur Asthmatherapie von Kindern und Jugendlichen [W867-005]

Stufe	Dauermedikation	Bedarfsmedikation
1	–	Schnellwirksames Beta-2-Mimetikum Oder > 12 J. inhalative Kortikosteroide + Formoterol
2	Inhalative Kortikosteroide (**niedrig**dosiert) oder Leukotrien-Rezeptorantagonisten	Schnellwirksames Beta-2-Mimetikum (keine, wenn inhalative Kortikosteroide + Formoterol)
3	Inhalative Kortikosteroide (**mittel**dosiert)	Schnellwirksames Beta-2-Mimetikum
4	Inhalative Kortikosteroide (**mittel**dosiert) + langwirksame Beta-2-Agonisten oder Leukotrien-Rezeptorantagonisten oder 3-fach Kombination **Bei Misserfolg:** 4-fach Kombination mit langwirkenden Anticholinergika	Schnellwirksames Beta-2-Mimetikum Oder bei Kindern > 12 J., die Formoterol als Dauermedikation haben: Inhalation von Kortikosteroiden + Formoterol
5	Inhalative Kortikosteroide (**hoch**dosiert) + langwirksame Beta-2-Agonisten Oder Leukotrien-Rezeptorantagonisten Oder 3-fach Kombination **Bei Misserfolg:** 4-fach Kombination mit langwirkenden Anticholinergika	Schnellwirksames Beta-2-Mimetikum Oder > 12 J. inhalative Kortikosteroide + Formoterol (wenn auch Dauermedikation)
6	Zusätzlich zu 5: Antikörpertherapie	Schnellwirksames Beta-2-Mimetikum Oder > 12 J. Inhalative Kortikosteroide + Formoterol (wenn auch Dauermedikation)

Was wäre, wenn …

- … sich der Zustand nicht rasch gebessert hätte?
  - Zweite Inhalation mit 2,5 mg Salbutamol
  - In Kombination mit inhalativem Ipratropiumbromid (Fertiginhalat 250 µg/2 ml)
- … das Kind sich respiratorisch erschöpft hätte?
  - Sofort assistierte oder kontrollierte Beatmung über Maske
  - Möglichst Fortführung als nichtinvasive Beatmung (NIV) mit folgenden Starteinstellungen:
    - Modus: Pressure Support Ventilation/PSV (bei manchen Geräten „ASB“)
    - Sauerstoffkonzentration 100 % (Titration nach SpO_2, Ziel > 94 %)
    - Inspirationsruck Δp 10 mbar (Titration nach $etCO_2$)
    - PEEP 5 mbar
    - Inspirationstrigger 2 l/min
    - Exspirationstrigger 50 % (ggf. Titration nach Flow-Kurve)
  - Bei längeren Transporten und/oder komatösem Zustand: Beatmung über 2.-Generations-

Larynxmaske. Eine Intubation ist wegen der möglichen Atemwegsirritation möglichst zu vermeiden und, wenn überhaupt, erfahrenen Anwendern vorbehalten (s. u.).

- … wenn in seltenen Fällen doch eine Narkose, Atemwegssicherung und kontrollierte Beatmung notwendig ist?
  – ➤ Tab. 47.10

Tab. 47.10 Checkliste Notfallnarkose

<table>
<tr><th colspan="2">Team-Time-out 1: Indikation korrekt?/Ansage Medikamente/Aufgabenverteilung</th></tr>
<tr><td>Patientenvorbereitung
• Messung der Körperlänge → Dosisberechnung und Airway-Auswahl mit kognitiver Hilfe
• i. v.-/i. o.-Zugang sichern und prüfen
• Monitoring: SpO_2, EKG (QRS-Ton an), NIBP, $etCO_2$
• Lagerung mit Kopf in Neutralposition (Schulterrolle)
• Ggf. HWS-Schiene abnehmen → manuelle In-line-Stabilisierung
• Wenn möglich: Nasenbrille für apnoeische Oxygenierung anlegen und an separate Sauerstoffquelle anschließen
• Präoxygenierung mit 100 % O_2 und dichtsitzender Maske</td><td>Equipment-Vorbereitung
• Medikamente: 4-Augen-Prinzip, eindeutige Spritzenbeschriftung (immer: Analgesie + Hypnose + Relaxierung!) z. B. Esketamin 2 mg/kg + Rocuronium 1 mg/kg
Plan A: Beutel-Masken-Beatmung mit Manometer (Guedel-Tubus)
Plan B: Larynxmaske
Plan C: Endotrachealtubus + Führungsstab, Laryngoskop, besser: Videolaryngoskop + Bougie
Fixierungmaterial, Cuff-Druckmesser, Stethoskop
Beatmungsgerät checken/einstellen
Absaugung + großer Absaugkatheter</td></tr>
<tr><th colspan="2">Team-Time-out 2: Vorbereitung komplett?/Teambriefing: Ablauf, Aufgaben, Plan A–C</th></tr>
<tr><td colspan="2">Narkoseeinleitung
• Vorgesehene Narkosemedikamente injizieren (Dosisangabe in mg und ml, wie vorab festgelegt). Cave: keine Titration, immer volle berechnete Dosis!
• Beatmung beginnen, Spitzendruck < 20 mbar (Magenüberblähung vermeiden)
• Effektivität der Beatmung prüfen (Thoraxexkursionen, Kapnogramm)
• Ggf. Lagerung korrigieren, Doppel-C-/Esmarch-Griff, ggf. Magen entlasten
• Relaxans-Anschlagszeit abwarten; Intubationszeitpunkt rechtzeitig kommunizieren → vor Intubation: apnoische Oxygenierung starten (0,5 l/kg/min)
• Videolaryngoskopie → Intubation mit Bougie → Tubus auffädeln → Intubation mit Tubus (Erfolg/Probleme kommunizieren) → Bougie entfernen
• Oder: Larynxmaske einführen
• Cuff blocken und Cuff-Druck prüfen (Tubus ≤ 20; LaMa ≤ 40 cmH_2O)
• Stopp, wenn $etCO_2$ und/oder Thoraxexkursionen fehlen! → Airway entfernen und zurück auf Maskenbeatmung!</td></tr>
<tr><th colspan="2">Team-Time-out 3: Airway/Breathing sicher?/ABCDE-Re-Evaluation/Narkose</th></tr>
<tr><td colspan="2">Nachbereitung
• Effektivität der Beatmung prüfen, bei Beatmungsproblemen sofort Ursache suchen:
– D islokation des Airways (akzidentelle Extubation, einseitige Intubation)?
– O bstruktion von Airway, Filter oder Beatmungsschläuchen?
– P neumothorax/pulmonale Pathologie (z. B. Bronchospasmus)?
– E quipmentversagen (Sauerstoffquelle, Beatmungsbeutel/-gerät)?
– S tomach = Magenüberblähung?
– S edation/Specials = unzureichende Narkosetiefe/Relaxierung, Herzproblem?
• Beatmungsgerät einstellen → wenn möglich: Pressure Controlled Ventilation (PCV), Starteinstellungen PEEP 5 mbar, Δp 10 mbar (= p_{max} 15 mbar)
• Narkose aufrechterhalten
• Monitoring überprüfen; Zielwerte: $SpO_2 \geq 94$ %/$etCO_2 \approx 35$ mmHg → ggf. Beatmung anpassen
• Patientenstatus nach ABCDE-Schema reevaluieren; Therapiehilfen sichern</td></tr>
</table>

Zusammenfassung

- Die Beruhigung aller Beteiligten und der Gesamtsituation hat große Bedeutung für den Therapieerfolg.
- Die inhalative Anwendung kurzwirksamer Beta-2-Mimetika ist in den meisten Fällen erfolgreich.
- Obgleich bei leichten Anfällen eine weitere ambulante Therapie denkbar ist, sollte die Indikation zur stationären Behandlung im Zweifelsfall und bei schweren Fällen großzügig gestellt werden.

LITERATUR

Bundesärztekammer (BÄK), Kassenärztliche Bundesvereinigung (KBV), Arbeitsgemeinschaft der Wissenschaftlichen Medizinischen Fachgesellschaften (AWMF). Nationale Versorgungsleitlinie Asthma – Langfassung, 4. Auflage. Version 1. 2020 [cited: 2023-03-01]. www.asthma.versorgungsleitlinien.de (letzter Zugriff 15.04.2024).

Timmermann A, Böttiger BW, Byhahn C et al. S1-Leitlinie Prähospitales Atemwegsmanagement (AWMF-Registernummer 001-040). 2019.

KAPITEL

48

Tom Terboven

Gibt es doch bei Kindern: das Thoraxtrauma

Fallbericht

Alarmierung und Anfahrt

Sie werden an einem sonnig-warmen Frühsommertag am Nachmittag zu einem Verkehrsunfall alarmiert. „Trauma sonstiges, Person vs. Pkw, 5 Jahre" steht auf Ihrem Melder. Sie rücken zeitgleich mit dem RTW von der Rettungswache ab. Nach Übernahme des Einsatzes teilt Ihnen die Leitstelle mit, dass das Kind bedingt ansprechbar sei, weitere Informationen seien nicht zu erheben gewesen.

Eintreffen

Die Polizei hat die in einer Seitenstraße gelegene Einsatzstelle bereits abgesichert. Es handelt sich um einen bestätigt 4 Jahre alten Jungen, der beim Spielen zwischen zwei Autos auf die Straße gelaufen und von links von einem Pkw mit ca. 30 km/h erfasst und mutmaßlich im Bereich des Oberkörpers überrollt wurde. Der Junge liegt am Boden auf der Straße. Die Einsatzkräfte sind ausreichend. ➤ Tab. 48.1, ➤ Tab. 48.2.

Ersteindruck

Sie erheben in Ihrer Erstuntersuchung die in ➤ Tab. 48.3 dargestellten Befunde. Aufgrund der offensichtlich ausgeprägten Kreislaufproblematik vermuten Sie eine okkulte Blutungssituation und entscheiden sich, zuerst einen intravenösen Zugang zu legen. Leider scheitern Sie in beiden durchgeführten Versuchen. In der Zwischenzeit haben Ihre Kollegen das Kind im Bereich des Oberkörpers entkleidet und verabreichen 10 l/min Sauerstoff über eine Gesichtsmaske. Einer der Notfallsanitäter hat das Kind mit dem Notfalllineal gemessen teilt Ihnen mit, es sei 105 cm groß und wiege 18–20 kg. Sie entscheiden sich dazu, einen intraossären Zugang zu legen und überlegen kurz, ob Sie das im Bereich der Tibia oder des Humeruskopf tun sollen. Bei der Inspektion der möglichen Punktionsstellen fällt Ihnen eine ausgeprägte Schwellung mit V. a. Fraktur im Bereich des rechten Oberarms auf. Am Thorax finden sich kleinere Hautabschürfungen. Sie entscheiden sich für die Anlage im Bereich der Tibia. Dies gelingt Ihnen problemlos im ersten Versuch und Sie lassen die vorbereitete Vollelektrolytlösung frei laufen. Das Kind macht weiter einen sehr schlechten Eindruck und die Gesamtsituation ist äußerst angespannt und unruhig. Ihr Team hat bereits alles zum Umlagern auf die Trage vorbereitet und drängt auf ein Verbringen in der RTW, um die Versorgung dort in Ruhe fortzuführen.

Verdachtsdiagnose und Differenzialdiagnosen

Polytrauma.

Tab. 48.1 Ersteindruck nach Pädiatrischen Beurteilungsdreieck

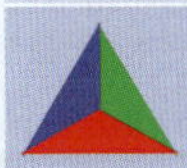	**Allgemeinzustand**	Bewusstseinstrübung
	Atmung/Atemarbeit	Tachypnoe
	Hautkolorit/-perfusion	Blässe, kein peripherer Puls tastbar
	Ergebnis:	3/3 = kritisch

Tab. 48.2 SSSS-Schema

Scene	Verkehrsunfall, innerorts
Safety	Einsatzstelle durch Polizei abgesichert
Situation	Ein Patient, Überrolltrauma
Support	Einsatzkräfte ausreichend

Tab. 48.3 X-ABCDE

X-ABCDE	Beschreibung	Maßnahme
e**X**sangiation	Keine nach außen sichtbare kritische Blutung	
Airway	Frei	
Breathing	Deutliche Tachypnoe mit AF 40/min. SpO_2 aufgrund eines schlechten Ableitungssignals nicht messbar. Auskultation aufgrund der Außengeräusche nicht zuverlässig möglich.	Gabe von 10 l O_2 über Gesichtsmaske
Circulation	Blasses Hautkolorit, kein peripherer Puls tastbar, zentral schwach tastbare Pulse. Rekap.-Zeit 4–5 s. HF 140/min.	Anlage i. v.-Zugang scheitert primär
Disability	av**P**u (stöhnt auf Schmerzreiz)	
Exposure & **E**nvironment	Warme Außenbedingungen	

48.1 Präklinische Therapie

Im RTW erheben Sie erneut die Vitalparameter. Die Herzfrequenz ist auf 160/min angestiegen, der Puls ist peripher weiter nicht tastbar, die Sättigung leitet nicht ab. Sie verabreichen 2,5 µg Suprarenin und führen die Infusionstherapie mit Druck fort. Bei weiter nicht tastbarem Puls wiederholen Sie die Suprarenin-Gabe. Einer der Notfallsanitäter merkt an, dass er den Eindruck habe, dass der Junge eine asynchrone, links verminderte bzw. fehlende Atemexkursion habe, und vermutet einen linksseitigen Spannungspneumothorax. Während Sie den Thorax erneut untersuchen, wird das Kind relativ zügig bradykard auf eine Frequenz von 50/min. Hektik macht sich breit. Während Sie erneut auskultieren wollen, bemerken Sie ein Schnappatmung und das Kind wird asystol. In einem kurzen Team-Time-out einigen Sie sich, dass ein Spannungspneumothorax die wahrscheinlichste Diagnose ist und dass Sie diesen vor Beginn der CPR entlasten wollen. Der Notfallsanitäter desinfiziert Ihnen im Bereich der Bülau-Position die Haut und Sie bekommen eine 18G-Venenverweilkanüle mit aufgesetzter Spritze gereicht. Sie punktieren unter Aspiration, bis Luft aspirabel ist, ziehen den Stahlmandrin zurück und schieben die Kanüle weiter vor. Nach Entfernen des Mandrins entweicht deutlich hörbar Luft aus dem Pleuraraum.

Sie beginnen nun mit der CPR und können bereits nach 1 min einen tachykarden Puls tasten. Erstmalig gelingt es Ihnen, einen Blutdruck zu messen (60/30 mmHg). Die Sättigung zeigt 96 %. Sie verabreichen einen Bolus Kristalloid von 15 ml/kg und geben erneut 2,5 µg Suprarenin. Hiermit lässt sich der Blutdruck bei 90/50 mmHg stabilisieren, die Herzfrequenz liegt nun bei 105/min. Der nun durchgeführte Body-Check ergibt außer den bereits beschriebenen keine Hinweise auf weitere Verletzungen. Nach Einleitung einer Narkose mit 4 µg Sufentanil und 2 mg Midazolam führen Sie im druckkontrollierten Beatmungsmodus (AF 20/min, I:E = 1:1, P_{insp} 10 mbar, PEEP 3 mbar) eine Zwischenbeatmung durch. Die Maske können Sie auf diese Weise mit beiden Händen (Esmarch-Handgriff) halten und den Atemweg problemlos offenhalten. Hiermit erreichen Sie mit einer langen Inspirationszeit und niedrigen Atemwegsspitzendrücken suffiziente Tidalvolumina. Nach Platzierung einer LMA #2,5 passen Sie Ihre Beatmungseinstellungen auf AF 20/min, I:E = 1:1,5, P_{insp} 12 mbar, PEEP 3 mbar an. Die Beatmung funktioniert problemlos. Sie lagern das Kind achsengerecht in eine Vakuummatratze und immobilisieren es hiermit. Den Kopf fixieren Sie dabei im Kopfteil der Vakuummatratze. Hierbei kann eine Polsterung mit Handtüchern und eine zusätzliche Fixierung mittels Pflasterrolle hilfreich sein. ➤ Tab. 48.3.

DIAGNOSE

Herz-Kreislauf-Stillstand durch Spannungspneumothorax

48.2 Anamnese

Der Notfallsanitäter des NEF erhebt in der Zwischenzeit bei der Mutter des Kindes eine kurze Anamnese und übergibt Ihnen die wesentlichen Punkte (➤ Tab. 48.4).

Tab. 48.4 SAMPLER

SAMPLER	Beschreibung
Symptome und Befunde	Polytrauma mit Spannungspneumothorax und Herz-Kreislauf-Stillstand
Allergien	Keine bekannt
Medikation	Keine
Patientenvorgeschichte	Gesunder Patient
Letzte Mahlzeit	Vor 3 h
Ereignisse direkt vor dem Notfall	Keine Besonderheiten
Risikofaktoren	Keine

48.3 Zielklinik und Transport

Nach Anmeldung im 20 Fahrminuten entfernten Kindertraumazentrum begeben Sie sich auf die Fahrt. Nach ca. 10 min fällt Ihnen auf, dass die Herzfrequenz wieder etwas ansteigt und nun bei 125/min liegt. Sie interpretieren dies zunächst als eine zu flache Narkose und vertiefen diese mit der Gabe von einem weiteren Milligramm Midazolam. Die nächste NIBP-Messung zeigt 55/25 mmHg. Nach Anhalten des RTW am Fahrbahnrand führen Sie eine erneute orientierende Untersuchung durch, bei der Ihnen ein erneut abgeschwächtes Atemgeräusch auf der linken Thoraxseite auffällt. Durch die noch einliegende 18G-Kanüle lässt sich nichts aspirieren, Ihnen fällt lediglich ein bisschen geronnenes Blut in der Kanüle auf. Bei Verdacht auf eine Okklusion und einen erneuten Spannungspneumothorax erwägen Sie nun die Anlage einer Thoraxdrainage. Allerdings sind Sie sich in Bezug auf die zu verwendende Größe nicht wirklich sicher. Sie entscheiden sich deshalb, die liegende Kanüle zu entfernen und erneut mit der Nadel zu dekomprimieren. Dies gelingt abermals und das Kind lässt sich ausreichend für den weiteren Transport stabilisieren.

48.4 Klinischer Verlauf

Im Schockraum erfolgt durch den Kinderchirurgen die Anlage einer Thoraxdrainage in Seldinger-Technik. Hierzu wird der Thorax erneut mit einer Nadel punktiert und ein Draht vorgeschoben. Dann wird die Einstichstelle mittels eines Dilatators geweitet und die Drainage über den Draht vorgeschoben. Hierbei entleert sich nochmals etwas Luft. Zusätzlich erfolgt unter kontrollierten Bedingungen der Wechsel von der LMA auf einen endotrachealen Tubus sowie bei relativ stabilem Zustand die Anlage eines arteriellen Katheters und eines zentralvenösen Katheters. Die nachgeschaltete Diagnostik zeigt einen minimalen Restpneumothorax links, Frakturen der 5. und 6. Rippe links, Lungenkontusionen beidseits sowie eine Fraktur des rechten Humerus. Am selben Abend erfolgt die Versorgung der Humerusfraktur und der Junge kann noch in der gleichen Nacht extubiert werden. In den Folgetagen wird im Rahmen einer durch die Lungenkontusionen bedingten Oxygenierungsstörung eine nichtinvasive Beatmung notwendig. Eine Re-Intubation kann vermieden werden. Die Thoraxdrainage wird am 3. Tag nach dem Unfall gezogen und der Junge kann die Intensivstation nach summativ 6 Tagen verlassen.

48.5 Tops und Flops

Es erfolgt bei massivem Trauma und schlechten Kreislaufverhältnissen gleich zu Beginn der Versorgung ein Fixierungsfehler. Es wird eine kritische Blutung im Bereich des Thorax oder des Abdomens vermutet. Bei Schwierigkeiten im Rahmen der Anlage des i. v.-Zugangs unterbleibt letztlich eine systematische körperliche Untersuchung. Eine Ultraschalluntersuchung im Sinne eines eFAST wird ebenfalls nicht durchgeführt. Die gewählte Therapie (Volumenbolus plus Katecholamin) ist zwar für die vermutete Ursache vollkommen korrekt, wird aber beim obstruktiven Schock durch einen Spannungspneumothorax in der Regel ohne relevante Wirkung bleiben. Hier hilft nur die zeitnahe Dekompression des Thorax. Mithilfe der Sonografie wäre das einseitig fehlende Pleuragleiten sehr wahrscheinlich früh in der Versorgung aufgefallen. Gerade bei Kindern lässt sich die Pleura aufgrund der dünnen Brustwand in der Regel sehr gut darstellen. Die Verzögerung der Therapie, die hier letztlich zu einem Herz-Kreislauf-Stillstand geführt hat, wäre so vermeidbar gewesen. Generell hätte ein konsequentes Abarbeiten der Leitstruktur X-ABCDE mit nachfolgender fokussierter klinischer Untersuchung und im besten Fall Verwendung der Sonografie die Fixierung auf das Kreislaufproblem wahrscheinlich verhindern können.

MERKE

Das Thoraxtrauma ist bei verunfallten Kindern häufig! Es wird prähospital meist unterschätzt und im Krankenhaus wesentlich häufiger diagnostiziert als prähospital vermutet. Aufgrund der hohen Dehnbarkeit der kindlichen Thoraxwand (hoher Knorpelanteil) kann auch bei geringen äußeren Verletzungszeichen ein schweres Trauma vorliegen. Rippenfrakturen gelten immer als Hinweis auf ein schweres Thoraxtrauma.

Positiv hervorzuheben ist das Durchführen eines Team-Time-out, welches das weitere Vorgehen dann maßgebend beeinflusst. Sowohl die gewählte Dekompressionstechnik, die Insertionsstelle als auch die Größe der ausgewählten Nadel sind korrekt. Im Kindesalter werden, wie beim Erwachsenen, die lateralen Punktionsstellen im 4./5. ICR in der vorderen bis mittleren Axillarlinie bevorzugt (S2-Leitlinie Polytraumaversorgung im Kindesalter). Dies liegt jedoch nicht an der Dicke der Brustwand, sondern an der Nähe zu intrathorakal gelegenen vitalen Strukturen. Die früher empfohlene Punktionsstelle im 2. ICR in der Medioklavikularlinie liegt sehr nahe am Mediastinum. Darüber hinaus ist diese schwer zu identifizieren und wird häufig zu weit medial lokalisiert, was die Gefahr der Verletzung mediastinaler Strukturen weiter erhöht. Gerade bei sehr jungen Kindern kann sich hier auch die Thymusdrüse weit nach lateral erstrecken und einen Zugang zum Pleuraraum unmöglich machen. Die laterale Insertionsstelle kann im Kindesalter

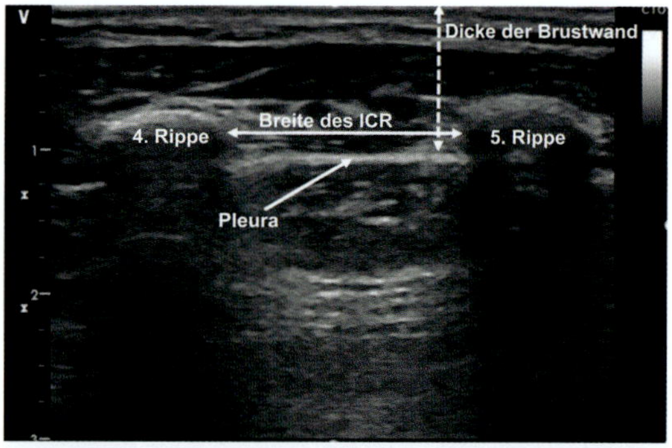

Abb. 48.1 Sonografische Evaluation der Insertionsstelle im 4. ICR Axillarlinie. Darstellung der benötigten Insertionstiefe (= Dicke der Brustwand) und der Breite des Interkostalraums. Vitale Strukturen (Herz, Gefäße) sind nicht darstellbar. [T1402]

einfach anhand der Brustwarze identifiziert werden. Man punktiert im Bereich der vorderen bis mittleren Axillarlinie auf Höhe der Brustwarze. Links-thorakal muss ein zu tiefes Vorschieben der Nadel aufgrund der Nähe zum linken Ventrikel allerdings auch vermieden werden. Mittels Sonografie lassen sich vor Punktion sowohl die benötigte Einführtiefe ermitteln als auch intrathorakale Strukturen darstellen (➤ Abb. 48.1).

MERKE

Mittels Sonografie lässt sich die Insertionsstelle in Bezug auf die Einführtiefe, die Breite des Interkostalraums und auf das Vorliegen vitaler intrathorakaler Strukturen hervorragend beurteilen (➤ Abb. 48.1). Sie sollte, wenn möglich, immer erfolgen.

MERKE

Praktisches Vorgehen bei der Nadeldekompression im Kindesalter

1. Lokalisation der Insertionsstelle (Brustwarze als Landmarke)
2. Ggf. Sonografie (Brustwanddicke, Breite des ICR, vitale Struktur sichtbar?)
3. Auswahl der Nadel:
   - Unter Zuhilfenahme der Sonografie
   - Oder Säugling: 20G, 5-Jähriger: 18G, 10-Jähriger: 16G
4. Insertion unter Aspiration, bis Luft aspirabel
   - Orientierung: 0–5 Jahre ~1.5–2 cm, 10 Jahre ~ 2.5 cm
   - Punktion im 4./5. ICR senkrecht zur Thoraxwand
5. Vorschieben des Katheters über die Nadel

Was wäre, wenn …

- … die Dekompression insuffizient gewesen wäre?
  - Bei primärem oder sekundärem (beschriebener Fall) Versagen der Nadeldekompression kann eine zweite Punktion in Erwägung gezogen werden. Keinesfalls darf die adäquate Dekompression aber hinausgezögert werden. Als Alternative, die von einigen Autoren (vor allem im angelsächsischen Raum) auch als primäre Maßnahme favorisiert wird, kann auch die Durchführung einer Mini-Thorakotomie erfolgen. Die stumpfe Präparation mit dem Finger ist aufgrund der engen Interkostalräume meist nicht möglich. Es sollte zur Präparation deshalb immer ein Hilfsmittel in Form einer Klemme oder Ähnlichem verwendet werden.
- … sich nach Anlage der Mini-Thorakotomie eine größere Menge Blut entleert?
  - In der Regel hat ein Spannungspneumothorax einen größeren raumfordernden Effekt als ein Hämatothorax. Häufig liegt eine Kombination von beiden vor. Bei klinischer Besserung durch die Mini-Thorakotomie und gleichzeitig vorliegenden anderen Problemen mit Handlungsdringlichkeit kann auf die Einlage einer Drainage auch aus Zeitgründen vorübergehend verzichtet werden. Prinzipiell bietet sich die Drainageneinlage aber natürlich an, um das Blut aus dem Thorax zu entleeren. Bei Vorliegen von intrathorakalem Blut sollte immer eine ausreichend große Drainage gewählt werden. Kleinlumige Punktionsdrainagen oder gar Dekompressionsnadeln verstopfen durch gerinnendes Blut sehr schnell. Zeitgleich muss selbstverständlich eine Therapie der durch die Blutung möglicherweise entstandene Hypovolämie gedacht werden.

MERKE

Praktisches Vorgehen bei der Mini-Thorakotomie/Thoraxdrainage im Kindesalter

1. Lokalisation der Insertionsstelle (Brustwarze als Landmarke), vordere bis mittlere Axillarlinie
2. Arm in Abduktion
3. Stumpfe Präparation mittels Klemme (Hand dabei Abstützen um ein „Abrutschen" der Klemme nach intrathorakal bei Penetration der Interkostalmuskulatur/Pleura zu verhindern!)
4. Gegebenenfalls Insertion eines Platzhalters zum Offenhalten des Zugangs
5. **Oder Insertion einer Thoraxdrainage:**
   - Größe der Drainage: 4× Innendurchmesser des Endotrachealtubus
   - Einführen bis 4-cm-Markierung auf Hautniveau (verhindert zu tiefes Einführen)

Zusammenfassung

- Das Thoraxtrauma ist vor allem bei polytraumatisierten Kindern häufig.
- Die Zeichen sind oft subtil. Auch ohne äußere Verletzungszeichen können massive intrathorakale Verletzungen vorliegen. Entscheidend für den Verdacht ist der Unfallmechanismus!
- Ein obstruktiver Schock durch einen Spannungspneumothorax lässt sich nur mittels einer Dekompression des Thorax behandeln.
- Die Nadeldekompression ist eine adäquate Erstmaßnahme zur Therapie. Bei Versagen soll zügig auf eine Mini-Thorakotomie gewechselt werden.
- Die Insertionsstelle lässt sich beim Kind gut mithilfe der Brustwarze lokalisieren.
- Die Sonografie sollte, wann immer verfügbar, Anwendung bei der Evaluation der Punktionsstelle finden.

LITERATUR

Antúnez S, Grevent D, Boddaert N et al. "Perimortem" total body CT-scan examination in severely injured children: an informative insight into the causes of death. Int J Legal Med. International Journal of Legal Medicine; 2019.

Deutsche Gesellschaft für Kinderchirurgie. S2-Leitlinie Polytraumaversorgung im Kindesalter AWMF-Reg.-Nr. 006-120.

Rosenberg G, Bryant AK, Davis KA, Schuster KM. No breakpoint for mortality in pediatric rib fractures. J Trauma Acute Care Surg 2016; 80: 427–432.

Teague WJ, Amarakone KV, Quinn N. Rule of 4's: Safe and effective pleural decompression and chest drain insertion in severely injured children. EMA – Emerg Med Australas 2019; 31: 683–687.

Terboven T, Heblich LA, Weiss C et al. The Nipple as a Landmark for Needle Decompression of Tension Pneumothorax in Children – A CT-Based Evaluation and Proposal of an Alternative Insertion Site. Prehospital Emerg Care. Taylor & Francis; 2021; 25: 747–752.

Terboven T, Leonhard G, Wessel L et al. Chest wall thickness and depth to vital structures in paediatric patients – implications for prehospital needle decompression of tension pneumothorax. Scandinavian Journal of Trauma, Resuscitation and Emergency Medicine 2019; 27: 45.

KAPITEL

49

Bernd Landsleitner

Pneumonie – gibt's die auch außerhalb des Altenheims?

Fallbericht

Alarmierung und Anfahrt

An einem Wochentag im Januar geht um 11:20 ein Notruf bei der Rettungsleitstelle ein: „2-jähriges Kind mit schlechtem Allgemeinzustand".

Die Leistelle disponiert einen RTW und ein NEF, die um 11.32 am Einsatzort, einem Mehrfamilienhaus in einer Kleinstadt, eintreffen.

Eintreffen

Das Team nimmt die Standardnotfallausrüstung einschließlich Sauerstoff und Defi sowie den Kindernotfallrucksack mit. Im 4. Obergeschoss öffnet der Vater des Kindes die Tür.

„Unserem Fritz geht's heute ganz schlecht, er hat Fieber und will nichts essen und trinken. Vorgestern haben wir seinen zweiten Geburtstag gefeiert, da war noch alles okay. Meine Frau ist heute nicht da und die Kinderärztin habe ich nicht erreicht – die ist im Urlaub."

Ersteindruck

Ein Kleinkind liegt im Kinderzimmer im Bett und reagiert nur träge auf das eintreffende Rettungsteam (➤ Tab. 49.1).

Anhand des pädiatrischen Beurteilungsdreiecks ergibt sich der Ersteindruck des Patienten (➤ Tab. 49.2). Dies führt zur Beurteilung „respiratorisches Versagen" (➤ Tab. 49.3)!

Verdachtsdiagnose und Differenzialdiagnosen

Schlechter Allgemeinzustand mit Apathie, Fieber, Tachypnoe und Zeichen erhöhter Atemarbeit. Wahrscheinlichste Ursache: bronchopulmonaler Infekt/Pneumonie.

Differenzialdiagnosen: Asthma (Alter wäre untypisch, fehlende Anamnese), Bronchiolitis/Bronchitis (eher bei Säuglingen, aber schwierig abgrenzbar), Aspiration/Bolusgeschehen (unwahrscheinlich wegen fehlendem Akutereignis), Infektion anderer Ursache mit beginnender Sepsis.

Tab. 49.1 SSSS-Schema

Scene	Kinderzimmer, Mehrfamilienhaus 4. OG
Safety	Keine Hinweise auf mögliche Gefährdungen für das Rettungsteam
Situation	Kleinkind, reagiert träge, atmet schnell.
Support	Einsatzkräfte numerisch ausreichend Es gibt am Ort keinen Kindernotarztdienst.

Tab. 49.2 Ersteindruck nach Pädiatrischen Beurteilungsdreieck

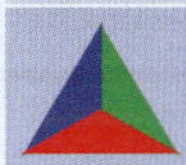

	Allgemeinzustand	Kind reagiert träge, geringer Tonus.
	Atmung/ Atemarbeit	Schnelle Atmung, Nasenflügeln, thorakale Einziehungen
	Hautkolorit/-perfusion	Blasse Haut, Lippen bläulich, Rekap.-Zeit (Thorax) 4 s
	Ergebnis:	3/3 = kritisch

Tab. 49.3 Diagnose respiratorisches Versagen

Allgemeinzustand	Atemarbeit	Hautkolorit/-perfusion	Beurteilung
✓	✗	✓	**Respiratorische Störung**
✗	✗	✗	**Respiratorisches Versagen**

49.1 Präklinische Therapie

Die Notärztin untersucht das Kind nach dem X-ABCDE-Approach (➤ Tab. 49.4).

Das Kind reagiert auf die Untersuchung außer mit Augenöffnen kaum. Es fühlt sich heiß an, die Haut ist blass, Lippen und Finger zyanotisch. ➤ Tab. 49.5.

DIAGNOSE

Bronchopulmonaler Infekt/Pneumonie mit führendem B- und C-Problem

Das Team legt dem Kind eine Sauerstoffmaske mit Reservoir an und legt das komplette Monitoring an. Das Kind reagiert auf diese Maßnahmen kaum, hat nach wie vor die Augen geöffnet, fixiert jedoch die Teammitglieder nicht.

Wegen des C-Problems ist hier die Anlage eines vaskulären Zugangs erforderlich. Der intraossäre Zugang wird vorbereitet, aber dann findet sich doch eine Vene am Fußrücken, die mit einer 24G-Veneverweilkanüle punktiert werden kann. Die korrekte intravasale Lage wird durch Injektion von 10 ml NaCl 0,9 % verifiziert und der Zugang danach sorgfältig fixiert.
Die Körperlänge wird mit 90 cm gemessen und durch Unterstützung einer kognitiven Hilfe (z. B. DIVI-Kindernotfallkarte: https://www.divi.de/joomlatools-files/docman-files/publikationen/kinder-und-jugendmedizin/2023-08-divi-kindernotfallkarte.pdf) einem durchschnittlichem Gewicht von 13 kg zugeordnet. Die weitere Kreislauftherapie wird der Dosierhilfe entnommen:

- Basisinfusion: 130 ml/h balancierte Vollelektrolytlösung (über Spritzenpumpe)
- Volumenbolus: 130 ml (appliziert mittels 50 ml-Spritze und 3-Wege-Hahn: 2× 50 ml + 1× 30 ml)
- **Optional** bei ausbleibendem Effekt: weitere Volumenboli zu je 130 ml
- **Optional** bei ausbleibendem Effekt: NOR-Adrenalin (1 mg/50 ml = 20 µg/ml) über Spritzenpumpe mit Startdosis 4 ml/h (entspricht ca. 0,1 µg/kg/min)

Nach Applikation von 3 Volumenboli zu je 130 ml liegt die Rekap.-Zeit bei 2 s und die Sauerstoffsättigung ist mittlerweile unter Hochdosis-Sauerstofftherapie auf 94 % angestiegen.

Die Notärztin reevaluiert den Patientenzustand, telefoniert mit der Kinderintensivstation und kündigt das Eintreffen in voraussichtlich 20 min an. Zur Überwachung während des Transports wird noch eine Spontanatmungs-Kapnografie über Nasenbrille ergänzt.

Tab. 49.4 X-ABCDE

X-ABCDE	Beschreibung	Maßnahme
e**X**sangiation	Keine Hinweise für Blutung	
Airway	Offen	
Breathing	Tachypnoe Nasenflügeln, Einziehungen Akrozyanose	Atemunterstützung Sauerstoffgabe
Circulation	Rekap.-Zeit 4 s, periphere schwach Pulse tastbar	Volumenzufuhr Re-Evaluation
Disability	Reagiert träge, AVPU = V	Re-Evaluation
Exposure & **E**nvironment	Kein Hautausschlag, keine Petechien, Temperatur (Ohr) 39,3 °C	

Tab. 49.5 Vitalwerte

Auskultation	Leises Atemgeräusch beidseits, Rasselgeräusche beidseits
Rekap.-zeit	4 s
Herzfrequenz	140/min (normal: 120/min)
Blutdruck	70/35 mmHg (normal 90/45)
SpO_2	89 % (ohne O_2)
Atemfrequenz	45/min (normal 25/min)

49.2 Anamnese

Der Vater berichtet über Infektzeichen und Husten nach dem Kindergeburtstag vor 2 Tagen. Seit heute Morgen habe das Kind nichts mehr gegessen und getrunken, habe kaum mehr reagiert. Zwischendurch hätte er auch den Eindruck gehabt, Fritz hätte Bauschmerzen, aber er sei sich nicht sicher gewesen. Die Fiebermessungen hätten immer eine Temperatur über

Tab. 49.6 SAMPLER	
SAMPLER	**Beschreibung**
Symptome und Befunde	Fieber, Tachypnoe, Husten, Dyspnoe, Tachykardie, Nahrungsverweigerung, Apathie, Bauchschmerzen fraglich
Allergien	Keine
Medikation	Keine Dauermedikation Regelrechter Impfstatus nach STIKO
Patientenvorgeschichte	Keine Vorerkrankungen, Verschlechterung des Allgemeinzustands seit 2 Tagen
Letzte Mahlzeit	Vortag
Ereignisse direkt vor dem Notfall	Atemnot, zunehmende Apathie
Risikofaktoren	Keine

39 °C ergeben, er habe deshalb kurz vor dem Eintreffen des Rettungsdienstes noch Ibuprofensaft gegeben. Überblick SAMPLER-Anamnese: ➤ Tab. 49.6.

49.3 Zielklinik und Transport

Da sich die führenden Probleme (B + C) mittels hochdosierter Sauerstofftherapie und Volumenzufuhr stabilisieren lassen, entscheidet sich die Notärztin gegen weitere invasive Maßnahmen.

Nach 20 min Transportzeit kann das Kind mit leidlich stabilen Vitalparametern auf der Kinderintensivstation übergeben werden (➤ Tab. 49.7)

Tab. 49.7 Vitalwerte bei Übergabe auf der Kinderintensivstation	
Auskultation	Unverändert: leises Atemgeräusch, Rasselgeräusche
Rekap.-Zeit	2 s
Herzfrequenz	130/min (normal: 120/min)
Blutdruck	85/40 mmHg (normal 90/45)
SpO_2	95 % (mit 8 l/min O_2 über Maske mit Reservoir)
Atemfrequenz	30/min (normal 25/min)
Temperatur	38,5 °C (Ibuprofengabe durch den Vater vor Eintreffen RD)

49.4 Klinischer Verlauf

Der diensthabende Kollege auf der Kinderintensivstation ist zufrieden mit der Erstversorgung durch das Rettungsdienstteam, weil einerseits die führenden Probleme adressiert und andererseits keine Prähospitalzeit verschwendet wurde.

Das Kind wird mit einer nichtinvasiven Ventilation versorgt, es wird ein zweiter i. v.-Zugang gelegt, Blutkulturen abgenommen und sofort mit einer Antibiotikatherapie begonnen. Am Folgetag muss noch ein ausgedehnter Pleuraerguss mittels Thoraxdrainage drainiert werden.

Unter Antibiotikatherapie kommt ab dem 3. Tag zur deutlichen Besserung, die NIV kann beendet, die Thoraxdrainage gezogen und das Kind am 6. Tag auf Normalstation verlegt werden.

49.5 Tops und Flops

Die Pneumonie ist bei Kindern ein Krankheitsbild mit variabler Symptomatik, bei dem das ursächliche B-Problem mit einem C-Problem als Zeichen der generellen Entzündungsreaktion verbunden sein kann. Der Auskultationsbefund ist sehr variabel und oft unspezifisch – er kann in Kombination mit anderen „untypischen" Symptomen wie Bauchschmerzen, Apathie oder auch Agitation im Einzelfall in die Irre führen!

Die Herausforderung bei diesem Fall – die Kombination von B- und C-Problem – wurde vom Team zielgerichtet angegangenen durch hochdosierte Sauerstofftherapie und Kreislaufunterstützung mittels Volumen- und Katecholamingabe.

Hier hätte ein Einsatz der assistierten bzw. nichtinvasiven Beatmung (NIV) zu einer schnellen Reduktion der erhöhten Atemarbeit führen können, ohne die Prähospitalzeit relevant zu verlängern.

MERKE

- Die Pneumonie ist nicht immer einfach zu diagnostizieren, weil manchmal typische Symptome fehlen und untypisch Symptome in die Irre führen.
- Die Abgrenzung zu anderen B- und C-Problemen kann im Einzelfall schwierig sein.
- Auch bei der Versorgung der schweren Pneumonie hat die nichtinvasive Therapie des B-Problems Vorrang!
- Die Anlage eines i. v.-/i. o.-Zugangs kann bei zusätzlichem C-Problem erforderlich sein.

Was wäre, wenn …

- … sich kein i. v.-Zugang gefunden hätte?
  - Intraossäre Punktion mittels Bohrmaschine (z. B. EZ-IO®) vorbereiten, mit intranasaler Analgesie (z. B. 2 mg/kg Esketamin) mind. 5 min **vor** Punktion!
  - Bein festhalten lassen, da trotz Analgesie reflektorische Abwehrbewegungen zu erwarten sind.
  - Punktionsstelle (bevorzugt proximale Tibia) identifizieren und markieren.
  - Hautdesinfektion und sterile Handschuhe
  - 25-mm-Nadel (blau) bis Knochenkontakt aufsetzen.
  - Ohne Druck bis Widerstandsverlust bohren, Maschine sofort stoppen.
  - Bohrmaschine unter Festhalten der Nadel diskonnektieren.
  - Nadel fixieren, Verlängerung und 3-Wege-Hahn anschließen.
  - Injektion eines NaCl 0,9 %-Bolus zur Expansion des Knochenmarks (**Cave:** Schmerzreiz!)
  - Druckinfusion (Druckbeutel + Tropfenzähler oder Infusionspritzenpumpe) mit 130 ml/h + ggf. Volumenbolus 130 ml
  - Punktionsstelle reevaluieren.
- … sich Rekap.-Zeit und/oder Blutdruck auch nach mehrfachen Volumenboli nicht stabilisiert hätten?
  - Dann wäre eine generalisierte Inflammationsreaktion/Sepsis wahrscheinlich.
  - Es wäre der zusätzliche Einsatz von Vasopressoren erforderlich, z. B. NOR-Adrenalin wie oben angegeben.
  - Mit der hochverdünnten Lösung (20 µg/ml) ergeben sich Laufraten, die in der Regel problemlos über einen peripheren Zugang appliziert werden können (Körpergewicht : 3 = Laufrate in ml/h, das entspricht einer Startdosierung von ca. 0,1 µg/kg/min).
- … das Kind sich respiratorisch erschöpft hätte?
  - Sofort assistierte oder kontrollierte Beatmung über Maske
  - Möglichst Fortführung als nichtinvasive Beatmung (NIV) mit folgenden Starteinstellungen: Modus: Pressure Support Ventilation/PSV (bei manchen Geräten „ASB"), Sauerstoffkonzentration 100 % (Titration nach SpO_2, Ziel > 94 %), Inspirationsruck Δp 10 mbar (Titration nach $etCO_2$), PEEP 5 mbar, Inspirationstrigger 2 l/min, Exspirationstrigger 50 % (ggf. Titration nach Flow-Kurve)
  - Bei längeren Transporten und/oder komatösem Zustand: Beatmung über Larynxmaske der 2. Generation. Intubation ist auch hier 2. Wahl und nur durch erfahrene Anwender durchzuführen!

Zusammenfassung

- Die Pneumonie ist insbesondere bei kleinen Kindern nicht immer einfach diagnostizierbar.
- Oft muss neben dem B-Problem auch ein C-Problem adressiert werden.
- Im Worst Case sind beide Probleme durch nichtinvasive Ventilation und intraossäre Punktion lösbar.

LITERATUR

Rose M, Liese J, Barker M et al. S2k-Leitlinie Management der ambulant erworbenen Pneumonie bei Kindern und Jugendlichen. AWMF-Registernummer 048/013, 2019.

Timmermann A, Böttiger BW, Byhahn C et al. S1-Leitlinie Prähospitales Atemwegsmanagement. AWMF-Registernummer 001-040, 2019.

KAPITEL

50 Wieviel CRM braucht die Bronchiolitis?

Bernd Landsleitner

Fallbericht

Alarmierung und Anfahrt

Eine Kinderarztpraxis fordert an einem Wochentag im Februar um 16:45 Uhr bei der Rettungsleitstelle einen notarztbegleiteten Transport in die 25 km entfernte Kinderklinik an. Es handele sich um einen Säugling mit Atemnot, das Team solle „den Sauerstoff mitbringen".

Die Leistelle disponiert einen RTW und ein NEF, die beide um 16:55 an der Kinderarztpraxis eintreffen. Der Kindernotarzt aus der nächsten Großstadt wird wegen langer Anfahrtszeit primär nicht disponiert.

Eintreffen

Das Team nimmt die Standardnotfallausrüstung einschließlich Sauerstoff und Defi sowie den Kindernotfallrucksack mit in die Kinderarztpraxis.

Im Eingangsbereich werden sie bereits von einer medizinische Fachangestellte (MFA) erwartet: „Kommen Sie bitte mit in's Behandlungszimmer 2; dem Kind geht's jetzt schlechter!"

Im Behandlungszimmer liegt ein Säugling auf dem Behandlungstisch, dem eine weitere MFA einen Sauerstoffschlauch vor das Gesicht hält; der Vater des Kindes sitzt daneben. Ein Pulsoxymeter ist angeschlossen und zeigt einen Wert von 75 % SpO_2.

Der Kinderarzt telefoniert offenbar gerade mit der Zielklinik.

Alle Anwesenden sehen das Rettungsteam erwartungsvoll an.

Ersteindruck

Ein offensichtlich kritisch kranker Säugling liegt auf dem Behandlungstisch; die Anspannung aller Beteiligten ist sofort offensichtlich. ➤ Tab. 50.1.

Anhand des pädiatrischen Beurteilungsdreiecks ergibt sich der Ersteindruck des Patienten (➤ Tab. 50.2).

Dies führt zur Beurteilung „respiratorisches Versagen" (➤ Tab. 50.3)!

Verdachtsdiagnose und Differenzialdiagnosen

Akute respiratorische Insuffizienz mit deutlich erhöhter Atemarbeit und unmittelbarer Dekompensationsgefahr. Wahrscheinlichste Ursache: RSV-Bronchiolitis.

Differenzialdiagnosen: Pneumonie (akut beim Säugling schwer zu differenzieren), Asthma bronchiale (Alter passt nicht), Aspiration/Bolusgeschehen (unwahrscheinlich wegen seit 3 Tagen langsam zunehmender Symptomatik ohne Akutereignis).

Tab. 50.1 SSSS-Schema

Scene	Kinderarztpraxis in vollem Winterbetrieb
Safety	Keine Hinweise auf mögliche Gefährdungen für das Rettungsteam
Situation	Kritisch kranker Säugling; angespannte Gesamtsituation
Support	Einsatzkräfte numerisch ausreichend. Anfahrtszeit Kindernotarzt ca. 30 min.

Tab. 50.2 Ersteindruck nach Pädiatrischen Beurteilungsdreieck

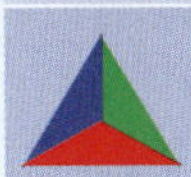	**Allgemeinzustand**	Kind hat die Augen geschlossen, reagiert nicht auf Berührung.
	Atmung/ Atemarbeit	Atemfrequenz ca. 60/min, deutliche inspiratorische Einziehungen (interkostal, jugulär, epigastrisch)
	Hautkolorit/-perfusion	Zyanose, Rekap.-Zeit (Sternum) 3 s
	Ergebnis:	3/3 = kritisch

Tab. 50.3 Diagnose respiratorisches Versagen

Allgemeinzustand	Atemarbeit	Hautkolorit/-perfusion	Beurteilung
✓	✗	✓	**Respiratorische Störung**
✗	✗	✗	**Respiratorisches Versagen**

50.1 Präklinische Therapie

Die Notärztin untersucht das Kind nach dem X-ABCDE-Approach (➤ Tab. 50.4).

Fixierungsfehler vermeiden „Die Inhalation mit Salbutamol hat nichts gebracht – dem Kind geht es jetzt so schlecht, Sie müssen sofort intubieren!", ruft der Kinderarzt, nachdem er das Telefonat beendet hat.

Speaking-up „Eine Intubation in dieser Situation ist doch auch gefährlich, vielleicht gibt es noch eine andere Möglichkeit?", fragt die MFA.

10-for-10-Prinzip „Ja, die gibt es!", sagt die Notärztin. „Bitte hört mal alle zu, wir machen ein 10-for-10! Wir haben ein kritisch krankes Kind mit führendem B-Problem, also Oxygenierungsstörung und massiv erhöhte Atemarbeit. Wir versuchen, die Situation mit assistierter Beutel-Masken-Beatmung zu stabilisieren – alle einverstanden?" Das Team nickt. „Zugang hat im Moment keine Priorität, den legen wir später!"

Tab. 50.4 X-ABCDE

X-ABCDE	Beschreibung	Maßnahme
e**X**sangiation	Keine Hinweise für Blutung	
Airway	Potenziell gefährdet Sekretverlegte Nase	Kopflagerung in Neutral-position, (Doppel-)C-Griff Absaugung + abschwellende Nasentropfen
Breathing	Oxygenierungsstörung und Ventilationsstörung	Assistierte Beatmung mit 100 % Sauerstoff und PEEP
Circulation	Rekap.-Zeit 3 s, periphere Pulse tastbar	Reevaluation
Disability	Somnolent, GCS 8, AVPU = P	Siehe A, Reevaluation
Exposure & **E**nvironment	Kein Hautausschlag, Temperatur (Ohr) 38,1 °C	Wärmeerhalt, Reevaluation

Arbeitsbelastung verteilen Die Notärztin verteilt die Aufgaben für die nächsten Minuten: „Peter (NotSan 1), bitte übernimmt sofort die assistierte Beatmung des Kindes mit 100 % Sauerstoff! Sabrina (NotSan 2), kümmere dich um den Anschluss von Kapnografie und Manometer am Beatmungsbeutel und stelle Absaugbereitschaft her. Simon (Fahrer NEF), bitte komplettiere das Monitoring! Gebt mir Bescheid, wenn das erledigt ist! Ich bespreche mich inzwischen mit dem Kollegen." ➤ Tab. 50.5.

Speaking-up „Die Nase scheint mir ziemlich sekretverlegt! Sollten wir nicht erst absaugen und danach abschwellende Nasentropfen anwenden?", fragt Sabrina. „Ja, super, vielen Dank – daran hab' ich gar nicht gedacht! Machst du das bitte gleich!" antwortet die Notärztin.

Tab. 50.5 Vitalwerte bei Übernahme durch das Rettungsteam

Rekap.-Zeit	3 s
Herzfrequenz	160/min (normal: 120/min)
Blutdruck	65/35 mmHg (normal 70/50)
SpO_2	75 % (vor Beginn der assistierten Beatmung)
Atemfrequenz	> 60/min (normal 30/min)
EKG-Befund	Sinustachykardie
$etCO_2$	55 mmHg/7,3 kPa (unmittelbar nach Beginn der assistierten Beatmung)

Hilfe besser früh als spät anfordern „Simon, checkst du bitte über Funk, ob der Kindernotarzt aus A-Stadt evtl. mit dem Hubschrauber gebracht werden kann!" Fünf Minuten später erhält Simon die Rückmeldung, dass der Kindernotarzt wegen eines anderen Einsatzes nicht zur Verfügung steht und der Hubschrauber aufgrund von Nebel und Schneetreiben nicht starten kann.

Sichere und effektive Kommunikation „Alles angeschlossen und Absaugung einsatzbereit!" meldet Sabrina. „Die assistierte Beatmung funktioniert, ich sehe beatmungssynchrone Thoraxexkursionen, der Beatmungsdruck ist im grünen Bereich, die CO_2-Kurve okay und das Kind toleriert die Beatmung." berichtet Peter.

Probleme/Entwicklungen antizipieren und vorausplanen „Okay, danke! Ich würde erwarten, dass wir mit der assistierten Beatmung die Situation stabilisieren können", informiert die Notärztin das Team, „aber Simon: könntest du bitte trotzdem die Bohrmaschine, eine Notfallnarkose mit Esketamin/Rocuronium, Larynxmaske Größe 1½, Videolaryngoskop und 3,0er Tubus gecufft vorbereiten?"

Arbeitsumgebung kennen „Okay, mache ich, aber falls wir das Beatmungsgerät brauchen, müsste ich es erst aus dem NEF holen."

Konstruktive und beharrliche Teamarbeit „Ich bin frei und kann das Beatmungsgerät holen, okay?" – „Ja, super!"

Kognitive Hilfen verwenden „Ich verwende die Narkoseschablone, damit alles sicher alles komplett vorbereitet ist" schlägt Simon vor, „und die Dosierungen schaue ich in der DIVI-Kindernotfallkarte nach."

Beachtung aller vorhandenen Informationen „Liebes Team, ich habe ein paar Infos", berichtet die Notärztin nach ihrem Gespräch mit dem Kinderarzt, „das Kind Jonathan ist 5 Monate alt und wiegt 6 kg. Respiratorische Beschwerden bestehen seit 3 Tagen, trotz häuslicher Inhalationstherapie hat sich die Situation verschlechtert, heute Wiedervorstellung mit reduziertem AZ und 38,9 °C Temperatur am Morgen. Es sind keine weiteren Vorerkrankungen bekannt, keine Allergien, heute noch keine Nahrungsaufnahme. Wir haben ein Intensivbett in der Kinderklinik A-Stadt."

Regelmäßige Reevaluierung „Okay, Peter, wie ist die Lage?" Peter berichtet:
- „**A**temweg: mit C-Griff frei.
- **B**eatmung: Thoraxexkursionen deutlich sichtbar, regelrechtes Kapnogramm, Beatmungsdruck im grünen Bereich, also unter 20 cmH_2O, keine sichtbare gastrale Luftinsufflation, Spontanatemfrequenz jetzt etwa 40/min, Sauerstoffsättigung 89 %.
- **C**irculation: Rekap.-Zeit jetzt 2 s, periphere Pulse tastbar, Herzfrequenz 120/min, Blutdruck 65/35 mmHg.
- **D**isability: Kind weiterhin somnolent, AVPU = P, aber ab und zu öffnet es jetzt die Augen.
- **E**nvironment: Kind liegt unter Wärmestrahler, Temperatur im Ohr gemessen bei 37,7 °C."

10-for-10-Prinzip „Danke Peter, das passt alles zur Verdachtsdiagnose Bronchiolitis", sagt die Notärztin, „ich glaube, wir konnten die Situation stabilisieren – lasst uns die weiteren Schritte und den Transport planen, okay?" Allgemeines Nicken. „Wir führen die assistierte Beatmung mittels NIV über unser Beatmungsgerät fort. Die Einstellungen übernehme ich, Peter hält dann zunächst die Maske und fixiert sie anschließend. Simon und Sabrina holen die Trage und bereiten das Kinder-Fixierset vor. Wenn die NIV gut klappt, erfolgt die Umlagerung und dann machen wir uns auf den Weg."

4-Augen-Prinzip/Double Check „Sabrina, bitte schau' mir mal über die Schulter beim Einstellen des Beatmungsgeräts und kontrolliere anhand unserer NIV-Checkliste die Einstellungen:
- Modus: Pressure Support Ventilation/PSV,
- Sauerstoffkonzentration 100 % – das passen wir dann je nach Sättigung an.
- Inspirationsruck Δp 10 mbar,
- PEEP 5 mbar,
- Inspirationstrigger 2 l/min,
- Exspirationstrigger 50 %."

„Ja, ok, passt!"

DIAGNOSE

Die Bronchiolitis als häufigste obstruktive Atemwegserkrankung im Säuglingsalter wird in 80 % der Fälle durch das RS-Virus verursacht.

50.2 Anamnese

Das Gespräch mit dem Kinderarzt ergibt eine Krankheitsdauer von etwa 3 Tagen mit zunehmender Verschlechterung. Bei der Erstvorstellung des Kindes vor 2 Tagen zeigten sich lediglich moderate Zeichen des unspezifischen Atemwegsinfekts mit auskultatorisch mäßigem Brummen und Giemen. Durch die verordnete Düsenvernebler-Inhalationstherapie mit einem Beta-2-Mimetikum ergab sich zunächst eine – telefonisch von der Mutter berichtete – Verbesserung. Über die letzte Nacht kam es allerdings zu einer deutlichen Zustandsverschlechterung, die zur notfallmäßigen Wiedervorstellung in der Kinderarztpraxis führte. Trotz erneuter Inhalationstherapie und Sauerstoffgabe ließ sich der Zustand nicht stabilisieren, weshalb die Kontaktaufnahme mit der Kinderintensivstation und der Notruf erfolgten. Vitalwerte bei Vorstellung in der Kinderarztpraxis ➤ Tab. 50.6; Überblick SAMPLER-Anamnese ➤ Tab. 50.7.

Tab. 50.6 Vitalwerte bei Vorstellung in der Kinderarztpraxis

Herzfrequenz	160/min
SpO_2	70 %
Atemfrequenz	Ca. 60/min
Temperatur	38,9 °C

50.3 Zielklinik und Transport

Die assistierte Beatmung mittels nichtinvasiver Ventilation funktioniert ohne relevante Leckage und wird vom Kind toleriert. Es erfolgen die vorsichtige Umlagerung und die sichere Fixierung des Kindes auf der Trage. Der Vater wird vom Kinderarzt über das weitere Vorgehen informiert und bleibt ständig beim Kind.

Da sich die Situation unter NIV stabilisiert hat, möchte die Notärztin auf die Anlage eines i. v.-Zugangs verzichten, um den Zustand durch den damit verbundenen Stress nicht wieder zu verschlechtern. Allerdings liegen i. o.-Bohrmaschine und Airway-Management-Equipment unmittelbar griffbereit und das Team ist für den „Worst Case" gebrieft.

Die Notärztin telefoniert bei Abfahrt nochmals mit der Kinderintensivstation (PICU) in A-Stadt, berichtet kurz den bisherigen Verlauf und kündigt das Eintreffen in ca. 30 min an. Auch der PICU-Kollege rät, unter den geschilderten Umständen auf die Anlage eines i. v.-Zugangs zu verzichten.

Der Transport verläuft komplikationsfrei; kurz vor dem Eintreffen auf der Kinderintensivstation wird das Kind wacher und versucht, sich einmal sogar von der NIV-Maske zu befreien. Das Kind kann in weiterhin relativ stabilem Zustand an die Kinderintensivstation übergeben werden (➤ Tab. 50.8).

Tab. 50.7 SAMPLER

SAMPLER	Beschreibung
Symptome und Befunde	Reduzierter Allgemeinzustand, 38,9 °C Temperatur, produktiver Husten, auskultatorisch abgeschwächtes Atemgeräusch mit feinblasigen Rasselgeräuschen, Tachypnoe, Dyspnoe mit Zeichen erhöhter Atemarbeit (Nasenflügeln, thorakale Einziehungen)
Allergien	Keine
Medikation	Keine Dauermedikation; Salbutamol-Inhalationen seit 2 Tagen Regelrechter Impfstatus nach STIKO
Patientenvorgeschichte	Unspezifischer Atemwegsinfekt seit 3 Tagen, erste Vorstellung bei Kinderarzt vor 2 Tagen. Auskultationsbefund: global exspiratorisches Giemen und Brummen.
Letzte Mahlzeit	Vortag nur wenig (Muttermilch, Brei)
Ereignisse direkt vor dem Notfall	Seit der Nacht deutlich reduzierter Allgemeinzustand mit Trinkverweigerung
Risikofaktoren	Keine, reifgeborenes Kind

Tab. 50.8 Vitalwerte bei Übergabe an die Kinderintensivstation

Rekap.-Zeit	2 s
Herzfrequenz	130/min
Blutdruck	70/40 mmHg
SpO_2	90 % (unter NIV mit 50 % O_2)
Atemfrequenz	35/min
Temperatur	38,0 °C
EKG-Befund	Sinusrhythmus
$etCO_2$	42 mmHg/5,6 kPa (unter NIV)

50.4 Klinischer Verlauf

Die durchgeführte PCR ergibt einen positiven RSV-Nachweis; die Blutentnahme ergibt keinen Hinweis auf eine bakterielle Superinfektion. Der kleine Jonathan benötig noch weitere 2 Tage eine nichtinvasive Ventilation (NIV) und kann dann auf High-Flow-Therapie (HFNC) umgestellt werden. Nach insgesamt 5 Tagen wird er auf die Normalstation verlegt.

50.5 Tops und Flops

Der Fall wurde idealisiert dargestellt, um die besondere Bedeutung der CRM-Leitsätze für den zeitkritischen Kindernotfall darzustellen (> Tab. 50.9).

In vergleichbar verlaufenen echten Fällen erlag das Team aufgrund der außergewöhnlichen Stresssituation oft einem Fixierungsfehler, der im weiteren Verlauf aufgrund fehlender CRM-Kompetenz nicht oder zu spät erkannt wurde.

Ein typischer Fixierungsfehler in diesem Zusammenhang ist die Priorisierung der Intubation, die bei vielen Notfallmedizinern als Synonym für entschlossenes und problemlösendes Handeln gilt. Bezogen auf unseren Fall würde ein Intubationsversuch jedoch keines der bestehenden Probleme (Ventilation- und Oxygenierungsstörung) lösen, jedoch zahlreiche neue Probleme verursachen (kritische Hypoxie durch Unterbrechung der Beatmung, Risiko der funktionellen Atemwegsverlegung bei fehlender Narkose, Risiko von Kreislaufdepression, Bradykardie bis hin zum Kreislaufstillstand bei Narkoseeinleitung, Risiko der Fehldosierung, Risiko der Fehlintubation, Erhöhung des Stresslevels für das Team).

Wenn nach einem unerkannten Fixierungsfehler ein Team einmal am psychologischen Limit arbeitet, dann sind weitere Fixierungsfehler (z. B. „Die Kapnografie ist defekt", bei Fehlintubation) vorprogrammiert und ein desolates Outcome möglich!

MERKE

- Eine Priorisierung der Intubation beim kritisch kranken Kind ist falsch! Vermeide diesen Fixierungsfehler!
- „Luft muss in die Lunge!" ist die geeignete Priorisierung zur Sicherstellung von Oxygenierung und Ventilation!

Tab. 50.9 CRM*-Leitsätze nach Rall und Gaba

	Leitsatz	Fallbezogener Kommentar
1	Kenne deine Arbeitsumgebung.	Besonders bei seltenen Notfällen ist die Vertrautheit mit dem Notfallequipment entscheidend für die Performance.
2	Antizipiere und plane voraus.	Mögliche Verschlechterungen des Patientenzustands (hier: Atemstillstand) sollten erwogen und ein Handlungsplan (hier: Atemwegssicherung) kommuniziert werden, um später Hektik zu vermeiden.
3	Hilfe anfordern, lieber früher als später	Auch prähospital können weitere Ressourcen (hier: Kindernotarztdienst, Luftrettung) aktiviert werden. Entscheidend ist die frühe Alarmierung.
4	Übernimm die Führungsrolle oder sei ein gutes Teammitglied mit Beharrlichkeit.	Die Teamleiterin macht hier klare Ansagen, erläutert diese aber und reagiert wertschätzend auf Vorschläge. Die Teammitglieder denken mit und bringen sich konstruktiv ein.
5	Verteile die Arbeitsbelastung.	Besonders in der angespannten Frühphase der Notfallversorgung (hier: SpO_2 75 %, Erfolgsdruck!) muss die Arbeitsbelastung gleichmäßig auf das Team verteilt werden.

Tab. 50.9 CRM*-Leitsätze nach Rall und Gaba *(Forts.)*

	Leitsatz	Fallbezogener Kommentar
6	Mobilisiere alle verfügbaren Ressourcen (Personen und Technik).	In der Kindernotfallmedizin sind dies v. a. kognitive Hilfen zur Dosierung von Medikamenten und Auswahl von Therapiehilfen, aber evtl. auch die Telefonberatung durch die Kinderintensivstation der Zielklinik.
7	Kommuniziere sicher und effektiv – sag, was dich bewegt.	„Closed-Loop-Communication" bedeutet, dass Anordnungen wiederholt und die erfolgreiche Umsetzung oder auftretende Probleme berichtet werden. „Speaking-up" heißt, dass jedes Teammitglied jederzeit eigene Unsicherheiten oder Zweifel am Vorgehen äußern soll. (Hier z. B. der Zweifel an der Aufforderung zur Intubation oder der Hinweis auf die Sekretverlegung der Nase!)
8	Beachte und verwende alle vorhandenen Informationen.	Vorhandene Informationen (Anamnese und Vorbehandlung durch den Kinderarzt) wurden hier genutzt.
9	Verhindere und erkenne Fixierungsfehler.	Hier wurden zwei Fixierungsfehler (Fixierung auf Intubation und später auf die assistierte Beatmung, ohne vorher den nasalen Atemweg freizumachen) durch aufmerksame und mutige Teammitglieder verhindert.
10	Habe Zweifel und überprüfe genau („Double-Check", nie etwas annehmen).	Zwei Teammitglieder hatten Zweifel und haben diese konstruktiv geäußert (siehe 9.). Bei der Einstellung der Beatmung wurde als „Double-Check" das 4-Augen-Prinzip angewendet. Genauso wäre auch beim Aufziehen von Medikamenten verfahren worden.
11	Verwende Merkhilfen und schlage nach.	Hier wurde zur Vorbereitung von Narkosemedikamenten und Atemwegen eine kognitive Hilfe (pädiatrische Notfallkarte) und eine Narkoseschablone verwendet. Bei den Starteinstellungen der NIV kam eine (selbst erstellte) Checkliste zur Anwendung.
12	Reevaluiere die Situation immer wieder (wende das 10-Sekunden-für-10-Minuten-[„10-for10"-]Prinzip an).	Im Fall wurde die Situation mehrfach durch die Teamleiterin reevaluiert, das Team einbezogen und danach die Aufgaben für die nächsten Minuten verteilt.
13	Achte auf gute Teamarbeit – andere unterstützen und sich koordinieren	Alle Teammitglieder haben ihre Rolle verantwortungsbewusst wahrgenommen sowie sorgfältig und engmaschig kommuniziert. So ergaben sich keine kritischen Missverständnisse und eine Eskalation der Anspannung konnte vermieden werden.
14	Lenke deine Aufmerksamkeit bewusst.	Die Teamleiterin fokussierte sich zu Beginn auf die Patientenbeurteilung und die Verteilung der wichtigsten Aufgaben. Danach holte sie weitere Informationen beim Kinderarzt ein, bevor sie erneut die Situation beurteilte. Jedes Teammitglied konzentrierte sich auf die Lösung des ihm/ihr zugeteilten Problems und nicht nur auf die mechanistische Umsetzung der Anordnungen.
15	Setze Prioritäten dynamisch.	Trotz anderslautender Anordnung entdeckte ein Teammitglied die Verlegung des nasalen Atemwegs und löste diesen Aufgabenkonflikt konstruktiv. Obgleich ursprünglich geplant, verzichtete die Notärztin auf die Anlage eines vaskulären Zugangs, da diese Maßnahme zur Problemlösung nicht mehr erforderlich war.

* CRM = „Cockpit Resource Management", später „Crew Resource Management", ursprünglich entwickelt als Schulungsgrundlage für Luftfahrzeugbesatzungen zur Verbesserung nichttechnischer Fertigkeiten (non-technical skills) zur Verhinderung von Flugunfällen aufgrund menschlichen Versagens. Später weiterentwickelt von Rall und Gaba (Crisis Resource Management) zur Anwendung in der Medizin.

Was wäre, wenn …

- … das Kind einen Atemstillstand erlitten hätte?
  - Fortführung der Beutel-Masken-Beatmung und Vorbereitung der Atemwegssicherung mittels Larynxmaske. Vorherige Anlage eines i. v.-/i. o.-Zugangs und Applikation der Narkosemedikation (z. B. Esketamin 2 mg/kg + Rocuronium 1 mg/kg), um sicher eine funktionelle Atemwegsverlegung beim möglicherweise nicht tief komatösen Kind zu vermeiden. Einlage der Larynxmaske und Erfolgskontrolle (Thoraxexkursionen, regelrechtes Kapnogramm). Einlage einer Magenentlastungssonde, Narkoseaufrechterhaltung und Transport mittels druckkontrollierter (PCV-)Beatmung.
- … das Kind sich gegen die assistierte Beatmung gewehrt hätte?
  - Durch die massiv erhöhte Atemarbeit ist das Kind kurz vor der Dekompensation und mindestens somnolent. In diesem Zustand wird die assistierte Beatmung, auch mit hohen Frequenzen, in der Regel gut toleriert. Wehrt sich das Kind zu Beginn, dann ist die Situation vielleicht doch nicht so schlecht und der Zustand muss reevaluiert werden (vielleicht hat ja die Sättigung falsch abgeleitet und die allgemeine Hektik einen schlechteren Zustand suggeriert). Wehrt sich das Kind im Verlauf gegen die NIV (z. B. auf dem Transport), dann ist dies eher ein Zeichen, dass die Übernahme der Atemarbeit erfolgreich war und sich die Vigilanz bessert. Auch hier muss reevaluiert werden und ggf. kann dann eine Sauerstoffinhalation ausreichend sein. Eine Sedierung unter NIV erfordert eine große Erfahrung und ist im Rahmen der präklinischen Notfallversorgung nicht zu empfehlen.

Zusammenfassung

- Besonders in stressigen Einsatzsituationen kommt es auf die konsequente Anwendung der CRM-Leitsätze an.
- In unserem Fall ist das Therapieziel Optimierung von Ventilation und Oxygenierung durch assistierte Beatmung schnell und sicher zu erreichen.
- Eine nichtinvasive Beatmung (NIV) kann mit einem geeigneten Beatmungsgerät auch bei Kindern erfolgreich angewendet werden. Die Einstellungen entsprechen dabei weitgehend denen für Erwachsene.
- Die assistierte und kontrollierte Beutel-Masken-Beatmung ist eine Basistechnik der Kindernotfallmedizin und muss von jedem beherrscht und regelmäßig trainiert werden, da Kindereinsätze selten sind.

LITERATUR

Daziel SR, Haskell L, O'Brien S et al. Bronchiolitis. Lancet 2022; 400: 392–406.

Rall M, Glavin R FR. Special human factors issue. Why anaesthesia patient safety has lagged behind aviation safety. Bulletin of The Royal College of Anaesthetists 2008; (51): 2614–2616.

Timmermann A, Böttiger BW, Byhahn C et al. S1-Leitlinie Prähospitales Atemwegsmanagement. (AWMF Registernummer 001-040, 2019).

KAPITEL

51 Meningokokkensepsis – dein Patient ist gegen dich!

Ruth Kröss

Fallbericht

Alarmierung und Anfahrt

Um 18:10 Uhr geht der Notruf von besorgten Eltern in der Leitstelle ein: Ihr 12 Monate alter Sohn Luca (10 kg) habe seit 12 h hohes Fieber, Erbrechen und Unwohlsein. Er verweigere nun auch Essen und Trinken. Während des Anrufs verschlechtert sich der Zustand des Patienten rapide und die Eltern beenden panisch den Telefonanruf.

Auf der Anfahrt erinnert sich der Notarzt an seine letzte Fortbildung zum Thema „Kindernotfälle" und ruft auf seinem Mobiltelefon die App „PediHelp®" auf. Das Rettungsteam, bestehend aus einem Notarzt, zwei Notfallsanitätern und einer Rettungssanitäterin des RTWs, ist um 18:20 Uhr vor Ort. In die Wohnung im vierten Stock wird das Monitoring und der „Kinderkoffer" vom Rettungsdienst mitgenommen.

Eintreffen

Beim Eintreffen des Rettungsteams im vierten Stock des Wohnhauses zieht der aufgeregte Vater das Rettungsteam in die Wohnung. Im Wohnzimmer findet der Notarzt den Säugling auf den Armen der Mutter, welche ihn eng an sich presst. Der Notarzt wirkt beruhigend auf die Mutter ein, stellt sich und die Mannschaft vor und betont den kritischen Zustand des kleinen Patienten. Nach kurzer Zeit der Überzeugung übergibt die Mutter den Säugling an den Notarzt, welcher diesen für einen ersten Quicklook auf den Boden legt. Luca ist somnolent bis apathisch und hat kalte Extremitäten. Auch kann der Notarzt eine gespannte Fontanelle ertasten, die zentrale Rekap.-Zeit über dem Sternum ist > 5 s. Während des Quick Look tritt plötzlich ein selbstlimitierender fokaler tonisch-klonischer Krampfanfall der rechten unteren Extremität für ca. 30 s auf.

Ersteindruck

Nach dem Pädiatrischen Diagnosedreieck: ➤ Tab. 51.1.

Red Flags 3 Bs: Kind akut gefährdet!

Nach dem Ausziehen fallen dem Team vereinzelte kleine bläuliche Flecken an der unteren Extremität auf, welche mit einem Wasserglas nicht wegdrückbar sind (Petechien) (➤ Abb. 51.1).

Red Flag: Kind ausziehen! ➤ Tab. 51.2.

Verdachtsdiagnose und Differenzialdiagnosen

Hochgradiger Verdacht auf Meningokokkensepsis aufgrund des hohen Fiebers, Apathie, Zentralisation, gespannter Fontanelle und der petechialen Einblutungen an der unteren Extremität.

Tab. 51.1 Ersteindruck nach Pädiatrischen Beurteilungsdreieck

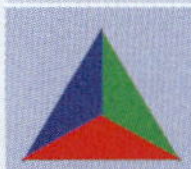	**Allgemeinzustand**	Nimmt Umgebung nicht mehr wahr, apathisch
	Atmung/ Atemarbeit	Angestrengt, tachypnoisch
	Hautkolorit/-perfusion	Grau, Rekap.-Zeit > 5 s
	Ergebnis:	≥ 2 = kritisch

Tab. 51.2 SSSS-Schema

Scene	Wohnung – 4. Stock
Safety	Kein Hinweis auf mögliche Gefahren
Situation	Hochfiebriger apathischer Säugling, Eltern sehr aufgeregt und besorgt
Support	Kindernotarzt/Luftrettung nachgefordert

Differenzialdiagnosen:

- Infektkrampf (Fieberkrampf): meist im Fieberanstieg generalisiert tonisch-klonisch – Höhe der Körpertemperatur ist nicht ausschlaggebend.
- Virale Meningitis/Herpesenzephalitis: präklinisch nicht zu unterscheiden
- Hirnabszess: erst nach MRT/CT ausschließbar
- Mastoiditis: Druckschmerz, lokale Rötung
- Schädel-Hirn-Trauma: Trauma-Anamnese
- Meningitis nach neurochirurgischem Eingriff: Anamnese und körperliche Untersuchung (VPS, Narbe)
- Kindesmisshandlung: nach Hämatomen suchen
- Intrazerebraler Tumor/Prozess/Blutung: erst nach MRT/CT ausschließbar

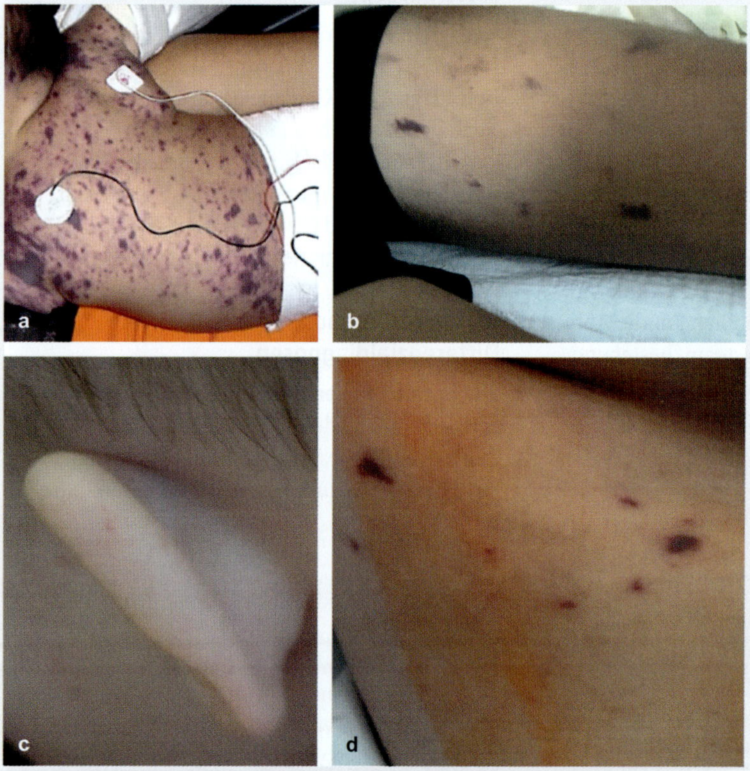

Abb. 51.1 Waterhouse-Friderichsen-Syndrom: a) Petechien, b) Purpura. (© mit freundlicher Erlaubnis G. Staubli [ZH]) [P1435]

51.1 Präklinische Therapie

Aufgrund der akuten lebensbedrohlichen Situation wird ein Teambriefing („10-für-10") durchgeführt. Der Notarzt teilt allen Teammitgliedern seinen Verdacht auf einen beginnenden schwersten septischen Schock bei einer Meningokokkensepsis mit und verteilt die Aufgaben. Aufgrund des langen Anfahrtswegs zur nächsten Kinderintensivstation (> 30 min) wird ein Hubschrauber nachgefordert. ➤ Tab. 51.3.

Die **assistierte Beutel-Masken-Beatmung** übernimmt der Notfallsanitäter – zu Beginn schwierig, nach Einführen eines Guedel-Tubus und nach Falten einer Nackenrolle mit einer Windel wird der Kopf in die Schnüffelposition gebracht und die assistierte Beatmung mit 15 l/min O_2 (viel hilft viel) gelingt gut, Thoraxexkursionen sind sichtbar. Eine Kapnografie wird nicht eingesetzt.

Tab. 51.3 X-ABCDE

X-ABCDE	Beschreibung	Maßnahme
Airway	Zunge fällt zurück, Atemweg gefährdet.	Schulterrolle/Esmarch Beutel-Masken-Beatmung mit Guedel-Tubus 100 % O_2-Gabe (15 l/min + Reservoir) Kapnografie
Breathing	Tachypnoe > 60/min, flache Atmung SpO_2 nicht ableitbar	
Circulation	Rekap.-Zeit > 5 s über Sternum Tachykardie Sinusrhythmus 200/min Puls zentral schwach tastbar Periphere Extremitäten kalt RR nicht messbar	i. v.-/i. o.-Zugang **Volumengabe (bis zu 60 ml/kg KG in der ersten Stunde) (➤ Abb. 51.2)** **Frühzeitige Katecholamintherapie**
Disability	Stadium P/U bei AVPU Schlapp, apathisch Gespannte Fontanelle Selbstlimitierender fokaler Anfall	BZ 68 mg/dl
Exposure & **E**nvironment	Hauttemperatur: 40,2 °C Petechiale, blau verfärbte Einblutungen an der unteren Extremität	Antibiotikatherapie bei Transport > 30 min

Der Notarzt versucht primär die Anlage eines i. v.-Zugangs. Er scheitert bei der Punktion der V. cubita beidseits. Von dem Notfallsanitäter wird der Notarzt auf die Möglichkeit des intraossären Zugangs hingewiesen. Der erste Versuch des Notarztes mit der **blauen i. o.-Nadel** der Firma EZ-IO® an der proximalen Tibia funktioniert.

Die Priorität der präklinischen **Volumengabe** wird vom Notarzt in einem kurzen Team-Time-out betont. Es folgt die erste Gabe von 20 ml/kg KG Vollelektrolytlösung (insgesamt 200 ml) über den i. o.-Zugang „aus der Hand" über eine Infusionsspritze. Nach dem Volumenbolus wird die klinische Situation mittels ABCD-Schema erneut reevaluiert. Nach dem dritten Volumenbolus (insgesamt 600 ml) nach 20 min beginnt der Säugling, sich gegen die Beutel-Masken-Beatmung zu wehren und wimmert leise vor sich hin. Die Volumengabe wird nach erneuter Re-Evaluation von Herzfrequenz, Rekap.-Zeit und Bewusstsein mit 20 ml/kg KG fortgesetzt und ein Adrenalinperfusor (1 mg Adrenalin + 49 ml NaCl 0,9 %) mit einer Laufrate von 3 ml/h (entspricht 0,1 µg/kg/min) wird gestartet.

DIAGNOSE

Fulminant verlaufende Meningokokkensepsis

Die bakterielle Meningitis ist eine der gefürchtetsten Erkrankungen mit einer hohen Fallsterblichkeit. 2019 kam es weltweit zu grob geschätzten 250.000 Todesfällen. Einer von fünf Patienten erlitt schwere Folgeschäden. 20 % der Meningokokkenseptitiden verlaufen fulminant. Die schwerste Verlaufsform ist das **Waterhouse-Friderichsen-Syndrom,** bei dem es in kürzester Zeit nach Auftreten von unspezifischen grippalen Symptomen zu schwererem Schock, beidseitigen Nebenniereneinblutungen und disseminierter intravasaler Gerinnungsstörung mit Thrombosen, Nekrosen und Blutungen kommt.

CAVE

Je jünger das Kind, desto unspezifischer die klinische Manifestation!

Je nach Alter des Kindes stellt sich die bakterielle Meningitis klinisch unterschiedlich dar. Das Neugeborene mit Meningitis hat als Leitsymptom eine plötzliche Atemstörung mit Krampfanfällen und Erbrechen. Die weiteren Symptome sind unspezifisch mit gespannter Fontanelle, Bewusstseinsstörungen, geblähtem Abdomen und auch Untertemperatur Patienten ab dem 29. Lebenstag präsentieren sich mit Fieber und Erbrechen. Begleitsymptome können Apathie/Lethargie, Berührungsempfindlichkeit, eine vorgewölbte Fontanelle, Krampfanfälle, Hautblutungen und Lichtempfindlichkeit sein. Ältere Kinder zeigen meist die typische Trias aus Erbrechen, Kopfschmerzen und Nackensteifigkeit.

CAVE

Meningitiszeichen sind aber nur in 6 % bei einer bakteriellen Meningitis vorhanden!

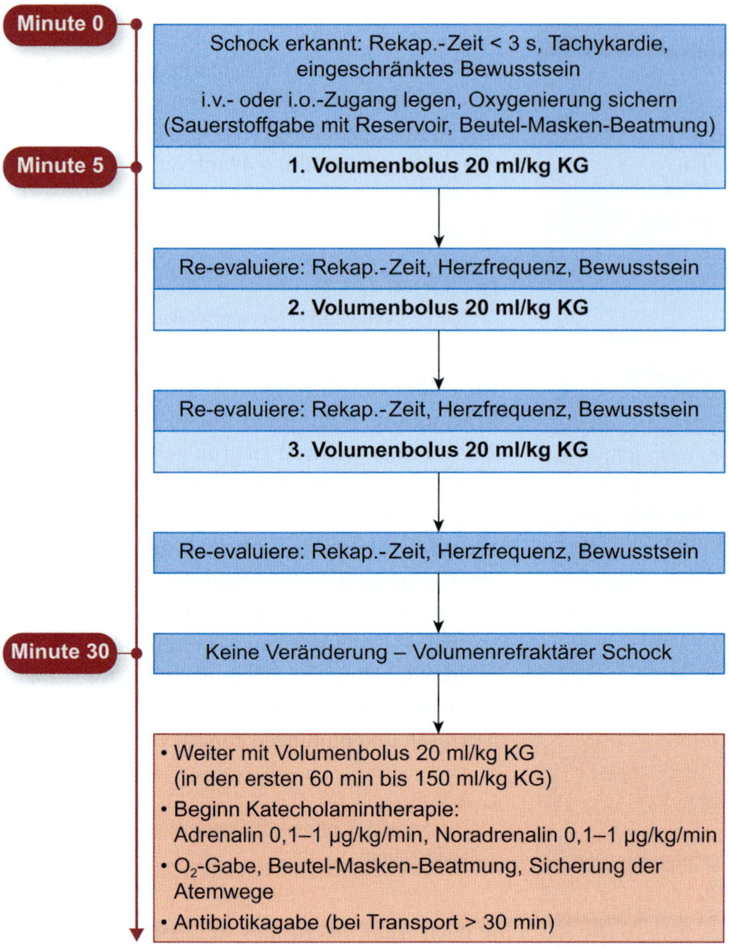

Abb. 51.2 Algorithmus zur Schocktherapie in den ersten 30 min nach Nicolai und Hoffmann, 2019 [E1037, L231]

51.2 Anamnese

Seit 1 Woche ist Luca aufgrund einer akuten Otitis media rechts in ärztlicher Behandlung. Eine Meningokokkenimpfung Typ B im zweiten Lebensmonat wurde von den Eltern nicht durchgeführt aufgrund ihrer Impfskepsis. Luca hat seit ca. 12 h hohes Fieber, schlapp ist er seit 1 h. Die Windel war das letzte Mal vor 12 h nass. Nahrung wird ebenfalls seit 12 h verweigert, rezidivierendes Erbrechen. ➤ Tab. 51.4.

Tab. 51.4 SAMPLER

SAMPLER	Beschreibung
Symptome und Befunde	Fieber > 40 °C, schlapp, Erbrechen, gespannte Fontanelle, fokaler Anfall
Allergien	Keine bekannt
Medikation	Keine, kein Impfpass
Patientenvorgeschichte	Unauffällige Entwicklung
Letzte Mahlzeit	Vor 12 h
Ereignisse direkt vor dem Notfall	Hohes Fieber
Risikofaktoren	12. Lebensmonat

51.3 Zielklinik und Transport

Der Hubschraubernotarzt trifft nach 20 min ein. Als Zielklinik wird die nächstliegende Kinderintensivstation ausgewählt. Bei Eintreffen des Hubschrauberarztes wird nach Rücksprache mit der Kinderklinik 1 g Ceftriaxon i. o. verabreicht. Der Transport im Hubschrauber verläuft unauffällig nach ABCDE: Luca wird im Schockraum der nächsten Kinderklinik in verbessertem Allgemeinzustand (Rekap.-Zeit ~ 3 s, HF 160/min, SpO_2 90 %, Luca wehrt sich aktiv gegen Maßnahmen) dem pädiatrischen Intensivteam übergeben.

51.4 Klinischer Verlauf

Angekommen auf der Päd-ICU leitet das Team nach weiterer Anlage eines i. o.-Zugangs bei zunehmender respiratorischer Erschöpfung von Luca die Intubation ein. Trotz vorheriger Volumensubstitution (insgesamt 100 ml/kg KG in 60 min) und laufendem Adrenalinperfusor (0,1 µg/kg KG/min) kommt es nach der Induktionsdosis mit Ketanest, Midazolam und Rocuronium zu einer pulslosen elektrischen Aktivität (PEA) mit einer 5-minütigen mechanischen und medikamentösen kardiopulmonalen Reanimation. Nach Stabilisierung des Patienten werden eine Lumbalpunktion und die Anlage eines zentralen Venenkatheters und einer invasiven arteriellen Druckmessung durchgeführt. Nach 3 Tagen Beatmungsdauer und insgesamt 7 Tagen Intensivtherapie kann Luca auf die Normalstation entlassen werden, nach 14 Tagen mit einer Restitutio ad integrum nach Hause.

51.5 Tops und Flops

Das schnelle Erkennen des dekompensierten Schocks (Rekap.-Zeit), das informativ kurze 10-für-10 an das Team und das zielgerichtete Arbeiten des Notarztteams (Volumengabe, Beutelmaskenbeatmung) haben dem Säugling das Leben gerettet.

Bei dem nächsten Einsatz würden wir auch bei einer Maskenbeatmung die Kapnografie nutzen.

MERKE
Zentrale Rekap.-Zeit ≥ 3 s = frühzeitiger Schockparameter

Zur Unterscheidung „stabil – instabil" hat sich die **zentrale Rekapillarisierungszeit** (Rekap.-Zeit) bewährt. Die Rekap.-Zeit ist eine visuelle Inspektion des Blutes peripher am Nagelbett oder zentral am Sternum, das nach Kompression von außen nach 5 s wieder in die peripheren Kapillaren zurückströmt. Durch eine schwere Mikrozirkulationsstörung im Kapillarbett im Schockzustand füllen sich die Kapillaren nur verzögert mit Blut. Eine Rekap.-Zeit von 2–3 s ist für Kinder normal. Eine Rekap.-Zeit ≥ 3 s ist ein Hinweis für einen schweren Volumenmangel und muss therapiert werden.

MERKE
Höchste Priorität im septischen Schock: Volumentherapie!

Entscheidend ist die rasche Korrektur der intravasalen Hypovolämie mittels Volumentherapie.

Für die frühzeitige Volumentherapie kommen jede Form von Vollelektrolytlösungen infrage.

Nach maximal zwei gescheiterten Versuchen (max. nach 90 s) der Anlage eines i. v.-Zugangs muss ein intraossärer Zugang etabliert werden – vom Notfallteam top umgesetzt!

CAVE
Volumenbolus „aus der Hand"!

Der Volumenbolus soll „aus der Hand" über einen Dreiwegehahn mit einer 50 ml Perfusorspritze appliziert werden, um Zeit einzusparen. Bei fehlendem Ansprechen nach spätestens 30 min muss auf eine rationale Katecholamintherapie umgestiegen werden. Die Indikation richtet sich nach klinischen Zeichen (Rekap.-Zeit, Herzfrequenz, Bewusstsein) und erfordert meist den Einsatz von Adrenalin („kalter" Schock) beim Großteil der Kinder.

MERKE

Bei fehlender Stabilisierung nach der dritten Volumengabe (nach 30 min) muss auf eine Katecholamindauerinfusion mit hoher Laufrate für eine schnelle Ansprechrate umgestiegen werden (➤ Tab. 51.5). In unserem Notfall: ➤ Tab. 51.6.

- „Warmer Schock" – Noradrenalin: Wenn die periphere Rekap.-Zeit ≤ 3 s ist: Noradrenalin zur Erhöhung des peripheren Widerstands.
- „Kalter Schock" – Suprarenin: Wenn die periphere/zentrale Rekap-Zeit ≥ 3 s: positiv-inotrop wirkendes Adrenalin.

MERKE

Die meisten Kinder im septischen Schock zeigen einen „kalten" Schock – daher präklinisch einen Adrenalinperfusor einsetzen.
Antibiotikatherapie: Hit hard and early!

Die präklinische Gabe eines Breitbandantibiotikums wird aktuell kontrovers diskutiert, ein entscheidender Vorteil ist nicht belegt. Bei Transportzeiten < 30 min darf keine Verzögerung des Transports durch Gabe des Antibiotikums erfolgen, die Volumengabe hat oberste Priorität. Innerklinisch soll die Antibiotikaapplikation > 30 min nach Vorstellung des Patienten erfolgen: präklinisch je nach Vorhandensein Cefotaxim/Ceftriaxon 100 mg/kg KG i. v. oder i. o.

Tab. 51.5 Laufrate des Katecholaminperfusors [W1272-002]

	Infusionsrate (ml/h) – Dosierung
1 mg Adrenalin (1 ml) auf 49 ml NaCl 0,9 % (0,02 mg/ml)	Körpergewicht (kg)/3 Entspricht der Startdosierung mit 0,1 µg/kg KG/pro min
1 mg Noradrenalin (1 ml) auf 49 ml NaCl 0,9 % (0,02 mg/ml)	Körpergewicht (kg)/3 Entspricht der Startdosierung mit 0,1 µg/kg KG/pro min

Tab. 51.6 Laufrate des Katecholaminperfusors bei Luca

	Infusionsrate (ml/h) – Dosierung
1 mg Adrenalin (1 ml) auf 49 ml NaCl 0,9 % (0,02 mg/ml)	10 kg/3 = 3,3 3 ml/h = 0,1 µg/kg KG/pro min

MERKE

- Säugling/Kleinkind immer ausziehen! Nur so sind unter anderem petechiale Blutungen (oder Kindesmisshandlung) erkennbar.
- Volumentherapie „aus der Hand" mit Perfusorspritze
- In der Zielklinik: Blutkulturen, Labor, Lumbal-Punktion +/– Bildgebung (MRT/CT)
- Die Meningokokkensepsis unterliegt der Meldepflicht und dem Infektionsschutzgesetz. Die Meldung muss über die aufnehmende Klinik erfolgen.
- Für Menschen mit engem Kontakt (z. B. mit Körperflüssigkeiten des Patienten, Stichverletzungen, Geschwisterkinder) ist eine **Expositionsprophylaxe** indiziert mit Rifampicin 20 mg/kg KG/Tag p. o. (maximal 1.200 mg/Tag) in 2 ED für 2 Tage oder Ceftriaxon (z. B. bei Schwangeren) bei > 12 Jahren 1× 250 mg i. m., < 12 Jahren 1× 125 mg i. m.

Was wäre, wenn …

- … der Notarzt aufgrund der anfangs bestehenden Ateminsuffizienz des Säuglings eine präklinische Intubationsnarkose eingeleitet hätte?
  - Eine Sedierung bzw. eine Intubation muss präklinisch sehr streng gestellt werden und soll vom Erfahrenen erst nach Stabilisierung des Kreislaufversagens durch Volumen und Katecholamine erfolgen, da es durch das Einbremsen der endogenen Katecholaminausschüttung sonst zu einem Kreislaufstillstand und zur Reanimation kommen kann. Aufgrund eines hohen Sauerstoffverbrauchs (8–10 ml/kg KG/min), der geringen FRC und der eingeschränkten Atemmechanik kann eine respiratorische Dekompensation bei erkrankten Kindern sehr schnell eintreten. Deshalb benötigen schwer erkrankte Kinder präklinisch häufig eine Atemunterstützung (Beutel-Masken-Beatmung, High-Flow-Nasal Cannula, Maskenbeatmung, CPAP), aber keine Sedierung oder präklinische Intubation. Die Atemwegssicherung soll dann vom erfahrenen Team in der Klinik unter geordneten Bedingungen möglichst bald durchgeführt werden, um Intubationshindernisse aufgrund des Volumen-Loads zu vermeiden.

Zusammenfassung

- Schock erkennen – Schock behandeln
- Strukturiertes Vorgehen nach X-ABCDE
- Frühe Volumentherapie: in der ersten halben Stunde bis zu 60 ml/kg KG Vollelektrolytlösung (auch bis 150 ml/kg KG manchmal notwendig)
- Nach 30 min und volumenrefraktärem Schock: Beginn mit rationaler Katecholamintherapie (warmer Schock – Noradrenalin, kalter Schock – Adrenalin)
- Frühzeitige Antibiotikatherapie (Transportzeit > 30 min) nach „hit hard and early!"
- Frühzeitige Atemwegssicherung im Schockraum/auf Intensivstation durch geübte Kinderanästhesisten/Kinderintensivmediziner
- Cave: Gefahr einer schweren Verbrauchskoagulopathie (DIC – Disseminated Intravascular Coagulation) → frühzeitige Diagnose und prophylaktische Behandlung mit Cyklokapron (15–20 IE/kg KG) starten

LITERATUR

Alam N, Oskam E, Stassen P M et al. Prehospital antibiotics in the ambulance for sepsis: a multicentre, open label, randomised trial. The Lancet 2018; Respiratory medicine 6: 40–50.

King D, Morton R, Bevan C. How to use capillary refill time. Archives of disease in childhood. Education and practice edition 2014; 99: 111–116.

Nicolai T, Hoffmann F. Kindernotfall-ABC. Kompendium für Notärzte und Kindernotärzte. Berlin, Germany 2019.

Nicolai T, Hoffmann F, Schön C, Reiter K. Pädiatrische Notfall- und Intzensivmedizin. [S. l.] 2020.

Riordan F A, Thomson A P, Sills J A, Hart C A. Prospective study of "door to needle time" in meningococcal disease. Journal of accident & emergency medicine 1998; 15: 249–251.

Rudolph H, Porto L, Tenenbaum T. Schwer verlaufende Meningitis und Enzephalitis bei Kindern und Jugendlichen. Monatsschrift Kinderheilkunde: Organ der Deutschen Gesellschaft für Kinderheilkunde 2022; 170: 986–996.

Seidemann K, Jung P, Härtel C. Akut lebensbedrohliche Infektionen im Kindesalter. Notfallmedizin up2date 2019; 14: 303–319.

Timmermann A. S1-Leitlinie: Prähospitales Atemwegsmanagement (Kurzfassung): Timmermann A, Böttiger BW, Byhahn C et al. S1-Leitlinie: Prähospitales Atemwegsmanagement (Kurzfassung). 2019: 316–336.

van de Voorde P, Turner N M, Djakow J et al. Lebensrettende Maßnahmen bei Kindern (Paediatric Life Support, PLS): Leitlinien des European Resuscitation Council 2021. Notfall + Rettungsmedizin 2021; 24: 650–719.

Winkler S, Hey F, Galow L, Brenner S. Erkennen des kritisch kranken Kindes. Notfall + Rettungsmedizin 2021; 24: 4–11.

KAPITEL

52 Ganz schön trocken!

Sebastian Brenner

Fallbericht

Alarmierung und Anfahrt

Um 17:52 Uhr geht der Notruf einer besorgten Mutter bei der Leitstelle ein. Die 1 Jahr alte Tochter habe seit mehreren Tagen Durchfall und Erbrechen und seit einem Tag auch keine Nahrung mehr zu sich genommen. Jetzt würde ihre Tochter schlafen und sei nicht mehr richtig erweckbar. Aufgrund der Abgelegenheit des Einsatzorts auf dem Land dauert die Anfahrt des Notarztes ca. 15 min.

Eintreffen

Das Team wird von der Mutter am Eingang des Gutshofs in Empfang genommen. Lola liegt im Kinderbett im Kinderzimmer. Überall befinden sich Spielsachen. Die Lichtverhältnisse sind schlecht.

Ersteindruck

Lola reagiert nicht auf die Anwesenheit des Notarztteams. Nach dem pädiatrischen Diagnosedreieck („Quick Look") ist das Kind aufgrund der Bewusstseinsstörung, der Blässe und der schnellen Atmung als kritisch krank einzustufen (➤ Tab. 52.1). Um eine weitere Dekompensation zu verhindern, muss die Patientin nach dem ABCDE-Schema umgehend systematisch untersucht und lebensbedrohliche Probleme behandelt werden. ➤ Tab. 52.2.

Diagnose und Differenzialdiagnosen

Aufgrund der Anamnese und des Ersteindrucks bei bislang gesundem Kind wird die Diagnose einer schweren Dehydratation im Rahmen einer akuten Gastroenteritis gestellt.

Tab. 52.1 Ersteindruck nach Pädiatrischen Beurteilungsdreieck

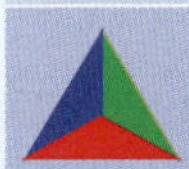	**Allgemeinzustand**	Bewusstseinsstörung, Augen haloniert
	Atmung/ Atemarbeit	Schnelle Atmung
	Hautkolorit/-perfusion	Hautkolorit blass, Schleimhäute trocken
	Ergebnis:	3/3 = kritischer Zustand

Tab. 52.2 SSSS-Schema

Scene	Kinderzimmer
Safety	Überall Spielsachen. Schlechte Lichtverhältnisse. Ansonsten keine Hinweise auf mögliche Gefährdungen.
Situation	Kind liegt im Kinderbett und reagiert nicht auf den Rettungsdienst, zwei weitere Kleinkinder spielen im selben Raum.
Support	Notarzt ohne ausgewiesene Expertise in der Kinderheilkunde. Zwei Sanitäter.

52.1 Präklinische Therapie

Gerade bei Kleinkindern und Säuglingen können Erbrechen und Durchfall auch Begleitsymptom einer Pyelonephritis, Sepsis, Pneumonie oder Meningitis sein. Hier zeigen die Kinder in der Regel jedoch hohes Fieber und von Beginn an einen deutlich reduzierten Allgemeinzustand. Bei einer Meningitis liegen zudem eine Nackensteifigkeit, eine vorgewölbte Fontanelle oder eine Irritabilität vor. Die subfebrile Temperatur, der anfangs noch gute Allgemeinzustand und die klassischen Symptome einer akuten infektiösen (viralen) Gastroenteritis mit dem Wissen einer Durchfallerkrankung in der Gemeinschaftseinrichtung lassen an eine Dehydratation bei akuter Gastroenteritis denken. Aufgrund der Bewusstseinseinschränkung („Lola reagiert nicht auf die Anwesenheit des RD-Teams“), der trockenen Schleimhäute und der eingesunkenen Augen liegt nach dem Clinical Dehydration Score für Kinder von 0–8 Jahren (➤ Tab. 52.3) eine schwere Dehydratation vor. Säuglinge und Kleinkinder sind besonders gefährdet, eine schwere Dehydratation zu erleiden. Blutige Stühle, starke Bauchschmerzen, hohes Fieber und Alter > 2 Jahre sprechen eher für eine bakterielle Ursache. Bei zusätzlichem Vorliegen einer mikroangiopathischen hämolytischen Anämie, Thrombozytopenie und akuter Niereninsuffizienz muss an ein hämolytisch urämisches Syndrom (HUS) gedacht werden.

Aufgrund der eingeschränkten Platzsituation und den schlechten Lichtverhältnissen im Kinderzimmer wird das Kind auf dem Wohnzimmerboden auf einer Decke liegend versorgt.

Die präklinische Versorgung erfolgt nach dem ABCDE-Schema (➤ Tab. 52.4).

Unter 10 l Sauerstoff Applikation über eine Maske mit Reservoir steigt die Sättigung auf 94 % an. Aufgrund des kritisch kranken Zustands des Kindes bei zugleich schlechten Venenverhältnissen entscheidet sich das Team primär für einen Intraossärzugang an der rechten proximalen Tibia. Aufgrund der Empfehlung der Arzneimittelkommission der deutschen Ärzteschaft wird kein Lidocain zur Analgesie nach i. o.-Zugangsanlage verabreicht. Im Anschluss werden mittels 50 ml Spritzen 200 ml (20 ml/kg KG) einer balancierten Vollelektrolytlösung (bVEL) (➤ Tab. 52.5) appliziert und der Zustand des Kindes reevaluiert: Rekap.-Zeit von 5–6 s, HF 150/min, RR 70/40 mmHg. Bei unzureichender Besserung werden ein Volumenbolus à 150 ml der bVEL aus der Hand und nach erneuter Reevaluation ein weiterer Volumenbolus mit 150 ml verabreicht, ein venöser Zugang am Kopf gelegt (ohne dass Blut für eine Blutentnahme gewonnen werden kann) und die Zeit zur Vorbereitung des Transports

Tab. 52.4 X-ABCDE

X-ABCDE	Beschreibung	Maßnahme
e**X**sangiation	Kreislauf vorhanden. Keine Blutung.	
Airway	Atemwege frei, aber aufgrund der Bewusstseinsstörung gefährdet	
Breathing	Tachypnoe, AF 44/min (P10–P90: 25–40/min) erhöht, SpO_2 88 %, Pulmo beidseits belüftet	Maske mit Reservoir und 5 l O_2
Circulation	HF 160/min (P10–P90: 98–135/min), Pulse an der A. brachialis tastbar, peripher nicht tastbar, Kapillarfüllungszeit sternal 6 s (NW < 3 s), keine Einflussstauung, im EKG Sinusrhythmus, RR 65/35 (P5: RRsys 72 mmHg)	Anlage eines i. o.-Zugangs und initialer Volumenbolus mit 20 ml/kg KG einer balancierten Vollelektrolytlösung
Disability	Reaktion auf Schmerzreize (AV**P**U), Pupillen beidseits mittelweit und lichtreagibel, kein Anhalt für Meningismus	Volumengabe (siehe C)
Exposure & **E**nvironment	Temp. rektal 36,8 °C, Peripherie kühl	Auf Wärmeerhalt achten

Tab. 52.3 Clinical Dehydration Score (CDS) für Kinder von 0–8 Jahren

Befunde	Punktwert		
	0	1	2
Allgemeines Erscheinungsbild	Normal	Durstig, unruhig oder lethargisch, aber irritabel, wenn berührt	Taumelig, kaltschweißig, komatös
Augen	Normal	Leicht eingesunken	Extrem eingesunken
Schleimhäute	Normal	Zunge feucht klebrig	Trocken
Tränen	Tränen vorhanden	Wenig Tränen	Keine Tränen
0 = keine Dehydratation, 1–4 = leichte bis milde Dehydratation, 5–8 = moderat bis schwere Dehydratation			

Tab. 52.5 Beispiele für kristalloide Infusionslösungen

	Elektrolyte in mmol/l								
	Kationen				Anionen			Glukose	Theoretische Osmolarität
Präparat	Natrium	Kalium	Magnesium	Kalzium	Chlorid	Acetat	Phosphat	g/l	mosmol/l
Plasma	142	4,5	1,3	2,5	103				291
E153	140	5	1,5	2,5	104,5	50			304
Ringer Laktat	131	5,4		1,8	112				278
E153/G5 %	140	5	1,5	2,5	104,5	50		50	580
Ionosteril D5	137	4	1,25	1,65	147			50	568
E148/G1 %	140	4	1	1	118	30		11	350
E75/G5 %	45	25	2,5		45	20	10	50	430
NaCl 0,9 %	154				154				308

in die Zielklinik genutzt. Vor Abfahrt hat sich die Situation deutlich gebessert: Die HF liegt nun bei 124/min, die Kapillarfüllungszeit am Sternum bei 4 s, die SpO_2 mit deutlich besserer Ableitkurve bei nun 98 % (unter Maske mit Reservoir mit 10 l Sauerstoff). Der kapillär abgenommene Blutzucker ist normwertig. Zur Erhaltungstherapie wird eine bVEL/Glukose 5 % mit 4 ml/kg KG/h (40 ml/h) über den i. v.-Zugang gestartet und die bVEL mit 5 ml/kg KG/h (50 ml/h) über den i. o. Zugang über eine Spritzenpumpe weitergeführt.

52.2 Anamnese

Die Mutter berichtet von Erbrechen seit 4 Tagen und seit 3 Tagen Durchfall ohne Blutbeimengung, seit 2 Tagen sei wenig und zuletzt keine Nahrung mehr aufgenommen worden. Die Temperatur lag maximal bei 38,4 °C rektal. Lola sei bis heute Mittag noch wach und ansprechbar gewesen. Über die Urinmenge in der Windel kann die Mutter bei Durchfall keine Angaben machen. Das Gewicht des Kindes sei bei der U6 vor einer Woche 10 kg gewesen. Bislang habe sich das Kind gut entwickelt und sei bereits an der Hand gelaufen. Vorerkrankungen seien nicht bekannt. In der Gemeinschaftseinrichtung gehe eine Gastroenteritis um. ➤ Tab. 52.6.

Tab. 52.6 SAMPLER

SAMPLER	Beschreibung
Symptome und Befunde	Erbrechen, Durchfall, Lethargie, Tachykardie, Tachypnoe
Allergien	Keine
Medikation	Keine
Patientenvorgeschichte	Bislang gesund
Letzte Mahlzeit	> 12 h
Ereignisse direkt vor dem Notfall	Keine
Risikofaktoren	Junges Alter

52.3 Zielklinik und Transport

Als Zielklink wird eine Kinderklinik mit pädiatrischer Intensivstation gewählt. Die Zeit für den bodengebundenen Transport wird mit 40 min kalkuliert. Ein geeignetes Rückhaltesystem ist vorhanden. Aufgrund des schlechten Wetters steht ein luftgebundener Transport nicht zur Verfügung. Die lange Transportzeit erfordert eine gute Vorbereitung.

Die Maske mit Reservoir mit 10 l Sauerstoff wird vom Kind gut toleriert und weitergeführt. Die SpO_2 liegt darunter im Normbereich (93–98 %), Anhalt für Atempausen gibt es nicht. Aufgrund der Volumengabe von insgesamt 50 ml pro kg KG besteht das

52

Risiko eines Lungenödems mit respiratorischer Beeinträchtigung. Daher werden Rückfallschritte für den Transport im Fall einer respiratorischen Verschlechterung besprochen, die Absaugung bereit gelegt, eine Larynxmaske der Größe 1,5 und 2 gerichtet und die Medikamente zur Narkoseeinleitung besprochen. Hierfür eignet sich eine Kombination aus Esketamin (2 mg/kg KG) und Midazolam (0,2 mg/kg KG), da diese Medikamente wenig bis keinen negativen Einfluss auf den Kreislauf haben.

Die Flüssigkeitszufuhr zum Ausgleich des Defizits läuft mit 40 ml/h einer balancierten Vollelektrolytlösung über den i. o.-Zugang. Parallel dazu läuft der Erhaltungsbedarf mit 40 ml einer balancierten Vollelektrolytlösung mit 5 % Glukose über den peripheren Zugang. Cafedrin/Theodrenalin wird für den Bedarfsfall zur Behandlung einer arteriellen Hypotonie aufgezogen (2 ml auf 10 ml mit NaCl 0,9 % aufziehen, dann 0,1 ml/kg, maximal 2 ml pro Gabe). Für einen Wärmeerhalt wird mit einer Decke gesorgt.

Abfahrt ist um 18:40 Uhr. Während des Transports wird mit einem kontinuierlich abgeleiteten EKG die Herzfrequenz erfasst und die Vitalparameter (Herzfrequenz, SpO_2, Blutdruck) alle 5 min auf einem DIVI-Transportprotokoll dokumentiert. Die Mutter kommt mit dem Privat-Pkw hinterhergefahren.

52.4 Klinischer Verlauf

Die Patientin wird auf die pädiatrische Intensivstation des Zielklinikums mit einem Gewicht von 9 kg aufgenommen (10 kg vor einer Woche). Da bereits ein Volumen von insgesamt 500 ml infundiert wurde, ohne dass das Kind seit Ankunft des Notarztes weiter Erbrechen bzw. Durchfall hatte, ist von einem absoluten Flüssigkeitsdefizit von ca. 1.500 ml (= 15 % des Körpergewichts) auszugehen. Die venös mit weiteren Blutwerten abgenommene Blutgasanalyse bei Übernahme zeigt folgende Werte: pH 7,25, CO_2 5,4 kPa, BE −12, Bikarbonat 18 mmol/l, Laktat 3,3 mmol/l, Blutzucker 3,6 mmol/l, Kalium 3,8 mmol/l. Natrium wird mit 135 mmol/l gemessen, sodass eine normotone Dehydratation vorliegt. Unter dem Ausgleich des noch bestehenden Defizits von 1.000 ml mit einer balancierten Vollelektrolytlösung über 24 h (= 42 ml/h) und einem Erhaltungsbedarf mit 4 ml/kg KG einer bVEL/Glukose 5 % stabilisieren sich die Vitalparameter. Am nächsten Morgen liegt die Herzfrequenz bei 110/min, die Patientin reagiert adäquat auf Ansprache und trinkt erste Schlucke aus der Flasche. Die Entzündungsparameter sind nur mäßig erhöht, eine Thrombozytopenie bzw. Anämie als Hinweise für ein hämolytisch urämisches Syndrom (HUS) liegen nicht vor. Im Tagesverlauf wird Lola auf die Normalstation weiterverlegt und am Folgetag entlassen.

52.5 Tops und Flops

Welcher Zugang? Bei vitaler Bedrohung und bei kritisch kranken Kindern mit schlechten Venenverhältnissen sollte primär ein i. o.-Zugang angelegt werden, um wertvolle Zeit für die Therapie zu gewinnen. Gerade bei Säuglingen und Kleinkindern kann eine Flexülenanlage schwierig und zeitaufwendig sein, umso mehr bei Kindern mit Exsikkose. Das Team hat hier alles richtig gemacht und mit der Anlage eines i. o.-Zugangs die Rehydrierungstherapie unmittelbar einleiten können.

Wann Flüssigkeitsausgleich durch enterale Zufuhr? Bei Vorliegen einer milden bis moderaten Dehydratation (➤ Tab. 52.3) wird eine orale (und nicht parenterale) Rehydrierung bevorzugt, sofern der Flüssigkeitsverlust (Erbrechen, Durchfall) die oral zugeführte Menge nicht übersteigt. Gegebenenfalls kann die enterale Ernährung durch eine Magensonde unterstützt werden. Wichtig ist es, geeignete Elektrolytlösungen zu verwenden, die nach den Empfehlungen der ESPGHAN 50–60 mmol/l Natrium enthalten. Wasser und Tee gehen aufgrund des niedrigen Elektrolytgehalts mit dem Risiko einer Hyponatriämie einher.

Welche Infusionslösung? Zur Volumentherapie bei Hypovolämie werden balancierte Vollelektrolytlösungen (ohne Glukosezusatz!) – so wie vom Team praktiziert – empfohlen. Isotone Lösungen mit unphysiologisch hohem Chloridgehalt, wie z. B. NaCl 0,9 %, können zur Hyperchlorämie führen und bei kritisch kranken Kindern mit einer erhöhten Mortalität assoziiert sein. Hypotone Infusionslösungen (Drittel- oder halbistone Lösungen) führen zu einer iatrogenen Hyponatriämie mit dem Risiko einer erhöhten Morbidität und Mortalität.

Wie viel Volumen? Die aktuelle AWMF-Leitlinie empfiehlt im Gegensatz zur ERC Guideline, weiterhin die initiale Bolusgabe mit 20 ml/kg KG durchzuführen, um eine schnellere Stabilisierung der Hämodynamik zu erreichen – daran hat sich das Behandlungsteam gehalten. Bei einem kreislaufinstabilen Kind soll die initiale Bolusgabe, wenn möglich, in weniger als 10 min verabreicht werden. Weitere Bolusgaben mit 10–20 ml/kg KG sollen je nach klinischem Zustand des Kindes bei Reevaluation titriert werden. Durch die Gaben von 200 ml einer bVEL initial, gefolgt von zwei Boli à 150 ml (insgesamt 50 ml bVEL/kg KG), konnte die klinische Situation vor Ort bei schwerer Dehydratation deutlich gebessert werden.

Das Risiko einer pulmonalen Überwässerung mit respiratorischer Insuffizienz besteht bei einer schnellen Flüssigkeitsgabe von (40–)60 ml/kg KG. Bei Applikation dieser Mengen sollte die Möglichkeit einer Beatmung vorhanden sein.

Erhaltungsbedarf Der Erhaltungsbedarf erfolgt nach der Formel von Holliday und Segar mit 4 ml/kg/h für die ersten 10 kg KG, zusätzliche 2 ml/kg/h zwischen 10–20 kg KG und weitere 1 ml/kg/h > 20 kg. Für kleine Säuglinge kann der Erhaltungsbedarf bei 4–6 ml/kg/h liegen.

Betreuung der Eltern Den Eltern sollte das Vorgehen durch das Team, sofern zeitlich und personell möglich, erläutert werden. Gerade bei der i. o.-Kanülenanlage ist es wichtig, den Eltern die Notwendigkeit mitzuteilen. Im vorliegenden Fall ist dies leider nicht erfolgt. Wenn kein Platz für die Eltern im RTW vorhanden ist, muss sichergestellt werden, dass ein Elternteil zeitnah in die Klinik nachkommen wird.

MERKE

Hypotone Infusionslösungen bei kritisch kranken Kindern gehen mit erhöhter Morbidität und Mortalität einher!

Was wäre, wenn …

- … eine Hyponatriämie bei der Erstuntersuchung in der Klinik vorgelegen hätte?
  - Dann hätte sich das initiale Vorgehen nicht unterschieden. Die initiale Volumenbolusgabe erfolgt mit einer balancierten Vollelektrolytlösung, unabhängig davon, ob eine normotone, hypotone oder hypertone Dehydratation vorliegt. Im weiteren Verlauf muss bei einer hypo- bzw. hypertonen Deydratation jedoch darauf geachtet werden, dass der Elektrolytausgleich langsam erfolgt: 10–12 mmol/24 h. (Ausnahme bei Hyponatriämie: schneller Ausgleich des Natriums bis 125 mmol/l bei neurologisch auffälligem Kind).
- … der initiale Blutdruck normwertig gewesen wäre?
  - Der Blutdruck ist kein guter Parameter zur Einschätzung des akuten Flüssigkeitsdefizits beim Kind, da das Herzzeitvolumen des Kindes lange durch eine Steigerung der Herzfrequenz kompensiert wird. Die Herzfrequenz ist daher der sensitivere Parameter zur Einschätzung des Herzkreislaufs beim Kind, steigt jedoch auch unter Aufregung, Schmerzen oder Fieber. Die Kapillarfüllungszeit ist dabei ein wichtiger unabhängiger Parameter. Ein Abfall des Blutdrucks zeigt einen vital bedrohlichen Zustand an. Für Kinder zwischen 1 und 10 Jahren gilt: Die 50. Perzentile des systolischen Blutdrucks lässt sich durch 90 + 2× Alter und die 5. Perzentile des systolischen Blutdrucks durch 70 + 2× Alter in mmHg abschätzen. Die 50. Perzentile des MAD liegt bei 55 + 1,5× Alter, und die 5. Perzentile bei 45 + 1,5× Alter in mmHg.
- … der Patient respiratorisch insuffizient gewesen wäre?
  - Dann kann die Atmung durch eine Beutel-Masken-Beatmung mit 100 % Sauerstoff unterstützt werden – ggf. durch die Zwei-Helfer-Methode. Alternativ kann (bei langem Transportweg) eine Larynxmaske (am besten der 2. Generation) eingelegt werden (Gr. 1,5: 5–10 kg KG, Gr. 2: 10–20 kg KG), ggf. ist hierfür eine Analgosedierung notwendig.

Die Intubation eines Kindes gehört in die Hände von in der Kinderintensivmedizin/ Kinderanästhesie erfahrenen Ärzten. Für die Intubation empfiehlt sich die Verwendung einer Checkliste.

– Bei ausreichender Spontanatmung kann – falls präklinisch verfügbar – die Atemunterstützung mittels eines HFNC-Systems mit 2 l/ kg KG erfolgen oder eine nichtinvasive Ventilation (NIV) genutzt werden. Die Titration der Sauerstoffzufuhr erfolgt nach dem SpO_2-Wert.

Zusammenfassung

- Bei einem lebensbedrohlich kranken Kind mit schwerer Dehydratation ist der intraossäre (i. o.) Zugang das Mittel der ersten Wahl.
- Der Blutdruck fällt erst spät ab und zeigt dann eine besonders kritische Dekompensation an.
- Der Volumenbolus bei einem akut kranken Kind erfolgt mit einer balancierten Vollelektrolytlösung ohne Glukose, initial mit 20 ml/kg KG.
- Kritisch kranke Kinder gehören auf eine pädiatrische Intensivstation.

52

LITERATUR

Canavan A, Billy S, Arant J. Diagnosis and management of dehydration in children. Am Fam Physician 2009; 80: 692–696.

Dieckmann RA, Brownstein D, Gausche-Hill M. The pediatric assessment triangle: a novel approach for the rapid evaluation of children. Pediatr Emerg. Care 2010; 26: 312–315.

Holliday MA, Segar WE. The maintenance need for water in parenteral fluid therapy. Pediatrics 1957; 19(5): 823–832.

Mitteilung der Arzneimittelkommission der deutschen Ärzteschaft. Deutsches Ärzteblatt 2022; 119(48).

S2k-Leitilinie akute infektiöse Gastroenteritis im Säuglings-, Kindes- und Jugendalter. AWMF.2019:068-003. https://register.awmf.org/assets/guidelines/068-003l_S2k_AGE-Akute-infektioese-Gastroenteritis-Saeuglinge-Kinder-Jugendliche-2019-05.pdf (letzter Zugriff 01.02.2024).

S2k-Leitlinie Intravenöse Infusionstherapie bei akut kranken Kindern jenseits der Neugeborenenperiode 2022.040-016. https://register.awmf.org/assets/guidelines/040-016l_S2k_Intravenoese_Fluessigkeitstherapie-bei-Kindern-jenseits-der-Neugeborenenperiode_2022-11.pdf (letzter Zugriff 01.02.2024).

Winkler S, Brenner S. Die intensivmedizinische Erstversorgung des Kindes. Anästh Intensivmed 2018; 59: 68–87.

Winkler S; Hey F; Galow L et al. Erkennen des kritisch kranken Kindes. Standardisiertes Vorgehen nach dem ABCDE-Algorithmus. Notfall & Rettungsmedizin 2020; 24(1): 4–11.

KAPITEL

53 Interhospitaltransport: nur von A nach B, oder?

Ruth Kröss

Fallbericht

Alarmierung und Anfahrt

Die 18 Monate alte Lotti (12 kg, 80 cm) wird in einer peripheren Kinderklinik seit 8 Tagen wegen einer schweren Pneumonie behandelt – vor 5 Tagen ist sie aufgrund eines respiratorischen Globalversagens intubiert worden. Der Zustand des Kindes verschlechtert sich zusehends – die konventionelle Beatmung ist vollständig ausgereizt mit hohen Beatmungsdrücken, FiO_2 1,0, Bauchlagerung und maximalen adjuvanten Maßnahmen. Der Transport in ein ECMO (Extrakorporale Membranoxygenierung)-Zentrum wird im Team diskutiert und angenommen.

Eintreffen und Übernahme

Das Wetter (dichter Nebel) lässt keinen sofortigen Hubschraubertransport zu – das ECMO-Zentrum ist ca. 200 km entfernt. Deshalb entscheidet sich das Team für einen bodengebundenen Transport mit dem diensthabenden Intensivtransport-Service.

Ersteindruck

Nach Pädiatrischem Beurteilungsdreieck:
➤ Tab. 53.1.
Cave: 3Bs → Kind akut gefährdet, kritisch!
➤ Tab. 53.2.

Tab. 53.1 Ersteindruck nach Pädiatrischen Beurteilungsdreieck

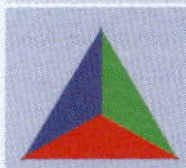	**Allgemeinzustand**	Sediert, katecholaminpflichtig
	Atmung/ Atemarbeit	Intubiert, schwierige Beatmungssituation
	Hautkolorit/-perfusion	Grau, marmoriert
	Ergebnis:	≥ 2 = kritisch

Tab. 53.2 SSSS-Schema

Scene	Interhospitaltransport
Safety	Sicher
Situation	Akut gefährdetes Kleinkind mit pARDS
Support	Hubschraubertransport aufgrund dichten Nebels nicht möglich

53.1 Präklinische Therapie

Das Notfallteam besteht aus einem erfahrenen Notfallmediziner und einem Notfallsanitäter. Nach Rücksprache mit der Klinikleitung kann der pädiatrische Intensivmediziner als zusätzliche Unterstützung Lotti begleiten – eine Intensivkrankenpflegekraft ist nicht verfügbar. Eine Stunde vor dem geplanten Transportstart wird die HFO (Hochfrequenzbeatmung)-Beatmung auf eine konventionelle BiPAP-Beatmung (Biphasic Positive Airway Pressure) umgestellt, da das Transportbeatmungsgerät eine HFO-Beatmung nicht zulässt. Die Therapie mit inhalativem NO soll auf dem Transport fortgesetzt werden. Nach 45 min werden die Beatmungsparameter erneut evaluiert: Die Beatmungsverhältnisse zeigen sich auf niedrigem Niveau stabil (BiPAP, PEEP 12 mbar, Pmax 30 mbar, AF 30/min, Tidalvolumen 60 ml, Atemminutenvolumen 1,8 l/min, FiO_2 1,0) und das Team entscheidet sich zum Transport.

Lotti wird auf die Transportliege umgelagert – die Katecholamine (Arterenol 0,4 µg/kg/min, Milrinon 0,45 µg/kg/min) werden in den Intensivperfusoren belassen und übernommen, die Sedierung wird bolusweise (Midazolam, Ketanest, Sufentanil) fortgeführt.

Der Abtransport gelingt ohne Zwischenfall. Als das Team 10 min vor dem ECMO-Zentrum ist, hustet Lotti. Sofort alarmiert das Transportbeatmungsgerät:

Tab. 53.3 X-ABCDE

X-ABCDE	Beschreibung	Maßnahme
Airway	Intubiert mit 4,0er-Microcuff-Tubus oral, 10 cm Mundwinkel	
Breathing	BiPAP, PEEP 12 mbar, Pmax 30 mbar, AF 30/min, Tidalvolumen 60 ml, AMV 1,8 l/min, FiO_2 1,0 SpO_2 schwach ableitbar, Lunge beidseits belüftet, feuchte Rasselgeräusche über gesamter Lunge	
	Plötzlich: **Alarm!** Beatmung nicht mehr möglich!	**DOPES(S):** • Absaugen, Auskultation und Equipmentcheck • Beutelbeatmung • Kein $etCO_2$ messbar • Keine Thoraxexkursionen • Analgosedierung/Relaxierung • indirekte Laryngoskopie mit Videolaryngoskop • Re-Intubation
Circulation	HF 150/min Kapillarfüllungszeit > 4 s am Sternum 4 s Sternum Puls zentral tastbar Peripher: kalt und marmoriert Jugularisvenen gestaut ZVD 18 mmHg RR invasiv 70/45/40 mmHg	Adrenalin bei Bradykardie
Disability	Analgosediert	Husten – Analgosedierung vertiefen, für den Transport relaxieren
Exposure & **E**nvironment	Tubustiefe vor Abfahrt: 10 cm Mundwinkel	

„Inspirationsdruck nicht erreicht" und zeitgleich sinkt rapide die SpO_2 auf 60 %. Der Notarzt lässt den Transport anhalten und beginnt mit dem ABCDE-Schema (➤ Tab. 53.3): Er erinnert sich an einen vergangenen Notarztrefresher mit dem DOPES(S)-Akronym bei unerwartet schwierigen Beatmungssituationen und er arbeitet mit seinem Team das DOPES(S)-Schema ab:

- **D**islokation: $etCO_2$ nicht messbar, der Tubus ist auf 10 cm Mundwinkel, die Tubusfixierung hat sich gelöst.
- **O**bstruktion: Der Absaugkatheter kann nicht vorgeschoben werden.
- **P**neumothorax: auskultatorisch beidseits kein Atemgeräusch auskultierbar
- **E**quipment: Batterie des Beatmungsgeräts zu 60 % geladen
- **S**tomach: Abdomen gebläht
- **S**onstiges: keine Relaxierung (!), Sedierungstiefe nicht ausreichend

Verdachtsdiagnose und Differenzialdiagnosen

V. a. Dislokation des Tubus durch Husten auf dem Transport
Differenzialdiagnosen: DOPES(S)

- Spannungspneumothorax durch hohe Beatmungsdrücke: einseitige Thoraxbewegung, einseitiges Atemgeräusch, Zeichen von Tamponade (Kreislaufinstabilität, gestaute obere Halsvenen)
- Bronchospasmus: Kapnografiekurve ändert sich, Analgosedierung vertiefen, Relaxierung, inhalatives Suprarenin
- Obstruktion: geknickter Tubus? Sekret im Tubus? HME-Filter feucht?
- Stomach: Magensonde öffnen und abfließen lassen bei überblähtem Abdomen (durch Maskenbeatmung), Sedierungstiefe
- Ausrüstung: funktioniert mein Equipment? O_2-Flasche angeschlossen? iNO regelrecht? Akku geladen?

Der Notarzt und sein Team sind sich nach einem orientierendem „10-für-10" einig: hochgradiger V. a.

Dislokation des Tubus. Kurz besprechen alle im Team das Vorgehen:

1. Vertiefen der Analgosedierung und Relaxierung
2. Spateln mittels Videolaryngoskop
3. Re-intubation mit 4,0er-Microcuff-Tubus – LMA (Supraglottischer Airway) #2er bereithalten

Nach Vertiefen der Analgosedierung mit Midazolam/Ketanest und Relaxierung mit Rocuronium durch den Intensivmediziner stellt der Notfallmediziner mit dem Videolaryngoskop ein: Das Team erkennt sofort die ösophageale Lage des Tubus. Nach Umintubation mit 4,0er-Microcuff-Tubus auf 16 cm Mundwinkel folgt eine forcierte Beutelbeatmung mit geschlossenem Überdruckventil und iNO. Sofort erscheint ein $etCO_2$ von 80 mmHg, die Sättigung steigt langsam auf 80 % an, der Thorax hebt sich beidseitig – rechts mehr als links. Es werden hohe Beatmungsdrücke mit 40 mbar benötigt, um ein Tidalvolumen von 50 ml zu erreichen. Der Notarzt beschließt, sofort in den Schockraum des ECMO-Zentrums zu fahren, um auf weitere Expertise zurückgreifen zu können.

MERKE

Transporte zur ECMO sind Hochrisikotransporte von sehr kranken Patienten (Neugeborene, mit speziellen Beatmungsformen behandelte Kleinkinder etc.).

DIAGNOSE

Dislokation des Tubus nach ösophageal durch das Husten des Kindes.
Nach Re-Intubation durch den Notarzt einseitige Intubation in den rechten Hauptbronchus (mit konsekutiver Komplettatelektase links).

53.2 Anamnese

Lotti war bisher gesund – Impfpass regelrecht, alle Meilensteine der Entwicklung zeitgerecht. Seit 3 Wochen hartnäckige Upper Respiratory Tract Infection (URTI), der primär mit Hustensaft behandelt wurde. Als zum Infekt hohes Fieber und Trinkverweigerung dazu kamen, suchten die Eltern vor 8 Tagen die Kindernotfallambulanz ihres Heimatkrankenhauses auf. ➤ Tab. 53.4.

Tab. 53.4 SAMPLER

SAMPLER	Beschreibung
Symptome und Befunde	Marmoriertes „graues" Kleinkind – versorgt mit ZVK, Arterie
Allergien	Keine bekannt
Medikation	Piperacillin/Combactam seit 5 Tagen
Patientenvorgeschichte	URTI seit 3 Wochen
Letzte Mahlzeit	Vor > 5 Tagen
Ereignisse direkt vor dem Notfall	Kind hustet stark.
Risikofaktoren	Pädiatrisches ARDS

53.3 Zielklinik und Transport

Auf der Anfahrt zum Zielkrankenhaus avisiert der Notarzt das pädiatrische Schockraumteam. Beim Eintreffen in den Schockraum ist Lotti bereits nur mehr mit forcierter Masken-Beutel-Beatmung (geschlossenes Druckbegrenzungsventil – Druck > 40 cmH_2O) zu beatmen; auch Herzfrequenz und Blutdruck lassen sich nur mehr mit Boli von Adrenalin (10 µg i. v. alle 2 min) halten. Nach der problemorientierten Übergabe übernimmt das Schockraumteam. Beim ersten ABCD fällt auf, dass der Tubus oral mit 16 cm Mundwinkel fixiert ist. Aufgrund der katastrophalen Beatmungssituation wird – nach Relaxierung mit 10 mg Rocuronium i. v. – ein Röntgenthorax angefertigt, auf dem die Dislokation des Tubus in den rechten Hauptbronchus zu sehen ist (➤ Abb. 53.1). Sofort wird der Tubus unter videolaryngoskopischer Kontrolle auf 11 cm zurückgezogen – das Tidalvolumen steigt, die Compliance bessert sich, der Beatmungsdruck kann auf 30 mbar reduziert werden, SpO_2 steigt bei 1,0 auf 85 % an, die Kreislaufsituation stabilisiert sich. Lotti wird primär auf die pädiatrische Intensivstation gebracht.

53.4 Klinischer Verlauf

Auf der pädiatrischen Intensivstation wird erneut auf eine HFO-Beatmung umgestellt – Bauchlagerung und iNO werden intensiviert. In den ersten 24 h können

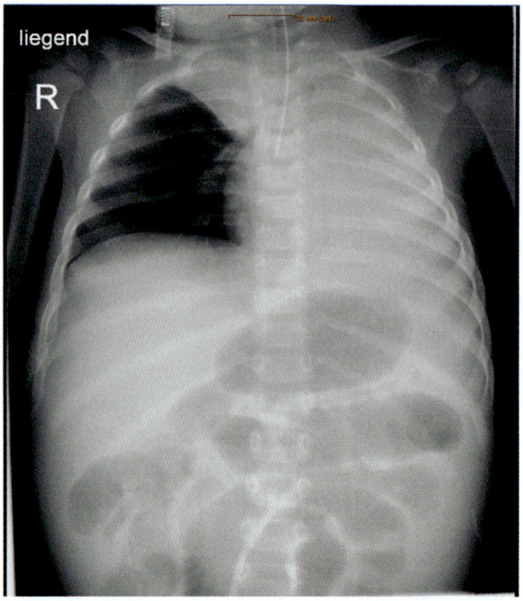

Abb. 53.1 Totalatelektase links mit Oberlappenteilatelektase rechts (mit freundlicher Erlaubnis der Universitätsklinik für Radiologie, Innsbruck) [T843-001]

die Beatmungsparameter zügig reduziert werden, sodass eine ECMO letztendlich nicht mehr notwendig ist. Insgesamt bleibt Lotti 14 Tage intubiert – nach Extubation benötigt sie noch 3 Tage eine nichtinvasive Atemunterstützung.

Aufgrund eines Entzugs bleibt Lotti weitere 10 Tage auf der IMCU und wird schließlich nach insgesamt 32 Tagen klinischem Aufenthalt nach Hause entlassen. Im Rahmen des stationären Aufenthalts wird ein vorher nicht bekannter Immundefekt diagnostiziert, welcher die Schwere ihres Krankheitsverlaufs erklären kann.

53.5 Tops und Flops

Die Transportrisiken bei einem pädiatrischen Hochrisikopatienten sind erheblich (➤ Tab. 53.5) und müssen vor einem Abtransport im Team angesprochen und besprochen werden.

In Lottis Fall wurde auf die Fortsetzung der kontinuierlichen Sedierung aufgrund eines Fehlens von Perfusoren verzichtet. Durch die Bolusgabe von Midazolam/Ketanest wurde keine tiefe Analgosedierung erreicht und es kam zur spontanen Selbstextubation

Tab. 53.5 Die wichtigsten Transportrisiken (nach Tegtmeyer/Fischer)

Transportrisiko	Mögliche Folgen	Vorkehrungen
Mangelnde Erfahrung	Patienten- und Personalschaden	Ausbildung, Weiterbildung, CRM, Teambriefing
Verzicht auf Analgosedierung	Akzidentelle Extubation, Entfernung von i.v.-Zugängen oder Drainagen	Analgosedierung weiterführen Relaxierung
Mangelhafte Fixierung von Patienten und Geräten	Verletzungen Geräteschaden	Investitionen
Erschütterungen/Vibrationen durch Straßenbelag, instabile Flugverhältnisse	Verletzungen Akzidentelle Extubation	Genaues Abwägen der Startzeit Wetter- und Straßenbericht
Mangelnde Reserve an Medikamenten	Vitale Bedrohung Fehldosierungen	Nachschlagen (z. B. PädNFL®) Aufziehen, Vorbereiten Teambriefing
Insuffiziente Lichtverhältnisse	Fehldosierungen, Fehlbeurteilungen	Stopp des Transports

durch einen Hustenreiz. Auch auf eine Relaxierung verzichtete der Notarzt bei Transportantritt.

Nach Alarmierung des Beatmungssystems und Eintreten einer Cannot-ventilate-Situation hat das Notarztteam einige der DOPES(S)-Kriterien abgearbeitet (➤ Tab. 53.6):

- Wechsel auf Beutelbeatmung, um technisches Versagen auszuschließen („E")
- Absaugen war nicht möglich („O").
- Auskultatorisch konnte kein Beatmungsgeräusch gehört werden („D").
- $etCO_2$ nicht messbar („D") – V. a. ösophageale Tubusdislokation

Der Notarzt hat es nicht erledigt, „P" („Pneumothorax") mittels Ultraschall auszuschließen, die Analgosedierung sofort zu vertiefen und zu relaxieren oder den Magen über die Magensonde zu entleeren („S"). Checklisten sind nur hilfreich, wenn man sie auch komplett abarbeitet und diese mit dem Team

Tab. 53.6 DOPES(S)-Merkhilfe

D	**Dislokation**	• $etCO_2$ messbar – nicht messbar? • Inspektion (indirekte Laryngoskopie) • Auskultation
O	**Obstruktion**	• Absaugen • An den Beatmungsbeutel nehmen • Filter feucht – Filter wechseln • Sekretpfropfen im Tubus (➤ Abb. 53.2) • Bronchoobstruktion
P	**Pneumothorax**	• Einseitiges Beatmungsgeräusch • Einseitige Thoraxbewegungen • Hypersonorer Klopfschall
E	**Equipment**	• O_2 angeschlossen? • O_2-Quelle leer • Beatmungsgerät defekt? Wechsel auf Beatmungsbeutel? • iNO?
S	**Stomach**	• Magen gebläht? Absaugen!
S	**Sedation/ Special**	• Adäquate Sedierung/Relaxierung

laut bespricht. Ein Team-Time-out/„10-for-10" wäre an dieser Stelle hilfreich gewesen. So vermeidet das Team Fixierungsfehler, sammelt neue Informationen und kann die eingeschlagene Richtung korrigieren. Auch auf eine Relaxierung wurde primär verzichtet, weil niemand die Idee laut ausgesprochen hat. Die Vertiefung der Analgosedierung und Relaxierung

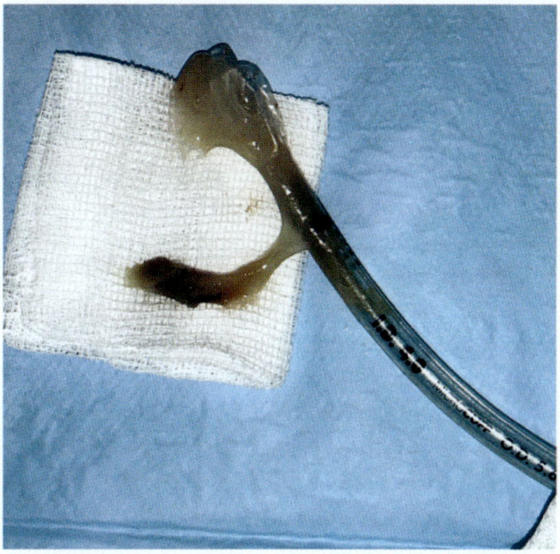

Abb. 53.2 Obstruierter Tubus durch einen Schleimpfropf [P1437]

wurde erst zum Zeitpunkt der indirekten Laryngoskopie durchgeführt. Dass während der Hektik bei der Re-Intubation die Tubustiefe vergessen wurde, kann ebenfalls CRM-technisch aufgearbeitet werden: Nach erfolgter präklinischer Intubation gibt es ebenfalls eine Checkliste. Voraussetzung: Jedes Teammitglied kennt diese und ist gebrieft worden.

MERKE

- DOPES(S) laut im Team abarbeiten bei schwierigen Beatmungssituationen
- Vermeide – besonders beim Transport von Neonaten – Hypothermie, Hypotonie, Hypoxie, Hyperkapnie, Hypoglykämie

Was wäre, wenn …

- … als Transportmittel der Lufttransport gewählt worden wäre?
  - Die Entscheidung für einen Lufttransport – meistens mittels Hubschrauber – ergibt sich aus einer großen Transportdistanz (> 50–100 km), einem geringen Risiko für interventionsbedürftige Komplikationen während des Transports und einer möglichst direkte Erreichbarkeit der Zielklinik ohne Zwischentransporte. Die vibrationsbedingten Erschütterungen während der Start- und Landephase sind als Risikofaktor für akzidentelle Entfernung von Kathetern, Tubus, Drainagen etc. und/oder Verletzungen von Säuglingen besonders zu berücksichtigen. Ab einer Flughöhe von 1.000 Höhenmetern können sich gasgefüllte Kompartimente ausdehnen und zu Organverlagerung führen. Deshalb sollten Magensonden geöffnet sein und der Cuff von geblockten Tuben gezielt kontrolliert werden. Niedrige Umgebungstemperaturen begünstigen Auskühlung und Hypothermie des kleinen Patienten. Deshalb muss mit warmen Decken/Kleidung/Mütze, mit Transportinkubator und Isolierfolie aktiv dagegen gearbeitet werden.

- Wenn die Entscheidung auf einen bodengebundenen Transport fällt, müssen Fahrbahnbeschaffenheit, Witterungsbedingungen, andere Verkehrsteilnehmer und Sondersignale geklärt werden. Dabei gibt es oft fehlende Fixierungsmöglichkeiten von Säuglingen und Neonaten. Neugeborene sollten deshalb quer zur Fahrtrichtung positioniert werden im Inkubator auf einer gepolsterten Unterlage und einem gepolsterten Anprallschutz. Bei größeren Kindern finden spezielle Rückhaltesysteme Verwendung (Kinderrückhaltesysteme, spezielle pädiatrische Intensivtransportliegen oder Ähnliches).

• … nach der Re-intubation nur ein Erwachsenen-HME-Filter zur Verfügung gestanden hätte?
  - Die Anfeuchtung („Humidification") der Atemluft durch passive HME-Filter („Heat and Moisture Exchangers"; ➤ Abb. 53.3) hilft, die mukozilliäre Clearance aufrechtzuerhalten und die Luft im Atemstrom zu erwärmen. HME-Filter sind kostengünstig, leicht zu transportieren und dienen als Bakterienfilter. Doch erhöhen HME-Filter durch ihren Einbau in den distalen Atemwegskreis den Totraum und die Resistance im Gasflow. Generell gilt: Größere HME-Filter haben einen höheren Totraum, aber weniger Resistance als kleinere HME-Filter (➤ Abb. 53.4). Ein HME-Filter für ein Tidalvolumen von 75–500 ml (= Erwachsenenfilter) hat ein Totraumvolumen von 25–45 ml. Bei unserem schweren pARDS mit einem Tidalvolumen von max. 50–60 ml wäre die Verwendung eines Erwachsenenfilters ein Todesurteil. Deshalb muss der HME-Filter je nach Tidalvolumen des Patienten ausgewählt werden. Wird der HME-Filter nicht passend/zu groß gewählt, kommt es unweigerlich zu einer massiven Resistance-Erhöhung und Totraumvolumenzunahme mit resultierender lebensgefährlicher Hyperkapnie und Hypoxämie.

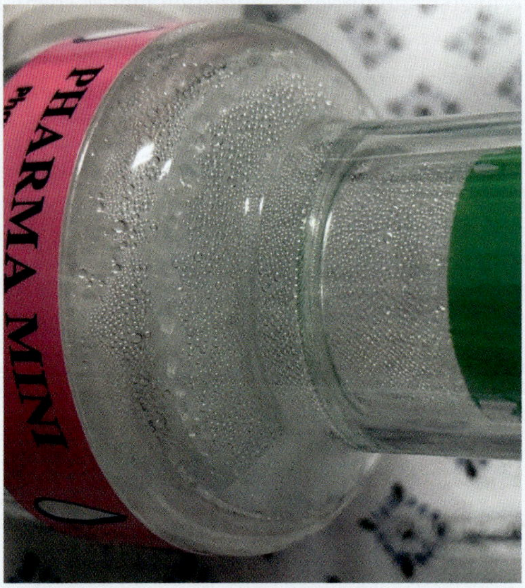

Abb. 53.3 Feuchter HME-Filter [P1437]

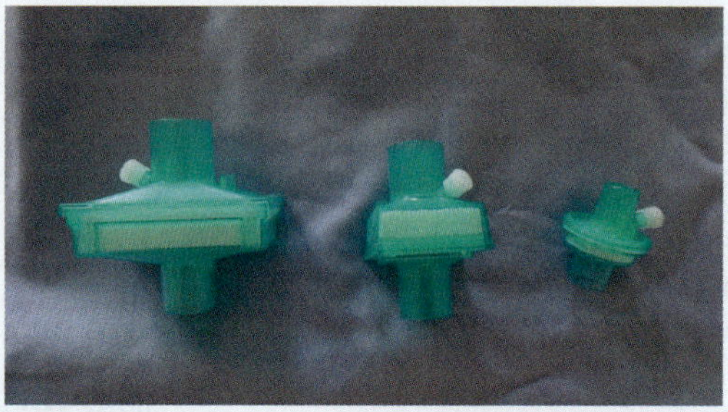

Abb. 53.4 Beispiele verschiedener Größen von HME-Filtern. a) Covidien™ DARTM Mechanical Filter, Compact, Vt 200–1.500 ml, Totraum 66 ml. b) Covidien™ DARTM Mechanical Filter, Small, Vt 150–1.200 ml, Totraum 42 ml. c) Covidien™ DARTM Pediatric Neonatal, Electrostatic Filter HME, Vt 30–100 ml, Totraum 10 ml. [P1435]

MERKE

Wenn kein passender HME-Filter vorhanden ist, nimm keinen Filter und nehme die Kontamination der Beatmungsschläuche bzw. Wechsel des Kreisteils/Beatmungsschläuche nach Beendigung der Beatmung in Kauf.

Zusammenfassung

- Der Interhospitaltransport von Kindern/Neugeborenen unterscheidet sich in technischer Ausstattung, Anforderungen ans Team und psychischer Belastung vom Transport Erwachsener.
- Der pädiatrische Transport erfordert einen primär stabilen Patienten, ein routiniertes professionelles Team, genaue Planung, ein adäquates Transportmittel und eine lückenlose Dokumentation.

LITERATUR

AWMF. S1-Leitlinie 024-003: Neugeborenen-Transport (05/2015). 2015.

Bigham M T. More than a bus ride: quality and outcomes of paediatric specialty transport. Acta paediatrica (Oslo, Norway: 1992) 2016; 105: 1335.

Hillebrand G, Naust B. Notfalltransporte von Neugeborenen. Notfallmedizin up2date 2021; 16: 347–365.

Hsu G, von Ungern-Sternberg B S, Engelhardt T. Pediatric airway management. Current opinion in anaesthesiology 2021; 34: 276–283.

Kleber J-B, Schaible T. Transporte zur ECMO im Kindesalter. Notfallmedizin up2date 2015; 10: 309–319.

Landsleitner B, Both C P, Hoffmann F. Präklinisches Management von Atemwegs- und Atmungsproblemen im Kindesalter. Notfall + Rettungsmedizin 2021; 24: 12–23.

Rall M, Manser T, Guggenberger H et al. Patientensicherheit und Fehler in der Medizin. Entstehung, Prävention und Analyse von Zwischenfällen. Anasthesiologie, Intensivmedizin, Notfallmedizin, Schmerztherapie. AINS 2001; 36: 321–330.

Tegtmeyer F, Fischer T. Notfalltransporte im Kindesalter. Notfallmedizin up2date 2010; 5: 225–240.

Weiss M, Engelhardt T. Cannot ventilate – paralyze! Pediatric Anesthesia 2012; 22: 1147–1149.

KAPITEL

54 Oha, es krampft ja immer noch …

Roland Wiener

Fallbericht

Alarmierung und Anfahrt

Gegen 18:15 Uhr geht der Notruf einer jugendlichen Babysitterin ein. Das etwa 18 Monate alte Kleinkind wäre plötzlich bewusstlos geworden und würde zucken. Das NEF ist auf der Rückfahrt zur Wache und ganz in der Nähe des Einsatzorts. Es trifft innerhalb von 2 min ein. Der RTW wird parallel alarmiert und hat etwa 8–10 min Anfahrtszeit.

Eintreffen

Der Einsatzort ist eine Reihenhaussiedlung im Vorort einer mittelgroßen Stadt. Die Haustür steht offen und die Babysitterin ruft sehr aufgeregt aus dem Wohnzimmer im Erdgeschoß. Sie hat bis jetzt vom Disponenten der Rettungsleitstelle telefonische Anweisungen zur Ersten Hilfe bekommen.

Ersteindruck

Das NEF-Team findet auf dem Boden vor dem Sofa ein auf einer Decke liegendes, zuckendes männliches Kleinkind (➤ Tab. 54.1).

Das Kind ist mit Windel und Strampelanzug bekleidet. Die Augen sind nach oben verdreht, Arme und Beine zucken rhythmisch, die Lippen sind leicht zyanotisch und man hört ein schnarchendes Atemgeräusch. Offensichtliche Verletzungen sind nicht zu erkennen. In der häuslichen Umgebung ist eine Hypothermie sehr unwahrscheinlich.

Wenn man eine Einschätzung mithilfe des pädiatrischen Beurteilungsdreiecks durchführt, findet man in allen drei Kategorien signifikante Abweichungen vom Normalzustand. Der Zustand muss somit als „kritisch" bezeichnet werden (3/3) (➤ Tab. 54.2).

Verdachtsdiagnose und Differenzialdiagnosen

Kindlicher Fieberkrampf, a. e. infektassoziiert. Differenzialdiagnosen: Epilepsie, Intoxikation, Fremdkörperaspiration.

Tab. 54.1 SSSS-Schema

Scene	Privates häusliches Umfeld
Safety	Keine Hinweise auf Gefährdungen
Situation	Kindlicher Patient auf dem Boden liegend
Support	RTW ist parallel alarmiert, keine weiteren Kräfte erforderlich, ein Kindernotarzt ist nicht verfügbar

Tab. 54.2 Ersteindruck nach Pädiatrischen Beurteilungsdreieck

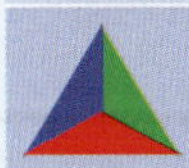	**Allgemeinzustand**	Nicht kontaktibel, krampfend
	Atmung/ Atemarbeit	Auffälliges Atemgeräusch (Schnarchen)
	Hautkolorit/-perfusion	Leichte Lippenzyanose, normale Rekap.-Zeit
	Ergebnis:	0/3 = kritisch

54.1 Präklinische Therapie

Der Junge wird auf der weichen Decke in Seitenlage gedreht. Handkontakt wird hergestellt, um ihn etwas festzuhalten und damit vor Verletzungen zu schützen. Gleichzeitig „erfühlt" man die Entwicklung bzw. das Ende des Krampfanfalls. Das Standardmonitoring wird etabliert (SpO_2, EKG, Blutdruck) und parallel die aufgeregte Babysitterin beruhigt, um eine Fremdanamnese erheben zu können. Eine Temperatur-

Tab. 54.3 X-ABCDE

X-ABCDE	Beschreibung	Maßnahme
e**X**sangiation	Keine Hinweise auf Blutung	
Airway	Offen, aber gefährdet	Sorgfältige Überwachung
Breathing	Spontanatmung	Ggf. assistierte Beatmung
Circulation	Rekap.-Zeit < 2 s, periphere Pulse gut tastbar, keine Marmorierung	
Disability	Krampfanfall, AVPU nicht sinnvoll anwendbar, Blutglukose normal	Medikamentöse Therapie nach > 5 min Anfallsdauer
Exposure & **E**nvironment	Haut unauffällig, keine Verletzungen, Temperatur erhöht	Wärmeerhalt mit leichter Decke

Tab. 54.4 Vitalwerte

Auskultation	Vesikulär, seitengleich
Rekap.-Zeit	< 2 s
Herzfrequenz	118/min
SpO_2	96 %
Atemfrequenz	30/min
Temperatur	38,8 °C (Infrarot-Ohrthermometer)

messung mit dem Infrarotthermometer im Gehörgang ergibt 38,8 °C. ➤ Tab. 54.3, ➤ Tab. 54.4.

Am Ende dieser Maßnahmen persistiert der Krampfanfall und dauert somit geschätzt schon 3–5 min. Nach diesem Zeitraum besteht die Indikation zur medikamentösen Therapie. Bei nicht vorhandenem intravenösem oder intraossärem Zugangsweg ist die nasale Applikation per MAD das Verfahren der Wahl (➤ Abb. 54.1). Das Gewicht des Kindes ist der Babysitterin unbekannt und wird mithilfe der Formel (Alter + 4) × 2 = 10 kg berechnet. Zur Erhöhung der Sicherheit bei Dosiskalkulationen und Equipmentauswahl sollten bei Kindernotfällen unbedingt entsprechende Hilfsmittel (Lineal, App etc.) genutzt werden.

Zur Therapie eines kindlichen Krampfanfalls wird im ersten Schritt immer ein Benzodiazepin ein-

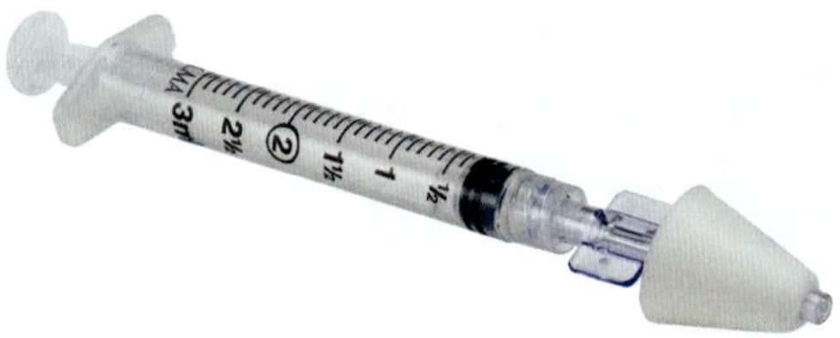

Abb. 54.1 Mucosal Atomization Device (MAD) [V420]

gesetzt. Aufgrund hoher Verfügbarkeit und gewisser Erfahrungsbreite bietet sich Midazolam an. Die Dosierungsempfehlung beträgt 0,3 mg/kg KG bei intranasaler Gabe, im konkreten Fall also 3 mg. Bei dieser Applikationsform ist ein geringes Volumen mit hoher Substanzkonzentration wichtig. Es muss also eine Zubereitung mit z. B. 5 mg Wirkstoff pro 1 ml Lösung verwendet werden. Die Gesamtmenge wird auf beide Nasenlöcher gleich verteilt. Bei größeren Sekretmengen sollte ein vorangehendes vorsichtiges Absaugen erwogen werden, damit der Wirkstoff die Schleimhaut sicher erreichen kann. Eine beschriebene schmerzhafte Reizung der Nasenschleimhaut durch Midazolam wird in diesem Fall in Kauf genommen.

Das Team bereitet 0,7 ml der Lösung entsprechend 3,5 mg Midazolam in einer Luer-Lock-Spritze mit MAD vor.

MERKE

Es muss immer 0,1 ml mehr aufgezogen werden, da nach Applikation eine kleiner Flüssigkeitsrest im Konus verbleibt!

Etwa 1 min nach problemloser Gabe in beide Nasenlöcher werden die Zuckungen weniger und der Krampfanfall sistiert kurz danach vollständig. Der Atemweg des Jungen ist in Seitenlage problemlos offen und die Spontanatmung imponiert suffizient. Die peripher gemessene Sauerstoffsättigung beträgt 96 %.

Die frühzeitige Messung und Beurteilung der Blutglukosekonzentration dürfen nicht vergessen werden. Parallel zur nasalen Midazolam-Applikation wird per Schnelltest aus der Fingerbeere ein normaler Wert von 97 mg/dl (= 5,4 mmol/l) erhoben.

Bei weiterem Aufklaren des kleinen Patienten wird vorerst auf die Anlage eines i. v.-Zugangs verzichtet. Um eine mögliche Blutentnahme im Rahmen der Behandlung im Krankenhaus zu erleichtern, werden auf beide Handrücken EMLA®- oder Tapfi®-Pflaster geklebt.

Die grob orientierende und umsichtig/behutsam durchgeführte neurologische Untersuchung ergibt keine Auffälligkeiten. Das Kind stellt kurz Blickkontakt her, dabei ist kein Herdblick erkennbar. Eine Pupillenuntersuchung mittels Taschenlampe wird nicht toleriert. Da alle Extremitäten symmetrisch bewegt werden, kann auch eine Todd-Parese ausgeschlossen werden.

Bei beobachteten Krampfanfällen gilt immer ein besonderes Interesse dem Start der Symptome. Die Charakteristik eines fokalen Beginns kann wichtige Hinweise auf die betroffene Hirnregion geben. Mit Einverständnis der Eltern sollte bei einsetzenden Krampfanfällen eine sofortige Videoaufnahme angefertigt werden.

DIAGNOSE
Febriler Krampfanfall

54.2 Anamnese

Die jugendliche Babysitterin ist eine Bekannte der Familie und äußerst aufgeregt. Die Eltern sind im Restaurant und sie hat das Kind schon mehrmals betreut. Sie habe nach dem Abendessen mit dem Jungen ein Bilderbuch angeschaut. Dabei habe er plötzlich die Augen verdreht und erst tonisch, dann tonisch-klonisch gekrampft. Der Disponent der Rettungsleitstelle gab ihr telefonische Erste-Hilfe-Anweisungen bzw. versuchte sie zu beruhigen, bis das NEF-Team eintraf. Mittlerweile konnte die Mutter telefonisch erreicht werden. Sie berichtet am Telefon, dass ihr Sohn bisher immer gesund war, alle Vorsorgeuntersuchungen unauffällig waren, die empfohlenen Impfungen durchgeführt wurden, keine Allergien bekannt wären und er keine Medikamente regelmäßig einnehmen müsse. Lediglich am Nachmittag, kurz bevor die Eltern das Kind in die Obhut der Babysitterin gaben, fielen ein eher ruhiges Verhalten und eine warme Stirn auf. ➤ Tab. 54.5.

Tab. 54.5 SAMPLER

SAMPLER	Beschreibung
Symptome und Befunde	Tonisch-klonischer Krampfanfall
Allergien	Keine bekannt
Medikation	Keine Dauermedikation
Patientenvorgeschichte	Seit nachmittags „kränklich" und warme Stirn, keine Temperatur gemessen
Letzte Mahlzeit	Milchreis und ½ Banane vor ca. 30 min
Ereignisse direkt vor dem Notfall	Keine Besonderheiten
Risikofaktoren	Lebensalter, beginnender Infekt

54.3 Zielklinik und Transport

Als geeignete Zielklinik wird die nächste pädiatrische Notaufnahme ausgewählt, in diesem Fall gleichzeitig der nächste Maximalversorger. Die geschätzte Fahrzeit beträgt 20–25 min. Via Rettungsleitstelle wird die Klinik mit den Stichworten „männlich, 1,5 Jahre, ca. 10 kg, Z. n. Krampfanfall, aktuell wach und spontan atmend, Sichtungskategorie 2 (Sk 2)" vorangemeldet. Der Junge wird mit dem Kinderrückhaltesystem auf der Trage gelagert und mit zwei eigenen Stofftieren erfolgreich abgelenkt. Die Arztbegleitung während des Transports erscheint sinnvoll. Bei normaler Verkehrslage und unverändertem Patientenzustand kann auf die Inanspruchnahme von Sonderrechten verzichtet werden. Eine apparative Überwachung mittels Pulsoxymetrie ist in dieser Situation ausreichend. Die Überwachung von Blutdruck und EKG ist im Moment verzichtbar. Um bei einem erneuten Krampfanfall keine Zeit zu verlieren, wird eine zweite Dosis Midazolam in einer MAD-Spritze vorbereitet. Für den Fall einer notwendigen Anlage eines i. v.-Zugangs führt das Team ein kurzes Briefing mit Aufgabenverteilung durch und legt sich die notwendigen Materialien ebenfalls bereit. Eine weitere sinnvolle Maßnahme ist das kurze Überprüfen von Kinderbeatmungsbeutel und Absaugeinheit auf Funktionstüchtigkeit. Während der Fahrt klart der Junge weiter auf und wird mit stabilen Vitalfunktionen und -parametern an das Klinikpersonal übergeben. Die Eltern treffen zeitgleich in der Notaufnahme ein.

54.4 Klinischer Verlauf

Eine kurze stationäre Aufnahme ist bei einem erstmaligen kindlichen Krampfanfall häufig sinnvoll. In erster Linie wird nach der Fieberursache geforscht (➤ Tab. 54.6), außerdem besteht während des gleichen Infekts ein Rezidivrisiko für einen erneuten Krampfanfall. Ob laborchemische oder apparative Untersuchungen sinnvoll sind, entscheidet der klinische Zustand des Patienten. Die Eltern werden ausführlich über die Prognose und das weitere Vorgehen informiert. Bei entsprechender Diagnose könnte eine Schulung zur Selbstmedikation durch die Eltern mit rektal zu applizierendem Diazepam oder bukkal zu gebendem Midazolam erfolgen.

54

Tab. 54.6 Akronym mögliche Ursachen für Krampfanfälle: BINTE

BINTE	Beschreibung
Blutzucker	Hypoglykämie
Infektion	Meningitis, Sepsis
Neurologie	Epilepsie, Schlaganfall/Blutung, Raumforderung
Trauma/Toxin	Schädel-Hirn-Trauma, Alkohol, Medikamente
Elektrolyte	Hyponatriämie

54.5 Tops und Flops

Dieser Einsatz hat als Besonderheit die sehr kurze Eintreffzeit des NEF. In den meisten Fällen trifft der Rettungswagen vor dem NEF ein und bei einer durchschnittlichen Eintreffzeit hat ein Krampfanfall meist spontan sistiert.

Das Stichwort „Kindlicher Krampfanfall" ist noch immer einer der häufigsten Alarmierungsgründe bei Kindern. Naturgemäß ist diese Situation für Angehörige in aller Regel höchst aufregend. In diesem speziellen Fall war die anwesende Babysitterin fast nicht zu beruhigen. Das ersteintreffende NEF-Team war dadurch enorm herausgefordert.

Die nasale Gabe von Midazolam ist formal ein Off-Label-Use und immer wieder Diskussionen unterworfen. Die Vorbedingungen einer lebensbedrohlichen Erkrankung, einer fehlenden Verfügbarkeit zugelassener Alternativen und die begründete Aussicht auf Erfolg rechtfertigen nach Ansicht vieler Experten die oben beschriebene Anwendung.

In der postiktalen Phase muss der Spontanatmung besonderer Aufmerksamkeit geschenkt werden. Zum Freihalten der Atemwege könnte eine stabile Seitenlage sinnvoll sein. Durch die vorherige Gabe von Sedativa kann eine Hypoventilation mit konsekutiver Hyperkapnie auftreten. In diesem Fall wäre eine assistierte Beatmung indiziert. Zur Überwachung eignet sich ein Monitoring des exspiratorischen CO_2 per Kapnografie, idealerweise mit einer kombinierten O_2-CO_2-Brille. Der große Vorteil besteht in der direkten Kontrolle, ob der Atemweg offen ist, und zwar lange bevor bei einer Verlegung oder Apnoe die Sauerstoffsättigung abfällt.

Um bei einem erneuten plötzlichen Krampfereignis schnell reagieren zu können, sind ein kurzes Briefing im Team mit Aufgabenverteilung und das Vorbereiten aller notwendigen Materialien äußerst sinnvoll.

In aller Regel lassen sich die meisten Krampfanfälle mit dem gut verfügbaren Midazolam gut behandeln. Trotzdem braucht es einen Eskalationsplan und die Vorhaltung alternativer Substanzen (➤ Abb. 54.2). Ein gleichwertiges Benzodiazepin ist Lorazepam, das ebenfalls nasal appliziert werden kann. Die „traditionellen" Zweitlinienmedikamente sind sicherlich Phenobarbital und Phenytoin. Durch mittlerweile langjährige gute Erfahrungen bei Erwachsenen wird Levetiracetam in letzter Zeit zunehmend bei Kindern eingesetzt. Es besitzt ein etwas günstigeres Nebenwirkungsprofil und hat sich in Studien zumindest als gleichwertig beim kindlichen Staus epilepticus gezeigt.

Die Klassifikation von epileptischen Anfällen wurde vor Kurzem von der ILAE (International League against Epilepsy) überarbeitet. Für die Notfallversorgung gelten generalisierte Anfälle, die nicht inner-

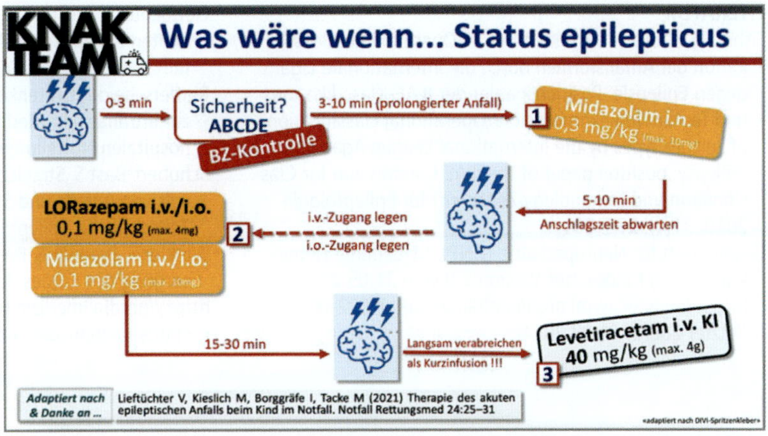

Abb. 54.2 Eskalationsplan (z. B. SOP „Krampfanfall" Kinderspital Zürich) [P1437]

halb von 5–10 min spontan sistieren, als „kompliziert" und damit als behandlungsbedürftig. Die aktuelle Einteilung legt einen großen Wert auf den Beginn des Anfalls und unterscheidet dabei fokal, generalisiert oder unbekannt sowie den Unterkategorien motorisch, nichtmotorisch, mit erhaltenem oder gestörtem Erleben bei fokalen Anfällen.

MERKE

- Ein Fieberkrampf sistiert in fast allen Fällen innerhalb von 5 min spontan.
- Die nasale Gabe von Midazolam beim kindlichen Krampfanfall ist formal ein Off-Label-Gebrauch, wird aber als etabliert und zuverlässig angesehen.
- Eine Klinikeinweisung ist in nahezu allen Fällen gerechtfertigt.

Was wäre, wenn …

- … der Krampfanfall nicht sistieren würde?
  - Anschlagzeit abwarten (5 min) und parallel i. v.-Zugang etablieren.
  - Intravenöse Gabe eines Benzodiazepins, ggf. Substanzwechsel (z. B. Lorazepam)
- … der Krampfanfall anschließend immer noch nicht sistieren würde?
  - Anschlagzeit abwarten (5 min) und auf Zweitliniensubstanz wechseln (z. B. Levetiracetam, Phenobarbital)
  - Equipment für mögliche Notfallnarkose vorbereiten, Team-Briefing
  - Spätestens jetzt Transportbeginn auch mit krampfendem Kind dringend erwägen
- … das Kind älter als 5 Jahre wäre und eine Epilepsie-Anamnese hätte?
  - Aktiv die Angehörigen nach einem Notfallbehandlungsplan (z. B. spezielle medikamentöse Eskalation) fragen.
  - Gegebenenfalls vorhandene und applizierte häusliche Notfallmedikation eruieren.
  - Zügige Gabe einer Zweitliniensubstanz erwägen.
- … das Kind bei der körperlichen Untersuchung Hämatome aufweisen würde?
  - Explizite Traumaanamnese erheben.
  - An Kindesmisshandlung denken und ggf. Patient in ein Krankenhaus mit Kinderschutzgruppe transportieren.

Zusammenfassung

- Die meisten kindlichen Krampfanfälle sistieren spontan innerhalb von 3–5 min.
- Therapie der ersten Wahl ist Midazolam intranasal 0,3 mg/kg KG per MAD.
- Vorhaltung einer Zweitliniensubstanz und ein Eskalationsplan sollten etabliert sein.

LITERATUR

Fisher RS, Cross J H, French JA et al. Operationale Klassifikation der Anfallsformen durch die Internationale Liga gegen Epilepsie: Positionspapier der ILAE-Klassifikations- und Terminologiekommission//Operational classification of seizure types by the International League Against Epilepsy: position paper of the ILAE Commission for Classification and Terminology. Zeitschrift für Epileptologie 2018; 31(4): 272–281.

Gesellschaft für Neuropädiatrie (GNP), S1-Leitlinie Fieberkrämpfe im Kindesalter, Version 3.0 vom 31.05.2021. https://register.awmf.org/de/leitlinien/detail/022-005 (letzter Zugriff 01.02.2024).

Lieftüchter V, Kieslich M, Borgräfe I, Tacke M. Therapie des akuten epileptischen Anfalls beim Kind im Notfall. Notfall+ Rettungsmedizin 2021; 24: 25–31.

Reifferscheid F, Gretenkort P, Benekeret J. BAND-Statement zur intranasalen Medikamentenapplikation in der prähospitalen Notfallmedizin. Notarzt 2019; 35: 248–253.

Schubert-Bast S, Strzelczyk A. Therapie des akuten konvulsiven Anfalls und Status epilepticus im Kindesalter. Zeitschrift für Epileptologie 2018; 2(32): 116–125.

Winkler S, Brenner S. Die intensivmedizinische Erstversorgung des Kindes. Anästh Intensivmed 2018; 59: 68–87.

https://nerdfallmedizin.blog/2021/03/06/krampfanfall-und-status-epilepticus/ (letzter zugriff 01.02.2024).

KAPITEL

55 CO macht k. o.

Roland Wiener

Fallbericht

Alarmierung und Anfahrt

Gegen 23:00 Uhr an einem Samstagabend im März werden RTW und NEF im Rendezvous-System mit dem Stichwort „bewusstlose Person“ alarmiert. Die Fahrzeuge starten nicht an der gleichen Wache und haben jeweils 10–12 min Fahrzeit zum Einsatzort. Auf der Anfahrt gibt es weitere Information: Der Patient sei männlich, 15 Jahre alt und es handelt sich um eine Party von Jugendlichen.

Eintreffen

Der Einsatzort ist die Doppelgarage eines freistehenden Einfamilienhauses. RTW und NEF treffen nahezu gleichzeitig ein. Neben der seitlichen Eingangstür zu einer Doppelgarage liegt ein Jugendlicher in stabiler Seitenlage unter einem Vordach. Die umstehenden Jugendlichen haben ihn mit einer Decke zugedeckt. Insgesamt sind es etwa 30 Partyteilnehmerinnen und -teilnehmer. Der Patient wird von wenigen, sehr aufgeregten Personen umringt. Eine Jugendliche kniet neben dem Patienten und hält seine Hand fest. Erwachsene Personen sind im Moment nicht erkennbar. Auf Nachfragen ist nur von dieser einen betroffenen Person auszugehen.

Ersteindruck

➤ Tab. 55.1. Auf Ansprechen reagiert der Patient mit unverständlichen Lauten, öffnet die Augen aber nicht. Die Atemwege sind frei und es besteht eine suffiziente Spontanatmung. Das Hautkolorit ist in der dunklen Umgebung nicht sicher zu beurteilen. Die Ausatemluft riecht leicht nach Alkohol. Ein peripherer Puls ist gut tastbar und die Rekap.-Zeit am Fingernagel beträgt weniger als 2 s. Unter der Decke erscheint der Patient nicht unterkühlt. Offensichtliche Verletzungen sind keine erkennbar, es wird von den Augenzeugen auch von keinem Trauma berichtet. Unter Anwendung des pädiatrischen Beurteilungsdreiecks wird von einem kritischen Zustand ausgegangen (➤ Tab. 55.2).

Verdachtsdiagnose und Differenzialdiagnosen

Intoxikation unklarer Genese. Differenzialdiagnosen Alkohol-, Drogen-, Kohlenmonoxidintoxikation.

Tab. 55.1 SSSS-Schema

Scene	Garagenparty von Jugendlichen
Safety	Keine direkten Gefahren erkennbar
Situation	Bewusstseinsgetrübter Jugendlicher, auf dem Boden liegend
Support	Keine weiteren Kräfte erforderlich

Tab. 55.2 Ersteindruck nach Pädiatrischen Beurteilungsdreieck

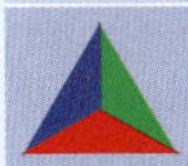	**Allgemeinzustand**	Bewusstlos
	Atmung/Atemarbeit	Etwas flache Atmung
	Hautkolorit/-perfusion	Normale Rekap.-Zeit
	Ergebnis:	1/3 = potenziell kritisch

55.1 Präklinische Therapie

Während der Erstuntersuchung wird das übliche Basismonitoring, bestehend aus SpO_2-Überwachung, EKG und automatischer, nichtinvasiver Blutdruckmessung, an den Patienten angeschlossen. Parallel dazu wird mithilfe der Zeugen eine Fremdanamnese erhoben und der Ablauf des Abends rekonstruiert. Aufgrund der Vielzahl an bruchstückhaften Informationen herrscht in dieser Situation für einige Zeit eine gewisse Unsicherheit. Jeder Partyteilnehmer hat eine andere Sicht auf die Ereignisse, verlässliche Informationen zur medizinischen Vorgeschichte sind nicht verfügbar und die Angaben zu denkbarem Substanzkonsum sind aus Angst vor Strafe möglicherweise nicht wahrheitsgemäß. Die SpO_2 beträgt 99 %, das EKG zeigt einen Sinusrhythmus mit einer angezeigten Herzfrequenz von 102/min. Die peripher getastete Pulsfrequenz wird ebenfalls mit etwa 104 Schlägen pro Minute gemessen. Der erste gemessene Blutdruck beträgt 114/74 mmHg. Während dieser Maßnahmen verbessert sich der Patientenzustand etwas. Der Junge öffnet die Augen spontan, gibt aber auf Fragen keine sinnvollen Antworten.

Am Auffindeort sind vorerst keine weiteren Maßnahmen erforderlich und der Transport unter fortgeführtem Monitoring in den RTW kann vorbereitet werden. Die Heizung des Patientenraums wird eingeschaltet und die Fahrtrage neben den Patienten gebracht. Mithilfe seiner Freunde lässt sich der Patient problemlos in stabiler Seitenlage auf die Trage legen. Der Transfer in den Rettungswagen verläuft unkompliziert. Am linken Handrücken wird ein venöser Zugang (18 G) angelegt, eine Glukosemessung durchgeführt (99 mg/dl = 5,5 mmol/l), Blut für die Laboruntersuchung in der Klinik abgenommen und eine Vollelektrolytlösung mit zügiger Laufrate angeschlossen.

Erst jetzt weckt die Nutzung einer Shisha in der geschlossenen Doppelgarage die Aufmerksamkeit des Rettungsteams. In Anbetracht der glühenden Kohle in einem geschlossenen Raum könnte eine Anreicherung von Kohlenmonoxid in der Raumluft eine

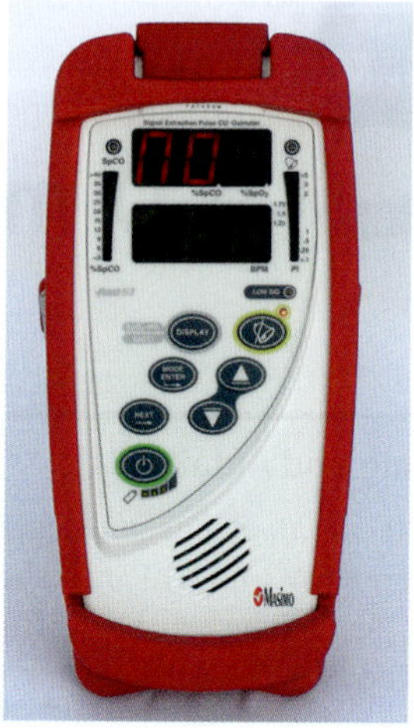

Abb. 55.1 Puls-CO-Oxymeter RAD 57 [M844]

Rolle spielen. Dem Patienten wird sofort Sauerstoff mit hoher Flussrate (15 l/min) per Maske mit einem Reservoirsystem verabreicht. Gleichzeitig wirft ein Notfallsanitäter den portablen Kohlenmonoxid-Warnmelder in die Garage, bittet die Gäste, den Raum zügig zu verlassen und lässt beide Garagentore öffnen. Das Kohlenmonoxid-Warngerät detektiert aber zu keinem Zeitpunkt eine erhöhte Kohlenmonoxidkonzentration. Alle Partygäste werden explizit nach Symptomen wie Unwohlsein oder Übelkeit untersucht, es finden sich aber keine weitere Verdachtspersonen. Ein Pulsoxymeter mit integrierter SpCO-Messung (Carboxyhämoglobin) ist nicht verfügbar (➤ Abb. 55.1).

Der Patient ist mittlerweile deutlich aufgeklart und kann adäquate Antworten geben. Er berichtet über den Konsum von zwei Flaschen Bier à 330 ml und über häufiges Ziehen an der Shisha am ganzen Abend (➤ Abb. 55.2). Seine Eltern wurden inzwischen telefonisch erreicht und über den Sachverhalt aufgeklärt. Sie sind auf dem Weg zur Einsatzstelle und werden in wenigen Minuten eintreffen. Gemäß ihren Angaben hat der junge Patient bis auf eine Pollenallergie eine unauffällige medizinische Vorgeschichte. ➤ Tab. 55.3.

DIAGNOSE

Toxische Wirkung sonstiger nicht näher bezeichneter Substanzen. Toxische Wirkung von Kohlenmonoxid.

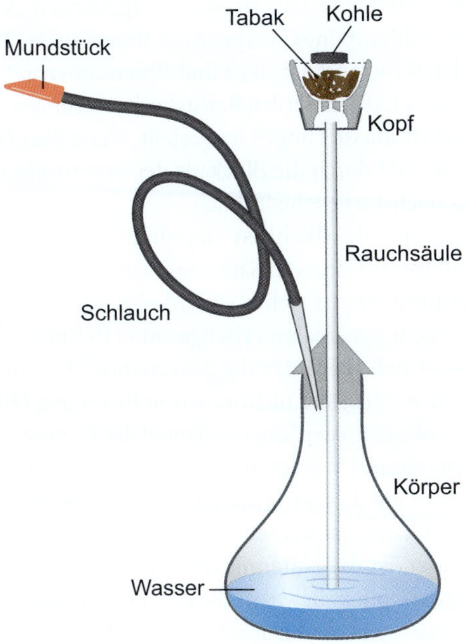

Abb. 55.2 Schematische Darstellung einer Wasserpfeife [H413-001, L231]

Tab. 55.3 X-ABCDE

X-ABCDE	Beschreibung	Maßnahme
e**X**sangiation	Keine Hinweise auf Blutung	
Airway	Offen, aber gefährdet	Sorgfältige Überwachung
Breathing	Spontanatmung	Sauerstoffgabe, ggf. assistierte Beatmung
Circulation	Rekap.-Zeit < 2 s, periphere Pulse gut tastbar	
Disability	Bewusstseinstrübung, AV**P**U: Reaktion auf Schmerzreiz (P = painful stimulus), Blutglukose normwertig	Stabile Seitenlage
Exposure & **E**nvironment	Keine Verletzungen, keine signifikante Hypothermie	Wärmeerhaltung

55.2 Anamnese

Die umstehenden Jugendlichen sind Freunde und Bekannte des Patienten. Es wird der 16. Geburtstag eines Jungen gefeiert. Die Eltern sind nicht vor Ort, sie wollten gegen Mitternacht wieder zu Hause sein. In der Doppelgarage sind Biertische und -bänke aufgebaut, in einer Ecke stehen zwei alte Sofas. Es läuft Musik und bunte Lichter flackern. Die Partygäste trinken Bier und Wein und in der Sofaecke wird Shisha geraucht. Gemäß den umstehenden Jugendlichen seien keine Drogen konsumiert worden. Der Patient hätte den ganzen Abend mitgefeiert und lediglich kleinere Mengen Alkohol (zwei oder drei Bier) seit ca. 20:00 Uhr getrunken. Zusätzlich hätte er aber den ganzen Abend sehr oft an der Shisha gezogen. Kurz vor dem Ereignis wollte er sich mit einem Bekannten auf den Heimweg machen. Er klagte plötzlich über Unwohlsein und Schwindel. Diese Symptome wurden über wenige Minuten schlimmer und er wurde bewusstlos. Die Umstehenden konnten einen Sturz verhindern, ein Krampfanfall wurde nicht beobachtet. Es erfolgte der Notruf via 112, der Patient wurde in die stabile Seitenlage gelegt und mit einer Decke zum Wärmeerhalt ausgestattet. ➤ Tab. 55.4.

Tab. 55.4 SAMPLER

SAMPLER	Beschreibung
Symptome und Befunde	Bewusstlosigkeit unklarer Ursache
Allergien	Unklar
Medikation	Unklar
Patientenvorgeschichte	Nicht eruierbar
Letzte Mahlzeit	Unbekannt, wahrscheinlich im Laufe des Abends
Ereignisse direkt vor dem Notfall	Partygast, Alkoholkonsum, Shisharauchen
Risikofaktoren	Unklar

55.3 Zielklinik und Transport

Der Patientenzustand hat sich im kurzfristigen Verlauf deutlich verbessert. Er wird in der Notaufnahme des nächstgelegenen Krankenhauses der Regelversorgung mit den Stichworten „männlich, 15 Jahre, bewusstseinsgetrübt, nicht intubiert, V. a. „Mischintox" und der Sichtungskategorie 2 (Sk2)" angemeldet. Die Fahrzeit beträgt etwa 15–20 min. Der Notarzt begleitet den Transport, auf die Nutzung von Sonderrechten wird verzichtet. Die Mutter nimmt auf dem Beifahrersitz Platz, der Vater fährt im Privat-Pkw hinterher. Der Transport verläuft unkompliziert und die gemessenen Vitalparameter sind unauffällig. Kurz vor der Ankunft im Krankenhaus beträgt die Herzfrequenz 92/min, die Sauerstoffsättigung liegt bei 100 % und der Blutdruck wird mit 122/78 mmHg gemessen. In der Klinik erfolgt die Übergabe des weiterhin stabilen Notfallpatienten an das Team der Notaufnahme.

55.4 Klinischer Verlauf

Das Team der Notaufnahme übernimmt einen aufgeklarten, adäquat antwortenden und kreislaufstabilen jungen Mann. Nach der Übergabe, Umlagerung und dem obligatorischen Check mittels X-ABCDE-Schema werden Monitoring und Sauerstofftherapie ohne Unterbrechung fortgeführt. Eine Kohlenmonoxidvergiftung lässt sich in erster Linie mit einer Bestimmung des Carboxyhämoglobins im Blut feststellen. Dabei ist es unerheblich, ob es sich um eine arterielle oder venöse Blutprobe handelt. Im konkreten Fall wird das vom Rettungsdienst abgenommene Blut sofort untersucht. Zusätzlich wird eine frische venöse Blutprobe abgenommen. Da es sich um eine einfache Blutgasanalyse handelt, liegen die Ergebnisse sehr schnell vor. In der präklinischen Probe findet sich für das CO-Hb ein Wert von 22 %, der aktuelle Wert beträgt 12 %.

Zur Beurteilung der Schwere einer Kohlenmonoxidintoxikation wird primär die klinische Symptomatik herangezogen. Die Höhe der gemessenen Kohlenmonoxidkonzentration im Blut korreliert nicht linear mit den vorhandenen Beschwerden. Gesunde Patienten haben Werte von weniger als 1 %. Bei Rauchern ist jedoch ein Anteil von bis zu 10 % Kohlenmonoxid-Hämoglobin (CO-Hb) als normal anzusehen. Nach einer Kohlenmonoxidexposition treten ab ca. 20 % CO-Hb Schwindel, Übelkeit und Ohrensausen auf. Ab etwa 30 % CO-Hb werden Bewusstseinsstörungen und Herzrhythmusstörungen festgestellt. Werte über 60 % CO-Hb sind durch die Blockade des Sauerstofftransports höchst lebensbedrohlich.

Therapie der Wahl ist zu jedem Zeitpunkt die hochdosierte Gabe von Sauerstoff. Die schnellste Applikationsform ist sicher eine Maske mit Reservoir und einem maximalen Frischgasfluß (15 l/min). Damit lässt sich aber nicht die gewünschte FiO_2 von 1,0 erreichen. Mit einer nichtinvasiven Beatmung (NIV) per Maske kann der Sauerstoffanteil der Inspirationsluft maximiert werden. Ob die Kohlenmonoxidelimination mit diesem Verfahren wirklich beschleunigt werden kann, ist derzeit unklar. Bei kooperativen Patienten ist die Nutzung von NIV sicherlich eine mögliche Option. Bewusstseinsgetrübte oder bewusstlose Patienten benötigen eine invasive Beatmung mit entsprechender Analgosedierung und endotrachealer Intubation. Grundsätzlich unterscheidet sich die intensivmedizinische Therapie nicht von den sonst geltenden Prinzipien und Empfehlungen.

Eine weitere Möglichkeit, um Vergiftungen mit Kohlenmonoxid zu behandeln, stellt die **hyperbare Sauerstofftherapie (HBOT)** dar. Die Datenlage dazu ist bei dieser Indikation allerdings recht spärlich und der logistische Aufwand sehr hoch. Eine Besonderheit weisen ungeborene Kinder auf. Wegen der abweichenden Hämoglobinphysiologie besteht bei ihnen eine erhöhte Empfindlichkeit gegenüber Kohlenmonoxid. Der Transfer in ein HBOT-Zentrum ist also am ehesten bei besonders schweren Fällen oder Schwangeren in Erwägung zu ziehen. Eine hyperbare Sauerstofftherapie sollte innerhalb von 6 h beginnen. Die dafür notwendige Logistik für einen Intensivpatienten ist enorm, muss daher sorgfältig abgewogen und frühzeitig geplant werden.

Ein Patient, der vor dem Ereignis eine Party besucht hat, kann auch eine Mischintoxikation haben. In diesem Fall beträgt der Blutalkoholgehalt 0,32 ‰, das Standard-Drogenscreening ist unauffällig. Als Differenzialdiagnose darf die unbemerkte Aufnahme von „K. o.-Tropfen" nicht vergessen werden.

Der junge Mann wird stationär aufgenommen und am nächsten Morgen nach unauffälligem Verlauf beschwerdefrei und mit einem CO-Hb-Wert von < 1 % wieder nach Hause entlassen.

55.5 Tops und Flops

Die jugendlichen Freunde des Patienten haben trotz aller Aufregung richtig und zielstrebig gehandelt. Parallel zum Notruf wurde der bewusstlose Junge in die stabile Seitenlage gelegt, mit einer Decke vor Auskühlung geschützt und bis zum Eintreffen des Rettungsdienstes weiter beobachtet.

Die Situation am Einsatzort erscheint in den ersten Momenten wie ein „Klassiker" unter den häufigen Indikationen: ein Jugendlicher mit erheblichem Alkoholkonsum. Erst bei weiterer Erforschung der Umstände rückt die Möglichkeit einer Kohlenmonoxidintoxikation nach Shishakonsum in den Fokus. Klassische Pulsoxymeter können nicht zwischen CO-Hb und Oxyhämoglobin unterscheiden und zeigen immer normale Werte an. Bedauerlicherweise sind Pulsoxymeter mit integrierter Kohlenmonoxidmessung (8-Wellen-Pulsoxymeter) im deutschen Rettungsdienst nicht flächendeckend verfügbar. Daher kann die Verdachtsdiagnose oft erst mit einer Blutgasanalyse im Krankenhaus bestätigt oder ausgeschlossen werden.

Kohlenmonoxid ist ein farb-, geruch- und geschmackloses Gas. Vergiftungen kommen am ehesten in schlecht belüfteten Innenräumen vor. Mögliche Kohlenmonoxidquellen sind Fehlfunktionen von Öfen, Heizungsanlagen oder Gasthermen. Auch die abwegige Idee vom Betreiben eines Grills im Inneren eines Gebäudes kann aufgrund der unvollständigen Verbrennung zur Freisetzung hoher Kohlenmonoxidmengen führen. Prinzipiell werden diese Mechanismen auch zur Selbsttötung gezielt eingesetzt.

Das Mitführen von Kohlenmonoxidwarngeräten ist mittlerweile Standard bei Einsatzkräften von Rettungsdienst und Feuerwehr (➤ Abb. 55.3). Die Geräte messen permanent und alarmieren je nach Konfiguration in verschiedenen Stufen. Der erste Alarm ertönt bei einer Konzentration von mehr als 30 ppm. Hier bleibt genug Zeit, den Patienten zu versorgen und eine Belüftung zu gewährleisten (➤ Abb. 55.4). Bei Kohlenmonoxidkonzentrationen von mehr als 200 ppm ist ein sofortiger Rückzug obligatorisch. Weitere Maßnahmen können nur unter umluftunabhängigem Atemschutz durchgeführt werden.

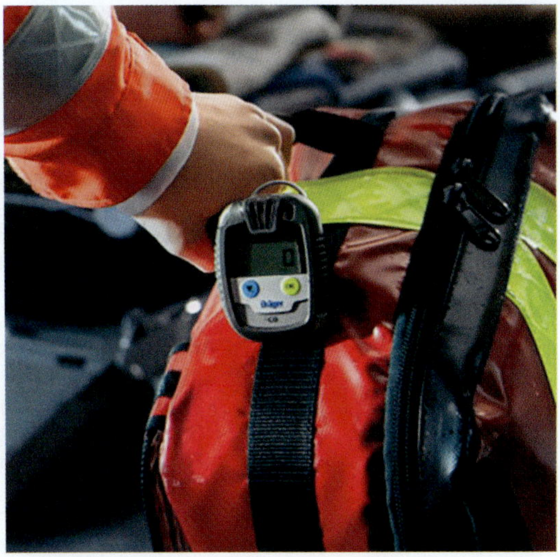

Abb. 55.3 Kohlenmonoxid-Warngerät (© Drägerwerk AG & Co. KGaA, Lübeck) [V162]

In der Vergangenheit hat sich bei vielen Einsätzen gezeigt, dass es bei Kohlenmonoxidexposition häufig viele Betroffene gibt. Eine Nachalarmierung muss frühzeitig erfolgen und lokale MANV-Konzepte sollten aktiviert werden.

Bei K.-o.-Tropfen handelt es sich um eine sehr heterogene Gruppe von sedierend wirkenden Stoffen (z. B. Gamma-Hydroxybuttersäure, Gamma-Butyrolacton, Ketamin, Haloperidol etc.). Sie werden Personen heimlich z. B. in Getränken verabreicht und diese werden dann wehrlose Opfer von Eigentums- oder Sexualstraftaten. Durch die auftretende Amnesie für das Ereignis ist die strafrechtliche Verfolgung sehr schwierig. Wichtig ist eine schnelle Gewinnung von Blut- und Urinproben, da die Substanzen nur wenige Stunden nachweisbar sind.

MERKE

Die Symptome einer Kohlenmonoxidintoxikation sind unspezifisch und häufig muss nach einer Exposition explizit gefahndet werden. Herkömmlicher Pulsoxymeter zeigen normale Werte an, da sie nicht zwischen CO-Hb und Oxyhämoglobin unterscheiden können. Therapie der Wahl ist neben der symptomatischen Behandlung die Applikation von 100 % Sauerstoff.

CO-Konz.		Maßnahmen/Verhalten
> 30 ppm	Aufmerksamkeitsschwelle	**Achtung: CO vorhanden!** • Fenster und Türen öffnen • Einsatztätigkeit ohne Unterbrechung durchführen → schonende Rettung • CO-Quelle identifizieren und weitere Freisetzung unterbinden, falls das ohne Eigengefährdung möglich ist • Wenn die Quelle nicht zu ermitteln bzw. abzustellen ist, Fachkräfte (je nach Lage z. B. Feuerwehr, Störungsdienst, Schornsteinfeger) informieren
> 60 ppm	Gefährdungsschwelle	**Achtung: CO in erhöhter Konzentration vorhanden!** • Zuerst Maßnahmen zur Belüftung des Raums ergreifen! • Wenn effektive Belüftung nicht möglich ist, Patienten aus dem Gefahrenbereich bringen (dabei Aufenthaltsdauer im Gefahrenbereich minimieren, Richtwert: unter 15 min) → schnelle Rettung unter Beachtung des Eigenschutzes • Erst danach medizinische Versorgung durchführen • Feuerwehr alarmieren (falls noch nicht initial geschehen)
> 200 ppm	Rückzugsschwelle	**Achtung: CO in gefährlicher Konzentration vorhanden!** • Feuerwehr alarmieren (falls noch nicht initial geschehen) • Betroffenen Bereich räumen und für ein Absenken der CO-Konzentration sorgen (z.B. großflächiges Querlüften) → sofortige Rettung unter Beachtung des Eigenschutzes • Weitere Maßnahmen danach unter umluftunabhängigem Atemschutz bzw. geeignetem CO-Filtergerät durchführen • Messwertanzeige des CO-Warngeräts laufend beobachten und Lage ständig neu bewerten
> 500 ppm	!	**Achtung: Akute Gefährdung durch CO!** Alle Maßnahmen nur unter umluftunabhängigem Atemschutz durchführen

Abb. 55.4 Kohlenmonoxidwerte und ihre klinischen Aspekte (modifiziert nach [3] bis [6]) [L231]

Was wäre, wenn …

- … der Patient nicht aufklaren würde und tief bewusstlos bleiben würde?
  - Atemwegssicherung gemäß üblicher Strategie „präklinische Notfallnarkose“
  - Maschinelle Beatmung mit FiO_2 1,0, PEEP mind. 5 mbar, Normoventilation
  - Frühzeitige Anmeldung pädiatrische Intensivstation, ggf. nach individueller Entscheidung auch Erwachsenen-Intensivstation denkbar
- … das Kohlenmonoxid-Warngerät im Innenraum der Doppelgarage eine Konzentration von mehr als 200 ppm gemessen hätte?
  - Sofortiges Räumen der Garage und Tore nach Möglichkeit von außen öffnen
  - Nachalarmierung Feuerwehr (Atemschutz, Belüftung, Ursachensuche) und Polizei (Ermittlungen zu möglichem Straftatbestand)
- … keine Shisha konsumiert worden wäre?
  - An K.-o.-Tropfen denken (sehr zeitnahe Blut-/Urinprobe ins Labor)
  - Anwendung der üblichen Algorithmen für „unklare Bewusstlosigkeit“

Zusammenfassung

- Eine Kohlenmonoxidvergiftung hat nur unspezifische Symptome.
- Diagnosestellung mit speziellem Pulsoxymeter und/oder Blutgasanalyse
- Bei gut besuchten Innenräumen Massenanfall von Betroffenen möglich

LITERATUR

[1] Cobb CO, Sahmarani K, Eissenberg T, Shihadeh A. Acute toxicant exposure and cardiac autonomic dysfunction from smoking a single narghile waterpipe with tobacco and with a "healthy" tobacco-free alternative.Toxicology letters 2012; 215(1): 70–75.

[2] Deutsche Interdisziplinäre Vereinigung für Intensiv- und Notfallmedizin e.V. (DIVI), S2k-Leitlinie Diagnostik und Therapie der Kohlenmonoxidvergiftung, Version 1.0 vom 04.11.2021. https://register.awmf.org/de/leitlinien/detail/040-012 (letzter Zugriff 901.02.2024).

[3] Feuerwehr Wiesbaden. Gefährdung durch Kohlenmonoxid im Einsatz. Empfehlungen zur Ausstattung und Einsatztaktik, 2012.

[4] Hessisches Ministerium des Innern und für Sport, Hessisches Ministerium für Soziales und Integration. Leitfaden CO – Einsatz – Schutz von Einsatzkräften (Feuerwehr und Rettungsdienst) bei Einsätzen mit erhöhtem Kohlenstoffmonoxidgehalt in der Atmosphäre, Stand 20. November 2014.

[5] Kaiser G, Müller D. Einsatz von Kohlenstoffmonoxidwarngeräten im Rettungsdienst. Notfall+Rettungsmedizin 2014, 17: 141–146.

[6] Merget R, Brüning Th. Stellungnahme des IPA zum Umgang mit Expositionen gegenüber Kohlenmonoxid. 06.10.2014, persönliche Korrespondenz.

[7] Schaper A. Intoxikationen im Erwachsenen- und Kindesalter aus präklinischer Sicht. Anästhesiologie & Intensivmedizin 2021; 62(1): 39–47.

[8] Wirtz S, Callies A, Schaper A. Inhalation of flue gases-carbon monoxide intoxication.Anasthesiologie, Intensivmedizin, Notfallmedizin, Schmerztherapie 2021; AINS, 56(1): 69–74.

KAPITEL

56

Peter Stähli

Er schreit so und da hängen nur noch Fetzen …

Fallbericht

Alarmierung und Anfahrt

Um 19:20 Uhr ruft eine völlig aufgelöste Mutter in der Rettungsleitstelle an. Ihr knapp einjähriger Sohn habe eine Tasse frisch aufgebrühten Tee am Tisch zu greifen bekommen und sich damit verbrüht. Die Haut hinge nur noch in Fetzen und er schreie wie am Spieß. Der ganze Kopf, Oberkörper und Arme seien betroffen. An den Beinen habe sie noch nicht geschaut, der Vater habe ihn jetzt erst einmal in die kalte Dusche gesteckt. Um 19:22 geht demzufolge der Piepser bei einem RTW und bei einem NEF. In beiden Fahrzeugen denken die Teams den Einsatz schon einmal durch. „Was ist wichtig? Wie viel wiegt das Kind? Wie viele und welche Medikamente geben wir? Wie viel Fläche ist da betroffen? Wo bringen wir das Kind hin? Hoffentlich bekommen wir einen i. v.-Zugang, falls wir einen brauchen, und hoffentlich ist alles gar nicht so schlimm." Glücklicherweise wissen sie, dass bei Kindern bis zur Einschulung das Gewicht schon einmal grob abgeschätzt werden kann: Gewicht = (Alter des Kindes + 4) × 2. Bei einem einjährigen Kind kann man also grob mit 10 kg rechnen. Und der Applikationsweg der Wahl ist sowieso nasal mittels MAD. Somit können sie schon einmal die Dosierungen für die Analgosedierung vorbesprechen, was ihnen Sicherheit und einen Handlungsplan gibt. Die Crew des RTW erreicht nach 7 min den Einsatzort, der Notarzt trifft 1 min danach ein.

Eintreffen

Ein völlig aufgelöster und in nasser Kleidung steckender Vater steht bereits am Eingang des Mehrfamilienhauses und erwartet die RTW-Crew und schickt sie in den 2. Stock. Diese nimmt zu ihrem normalen Equipment noch die Kindertasche, der Notarzt die Kinder-Medikamentenbox und extra das Buch mit Kinderdosierungen (z. B. „Kinder-Notfall-ABC" [Springer-Verlag, F. Hoffmann] oder „Kindersicher" [I. Bachmann; T. O. Zugck]) mit.

Ersteindruck

Bereits im Treppenhaus hört man das Kind schreien, dazu die panische Mutter, wie sie versucht, ihr Kind zu beruhigen. Das Kind schreit beim Eintreffen im Wohnzimmer der Familie weiterhin. Es ist am Oberkörper komplett entkleidet, trägt noch eine nasse Schlafanzughose und Windel. Auch die Haare des Patienten sind nass. (➤ Tab. 56.1, ➤ Abb. 56.1).

Tab. 56.1 SSSS-Schema

Scene	Normale Wohnung
Safety	Keine Hinweise auf mögliche Gefährdungen
Situation	Kind schreiend und entkleidet auf Arm der Mutter
Support	Einsatzkräfte ausreichend. Ein Kindernotarzt wäre praktisch oder ein in Kindernotfällen erfahrener Notarzt.

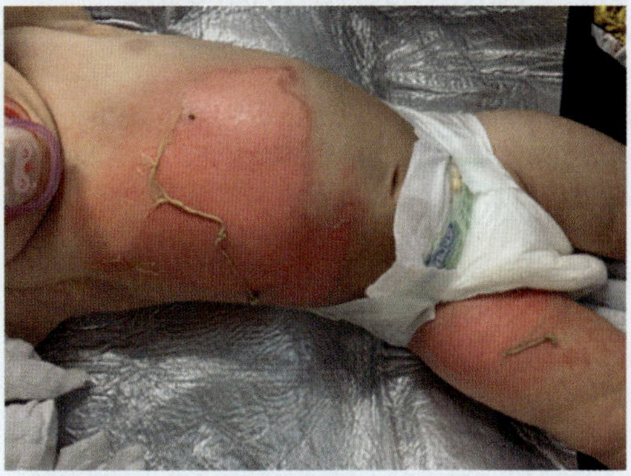

Abb. 56.1 Kind mit Verbrühung nach heißem Wasser [P1444]

Die Familie hatte das Kind zum Kühlen unter die kalte Dusche gehalten. Am Thorax und Abdomen zeigt sich eine latzförmige, fast bis zum Bauchnabel hin auslaufende Verbrühung mindestens 2. Grades, da sich dort die Haut abgelöst hat. Darum herum ist teilweise gerötete Haut, zeigt jedoch keine Blasenbildung. Am Kinn sieht man ebenfalls ein paar kleine Rötungen, außerdem ein paar eröffnete Blasen durch Spritzer bis an die Schultern und kleine flüssigkeitsgefüllte Blasen durch vereinzelte Spritzer an den Oberarmen. Nach Entkleiden fällt auch eine Verbrühung des rechten Oberschenkels auf.

Da das Kind kräftig schreit, muss man sich zu den Atemwegen und der Kreislaufsituation akut keine Sorgen machen.

Auf den ersten Blick und auch strukturiert vorgegangen im Pädiatrischen Beurteilungsdreieck zeigen sich keine pathologischen Veränderungen, die auf ein kritisch krankes Kind hinweisen (➤ Tab. 56.2).

Somit liegt das Hauptaugenmerk auf dem Beruhigen der Situation, also des Kindes **und** der Eltern. Dies gelingt durch eine gute Analgesie und Wärmeerhalt sowie die Beruhigung aller durch ein ruhiges Arbeiten mit klaren Anweisungen an die Beteiligten.

Verdachtsdiagnose und Differenzialdiagnosen

Verbrühung eines 1-jährigen Kindes mind. Grad 2 von ca. 8 % KOF. Die genaue Tiefe der Verbrühung kann initial nicht sicher festgelegt werden. Oft wird präklinisch die Tiefe unterschätzt, die Fläche dafür eher überschätzt. Dass eine thermische Verletzung Grad 2 oder höher vorliegt, erkannt man an der Blasenbildung und -ablösung. Dies kann schlussendlich Grad 2a, 2b oder 3 bedeuten.

Tab. 56.2 Ersteindruck nach Pädiatrischen Beurteilungsdreieck

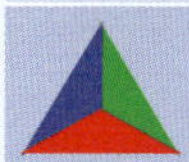	**Allgemeinzustand**	Unauffällig: guter Tonus, normale Reaktion (Schreien bei Schmerzen und aufgeregten Eltern), keine neurologischen Auffälligkeiten, normales Schreien
	Atmung/ Atemarbeit	Unauffällig: Atemwege frei, keine vermehrte Atemarbeit
	Hautkolorit/-perfusion	Unauffällig: rosige Haut, nicht marmoriert, normwertige kapilläre Füllungszeit
	Ergebnis:	0/3 = entsprechend nicht kritisch

56.1 Präklinische Therapie

Die wichtigsten Maßnahmen in der präklinischen Versorgung von Kindern mit thermischen Verletzungen sind die Analgesie, das sterile, nicht klebende Abdecken der Wunden, der Wärmeerhalt und die Auswahl der richtigen Zielklinik. Sollte gekühlt worden sein, was bei Verbrennungen und Verbrühungen bis ca. 15 % Körperoberfläche (KOF) analgetisch hilfreich und als Erstmaßnahme legitim ist, ist spätestens mit dem Eintreffen professioneller Helfer das Kühlen zu beenden, um eine Unterkühlung zu vermeiden. Normothermie ist anzustreben und für das Outcome wichtig. ➤ Tab. 56.3.

Um eine Hypothermie zu vermeiden, ist ein Aufwärmen des Fahrzeugs sinnvoll sowie das Nutzen von warmen oder wärmenden Decken. Es reichen auch einfache, nicht klebende Wundauflagen, da in der Klinik sowieso alle Verbände wieder entfernt und nach der korrekten Erstversorgung und -beurteilung neu angelegt werden.

Die Eltern des Kindes mit noch etwas Babyspeck teilen auf Nachfrage mit, dass ihr Kind knapp 10 kg wiege. Somit kann die gewichtsadaptierte Analgosedierung durchgeführt werden. Der primär zu wählende Weg der Medikamentengabe ist bei Kindern zur Analgosedierung in der Regel, und so auch in diesem Fall, nasal (Dosierungen ➤ Tab. 56.4). Aufgrund der Konstitution des Kindes (Kleinkind mit Babyspeck, dazu kühl und schreiend) wäre die Anlage eines peripheren Venenkatheters mit allergrößter Wahrscheinlichkeit nicht erfolgreich, mindestens aber zeitraubend, und zugleich für das Kind, die Eltern und ggf. auch das medizinische Personal traumatisierend. Selbst erfahrenes Personal braucht dafür Zeit, Ruhe und ggf. mehrere Versuche mit fraglich erfolgreichem Ausgang. Aufgrund des verbrühten Areals von nur ca. 8 % KOF ist keine i. v.-Flüssigkeitsgabe notwendig. Der durch die Verbrühung zusätzlich notwendige Flüssigkeitsbedarf kann problemlos oral ausgeglichen werden.

Tab. 56.3 X-ABCDE

X-ABCDE	Beschreibung	Maßnahme
e**X**sangiation	Keine Hinweise für Blutung	
Airway	Offen	
Breathing	Keine Einschränkung	
Circulation	Keine Einschränkung	
Disability	GCS 15, jedoch unkooperativ schreiend	Analgesie bzw. Analgosedierung
Exposure & **E**nvironment	Patient entkleidet, nass, kalt, Temperatur 35,3 °C	Abdecken der Wunden, Wärmeerhalt (Mütze!)

Bei der nasalen Applikation von Medikamenten mittels MAD (Mucosal Atomization Device) ist zu beachten, dass immer die höchstmögliche Konzentration des Medikaments verwendet (z. B. bei Fentanyl und Midazolam) und im Idealfall auf beide Nasenlöcher aufgeteilt wird, um die maximale Menge von 1,0 ml/Nasenloch nicht zu überschreiten. (Es soll ja keine Nasenspülung durchgeführt werden!) Das Kind wird sich wahrscheinlich auch gegen die nasale Gabe wehren, sodass die Gabe einer kleineren Menge auch diesbezüglich zielführender ist. Außerdem soll man am besten eine Luer-Lock-Spritze verwenden, damit bei dem zum Zerstäuben des Medikaments notwendigen höheren Druck der Zerstäuber/MAD nicht von der Spritze fliegt.

CAVE

Wichtig: Midazolam (Dormicum®) ist kein Analgetikum, sondern wirkt nur sedierend und ersetzt in keinem Fall die Gabe eines entsprechenden Analgetikums. Es muss daher immer mit einem Analgetikum verwendet werden. Bei nasaler Applikation wird zuerst das Analgetikum verabreicht, da Midazolam sonst in der Nase brennt.
Sollte man mit Esketamin/Ketamin i. v./i. o./nasal arbeiten, empfiehlt sich aus unserer Sicht die zusätzliche Gabe von einem Benzodiazepin (z. B. Dormicum) als Schutz vor „Bad Trips" bei den Kindern.

Tab. 56.4 Dosierung für die wichtigsten Medikamente zur Analgosedierung i. n. und i. v. bei Kindern (ggf. wiederholte Gabe nach 5–10 min)

Medikament	Applikations-weg	Dosierung	Zu beachten!
Fentanyl	Nasal	1,5 µg/kg KG	(Hohe Konzentration 50 µg/ml)
Esketamin (Ketamin-S®)	Nasal	1–2 mg/kg KG	Unverdünnt
Ketamin	Nasal	2 mg/kg KG	Unverdünnt
Nubain (Nalbuphin®)	Nasal	0,2–0,4 mg/kg KG	
Midazolam (Dormicum®)	Nasal	0,3 mg/kg KG	(Hohe Konzentration: 5 mg/ml) **Cave:** Brennt in der Nase, Gabe erst nach Analgetikum!
Fentanyl	i. v.	0,5–1,0 µg/kg KG	+ z. B. 0,25 µg/kg alle 5 s
Esketamin (Ketamin-S®)	i. v.	0,25–0,5 mg/kg KG	
Ketamin	i. v.	0,5–1 mg kg/KG	
Piritramid (Dipidolor®)	i. v.	0,05–0,1 mg/kg KG	Max. 5 mg (Einzeldosis)
Nubain (Nalbuphin®)	i. v.	0,1–0.2 mg/kg KG	Max. 10 mg als Einzeldosis
Midazolam (Dormicum®)	i. v.	0,05–0,1 mg/kg KG	Max. 5 mg (Einzeldosis)

DIAGNOSE

Verbrühung mindestens Grad 2 von 8 % KOF eines knapp einjährigen Kindes

Die Tiefe einer thermischen Läsion (Verbrühung oder Verbrennung) kann initial auch von erfahrenen Verbrennungsspezialisten nicht genau abgeschätzt werden. Da die Haut Blasen gebildet und sich somit die Epidermis abgelöst hat, handelt es sich mindestens um eine Verbrühung Grad 2a („zweitgradig, oberflächlich"), kann aber auch Grad 2b („zweitgradig tief") oder Grad 3 („drittgradig") sein. Da fast immer Mischbilder bestehen, liegen auch bei größeren drittgradigen Verbrühungen und Verbrennungen, die angeblich schmerzfrei sein sollen, weniger tief verletzte Areale vor, die definitiv schmerzhaft sind. Daher sind genaue Angaben über die Tiefe und den Heilungsverlauf im Initialstadium (inkl. Erstversorgung in der Klinik) nicht möglich und daher strikt zu unterlassen.

Meist wird die Tiefe initial unterschätzt, die Fläche eher deutlich überschätzt. Die 9er-Regel nach Wallace kann bei Kindern nicht angewandt werden. Viel besser ist die Abschätzung der Fläche aufgrund der Patientenhand. Die Handfläche mit Fingern entspricht 1 % der KOF (siehe unten).

56.2 Anamnese

Die Eltern berichten, dass sie sich gerade gemütlich mit einer Tasse frisch aufgebrühten Tee an den Tisch setzen wollten und ihr auf dem Schoß sitzendes Kind in einem unbeobachteten Moment das Kind den Griff der Tasse zu Greifen bekommen und daran gezogen und sich dann aus Versehen die ganze Tasse Tee übergegossen habe. Sie hätten ihm dann gleich das Oberteil ausgezogen und die Haut in Fetzen herunterhängen sehen. Der Vater habe das Kind daraufhin sofort unter die kalte Dusche gestellt, während die Mutter den Rettungsdienst anrief. ➤ Tab. 56.5.

Tab. 56.5 SAMPLER

SAMPLER	Beschreibung
Symptome und Befunde	Verbrühung mit heißem Tee, Blasenbildung und -ablösung an ca. 8 % der KOF
Allergien	Keine
Medikation	Vitamin D
Patientenvorgeschichte	Bisher gesunder Junge, geimpft nach STIKO
Letzte Mahlzeit	Vor 2 h habe er zuletzt etwas gegessen, vor 1 h Milch getrunken
Ereignisse direkt vor dem Notfall	Greifen der Tasse und dadurch „Anschütten" mit dem heißen Tee
Risikofaktoren	Aufgrund des Alters hat der Patient eine verhältnismäßig große Körperoberfläche im Vergleich zum Volumen und daher ein erhöhtes Risiko, auszukühlen.

56.3 Zielklinik und Transport

Das Kind wird in die nächstgelegene Kinderchirurgie (oder auch Kinderklinik) mit Expertise in der Versorgung von Kindern mit thermischen Verletzungen transportiert und dort idealerweise vorangemeldet. Sollte die nächste Klinik innerhalb von 20, max. 30 min Fahrzeit liegen, kann problemlos ein bodengebundener Transport geschehen. Ansonsten muss großzügig über einen Lufttransport nachgedacht werden. Dieser sollte früh angefordert werden, um einen unnötigen Zeitverlust zu verhindern. Bei guter Analgosedierung schlafen die Kinder meist im Transport ein.

56.4 Klinischer Verlauf

Bei einem raschen Debridement in Analgosedierung können die Hautblasen entfernt, der Bereich desinfiziert und sterile, saugfähige, silberhaltige, selbsthaftende Wundauflagen (oder Polihexanid-Creme mit Fettgaze), gefolgt von Kompressen und Verbänden, aufgelegt werden. Nach 3 Tagen werden in Analgosedierung/Kurznarkose die Verbände abgenommen, die Wunden noch einmal debridiert und der Wundgrund beurteilt. Bei allseits rosigem Wundgrund ohne fixiertes Erythem oder weißlichen Stellen (Zeichen für eine Verbrennungstiefe Grad 2b bzw. Grad 3) liegt ausschließlich eine Verbrühung Grad 2a vor. Die Wunden werden temporär mit Suprathel®, einer Membran auf Milchsäure-Basis, gefolgt von zweilagiger Fettgaze und Kompressen abgedeckt. Suprathel® bildet quasi eine künstliche Kruste. Darunter können die Wunden bei erhaltener Basalmembran narbenfrei innerhalb von 7–10 Tagen abheilen, sodass sich die Fettgaze selbstständig vom Rand her ablöst. Durch die fest anhaftende Suprathel®-Membran sind alle 3–4 Tage schmerzfreie Verbandswechsel möglich. Die frische Haut zeigt initial noch eine unterschiedliche Pigmentierung und muss während der ersten 12 Monate gut vor UV-Licht geschützt werden (Sonnencreme mit LSF 50+). Da keine drittgradigen Verbrennungen und keine Narben vorliegen, ist keine einjährige Behandlung mit Kompressionskleidung nötig.

56.5 Tops und Flops

Da Einsätze bei Kindern nur 4–8 % der präklinischen Notfalleinsätze ausmachen, gehören Kindereinsätze, besonders bei Verbrühungen und Verbrennungen, zu den stressigsten Einsätzen für Rettungsdienstpersonal, aber auch für die beteiligten Kinder und Familienmitglieder. Daher sind ein strukturiertes und ruhiges Arbeiten mit dem Vermeiden von Überbehandlung essenziell. Weder braucht jedes Kind mit Verbrühungen eine Infusion, noch bringt es etwas, ein verängstigtes, schmerzgeplagtes Kind von den Eltern zu trennen. Mittels intranasal applizierter Analgesie kann in den meisten Fällen ein schmerzfreier und komfortabler Zustand für die Kinder erreicht werden. Somit entfällt meistens das anspruchsvolle und versagensreiche Legen eines i. v.-Zugangs. Wenn ein Kind nicht mehr durchgehend schreit und sich daher die gesamte Stimmung beruhigt, merken die Rettungsdienstmitarbeitenden oft, wie der eigene Stresslevel wieder absinkt. Der Transport erfolgt unter Beachtung des Wärmeerhalts und mit Puls-/SpO_2-Monitoring in eine geeignete Klinik, auch wenn das ggf. längere Transportwege bedeutet (ggf. Hubschrauber anfordern). Es gibt nach der AWMF-Leitlinie „Behandlung thermischer Verletzungen im Kindesalter" klare Kriterien, welche Kinder in einem Zentrum für Schwerbrandverletzte Kinder behandelt werden müssen:

- Verbrennungen 2° von ≥ 10 % KOF
- Verbrennungen 3° von ≥ 5 % KOF
- Verbrennungen 2° und 3° mit den Lokalisationen Gesicht, Hand, Fuß, Genitale und über großen Gelenken
- Alle Verbrennungen 4°
- Patienten mit begleitendem Inhalationstrauma
- Alle Kinder mit Verdacht auf Kindsmisshandlung als Ursache der Verletzung

Bei diesem Kind sind „nur" 8 % betroffen, und ein paar Spritzer am Kinn. Die Behandlung in einem Zentrum für Schwerbrandverletzte ist daher nicht zwingend notwendig, aber sicher sinnvoll. Mindestens soll das Kind jedoch in einer Kinderchirurgie oder Kinderklinik mit Erfahrung in der Behandlung solcher Kinder therapiert werden. Da sich in erreichbarer Nähe eine Kinderchirurgie mit Schwerbrandverletzten-Zentrum befindet, wird das Kind über die Leitstelle dort angemeldet und nach sterilem Abdecken der Wunden und Entfernen der nassen Kleidung und Anlegen einer frischen, trockenen Windel in warme Decken gepackt, im Rettungswagen auf der Trage mit dem Kinderrückhaltesystem fixiert, und in Begleitung eines Elternteils in die Klinik transportiert.

Da das bei jeder Bewegung auftretende Rascheln der Rettungsdecke auf manche Kinder sehr irritierend wirkt und sie deswegen nicht zur Ruhe kommen (trotz korrekter Medikamenten-Dosierung), hat sich die Anwendung von nicht haftenden, z. B. silber-bedampften Wundauflagen und normalen Decken oder Rettungsdienst-Einwegdecken zum Wärmeerhalt bewährt. Je komfortabler das Kind ist, desto komfortabler ist auch das Umfeld! Je kleiner die Kinder, desto eher lohnt sich auch eine Mütze zum Wärmeerhalt.

Es ist sicher sinnvoll und empfehlenswert, sich auf der Anfahrt zu einem Kindernotfall noch einmal mit den wichtigsten Formeln und Medikamentendosierungen vertraut zu machen, sowie schon die Dosierungen bei bekanntem Alter für das erwartete Gewicht auszurechnen. Dringend empfohlen ist es auch, während des Einsatzes Merkhilfen zu verwenden. Dafür können verschiedene kognitive Hilfsmittel, wie z. B. das „Kindersicher®"-Maßband, das Kinder-Notfall-ABC im Taschenformat oder andere Dosierungstabellen verwendet werden. Durch die fehlende Routine sind einem die Dosierungen oft nicht parat, und Dosierungsfehler mit möglicher Patientenschädigung sind möglich. Da Kinder keine kleinen Erwachsenen sind und jede Medikamentengabe individuell ausgerechnet werden muss, wäre ein pauschales Dosieren (z. B. „halbe Ampulle") grob fahrlässig. Ein Intervenieren der Teammitglieder, ein sog. Speaking-up, wäre daher absolut angebracht, sollte eine an dem Einsatz beteiligte Person so dosieren.

MERKE

Die Handfläche eines Menschen inklusive Finger entspricht 1 % seiner Körperoberfläche. So lässt sich die betroffene Fläche eines jeden Patienten, besonders auch von Kindern, genau abschätzen/abmessen. Aufgrund der anderen Proportionen ist die 9er-Regel nach Wallace bei Kindern nicht anwendbar.
Die intranasale analgetische Therapie, das sterile Abdecken der Wunden sowie der Wärmeerhalt sind die Kernpfeiler der präklinischen Versorgung.

Was wäre, wenn …

- … die Verbrühungen über 15 % gewesen wären?
  - Bei Verbrühungen von über 10 % der Körperoberfläche liegt eine absolute Zentrumsindikation zur Behandlung in einem Zentrum für Schwerbrandverletzte Kinder vor. Die Betten werden über die bei dem Einsatz zuständige Leitstelle angefragt und zentral über die Bettenkoordinationsstelle in Hamburg vergeben.
  - Ab 10–15 % KOF kommt zur lokalen Schädigung auch noch die Verbrennungskrankheit hinzu. Dabei kommt es neben dem Flüssigkeitsverlust über die Wunden zu einem erhöhten intravasalen Bedarf aufgrund systemischer Vasodilatation und erhöhter kapillärer Permeabilität. Dadurch reicht die orale Rehydrierung meist nicht mehr aus. Sollte kein i. v.-Zugang gelegt werden können und das Kind instabil sein, wäre das Legen eines i. o.-Zugangs angebracht. Jedoch muss bei einem per intranasaler Analgosedierung beruhigten und stabilen Kind präklinisch nicht unbedingt der i. v.-Zugang etabliert werden. Dies kann auch in der Klinik erfolgen.
  - Cave: Das orale Rehydrieren soll nicht präklinisch initiiert werden, um die Narkosefähigkeit und -sicherheit des Kindes nicht zu gefährden!
- … man das Gefühl hätte, dass die Verbrühungen nicht so entstanden sind, wie es die Eltern schildern?
  - Natürlich können Unfälle passieren. Genauso kommt es leider immer wieder vor, dass Verbrühungen „nichtakzidentell" entstanden sind. Sollte der Unfall nicht möglich gewesen sein, weil das Kind z. B. noch gar nicht groß genug ist, um auf die Herdplatte zu langen oder eine Tasse vom Tisch ziehen zu können, oder sollten die Verbrühungen suspekte Muster aufweisen, wie z. B. „sockenförmige" Verbrühungen an Füßen oder Händen, mit scharfen Rändern, so könnte das für einen Fall von Kindsmisshandlung sprechen. Solche Kinder gehören unbedingt in ein Zentrum für Schwerbrandverletzte Kinder und man sollte die Befunde und die Schilderung gut dokumentieren. Die Eltern sollten nicht vor Ort durch Rettungsdienstpersonal mit der Situation konfrontiert oder beschuldigt werden.
- … alle normalen Stellen zur Anlage einer peripheren Infusion von Blasenbildung oder einer Verbrennung betroffen wären?
  - Sollte ein i. v.-Zugang notwendig sein und keine periphere Infusion gelegt werden können, ist der i. o.-Zugang das Mittel der Wahl. Ein i. o.-Zugang darf explizit auch durch verbrühtes oder verbranntes Areal gelegt werden. Da zweitgradig verbrühte und verbrannte Wunden oft sezernieren, ist die Fixierung des i. o.-Zugangs (oder eines i. v.-Zugangs) zusätzlich zum normalen Klebepflaster mit Verbänden vorzunehmen und regelmäßig zu kontrollieren, um ein Dislozieren des so wichtigen Zugangs zu vermeiden.

Zusammenfassung

- Verbrühungen und Verbrennungen gehören zu den häufigsten Unfällen im Kindesalter. Dennoch gehören diese Einsätze meist für alle Beteiligten zu den traumatischen Einsätzen mit einem sehr hohen Stresslevel, da Rettungsdienstpersonal oft Angst vor Einsätzen mit/bei Verbrühungen/Verbrennungen als auch vor Kindereinsätzen hat. Ein ruhiges, strukturiertes Arbeiten hilft und entspannt alle.
- Die Handfläche inklusive der Finger des betroffenen Patienten entspricht 1 % seiner Körperoberfläche (KOF). Somit lässt sich das Ausmaß einer Verbrühung oder Verbrennung leicht abschätzen.
- Meist wird präklinisch die betroffene Fläche überschätzt und die Tiefe der Verbrühung oder Verbrennung unterschätzt. Über die Tiefe einer thermischen Läsion kann erst nach einigen Tagen valide Auskunft gegeben werden.
- Die intranasale Medikamentengabe mittels MAD ist der notfallmedizinische Zugangsweg der Wahl bei Kindern mit Bedarf an Analgesie oder Analgosedierung. So kann in den meisten Fällen auf das (ohnehin erschwerte) Legen einer Infusion verzichtet werden.
- Kinder mit Verbrühungen und Verbrennungen sollten in Kliniken mit Erfahrung und Expertise in der Behandlung von Kindern mit thermischen Verletzungen behandelt werden.
- Die Indikationen für die Behandlung in einem Zentrum für Schwerbrandverletzte Kinder (Bettenzuweisung über die Rettungsleitstellen) sind gemäß AWMF-Leitlinie:
  - Verbrennungen 2° von ≥ 10 % der KOF
  - Verbrennungen 3° von ≥ 5 % der KOF
  - Verbrennungen 2° und 3° mit den Lokalisationen Gesicht, Hand, Fuß, Genitale und über großen Gelenken
  - Alle Verbrennungen 4°
  - Patienten mit begleitendem Inhalationstrauma
  - Alle Kinder mit Verdacht auf Kindsmisshandlung als Ursache der Verletzung
- Erst ab ca. 15 % KOF ist ein i. v.-Volumenersatz notwendig.
- Eine Überinfusion ist unbedingt zu vermeiden.
- Wichtig ist die Normothermie der Kinder. Ein Auskühlen durch Kühlen oder Entkleiden ist strikt zu vermeiden. Unterkühlung ist mit einem deutlich schlechteren Outcome assoziiert.

LITERATUR

AWMF-Leitlinie: S2k-Leitlinie 006-128: Behandlung thermischer Verletzungen im Kindesalter (Verbrennungen, Verbrühungen).

KAPITEL

57 Voll auf die Rübe – das kindliche Schädel-Hirn-Trauma

Tom Terboven

Fallbericht

Alarmierung und Anfahrt

„Fahrradsturz, 6 Jahre, bewusstlos" lautet um 07:38 Uhr an einem regnerischen und kühlen Herbstmorgen Ihre Einsatzmeldung. Während der Anfahrt sprechen Sie sich im Sinne eines Briefings hinsichtlich des Vorgehens und des benötigten altersadaptierten Materials so gut als möglich mit Ihrem Notfallsanitäter ab. Sie treffen nach ca. 7 min zeitgleich mit dem Rettungswagen an der Einsatzstelle ein. Die Polizei ist bereits mit zwei Streifenwagen vor Ort und hat die Unfallstelle abgesichert.

Eintreffen

Im Bereich einer auf der Fahrbahn verlaufenden Straßenbahnschiene finden Sie einen auf dem Boden liegend Jungen vor. Der Sturz erfolgte beobachtet ohne Fremdeinwirkung, insbesondere eine Kollision mit einem anderen Fahrzeug wird von den Zeugen verneint. Ein Helm wurde nicht getragen. ➤ Tab. 57.1.

Ersteindruck

Sie finden einen Jungen im Grundschulalter vor, der niemandem der Anwesenden näher bekannt ist. Der Junge liegt in Seitenlage am Boden und reagiert weder auf Ansprache noch auf Schmerzreiz. Ihnen fällt eine vertiefte, eher höherfrequente Atmung auf, der Atemweg ist frei. Sie tasten einen kräftigen Radialispuls, die Hände sind aufgrund der nasskalten Witterung kühl und eher blass, die Backen rosig. Ihren Ersteindruck objektivieren Sie anhand des pädiatrischen Beurteilungsdreiecks (➤ Tab. 57.2). Die Hautfarbe ist normal, es liegen jedoch ein nicht interagierendes Kind und ein auffälliges Atemmuster vor. Zwei der drei Kriterien sind damit „abnormal" und das Kind ist vorab als kritisch einzustufen. Sie kommunizieren dies mit ihrem Team. Die Pupillen sind seitengleich mittelweit und reagieren auf Licht. Der Junge hat eine große Platzwunde hochfrontal rechts von der Stirn in die behaarte Kopfhaut reichend. Er wirkt älter als die in der Einsatzmeldung genannten 6 Jahre. Ein Blick auf das Innenschild seiner Jacke zeigt „9–10 y, 140".

Verdachtsdiagnose und Differenzialdiagnosen

Schweres Schädel-Hirn-Trauma, Mehrfachverletzung/Polytrauma nicht sicher auszuschließen, jedoch keine Hinweise auf weitere Verletzungen.

Tab. 57.1 SSSS-Schema

Scene	Öffentlicher Raum, innerstädtische Straße, dunkel, regnerisch, kühle Witterung
Safety	Potenzielle Gefahrensituation, Verkehr jedoch bereits durch anwesende Polizei geregelt/angehalten
Situation	Patient liegt auf der Straße
Support	Einsatzkräfte ausreichend

Tab. 57.2 Ersteindruck nach Pädiatrischen Beurteilungsdreieck

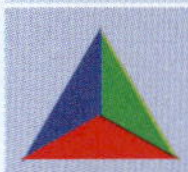	**Atmung**	Pathologisches Atemmuster
	Kreislauf	Unauffällig
	Erscheinungsbild	Bewusstlos
	Ergebnis	2/3 = kritisch

57.1 Präklinische Therapie

Während sie eine Evaluation nach dem X-ABCDE-Schema vornehmen, bringt Ihr Team zeitgleich ein Basismonitoring an (➤ Tab. 57.3). Zusätzlich erhält das Kind 5 l/min Sauerstoff per Sauerstoffmaske. Bei guten Venenverhältnisse gelingt Ihnen problemlos im ersten Versuch die Anlage eines 22G i. v.-Zugangs im Bereich des Handrückens. Sie lassen eine 500 ml Vollelektrolytlösung langsam laufen und streben ein Infusionsvolumen von 10 ml/kg an. In Anbetracht der äußeren Bedingungen entscheiden Sie sich, die weitere Versorgung im RTW durchzuführen. Sie lagern den Jungen achsengerecht auf die bereits auf der Trage platzierte Vakuummatratze um und gehen in den vorgewärmten RTW.

Dort angekommen, entkleiden Sie den Patienten und führen einen Body-Check durch. Außer der bereits bekannten Platzwunde finden Sie neben Abschürfungen im Bereich der Hände keine Hinweise auf weitere Verletzungen. Sie führen eine eFAST-Untersuchung durch, in der Sie eindeutig beidseitig Pleuragleiten darstellen können. Darüber hinaus kommt weder ein Perikarderguss noch freie intrathorakale oder intraabdominelle Flüssigkeit zur Darstellung. Das verwendete Notfalllineal zeigt eine Körpergröße von ca. 140 cm und schätzt ein Gewicht von ca. 35 kg. In der Zwischenzeit alarmiert Ihr Monitor bei einer SpO_2 von 90 %. Für einen kurzen Moment haben Sie den Eindruck, das Kind sei apnoisch, dann nehmen Sie jedoch wieder eindeutig Atemtätigkeit wahr und die Sättigung steigt auf 95 %. Zusätzlich war Ihnen eine kurze bradykarde Phase mit einer Herzfrequenz von 60/min aufgefallen. Eine erneute Messung des NIBP zeigt nun einen Wert von 80/35 mmHg. Die rechte Pupille ist nun weit und kaum lichtreagibel, die linke mittelweit. Bei Verdacht auf eine nun bestehende Hirndruckkrise erörtern Sie im Team Ihre Optionen. Sie entscheiden sich zuerst, eine symptomatische Therapie im Sinne einer hämodynamischen und respiratorischen Unterstützung durchzuführen. Unter assistierter Beutel-Maske-Beatmung bleibt die SpO_2 stabil. Der Notfallsanitäter hat Ihnen bereits die Kapnografie etabliert und die rechteckige Form der CO_2-Kurve bestätigt Ihnen Ihren subjektiven Eindruck einer suffizienten Ventilation. Das initial auf 55 mmHg erhöhte CO_2 fällt unter Ihren Maßnahmen sukzessive auf 43 mmHg ab. Sie veranlassen die Gabe von 3 ml 1:10 verdünntem Akrinor®. Die Mischung aus Theodrenalin und Cafedrin führt über eine Steigerung der Inotropie und eine geringfügige Steigerung des peripheren Widerstands zu einem Blutdruckanstieg. Der Blutdruck liegt hiernach bei 100/55 mmHg, die Pupillendifferenz wird weniger. Sie verabreichen nochmals 2 ml des Akrinor® und erreichen damit Ihren Zielblutdruck von 110/60 mmHg. Ihre reine Fahrzeit zum nächsten Maximalversorger beträgt ca. 12 min.

Tab. 57.3 X-ABCDE

X-ABCDE	Beschreibung	Maßnahme
e**X**sanguination	Kein Hinweis auf aktive Blutung	
Airway	Frei	
Breathing	Suffizient SpO_2 94 %, Atemfrequenz 24/min	5 l O_2/min
Circulation	Kräftig tastbarer peripherer Puls, eher blasse Hautfarbe, HF 110/min, Rekap.-Zeit 2–3 s, RR 100/50 mmHg	Anlage i.v.-Zugang
Disability	avp**U** (unresponsive), tief bewusstlos (➤ Tab. 57.4). Blutzucker 125 mg/dl	Narkose? Atemwegssicherung? Hirndrucktherapie notwendig?
Exposure & **E**nvironment	Kühl-nasse Witterung	Wärmeerhalt, Verbringen in den RTW, Immobilisation

Tab. 57.4 Beurteilung der Vigilanz nach dem AVPU-Schema

AVPU	Klinischer Status	GCS
A: alert	Wach	13–15 Punkt
V: verbal	Reagiert auf Ansprache	10–13 Punkte
P: pain	Reagiert auf Schmerreiz	4–9 Punkte
U: unresponsive	Keine Reaktion auf Reize	3 Punkte

Zusätzlich sind immer eine Evaluation und Dokumentation der Pupillomotorik und des Vorliegens von Seitendifferenzen notwendig!

Aufgrund der weiter bestehenden, wenn auch offenbar rückläufigen, Hirndrucksymptomatik und Ihrer bestehenden Erfahrung in der Durchführung von Narkosen bei kritisch kranken Kindern entscheiden Sie sich zur Einleitung einer Narkose und einer angestrebten Atemwegssicherung mittels videolaryngoskopischer Intubation. Nach einer konsequenten Präoxygenierung unter assistierter Beatmung und Applikation eines sanften PEEP beginnen Sie mit der Narkoseinduktion. Aufgrund der bestehenden instabilen Kreislaufsituation und des schweren SHT entscheiden Sie sich für eine möglichst kreislaufneutrale Einleitung mit 10 µg Sufentanil, 30 mg S-Ketamin und 40 mg Rocuronium. Unter manueller In-line-Stabilisierung der HWS beatmen Sie mittels Gesichtsmaske zwischen und im Anschluss gelingt Ihnen die Intubation (Tubus ID 6.0) im ersten Versuch problemlos. Sie stellen das Beatmungsgerät in einen druckkontrollierten Modus (PCV, Pi 16 mbar, PEEP 5 mbar, AF 20/min, F_iO_2 0,5, erzeugtes V_T ca. 250 ml). Das Monitoring zeigt folgende Werte: HF 95/min, RR 80/40 mmHg, SpO_2 99 %, $etCO_2$ 39 mmHg. Sie verabreichen nochmals 2 ml Akrinor®, um einen ausreichenden zerebralen Perfusionsdruck sicherzustellen. Der Junge wird nun mittels Vakuummatratze achsengerecht immobilisiert. Sie verzichten im Rahmen des SHT bewusst auf einen Stifneck, um den Hirndruck nicht weiter zu erhöhen, stattdessen wird die HWS mit dem Kopfteil der Vakuummatratze stabilisiert. Die erneute Kontrolle zeigt nun seitengleiche, deutlich engere Pupillen mit wahrnehmbarer Reaktion auf Licht. Sie geben nun zur Aufrechterhaltung der Narkose 3 mg Midazolam. Der Kollege des NEF hat Sie bereits im Schockraum angemeldet und Sie beginnen die Fahrt.

DIAGNOSE

Schweres, mutmaßlich isoliertes Schädel-Hirn-Trauma nach Fahrradsturz

57.2 Anamnese

Die Personalien des Kindes sind weiterhin nicht bekannt. Eine Fremd- oder Eigenanamnese somit nicht möglich (➤ Tab. 57.5).

Tab. 57.5 SAMPLER

SAMPLER	Beschreibung
Symptome und Befunde	SHT, Hirndruckkrise
Allergien	Nicht eruierbar
Medikation	Nicht eruierbar
Patientenvorgeschichte	Nicht eruierbar
Letzte Mahlzeit	Mutmaßlich Frühstück
Ereignisse direkt vor dem Notfall	Fahrradsturz
Risikofaktoren	Nicht eruierbar

57.3 Zielklinik und Transport

Während des Transports in den nahegelegenen universitären Maximalversorger überwachen Sie engmaschig die Vitalparameter, die ohne weitere Interventionen im Normbereich bleiben. Auch bei der Kontrolle der Pupillen ergeben sich keine Änderungen.

57.4 Klinischer Verlauf

Unmittelbar nach Erstversorgung im Schockraum wird ein Ganzkörper-CT durchgeführt. Dort zeigt sich führend ein epidurales Hämatom mit diskreter Mittellinienverlagerung. Weitere relevante Verletzungen kommen nicht zur Darstellung. Der Patient wird sofort im Anschluss in den neurochirurgischen OP verbracht und die Blutung entlastet. Im Anschluss kann er am Folgetag auf der Kinderintensivstation problemlos extubiert werden. In der Folge zeigt der Junge noch kognitiv-mnestische Störungen, die sich im Rahmen einer Rehabilitationsbehandlung aber vollständig zurückbilden.

57.5 Tops und Flops

Das gute Ergebnis hängt in diesem Fall mit einer zügigen und äußerst konsequenten und zielorientierten Behandlung am Notfallort zusammen. Das Team trifft früh beim Patienten ein und findet diesen, trotz einer schweren zerebralen Verletzung, noch in einem relativ kompensierten Zustand vor.

MERKE

Atemstörungen und eine reduzierte Vigilanz haben beim SHT den höchsten prädiktiven Wert zur Identifizierung von Hochrisikokindern.

Primär durch die Gewalteinwirkung entstandene Schäden sind meist nicht beeinfluss- und therapierbar, Sekundärschäden durch Minderperfusion und/oder Hypoxie und Hyperkapnie jedoch schon. Gerade Kinder erleiden häufig sekundäre Hirnschädigungen und entwickeln nach schweren Schädel-Hirn-Traumen relativ häufig generalisierte Hirnödeme. Dementsprechend hat die konsequente Stabilisierung der Vitalparameter (Schlagworte: Normotonie, Normoxie, Normokapnie, Normothermie) einen enorm hohen Stellenwert. Vor allem Kleinkinder und Säuglinge sind aufgrund unterschiedlicher Kopf-Körper-Proportionen und spezieller Verletzungsmuster häufig von schweren Schädel-Hirn-Traumata betroffen. Das SHT stellt die häufigste Verletzungsentität beim polytraumatisierten Kleinkind dar. Gerade junge Kinder sind aufgrund der Unreife des Gehirns und aufgrund des hohen metabolischen Bedarfs anfällig für Sekundärschäden. Diese stellen im Verlauf die häufigste Ursache für Versterben oder ein schlechtes neurologisches Outcome dar.

Im geschilderten Fall erkennt das Team aufgrund eines **konsequent eingesetzten apparativen und klinischen Monitorings** frühzeitig das einsetzende pathologische Atemmuster (in diesem Fall Cheyne-Stokes-Atmung = periodisches An- und Abschwellen der Atemtiefe mit zwischengelagerter Apnoephase) und die damit einhergehende Kreislaufproblematik. Dies führt unmittelbar zum Verdacht einer bestehenden Hirndruckproblematik und zieht eine Kontrolle der Pupillen, mit pathologischem Befund, nach sich. Nun wird der Fokus direkt auf die Sicherstellung bzw. Wiederherstellung einer suffizienten Ventilation, Oxygenierung und Perfusion gelegt. Hierzu werden einfache Mittel wie die Maskenbeatmung und die bolusweise Gabe eines kreislaufwirksamen Medikaments gewählt, anstatt sich in komplexen Maßnahmen zu verlieren. Besonders hervorzuheben ist die Verwendung der Kapnografie bei der Beutel-Masken-Beatmung. Mit diesem sehr einfachen Hilfsmittel ist eine Beurteilung möglich, ob der Atemweg offen, teil- oder nahezu komplett verlegt ist (➤ Abb. 57.1). Zusätzlich kann anhand des exspiratorisch gemessenen Werts ein klares Therapieziel (35–40 mmHg) definiert werden. Der Hirndruck-steigernde Effekt einer Azidose ist hinlänglich bekannt. Die Behandlung einer Hypoxie bei Kindern mit moderaten und schweren SHT verringert sowohl die Wahrscheinlichkeit zu versterben als auch die eines schlechten neurologischen Outcome um nahezu den Faktor 10! Auch die konsequente Behandlung einer Hypotension geht mit einem deutlich verbesserten Outcome einher. Als Zielwert für die SpO_2 können Werte > 90 % ausgegeben werden. Da Kinder mit intrakraniellen Pathologien im Vergleich zu Erwachsenen häufiger an Störungen der Autoregulation leiden, dürfen Hypotonien keinesfalls toleriert werden. Als Zielwert sollten deshalb annähernd Normalwerte angestrebt werden.

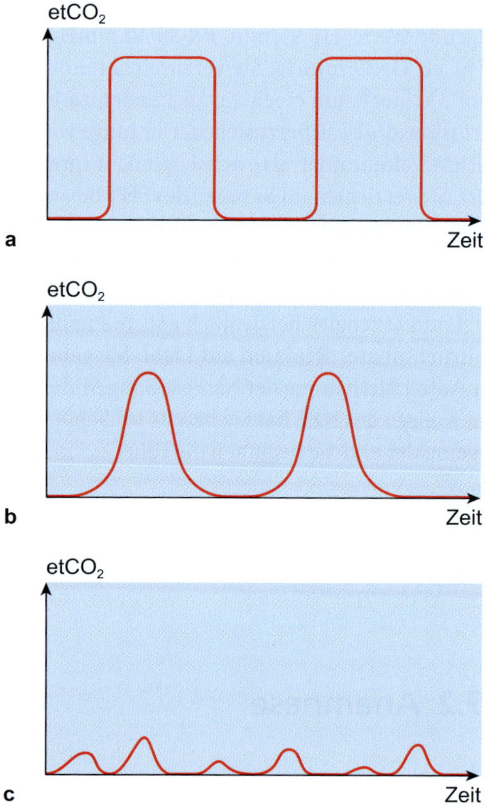

Abb. 57.1 Kapnogramme: a) offener Atemweg, b) teilverlegter Atemweg, c) nahezu komplett verlegter Atemweg [P1441, L231]

MERKE

Verhinderung bzw. Behandlung von Hypotonie und Hypoxie haben einen enormen Einfluss auf die Prognose von Kindern mit Schädel-Hirn-Trauma.

Hervorzuheben ist auch der **Einsatz von Hilfsmitteln zum Abschätzen von Größe, Gewicht und Alter.** Ist ein entsprechendes Lineal oder Ähnliches nicht unmittelbar greifbar, lohnt sich ein Blick auf die Größe der getragenen Kleidung. Hier finden sich häufig Alters- und/oder Körpergrößenangaben, die zumindest eine grobe Orientierung bieten. Lineale sind jedoch bei Verfügbarkeit vorzuziehen. Im beschriebenen Fall wurde der Patient von den Ersthelfern offenbar deutlich zu jung eingeschätzt.

Die **Indikation zur Sicherung des Atemwegs bzw. Unterstützung der Oxygenierung und Ventilation** ist hier zweifelsfrei gegeben. Bei ausreichender Erfahrung und regelmäßigem Training kann die Intubation das Mittel der Wahl darstellen. Letztlich existieren jedoch keine belastbaren Daten, dass eine Intubation die Prognose entscheidend verbessert. Gerade im Hinblick auf die beschriebene Bedeutung der Aufrechterhaltung normwertiger Vitalparameter stellen Intubationsversuche durch den Unerfahrenen möglicherweise sogar eine Gefährdung dar. Aus diesem Grund erachten die aktuellen Leitlinien die Larynxmaske und die suffiziente Maskenbeatmung im Kindesalter als gleichwertiges Hilfsmittel zur Atemwegssicherung.

MERKE

Die Larynxmaske ist ein adäquates, auch primär anzuwendendes, Mittel zur Sicherung des Atemwegs im Kindesalter.

Die **Einleitung einer Narkose** kann mit erheblichen hämodynamischen Nebenwirkungen einhergehen. Ketamin stellt aufgrund seines geringen Einflusses auf die Hämodynamik eine gute Wahl zur Narkoseeinleitung bei kritisch kranken Patienten dar. Der früher postulierte hirndrucksteigernde Effekt scheint bei kontrolliert beatmeten Patienten nicht vorhanden zu sein. Die entscheidende Variable ist der zerebrale Perfusionsdruck (CPP), der sich aus mittlerem arteriellem Druck (MAP) – intrakraniellem Druck (ICP) errechnet. Eine durch die Narkose erzielte Reduktion des ICP führt nur bei stabil bleibendem MAP zu einer Steigerung des CPP! Bei kontrolliert beatmeten Kindern auf der Intensivstation konnte ein konstant bleibender bzw. sogar leicht steigender CPP bei der Verwendung von Ketamin zur additiven Sedierung bei stressigen Maßnahmen gezeigt werden.

MERKE

Ketamin kann auch beim SHT zur Einleitung einer Narkose verwendet werden.

Die zur **Immobilisierung** zu bevorzugende Technik ist ein wiederkehrend diskutiertes Thema. Prinzipiell besteht bei jedem schweren SHT die Möglichkeit einer Verletzung der HWS und eine Immobilisierung ist deshalb obligat. Aufgrund der Reduktion des venösen Abstroms des Gehirns (Kompression der Jugularvenen) kann die Verwendung eines Stifnecks zu deutlichen Steigerungen des ICP führen. Aus diesem Grund sollte dieser bei nicht auszuschließenden intrakraniellen Pathologien eigentlich keine Anwendung mehr finden. Die Immobilisierung der HWS mittels des Kopfteils der Vakuummatratze, optimalerweise mit integrierten Head-Blocks, stellt eine suffiziente Alternative dar.

Zu diskutieren wäre in genanntem Fall die **Lagerung** des Patienten. Prinzipiell wäre eine Lagerung mit erhöhtem Oberkörper aufgrund der ICP-Problematik sinnvoll. Diese sollte aber bei nicht auszuschließendem Wirbelsäulentrauma immer hinterfragt werden. Ein nicht kontrollierbarer erhöhter ICP (= persistierende klinische Hirndruckzeichen) rechtfertigt das Risiko jedoch. Eine achsengerechte Anti-Trendelenburg-Lagerung wäre möglich, kann aber zu Blutdruckabfällen und hierüber zur Reduktion des CPP führen.

57

Was wäre, wenn ...

- ... das Kind persistierende Kreislaufprobleme bieten sollte?
  - Nach Ausgleich einer Hypovolämie mit 10–20 ml Kristalloid/kg KG sollten Sie zügig eine Therapie mit Katecholaminen etablieren. Als Anfang bietet sich das bereits im Beispiel beschriebene Akrinor 1:10 verdünnt in einer Dosierung von 0,05–0,1 ml/kg KG an. Für die weitere Behandlung sollte eine kontinuierliche Therapie mittels Perfusor etabliert werden, um Blutdruckschwankungen zu vermeiden. Hierzu wird am einfachsten

1 mg Noradrenalin in 50 ml Kristalloid aufgezogen. Als initiale Laufrate kann das Körpergewicht geteilt durch 4 eingestellt werden. Dies entspricht einer Dosierung von 0,1 µg/kg/min. In unserem Beispiel also 35/4 = 8,75. Als Laufrate wären dann 9 ml/h einzustellen. Wenn möglich, sollte das Katecholamin, um Bolusgaben zu vermeiden, über einen separaten Zugang laufen, dies ist aber nicht zwingend notwendig. Eine peripher-venöse Gabe ist unter geschilderten Umständen vollkommen vertretbar. Bei Vorliegen einer Bradykardie kann anstelle von Noradrenalin auch primär Suprarenin verwendet werden oder ggf. Atropin in einer Dosierung von 20 µg/kg gegeben werden.

- … eine persistierende oder gar progrediente Hirndruckproblematik bestehen würde?
  - Die Therapie eines erhöhten Hirndrucks teilt sich in mehrere Komponenten auf. Zur Sicherstellung eines ungehinderten venösen Abstroms muss der Kopf in Neutralstellung und möglichst mit dem Oberkörper 30° erhöht gelagert werden. Eine mögliche Verletzung im Bereich der Lendenwirbelsäule muss allerdings immer bedacht und die Entscheidung bezüglich der Lagerung einbezogen werden. Zusätzlich muss eine (insbesondere zirkuläre) Kompression des Halses (z. B. durch ein Stifneck) vermieden werden. Diese Maßnahmen sollen bei Verdacht auf ein relevantes SHT immer durchgeführt werden. Liegen im prähospitalen Bereich klinische Zeichen eines erhöhten Hirndruck (Anisokorie, beidseits weite Pupillen, Strecksynergismen, Hypertension/Bradykardie) vor, kann nach Ausschöpfen der Basismaßnahmen (Lagerung, Normalisierung der Vitalparameter, Narkoseinduktion) eine pharmakologische Therapie des Hirndrucks mittels Osmotherapeutika erwogen werden. Hierzu kann entweder Mannitol in einer Dosis von 0,5–1 g/kg oder hypertone NaCl-Lösung (3 %) in einer Dosis von 1–3 ml/kg verabreicht werden. Eine Verbesserung des Outcome durch die Verwendung von Osmotherapeutika ist allerdings bislang nicht nachgewiesen.

Zusammenfassung

- Atemstörungen und eine reduzierte Vigilanz haben beim SHT den höchsten prädiktiven Wert zur Identifizierung von Hochrisikokindern.
- Eine Beurteilung nach dem AVPU-Schema ist zusammen mit der Erhebung von Seitendifferenzen und einer Beurteilung der Pupillen in der Regel ausreichend.
- Dem Vermeiden von Sekundärschäden durch die Aufrechterhaltung bzw. Wiederherstellung normwertiger Vitalparameter (Normoxie, Normotonie, Normokapnie) kommt beim SHT im Kindesalter allerhöchste Bedeutung zu.
- Die Art und Weise der Atemwegssicherung ist sekundär, wichtig ist das Erreichen von Normoxie und Normokapnie.
- Eine konsequente Therapie und die hiermit erreichte Verhinderung/Reduktion von Sekundärschäden hat einen enormen Einfluss auf die Prognose der Kinder.
- Ketamin kann auch beim SHT zur Einleitung einer Narkose verwendet werden.
- Die Verwendung eines Stifneck kann mit Erhöhungen des intrakraniellen Drucks einhergehen und muss deshalb kritisch diskutiert werden.

57

LITERATUR

Bar-Joseph G, Guilburd Y, Tamir A, Guilburd JN. Effectiveness of ketamine in decreasing intracranial pressure in children with intracranial hypertension: Clinical article. J Neurosurg Pediatr 2009; 4: 40–46.

Deutsche Gesellschaft für Kinderchirurgie. S2-Leitlinie Polytraumaversorgung im Kindesalter AWMF-Reg.-Nr. 006-120. 2020.

Kannan N, Wang J, Mink RB et al. Timely Hemodynamic Resuscitation and Outcomes in Severe Pediatric Traumatic Brain Injury Preliminary Findings for the PEGASUS (Pediatric Guideline Adherence Outcomes) Study. Pediatr Emerg Care 2018; 325–329.

Zebrack M, Dandoy C, Hansen K et al. Early resuscitation of children with moderate-to-severe traumatic brain injury. Pediatrics 2009; 124: 56–64.

KAPITEL

58 Schlimmer geht (fast) nimmer

Peter Stähli

Fallbericht

Alarmierung und Anfahrt

Um 11:33 geht ein Notruf bei der Leitstelle ein. An der Kreuzung Berliner Straße/Blumenstraße habe ein Auto beim Abbiegen ein kleines Kind auf einem Lauffahrrad übersehen, erfasst und mitgeschleift. Es liege jetzt bewusstlos auf dem Boden. Um 11:35 wir daher der RTW zusammen mit dem NEF und, aufgrund der mutmaßlichen vitalen Bedrohung, zusätzlich ein First Responder (FR), alarmiert. Die Einsatzstelle liegt in einem Wohn- und Geschäftsviertel, nebenan eine Grundschule und ein Kindergarten. In den Kindergarten geht das eigene Kind des RTW-Fahrers. Für die Teams ist dieser Einsatz alles andere als Routine. Ein bewusstloses, möglicherweise polytraumatisiertes Kind, wohl überrollt. Hoffentlich ist es niemand aus dem Kindergarten des eigenen Kindes – oder gar das eigene Kind! Zusätzlich gibt es einen Fahrer des Unfallwagens, Zeugen, Kinder, die nach Schulschluss vorbeikommen, Eltern, die ihre Kinder abholen … Dieser Einsatz wird ihnen alles abverlangen, was sie können.

Eintreffen

Bei Eintreffen des RTW 6 min nach der Alarmierung ist der First Responder schon vor Ort, er ist kurz vor ihnen angekommen. Die Ersthelfer sind gerade dabei, ihr Material neben einem am Boden liegenden, blutenden Kind und dem über ihn knieenden Vater auszubreiten. Das Kind liegt in einer angedeuteten stabilen Seitenlage. Man hört die Sirene anrückender Polizei. Ein Auto steht mit Warnblinker an der Seite, daneben sind telefonierende und schimpfende Menschen zu sehen. Die RTW-Besatzung nimmt sowohl Rucksack als auch EKG, Sauerstoff und den Kinderkoffer aus dem Auto und eilt zu dem Kind. Der Vater ruft dem RTW-Team panisch zu: „Helfen Sie meinem Sohn! Er ist gerade erst 3 geworden! Er darf nicht sterben!“ ➤ Abb. 58.1.

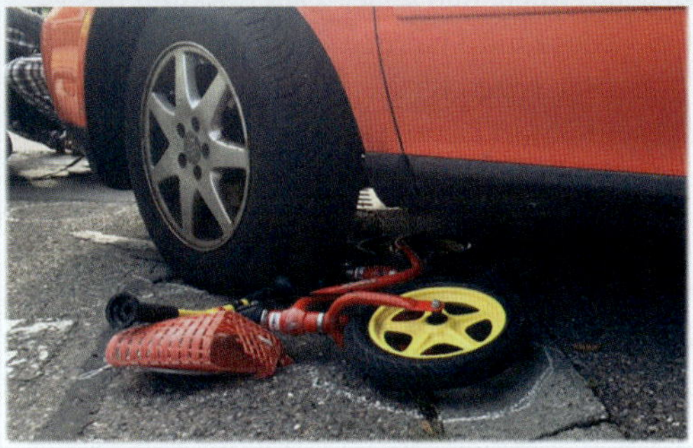

Abb. 58.1 Beispielfoto Einsatzort Pkw gegen Kind auf Fahrrad [P1437]

Ersteindruck

Das Kleinkind liegt in stabiler Seitenlage, mit einer erhaltenen, langsamen Spontanatmung. Es hat ein blass-rosiges Kolorit, blutet am Kopf, hat dort eine größere Wunde mit sichtbarem Gehirn, verdreckte und teilweise zerrissene Kleidung sowie sichtbares Blut und Reifenspuren an der Hose am linken Oberschenkel, welcher mittig unphysiologisch abzuknicken scheint. ➤ Tab. 58.1.

Das Kind weist neben der offenen Schädelverletzung links hochfrontoparietal nach dem Entfernen der Kleidung deutliche Prellmarken am Thorax beidseits, Abdomen, Becken und beiden Oberschenkeln auf, wobei am linken Oberschenkel eine grobe Fehlstellung mit Hervortreten des Femurs nach ventral aus der Haut besteht. Das Bein distal davon ist etwas livide verfärbt und marmoriert. Das rechte Bein ist rosig. Am rechten Unterarm befindet sich eine tiefe Schürfwunde sowie deutlich verschmutzte Finger der rechten Hand, teilweise auch mit Schürfwunden. Die Finger IV und V rechts

Tab. 58.1 SSSS-Schema

Scene	Auf der Straße, einige Passanten und Schaulustige, dazu ein Fahrzeug direkt vor dem Auto mit Warnblinker
Safety	Arbeitsumgebung sicher, da der First Responder, RTW und das Unfallfahrzeug den Behandlungsbereich in drei Richtungen schützen.
Situation	Das Kind ist bewusstlos und blutet und liegt auf der Straße, ca. 30 m von dem Fußgängerüberweg an der Kreuzung entfernt.
Support	Voranmeldung pädiatrischer Schockraum im Kinder-Trauma-Zentrum (70 km entfernt) mit sofortiger OP-Verfügbarkeit Neurochirurgie – daher **direkte** Nachforderung RTH, Kriseninterventionsteam und Alarmierung Feuerwehr zum Abschirmen und ggf. Absichern des Landeplatzes

stehen verdreht und schief. Laut Auskunft des Vaters ist das Kind 3 Jahre alt und wiegt ca. 15 kg.

Auf den ersten Blick erkennt man bereits: Dieses Kind ist kritisch krank/verletzt (und weist auch an allen drei Seiten des Pädiatrischen Beurteilungsdreiecks pathologische Befunde auf; ➤ Tab. 58.2).

Tab. 58.2 Ersteindruck nach Pädiatrischen Beurteilungsdreieck

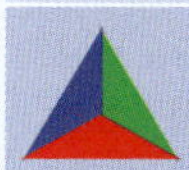	**Allgemeinzustand**	**Auffällig:** Kind ohne sichtbare Spontanmotorik, bewusstlos, Gehirn in großer Wunde am Kopf sichtbar. Fehlstellung des linken Oberschenkels.
	Atmung/ Atemarbeit	**Auffällig:** langsame Spontanatmung, Patient hypopnoeisch
	Hautkolorit/-perfusion	**Auffällig:** blass-rosiges Kolorit, linkes Bein ab Mitte Oberschenkel marmoriert; blutet am Kopf
	Ergebnis:	3/3 **Auffällig:** entsprechend kritisch

Verdachtsdiagnose und Differenzialdiagnosen

Polytraumatisiertes Kleinkind, mit schwerem offenen Schädel-Hirn-Trauma, einer offenen Femurfraktur links und mindestens Prellungen von Thorax, Abdomen, Becken.

Da das Kind mitgeschleift und überrollt wurde, sind auch weitere schwerwiegende Verletzungen von bzw. in Becken, Abdomen, Thorax und Wirbelsäule möglich.

Nach dem Primary Assessment trifft der Notarzt mitsamt Fahrer ein und ihm wird nach X-ABCDE-Schema eine kurze und prägnante Übergabe gemacht. Das Team vom First Responder hat einen Sättigungs-Clip am linken Ohr angebracht. Es zeigt eine Herzfrequenz von 160/min und eine SpO_2 von 82 % an. Der Notarzt repetiert die Befunde und fasst alles in einem kurzen „Team-Time-out"/"10-für-10" zusammen und legt fest, wer welche Aufgaben in den folgenden Minuten erfüllen soll. Unter anderem werden die **A**temwegssicherung, **B**eatmung und hämodynamische Stabilisierung **(C)** und die dafür benötigte Etablierung eines Zugangs notwendig sein. Sollte nicht innerhalb von 1 min ein i. v.-Zugang etabliert werden können, muss direkt ein i. o.-Zugang gelegt werden. Zusätzlich muss der RTH nachalarmiert werden.

58.1 Präklinische Therapie

Das Kind wird sanft und achsengerecht und unter Stabilisieren der Halswirbelsäule auf den Rücken gedreht. Der Atemweg ist frei (kein Hinweis auf Erbrochenes/Blut). Das Kind weist eine Atemfrequenz von nur 8/min auf und ist tief bewusstlos. Daher wird der Atemweg durch einen Guedel-Tubus (Größenbestimmung durch Abmessung von Mund- bis Kieferwinkel) gesichert und das Kind per Beatmungsbeutel mit Reservoir beatmet. Dabei wird von zwei Teammitgliedern ein Kinder-Stifneck-Halskragen angepasst und angelegt. Der Fahrer des Notarztwagens holt einen Klebesensor, bringt ihn und EKG-Elektroden an und startet den Monitor. Die Herzfrequenz ist bei ca. 150/

min, die Sättigung initial bei 85 %, steigt unter Masken-Beatmung mit einem PEEP von +5 mmHg mit 100 % Sauerstoff auf 92 % an. Die noch zusätzlich angelegte Kapnografie zeigt eine gute CO_2-Abatmung, also einen adäquaten pulmonalen Gasaustausch. Da sich das Kind gut beatmen lässt und der Atemweg nicht akut gefährdet ist, beschliesst der Notarzt, die Intubation vorübergehend hinten anzustellen und erst die Etablierung eines Zugangs zu priorisieren. Die kapilläre Füllungszeit beträgt an der Stirn 3–4 s, am rechten Bein 5 s, das linke Bein ist ab Mitte Oberschenkel livide verfärbt, kapilläre Füllungszeit über 10 s. Der Oberschenkel links zeigt eine deutliche Fehlstellung, zudem ist das Becken instabil und das Abdomen angespannt Ein Notfallsanitäter deckt die große Wunde am Kopf provisorisch steril ab und übernimmt die Beatmung. Auf den ersten Blick ist keine geeignete Vene erkennbar, sodass der EZ-IO® Knochenbohrer mit intraossärer Nadel vorbereitet wird. Dabei muss bei allen Nadelgrößen darauf geachtet werden, dass die obere schwarze Linie nach dem Aufsetzen der Nadel auf den Knochen noch sichtbar ist. Aufgrund der Konstitution und des Alters wählt das Team die rosa Nadel. Nach Desinfektion der medialen proximalen Tibia rechts (und dort keiner erkennbaren Fraktur) wird die Knochennadel problemlos in die Tibia gebohrt und in der Kortikalis verankert. Beim Anschließen des Winkelstücks sieht man etwas Blut/Knochenmark im Konus ansteigen. Es wird eine vorbereitete balancierte Vollelektrolytlösung mit zwischengebautem 3-Wege-Hahn und Perfusorspritze angehängt. Da eine Flüssigkeitsgabe intraossär nicht frei tropfend möglich ist, sondern mit Druck gegeben werden muss, wird ein Teammitglied des First Responders angeleitet, dies mit der Perfusor-Spritze am 3-Wege-Hahn durch Füllen der Spritze aus dem Beutel und Gabe via Spritze zu tun. Es soll vorab ein Volumenbolus von 150 ml, entsprechend 10 ml/kg KG verabreicht werden (➤ Kap. 46, ➤ Abb. 46.2). Des Weiteren zieht der Fahrer des NEFs 300 mg Tranexamsäure auf (20 mg/kg KG) und appliziert sie langsam. ➤ Tab. 58.3.

Alternativ zum bekannten GCS kann bei Kindern der AVPU-Score angewendet werden. AVPU ist dabei ein Akronym für „Alert", „Vocal", „Pain" und „Unresponsive" (➤ Tab. 57.4).

DIAGNOSE

Kindliches schweres Polytrauma: schweres und offenes Schädel-Hirn-Trauma mit Bewusstlosigkeit; offene Femurfraktur links, Beckenfraktur, V. a. intraabdominelle Organverletzung/Abdominaltrauma und Thoraxtrauma.

Um 12:01 landet der Hubschrauber in der Nähe auf einem Sportplatz.

Die Notärztin des Hubschraubers wird von einem Transferfahrzeug an die Unfallstelle gebracht. Nach einer Übergabe des bodengebundenen Notarztes wird die Situation re-evaluiert und die weiteren Schritte in

Tab. 58.3 X-ABCDE

X-ABCDE	Beschreibung	Maßnahme
e**X**sangiation	Blutung aus dem linken Oberschenkel, aber nicht spritzend. Blutung aus der Wunde am Kopf hochfrontal links.	Steriles Abdecken
Airway	Offen HWS noch ungeschützt	Überprüfen der Atemwege, Einlage Guedel-Tubus, Herstellen einer Absaugbereitschaft; Anlage eines Halskragens(„Stifneck"); Vorbereiten Atemwegssicherung (Larynxmaske, Intubation)
Breathing	Langsame Spontanatmung, AF 8/min, SpO_2 82 %, vesikuläres Atemgeräusch beidseits	Assistierte Beatmung mit PEEP + 5 mmHg und Kapnografie
Circulation	HF 160/min, kapilläre Füllungszeit zentral 3–4 s, peripher 5 s. Linkes Bein marmoriert, rechtes Bein blass-rosig. Pulse brachial schwach tastbar. Bauchdecke etwas angespannt, Becken instabil.	Kompression des Beckens (manuell, Beckengurt oder Laken als Beckengurt), Vorbereiten eines i. v.- bzw. i.o.-Zugangs, im Anschluss eines weiteren Zugangs. Gabe von Tranexamsäure als Bolus.
Disability	GCS 3, Kind tief bewusstlos. Die linke Pupille ist weit und kaum lichtreagibel.	Sicherung Atemwege bei fehlenden Schutzreflexen
Exposure & **E**nvironment	Kind auf Asphalt, entkleidet	Wärmeerhalt, Aufwärmen im Rettungswagen

Tab. 58.4 SAMPLER

SAMPLER	Beschreibung
Symptome und Befunde	Der Vater hatte das 3-jährige Kind gerade aus dem Kindergarten abgeholt und hat bei Grün die Straße an der Ampel mit Fußgängerüberweg überqueren wollen. Ein abbiegendes Fahrzeug hat das Kind erfasst und ca. 30 m mitgeschleift. Der Fahrer wurde durch andere Passanten gestoppt, er hatte den Unfall nicht bemerkt.
Allergien	Bisher keine bekannt
Medikation	Bisher keine
Patientenvorgeschichte	Sonst gesund. Geimpft nach STIKO, problemlose Operation und Narkose aufgrund einer Leistenhernie rechts als Kleinkind.
Letzte Mahlzeit	Um 10:00 im Kindergarten
Ereignisse direkt vor dem Notfall	Normaler Tag im Kindergarten, keine Besonderheiten
Risikofaktoren	Keine

der Versorgung mittels einem erneuten „10-für-10“ festgelegt und das Team klar gebrieft. Aufgrund der bestehenden Kompetenz der Hubschrauber-Notärztin und der für den Hubschraubertransport notwendigen Atemwegssicherung wird die Intubation vorbereitet und als Plan B die Einlage einer Larynxmaske eingeplant. Mithilfe der korrekten Kinderdosierungen, derer sich das Team noch einmal im Kinder-Notfall-ABC versichert hat, werden alle Medikamente aufgezogen und beschriftet. Die Atemwegs-Checkliste wird komplett durchgegangen. Alle Punkte wurden ausreichend vorbereitet. Die Intubation erfolgt nach Gabe von Rocuronium (15 mg; = 1 mg/kg KG), Esketamin (30 mg; = 2 mg/kg KG), Midazolam (1,5 mg; = 0,1 mg/kg KG) problemlos mithilfe des C-MAC Video-Laryngoskops mit einem geblockten 4,5er-Microcuff-Tubus. An medikamentöser Therapie erhält das Kind aufgrund des offenen Schädel-Hirn-Traumas und der offenen Fraktur zudem Ceftriaxon, ein liquorgängiges Breitbandantibiotikum (100 mg/kg KG i. v., insgesamt 1,5 g bei diesem Kind; Cephalosporin der 3. Generation). Bei aktuell leidlich stabilem Patienten und besserem Venenstatus legt die erfahrene Hubschrauber-Notärztin noch einen blauen intravenösen Zugang kubital rechts, um nun über zwei Infusionen Katecholamine, Volumen und Narkotika besser verteilen und dosieren zu können.

Zur Entlastung des nach Beatmung überbähten Magens wird eine Magensonde gelegt. Durch das Liegen auf dem Asphalt ist der Patient ausgekühlt (aurikulär: 35,3 °C), sodass er per Schaufeltrage auf die Vakuummatratze und mit so geschientem Bein in den Rettungssack gelegt wird und zusätzlich ein Wärmekissen auf den Thorax erhält. Aufgrund des Schädel-Hirn-Traumas wird eine Oberkörperhochlagerung (bis 30°) durchgeführt.

So kann der Patient mittels RTW zum Helikopter gebracht und in diesen verladen werden. Um 12:38, etwas eine Stunde nach dem Unfall, hebt der RTH ab.

58.2 Anamnese

➤ Tab. 58.4

58.3 Zielklinik und Transport

Das Kind wird im nächstmöglichen Kinder-Trauma-Zentrum mit Kinderneurochirurgie angemeldet. Das es 70 km vom Unfallort entfernt ist, wurde ein Rettungshubschrauber (RTH) angefordert. Dieser landete auf einem von der freiwilligen Feuerwehr abgesicherten Sportplatz in der Nähe des Einsatzorts, die Notärztin wird mit begleitendem Notfallsanitäter abgeholt und zur Unfallstelle gebracht.

Das Kind wird intubiert und beatmet, mit laufendem Adrenalin-Perfusor, Volumengabe (ein weiterer Bolus von 10 ml/kg KG über 10 min; danach Erhalt mit 4 ml/kg/h für die ersten 10 kg und 2 ml/kg/h für die nächsten 10 kg = 50 ml/kg/h bei 15 kg KG) und Narkosemedikamenten in die 18 Flugminuten entfernte Universitäts-Kinderchirurgie in den Schockraum geflogen. Während des Flugs ist der Kreislauf des Patienten unter Gabe von 0,1 µg/kg/min Adrenalin leidlich stabil, der Blutdruck bei 79/55 mmHg, die Herzfrequenz bei ~150/min, AF 18/min, Tidalvolumen ca. 70–80 ml, PEEP 6, PIP 16 mmHg, $etCO_2$ ~40 mmHg. Der Narkoseerhalt erfolgt fraktioniert i. v. mit Midazolam, S-Ketamin und Fentanyl sowie ein einmaliges Nachrelaxieren mit Rocuronium.

58.4 Klinischer Verlauf

Nach telefonischer Voranmeldung werden Patient und RTH-Team im Schockraum erwartet. Nach der Übergabe und Übernahme des Patienten an Beatmungsgerät und Monitoring wird, parallel zu einem erneuten Primary Survey durch die Schockraum-Crew mit Nachweis von etwas freier Flüssigkeit im eFAST, Blut abgenommen (inklusive BGA, BB, Gerinnung inklusive ROTEM, Leber- und Nierenwerte, Blutgruppenbestimmung, Kreuzblut für Konservenbestellung, NSE & S100-Protein). Nach Durchführung einer Polytrauma-Spirale im CT direkt im Anschluss stehen folgende Diagnosen fest: offenes Schädel-Hirn-Trauma hochfrontal links mit Substanzdefekt, multiple Parenchym- und Kontusionsblutungen, Lungenkontusionen beidseits mit schmalem Mantelpneumothorax links, Milzruptur Grad 2 links mit etwas freier Flüssigkeit, obere und untere Schambeinastfraktur rechts, offene Femurfraktur links, Unterbrechung der A. femoralis auf Höhe der Fraktur. Zusätzlich Frakturen der Finger IV und V der rechten Hand.

Vom Schockraum wird der Patient mit laufender ungekreuzter Notfallkonserve zur Notfallversorgung („Damage Control Surgery") direkt in den OP gebracht. Vom Team der Neurochirurgie erfolgt nach Reinigung der Wunde und Blutstillung die provisorische Deckung mittels Durapatch (aus Rinderperikard) und sterilem Verband. Das Team beschließt, sich aufgrund des großen Defekts mit geringgradiger Hirnherniation durch den Dura-Defekt zu einer osteoklastischen Kraniotomie („Entdeckelung") sowie zur Anlage einer Hirndrucksonde, um den Hirndruck besser messen und gezielt senken zu können. Zusätzlich wird das Femur mit einem Fixateur externe stabilisiert, woraufhin der Blutfluss in der A. femoralis wieder nachweisbar ist. Das Hautkolorit bessert sich zunehmend, eine Perfusion ist auch distal wieder nachweisbar. Da am linken Bein eine Ischämiezeit von ca. 90 min bis zum Erreichen des Schockraums und ca. 120 min bis zum Versorgen im OP vorlag, erfolgt eine Faszienspaltung am linken Unterschenkel, um ein Kompartmentsyndrom durch das Anschwellen der Muskulatur bei Reperfusion zu vermeiden.

Im Anschluss wird das Kind unter Weiterführung der maximalen Hirndrucktherapie mit hypertoner Kochsalzlösung und Mannitol auf der Intensivstation behandelt.

Die Milzruptur kann konservativ ausbehandelt werden, ebenso die Schambeinastfrakturen. Die mehrfragmentäre Femurfraktur wird nach 8 Tagen mit einer kindgerechten elastischen, stabilen intramedullären Nagel-Osteosynthese (ESIN-Osteosynthese) versorgt. Eine Ausbehandlung im Fixateur wäre ebenfalls möglich gewesen, bei weiterhin intensivpflichtigem Patienten wurde aus pflegerischen Gründen und zum besseren Lagern das Verfahren gewechselt.

Das Kind erholt sich im Verlauf sehr langsam, hat aber auch nach stationärer Früh-Rehabilitation und monatelanger pädiatrischer Neuro-Rehabilitation deutliche Einschränkungen und wird daher ein Leben lang auf Unterstützung angewiesen sein.

58.5 Tops und Flops

Der Einsatz ist dem Behandlungsteam in dem Jahr am Längsten nachgegangen. Durch den Einsatzort (mitten auf der Straße), die vielen Beteiligten (außer dem Patient noch die Schaulustigen/Zeugen, der Vater, dem Fahrer des Unfallfahrzeugs), die verschiedenen Besatzungen (FR, RTW, NEF, Feuerwehr, später KIT, Polizei und RTH), und die emotionale Situation, dass es ein Kind aus dem Kindergarten des eigenen Kindes war, war das Arbeiten bei diesem schwerstverletzen Kind eine absolute Herausforderung.

Flops

Da das „E" bei X-ABCDE logischerweise immer am Schluss kommt und davor prioritär A, B, C und D versorgt werden mussten, ist das Kind im Laufe der Behandlung zunehmend ausgekühlt. Die **Hypothermie** ist einer der Eckpfeiler der „Triade des Todes" in der Traumatologie. Eine Hypothermie bedingt eine schlechtere Gerinnung und somit Koagulopathie. Diese verursacht wiederum eine Azidose, durch welche die

Herzleistung nachlässt, was wiederum die Hypothermie fördert. Diesen tödlichen Kreislauf muss man durchbrechen oder gar nicht erst entstehen lassen. Insbesondere beim SHT stellt die Hypothermie einen „Secondary Hit" dar, der vermieden werden muss, da er das Outcome nachhaltig negativ beeinflussen kann. Daher muss der Wärmeerhalt, auch wenn er gemäß X-ABCDE noch nicht dran wäre, thematisiert und das Kind geschützt werden, z. B. indem man es auf eine Unterlage hebt (z. B. Spineboard mit Rettungsdecke und normaler Decke, Trage/Vakuummatratze) und direkt oder zeitnah in den RTW bringt. Dann hätte man auch keine umstehenden, gaffenden Passanten und Kindergartenkinder mehr gehabt. Für den Transport zum RTH war sowieso die Übernahme in den RTW notwendig. Aber in der Situation waren alle viel zu beschäftigt, um Zeit zu finden, das Kind umzulagern und in den RTW zu wechseln. Das Material war zudem um den Patienten herum auf der Straße verteilt, was einen Wechsel in den RTW und ein Weiterarbeiten dort erschwert hätte. Nicht alles aus dem Kinderkoffer ist auch noch einmal griffbereit im RTW vorhanden. Der Einsatz hat mal wieder gezeigt, dass kleine Modultaschen doch einen großen Vorteil und einen großen Unterschied in der Bewältigung des sonst unweigerlich ausbrechenden Materialchaos machen können. Es war auch praktisch, dass der Patient abschließend mit dem RTH transportiert wurde. Die RTH-Crew konnte mit ihrem Material die Intubation durchführen und sonst ihr Material geordnet und einsatzbereit lassen – und die anderen Crews ihre Gerätschaften, Kinderkoffer etc. wieder sortieren und nach Abtransport des Kindes in Ruhe auffüllen.

Insgesamt war das Team rund 50 min vor Ort, bevor der Transport zum RTH stattgefunden hatte. Somit kam das Kind, nach Umlagern, Transport mit RTH zur Klinik und vom RTH in den Schockraum, erst rund 90 min nach dem Unfall in der Klinik an. Das Ziel, das Kind innerhalb von 60 min in die Klinik zu bringen, ist somit nicht erreicht worden **(„Golden Hour of Trauma")**. Für das Team war aber gefühlt kein Leerlauf, sondern jeder war immer beschäftigt. Durch die sekundäre Alarmierung des Hubschraubers mit notwendigem Transfer von Crew und später Patient wurde auch Zeit verbraucht.

Niemand hatte anfänglich Zeit, sich um den Vater zu kümmern. Dies konnte ein Kollege der Feuerwehr im Verlauf und später das KIT übernehmen. Der Fahrer des RTWs war froh, dass ihm das verletzte Kind als auch der Vater nicht bekannt waren. So konnte er sich auf das Medizinische konzentrieren.

Die Anlage eines Stifnecks bei einem Kind dieser Größe und bei einem schweren SHT kann diskutiert werden. Es könnte auch einzig die In-Line-Stabilisierung erfolgen, da der Stifneck bei Kindern dieses Alters oft schwierig korrekt anzulegen ist. Ein Argument gegen eine Anlage ist auch die mögliche Stauung des venösen Rückflusses vom Kopf, die unbedingt vermieten werden soll. In den Leitlinien ist die Anlage aktuell (noch?) drin.

Tops

Durch die Übernahme des Notarztes, das Umsetzen des X-ABCDE-Schemas mit Berücksichtigung der CRM-Leitsätze wie ein „10-für-10"/„Team-Time-out" wurde Struktur in das davor herrschende Chaos gebracht. So waren Dringlichkeiten, Aufgaben und Plan klar kommuniziert. Dennoch waren alle Beteiligten am Limit und hatten subjektiv immer das Gefühl, sie müssten schon längst eine weitere Aufgabe erfüllen. Auch wenn es wie aufgeführt Punkte gibt, die man besser machen kann, so lief sehr viel sehr gut. Die Versorgung eines polytraumatisierten Kleinkinds ist eine der schwierigsten Aufgaben, die man bekommen kann. Sie lief bestmöglich nach X-ABCDE ab. Auch das Zusammenarbeiten mit den anderen Fahrzeugbesatzungen lief dadurch gut und die Betreuung des Vaters konnte irgendwann von Feuerwehr und KIT übernommen werden.

MERKE

Ein schwer verletztes Kind sollte in einer maximalen Transportzeit von 30 min in das Kindertraumatologische Referenzzentrum (KiTRefZ) des regionalen Traumanetzwerks transportiert werden. Bei der Versorgung in spezialisierten Kinder-Trauma-Zentren ist die Mortalität beim Polytrauma geringer, das Überleben bei schwerem SHT besser und der Organverlust beim stumpfen Bauchtrauma geringer. Daher sollte jedes kindliche Polytrauma und idealerweise jedes schwerer verletzte Kind in einem Kinder-Trauma-Zentrum behandelt werden.

LITERATUR

AWMF-Leitlinie S2k_Polytraumaversorgung-im-Kindesalter, 2021.

AWMF-Leitlinie S1 Der intraossäre Gefässzugang in der Notfallmedizin (2017/abgelaufen/in Überarbeitung).

Nicolai T, Hoffmann F. Kinder-Notfall-ABC. 2 Aufl. Springer, 2014.

Was wäre, wenn …

- … kein Hubschrauber verfügbar gewesen wäre?
  – Dann wäre ein längerer Transport notwendig geworden. Gegebenenfalls hätte man sich, je nach Zustand des Kindes und den äußeren Bedingungen und nach regionaler Infrastruktur, auch für eine Erstversorgung, Diagnostik und Stabilisierung in einer näher gelegenen Klinik entscheiden und das Kind nach Stabilisierung weiterverlegen müssen.
- … sich die Beatmungs- oder Kreislaufsituation verschlechtert hätte?
  – Dann hätte man aufgrund des Trauma-Mechanismus einen Spannungspneumothorax ausschließen müssen. Eine Nadeldekompression ist die Entlastungsmethode der Wahl. Diese wird nach neuesten Richtlinien auf im 4./5. ICR der ventralen Axillarlinie durchgeführt. An gleicher Stelle könnte auch eine Thoraxdrainage eingelegt werden. Sollte der V. a. auf einen Pneumothorax bestehen, ist vor einem Lufttransport des beatmeten Patienten ggf. präventiv eine Thoraxdrainage zu legen, um die Ausbildung eines Spannungspneumothorax zu vermeiden. Eine solche Intervention ist aufgrund der Platzverhältnisse nicht im Hubschrauber möglich. Sollte sich die Kreislaufsituation ohne Vorliegen eines Spannungspneumothorax (Einflussstauung!) weiter verschlechtern, muss bei diesem Patienten an eine Perikardtamponade gedacht werden. Diese kann durch eine Entlastungspunktion von subxiphoidal, zum lateralen Drittel der Clavicula zielend, durchgeführt werden. Dafür wird eine lange Nadel unter Aspiration vorgeschoben.
- … beide Unterschenkel gebrochen gewesen wären?
  – Dann wären das distale Femur oder der proximale Humerus weitere Alternativen gewesen. In einen frakturierten Knochen soll kein intraossärer Zugang gelegt werden oder wenn proximal davon eine mögliche Gefäßverletzung besteht. Sollten beidseitige Femurfrakturen ohne Gefäßläsion vorliegen und sollte eine Volumen- oder Medikamentengabe notwendig sein und wir keine valable Alternative haben, dann wäre ein intraossärer Zugang an der proximalen/distalen Tibia zu erwägen.

Zusammenfassung

- Auch beim kindlichen Polytrauma muss nach X-ABCDE gehandelt werden.
- Sollte nicht innerhalb von 1 min/mit einem Versuch ein i. v.-Zugang etabliert werden können, ist der i. o.-Zugang Mittel der Wahl.
- Polytraumatisierte Kinder gehören in ein Kinder-Trauma-Zentrum. Sollte ein Kind präklinisch nicht stabil und ein Kinder-Trauma-Zentrum nicht in Reichweite sein, könnte als Option die nächste geeignete Klinik zur Stabilisierung angefahren werden.
- Der Patient muss schnellstmöglich in das geeignete Spital gebracht werden, da er nur dort „gerettet“ werden kann.
- Der Wärmeerhalt ist bei Kindern sehr wichtig (Hypothermie als einer der Eckpfeiler der „Triade des Todes“ bei Traumapatienten).
- Bei hypotensiven Kindern mit einem Schädel-Hirn-Trauma sollte mittels Volumentherapie und Vasopressoren/Katecholaminen die Normotension erreicht werden.
- Die permissive Hypotension wie bei Erwachsenen kann bei Kindern nicht angewendet werden und ist beim Schädel-Hirn-Trauma (auch bei Erwachsenen) kontraindiziert.
- Tranexamsäure wird wie bei Erwachsenen präklinisch empfohlen (20 mg/kg KG über 10 min, danach 5 mg/kg/h).
- Alternativ zur GCS kann bei Kindern der AVPU-Score verwendet werden.
- Beim Schädel-Hirn-Trauma muss auf guten venösen Rückfluss zum Verhindern einer Stauung und dadurch Erhöhung des Hirndrucks geachtet werden (Oberkörper-Hochlagerung; Stiffneck korrekt anlegen/In-line-Stabilisierung).

KAPITEL

59 Weil nicht sein kann, was nicht sein darf …

Noémie Stähli, Peter Stähli

Fallbericht

Alarmierung und Anfahrt

Um 16:30 ruft die Mutter bei der Leitstelle an. Ihr 6 Wochen alter Sohn (ein Zwillingskind, leicht zu früh geboren) habe ein dick geschwollenes Ohr, sei etwas unruhiger und habe zweimalig nach der Milchflasche wenig erbrochen. Die Schwellung sei ihr am Nachmittag nach dem Mittagsschlaf aufgefallen und sei nun zunehmend. Alarmierung um 16:35, Ausrücken mit Sondersignal aufgrund des jungen Alters des Kindes. Das Team des Rettungswagens beschleicht das Gefühl, dass es sich nicht um einen Standardeinsatz handelt. Kindereinsätze bedeuten fast immer eine emotionale Ausnahmesituation und fehlende Routine. Aber Zwillinge, ehemals frühgeboren und erst 6 Wochen alt? Sowas hatten beide noch nie. Das Kind wird nicht mit ihnen reden können. Das ist ihnen klar. Und dann ist da noch ein zweites Kind. Und die Eltern sind sicher panisch! Hoffentlich braucht das Kind keinen Zugang! Wie dosieren wir jetzt da die Medikamente? Die Crew ist bei der Anfahrt schon latent gestresst.

Eintreffen

Die Mutter wartet an der Wohnungstür im 2. Stock mit ihrem Sohn im Arm, der Säugling ist wach und ruhig in den Armen der Mutter. ➤ Tab. 59.1

Tab. 59.1 SSSS-Schema

Scene	Normale Wohnung
Safety	Es liegen viele Spielsachen vom älteren Geschwisterkind in der gesamten Wohnung verstreut, ansonsten keine Gefahrenquellen
Situation	Kind ruhig auf dem Arm der Mutter, der ältere Bruder hängt ebenfalls an der Mutter, die Zwillingsschwester liegt in einem Babybett und schläft.
Support	Einsatzkräfte ausreichend, dem Säugling scheint es gut zu gehen.

Ersteindruck

Die Mutter wirkt ruhig, das Kind ist wach und fixiert die Mutter, atmet ruhig, wirkt jedoch etwas blass. Der ältere Bruder klammert sich weinend an das Bein der Mutter, lässt sich durch sie aber beruhigen. Insgesamt ist die Situation ruhig, sodass der Puls bei den Notfallsanitätern schon deutlich sinkt. Erst mal tief durchatmen! Glück gehabt!

Im pädiatrischen Beurteilungsdreieck fällt lediglich ein etwas blasser, jedoch aufmerksamer, fixierender Säugling bei ruhiger Atmung auf. Somit wird die Situation als potenziell kritisch beurteilt (➤ Tab. 59.2). Es fällt eine deutliche Schwellung am rechten Ohr auf (➤ Abb. 59.1). Im Bereich der fluktuierenden Schwellung sieht man livide verfärbte und auch gerötete Haut, des Baby weint umgehend bei Palpation.

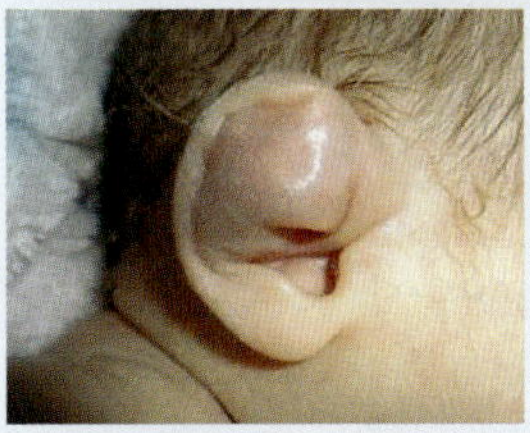

Abb. 59.1 Ohrbefund [T1401]

Tab. 59.2 Ersteindruck nach Pädiatrischen Beurteilungsdreieck

Allgemeinzustand	Unauffällig: Aufmerksam, fixiert, wach
Atmung/Atemarbeit	Unauffällig: ruhig, keine Atemnotzeichen, keine pathologischen Atemgeräusche
Hautkolorit/-perfusion	**Auffällig:** etwas blasses Hautkolorit
Ergebnis:	1/3 = entsprechend potenziell kritisch

Verdachtsdiagnose und Differenzialdiagnose

Verdacht auf ein Othämatom, differenzialdiagnostisch Perichondritis

59.1 Präklinische Therapie

➤ Tab. 59.3.

Es zeigt sich weder ein Eiter- noch Blutaustritt aus der geschwollenen Ohrmuschel beim Kind (➤ Abb. 59.1), sodass kein Verband notwendig ist. Die Lagerung des Köpfchens ist entscheidend, sodass der Säugling nicht auf dem geschwollenen Ohr liegt. Mit dieser Maßnahme scheint das Kind keine Schmerzen zu haben, sodass aktuell keine Analgesie notwendig ist.

Da das Kind nach Beurteilung im Primary Assessment stabil ist, es kein Fieber oder Dehydratationszeichen nach Erbrechen aufweist, wird der Transport ohne weitere präklinischen Maßnahmen ins Kinderspital vorbereitet.

Sicherheitshalber bereitet die Mutter noch eine Flasche Milch vor, falls eines der Kinder Hunger bekäme. Als der Patient im Verlauf einmal etwas unruhig wird, bekommt er auch die Flasche mit etwas Milch gereicht und trinkt. Der Säugling hat einen Klebesensor zur kontinuierlichen Messung von Puls und Sauerstoffsättigung erhalten. Die Herzfrequenz schwankt zwischen 140 und 150 Schlägen/min, die Sauerstoffsättigung ist meistens bei 99–100 %. Atemprobleme bestehen bei diesem Kind keine.

Tab. 59.3 X-ABCDE

X-ABCDE	Beschreibung	Maßnahme
e**X**sanguination	Keine Hinweise für eine äußere Blutung	
Airway	Offen	Keine
Breathing	Ruhiges Atemmuster, keine Nebengeräusche bei der Auskultation, SpO_2 99 %	Keine
Circulation	Blasses Hautkolorit, kräftige Pulse palpabel, Puls 145/min, Rekap.-Zeit 2–3 s zentral, feuchte Schleimhäute	Keine
Disability	GCS 15, wach, fixiert, Fontanelle scheint leicht vorgewölbt, Kind scheint schmerzfrei, wenn die Schwellung der Ohrmuschel nicht berührt wird	Lagerung des Köpfchens auf die Gegenseite des Othämatoms
Exposure & **E**nvironment	Fluktuierende, druckdolente Schwellung der linken Ohrmuschel, livide verfärbt, restliche Haut unauffällig, keine weiteren Rötungen oder Hämatome, Temp. 36,8 °C	Wärmeerhalt: Kind rasch wieder anziehen und nach Fixation in Babyschale mit einer Decke zudecken

59.2 Anamnese

Die Mutter schildert, dass sie vor 6 Wochen Zwillinge bekommen habe. Die seien nach 35 2/7 Schwangerschaftswochen per Kaiserschnitt auf die Welt gekommen. Der große Bruder, jetzt 2, sei von Anfang an sehr eifersüchtig gewesen, weil er jetzt viel weniger Aufmerksamkeit bekomme als vorher. Sie versuche, ihre Babys zu stillen, aber die Milch reiche einfach nicht und die Kinder würden immer weinen, weil sie Hunger hätten, weswegen sie die Flasche dazu gebe. Sie mache sich Vorwürfe, dass sie eine schlechte Mutter sei, weil sie nicht genug Milch habe. Der ältere Bruder sei immer wieder eifersüchtig und habe letzte Woche vor Wut seinen Teddybär auf die Couch geworfen, wo beide Babys geschlafen hätten. Dabei habe er sie am Kopf getroffen. Heute Morgen habe er aus Ärger, da er leise sein sollte, weil die beiden schlafen sollten, etwas ähnliches getan und seinen Spielzeugtraktor auf die Kinder geworfen. Dabei habe er den Patienten am Kopf bzw. Ohr getroffen. Um die Mittagszeit habe der Patient dann zweimalig nach dem Trinken große Mengen angedauter Milch erbrochen. Dies sei das erste Mal, dass er erbreche. Er habe keinen Durchfall und habe wie gewohnt nasse Windeln gehabt. Sie habe den großen Sohn daher geschimpft und gesagt, dass jetzt die Polizei komme und ihm den Traktor weg-

Tab. 59.4 SAMPLER

SAMPLER	Beschreibung
Symptome und Befunde	Schmerzhafte Schwellung der rechten Ohrmuschel, Erbrechen
Allergien	Keine bekannt
Medikation	Vitamin D
Patientenvorgeschichte	Ehemaliges Frühgeborenes der 35 2/7 SSW, Geburtsgewicht 2.330 g, Zwilling A, Geburt via Sectio caesarea mit problemloser postnataler Adaptation, 1-Monatskontrolle unauffällig
Letzte Mahlzeit	Vor 2 h 1 Flasche à 120 ml Pre-Säuglingsmilch, 30 min später zweimalig erbrochen
Ereignisse direkt vor dem Notfall	Der Vater habe sich um die Zwillinge gekümmert, da die Mutter zum Arzt musste. Der Vater sei nun wieder in der Arbeit. Er habe der Mutter bei der Übergabe von keinem speziellen Ereignis berichtet.
Risikofaktoren	Frühgeburtlichkeit, Erbrechen, blasses Hautkolorit

nehmen würde. Deswegen sei er wohl so verängstigt. ➤ Tab. 59.4.

DIAGNOSE

Verdacht auf leichtes Schädel-Hirn-Trauma mit Othämatom rechts. Differenzialdiagnose Perichondritis bei einem jungen Säugling unklarer Ätiologie.

59.3 Zielklinik und Transport

Das Kind wird zur weiteren Untersuchung in die nächstgelegene Kinderklinik auf die Notfallstation gebracht. Es ist kein Transport mit Sondersignal notwendig. Die Großmutter holt den älteren Bruder ab und beaufsichtigt ihn, der Vater wird zur Unterstützung der Mutter direkt in die Klinik kommen. Die Mutter möchte das Geschwisterkind, das weiterhin friedlich schläft, und das sie auch regelmäßig stillt, ebenfalls mit in die Klinik nehmen. Da es vor einer Woche auch einen Teddy an den Kopf bekommen habe und noch eine minimale Schwellung am rechten Ohr sichtbar ist, möchte das Team das Kind auch selbst zur weiteren Abklärung ebenfalls in die Klinik bringen. Da die Familie zwei Auto-Babyschalen hat, wird der Patient mit Babyschale auf der Liege fixiert und das Geschwisterchen in der Babyschale ganz pragmatisch nach Deaktivieren des Airbags auf dem Beifahrersitz festgeschnallt. Für den Transport extra einen zweiten Rettungswagen anzufordern wäre möglich, aber in der Situation übertrieben. Auf dem Transport trinkt der Patient nochmals etwas aus der Flasche, erbricht es dann aber wieder. Er ist anfangs weiterhin wach, schläft dann aber friedlich ein, die Herzfrequenz sinkt nur gering auf ca. 135 Schläge/min ab.

59.4 Klinischer Verlauf

In der Klinik bestätigte sich der Verdacht des Othämatoms. Anamnestisch besteht kein Verdacht auf eine familiäre Gerinnungsstörung. Beim Abfallen des Nabels eine Woche nach der Geburt habe es bei beiden Säuglingen nicht geblutet. Aufgrund des jungen Alters und der entwicklungsbedingt fehlenden selbstständigen Mobilisierung, kann sich der Säugling das Othämatom nicht selbst zugezogen haben. In der nochmaligen ausführlichen Anamnese auch mit dem Vater, der später dazustößt, wird berichtet, dass beide Zwillinge vor ein paar Tagen vom Sofa gerutscht seien.

Es erfolgen ausführliche Untersuchungen. Hierbei zeigen sich laborchemisch eine leichte Anämie sowie in einer Sonografie der Ohrmuschel eine echoreiche Flüssigkeitskollektion um den Knorpel des Ohrs. Es bestehen weder klinisch noch im Labor Zeichen für eine bakterielle Perichondritis als Ursache der Schwellung. Aufgrund der leicht vorgewölbten Fontanelle, die eine intrakranielle Volumen- oder Druckerhöhung anzeigt, erfolgt zudem eine Schädelsonografie, wobei sich der Verdacht auf eine beidseitige Subduralblutung zeigt. Bei der Zwillingsschwester zeigt sich ebenfalls ein kleines Othämatom, sodass bei beiden plötzlich der Verdacht auf ein nichtakzidentelles Trauma, also Kindesmisshandlung, vorliegt.

In der MRT-Untersuchung des Schädels bestätigt sich der Verdacht einer bilateralen Subduralblutung.

In der Funduskopie im Rahmen der Sedierung für das Schädel-MRT findet man beidseitige retinale Einblutungen, beweisend für das Vorliegen eines Schütteltraumas. Außerdem lassen sich in den Röntgenaufnahmen mehrere ältere Rippenfrakturen und eine Claviculafraktur rechts nachweisen.

Das Othämatom wird am Tag der Einlieferung operativ entlastet und saniert und heilt im weiteren Verlauf gut ab. Das Subduralhämatom bedarf in diesem Fall erfreulicherweise keiner chirurgischen Intervention und das Kind zeigt während des stationären Aufenthalts keine neurologischen Symptome.

Eine Stoffwechselerkrankung und Gerinnungsstörung können im Verlauf ausgeschlossen werden. Bei der Zwillingsschwester erfolgen ebenfalls ausführliche Abklärungen, die ebenfalls einige ältere Frakturen aber erfreulicherweise keine intrakranielle Blutung vorweisen. Der Fall wird in der Kinderschutzgruppe besprochen und das Team erstattet aufgrund der mutmaßlich stattgefundenen Kindesmisshandlung eine Strafanzeige und untersucht den 2-jährigen Bruder ebenfalls ausführlich.

ENDGÜLTIGE DIAGNOSE

Kindesmisshandlung („nichtakzidentelles Trauma") beim Patienten mit beidseitigem Subduralhämatom, Othämatom links, mehreren älteren Rippenfrakturen und einer Clavicula-Fraktur rechts; sowie ebenfalls beim Geschwisterkind mit Othämatom rechts.

59.5 Tops und Flops

Auf der Anfahrt war die Crew schon recht gestresst. Was erwartet einen? Meist ist der Puls der Teammitglieder ähnlich hoch wie der der kleinen Patienten. Notfälle bei Säuglingen und (ehemals) Frühgeborenen sind nur ein kleiner Teil der ohnehin wenigen Kindernotfälle (nur 4–8 % aller Einsätze im Rettungsdienst sind Kindernotfälle). Da die Mutter sie ruhig begrüßt hat und man sofort sehen konnte, dass der Patient ruhig atmet und selbst nicht gestresst war, ist der Stresslevel sofort um einiges abgefallen. Das pädiatrische Beurteilungsdreieck wird als nur aufgrund der leichten Blässe als „potenziell kritisch" beurteilt, somit konnte das Team in Ruhe der Mutter zuhören und die Anamnese erheben sowie das Kind anschauen und dann bei möglichem leichtem Schädel-Hirn-Trauma den Transport in die Klinik vorbereiten.

Dass eine schwere Kindesmisshandlung bei Geschwisterkindern vorliegt, war am Einsatzort nicht zu erwarten. Auch dass das Kind eine beidseitige Subduralblutung hatte, war bei wachem, fixierendem Kind eher überraschend für die Besatzung des Rettungswagens. Die etwas vorgewölbte Fontanelle wäre ein Hinweis für die subdurale Blutung gewesen. Da es dem Kind jedoch gut ging, hat das Rettungsteam die Bedeutung des erhobenen Befunds unterschätzt. Geändert hätte es bei dem guten Zustand des Patienten auch nicht zwingend etwas. Das Kind war stabil und einen Notarzt hinzuzuziehen, hätte eher eine zeitliche Verzögerung, aber keinen Mehrwert für dieses über die gesamte Einsatzdauer stabile Kind bedeutet. Erfahrung mit Neugeborenen haben die wenigsten – sofern sie nicht selbst Kinder haben oder explizit in diesem Bereich Praktika gemacht haben oder arbeiten.

Das Team war froh, dass die Zwillingsschwester gut geschlafen hatte und friedlich war, sodass sie sie auch möglichst nicht wecken wollten, um nicht möglicherweise ein schreiendes Baby um sich zu haben. Insgesamt wirkte die Geschichte des eifersüchtigen Geschwisterkindes plausibel und auf den ersten Blick glaubwürdig. Rückwirkend wäre es natürlich hilfreich gewesen, die beiden Zwillingskinder vergleichend zu untersuchen. Dann wären die vorgewölbte Fontanelle und das im Vergleich blassere Hautkolorit des Patienten viel stärker aufgefallen.

Auch dass die Oma das ältere Geschwisterkind abholen konnte, hat sehr zur ruhig wirkenden Situation beigetragen.

59.6 Hintergründe

Eine Kindesmisshandlung ist ein möglicher und nicht ganz so seltener Grund für Verletzungen im Kindesalter und wird folgendermaßen definiert: Kindesmisshandlung ist die nicht zufällige, bewusste oder unbewusste körperliche und/oder seelische Schädigung (engl.: Abuse) durch Personen (Eltern, andere Erziehungsberechtigte, Dritte), Institutionen und gesellschaftliche Strukturen, die zu Verletzungen,

Entwicklungshemmungen oder zum Tode führt, eingeschlossen die Vernachlässigung kindlicher Bedürfnisse (Neglect).

Es gibt insgesamt fünf Arten von Kindesmisshandlungen (➤ Tab. 59.5).

Wie bei diesem Fall muss vor allem an körperliche Kindesmisshandlung (sog. nichtakzidentelles Trauma) gedacht werden, wenn die Befunde nicht zur berichteten Anamnese passen oder sich, wie in diesem Fall, die anamnestischen Angaben immer wieder ändern. Vor allem kleine Kinder (< 2 Jahre), Kinder mit einer schweren körperlichen Erkrankung und kognitiven Einschränkung sind besonders häufig betroffen.

Solange ein Kind sich noch nicht selbst fortbewegen kann, sind **Hämatome** immer verdächtig für eine Kindesmisshandlung. Bei Kindern, die bereits gehen können, sind Hämatome über Knochenvorsprünge wie Knie, Unterschenkel, Ellbogen und Stirn typisch. Verschieden alte Verletzungen und/oder ungewöhnliche Lokalisationen von Hämatomen (wie beispielsweise Ohren, Rücken, Gesäss, Vorderseite der Oberschenkel und sowie Thorax und Abdomen) bedürfen einer sorgfältigen Anamneseerhebung und Beurteilung des motorischen Entwicklungsstandes des Kindes. Auch die Form der Hämatome kann einen Hinweis auf einen körperlichen Missbrauch geben (z. B. „Negativabdruck" einer Hand oder von einer Gürtelschnalle). Auch bei hochgradigem Verdacht auf eine Misshandlung muss in diesen Fällen immer eine Gerinnungsstörung ausgeschlossen werden.

Tab. 59.5 Kindesmisshandlungen

Art der Kindesmisshandlung	Beschreibung
Gewalt gegen die körperliche Integrität	Hämatome, Rötungen, Frakturen, innere Blutungen, Verbrühungen/Verbrennungen, Schütteltrauma etc.
Gewalt gegen die sexuelle Integrität	• Exhibitionismus, Voyeurismus • Berührungen im Intimbereich • Das Verlangen durch den Täter, masturbiert oder gestreichelt zu werden • Anale, orale oder vaginale Penetration • Konfrontation mit Pornographie • Sexting • Einführung in die Prostitution
Vernachlässigung	• Nichterfüllen kindlicher Grundbedürfnisse (Nahrung, Hygiene, Kleidung) • Mangelnde oder ungenügende Anregung • Mangelnde Aufsicht oder Betreuung • Missachtung der Gesundheit des Kindes
Psychische Misshandlung	• Entwertung des Kindes durch Einstellung, Sprache oder Handlung • Vermitteln von Schuldgefühlen • Verhindern adäquater Entwicklungsmöglichkeiten • Instrumentalisierung in elterlichen Konflikten • Kind als Partnerersatz • Ausnutzung des Kindes für narzisstische Interessen • Missachtung emotionaler Bedürfnisse • Benutzung des Kindes zur Stabilisierung der psychischen Störung der Bezugsperson
Münchhausen-Stellvertreter-Symptom	• Es liegt ein Beschwerdebild vor, das von einem Elternteil oder einer Bezugsperson vorgetäuscht und/oder erzeugt worden ist. • Das Kind wird wiederholt zur medizinischen Untersuchung und extensiven Behandlung vorgestellt. • Die Symptome verschwinden komplett nach dem Trennen des Täters. • Durch das aufopferungsvolle Kümmern um das „kranke" Kind und das vom Umfeld geäußerte Mitleid empfinden die „Täter" (meistens die Mütter) eine gesellschaftliche Anerkennung. Dies ist meist der Grund für dieses Verhalten.

Ein Kind kann sich, wenn es noch nicht gehfähig ist, in aller Regel keine **Frakturen** zuführen. Vor allem Femurfrakturen bei einem Kind, das die Gehfähigkeit noch nicht erlangt hat, sowie Rippenfrakturen ohne Hochenergietrauma sind verdächtig für eine körperliche Misshandlung. Sehr typische Verletzungen für nichtakzidentelles Trauma sind die eher seltenen Korbhenkel- oder auch Eckkantenfrakturen der Metaphysen (engl.: *metaphyseal chip fracture/metaphyseal corner fracture).* Das Vorliegen von mehreren oder unerklärlichen älteren Frakturen oder auch bei einer verspäteten ärztlichen Vorstellung bei offensichtlichen Frakturen sollte ebenfalls den Verdacht auf eine körperliche Misshandlung wecken. Auch bei den Frakturen ist die Anamnese sehr wichtig und muss in Kongruenz stehen mit den zugezogenen Verletzungen.

Weitere typische Verletzungen bei Kindesmisshandlung sind socken- bzw. handschuhförmige **Verbrühungen** und **Verbrennungen** an den Händen und Füßen oder Verbrennungen, die an das Objekt erinnern (Bügeleisen, Zigaretten etc.) (➤ Abb. 59.2). Genitalverbrühungen und -verbrennungen sind auch häufiger mit Kindesmisshandlung assoziiert.

Das **nichtakzidentelle Schädel-Hirn-Trauma** (auch **Schütteltrauma** genannt, engl.: *abusive head trauma:* AHT) ist eine schwerwiegende Verletzung. Dadurch kann es bei Säuglingen zu einem Zerreissen der Brückenvenen und damit zu Subduralblutungen zu retinalen Einblutungen sowie durch das feste Halten des Kindes oder beim Abwerfen der Kinder nach dem Schütteln zu Frakturen kommen.

Der Verdacht einer **Kindesmisshandlung** soll nie vom Betreuungsteam an die Eltern kommuniziert werden. Es empfiehlt sich, keine suggestiven Fragen zu stellen. Kinder, welche Auskunft geben könnten, sollten heikle Fragen betreffend Missbrauch stets ohne die Eltern/Betreuungsperson gestellt bekommen. Es ist jedoch wichtig, dem nachbetreuenden Team den Verdacht auf Kindesmisshandlung und allenfalls beim Einsatz beobachtete Gegebenheiten und Situationen zu äußern. In solchen Fällen sind detaillierte Protokolle, ggf. ergänzt durch Gedächtnisprotokolle, falls einem etwas seltsam vorkam, essenziell.

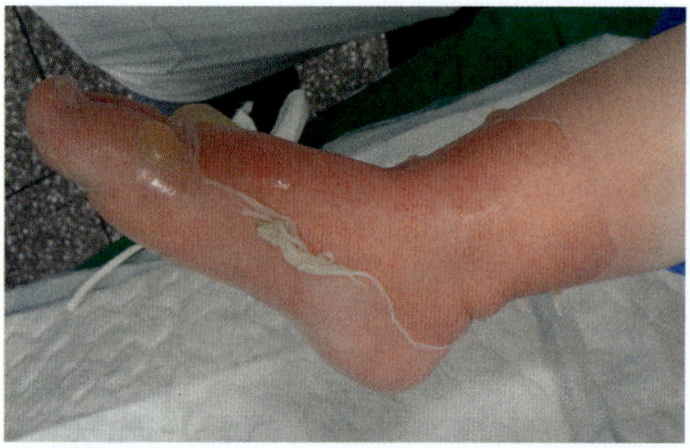

Abb. 59.2 Verbrühung mit klassischen sockenförmigen Verbrühungen [T1401]

Bei verdächtigen Befunden müssen somatische Ursachen wie beispielsweise eine Gerinnungsstörung (bei ungewöhnlichen Hämatomen und Subduralhämatomen) oder Knochenstoffwechselstörungen (z. B. Osteogensis imperfecta bei ungewöhnlichen Frakturen) sowie Stoffwechselerkrankungen (z. B. Glutarazidurie bei Schütteltrauma) ausgeschlossen werden. Diese Untersuchungen und die weiteren Schritte betreffend Kindesschutzmaßnahmen sollen immer in engmaschiger Zusammenarbeit mit einer Kinderschutzgruppe erfolgen.

MERKE

Nimm bei Verdacht auf eine Kindesmisshandlung immer Kontakt mit einer Kinderschutzgruppe auf und lasse dich beraten!

Durch den Abbau von fetalem Hämoglobin und die Produktion von normalem, adultem Hämoglobin kommt es bei Säuglingen physiologisch zu einer leichten Anämie (Peak: Alter von 3 Monaten). Einer überproportionalen Anämie muss jedoch nachgegangen werden. Aufgrund des geringen Blutvolumens kann bei einem Neugeborenen oder Säugling bereits eine ausgeprägte intrakranielle oder subgaleale Blutung (z. B. geburtstraumatisch oder durch eine Kalottenfraktur) anämisierend wirken und hämodynamisch relevant sein.

Durch die noch offenen Schädelnähte und die weiche Fontanelle kommt es erst zu einer Zunahme des Kopfumfangs, bevor sich Hirndruck manifestiert.

MERKE

Bei ungewöhnlichen Verletzungen, inkongruenten anamnestischen Angaben zum Verletzungsmuster sowie Verletzungen bei sehr jungen Säuglingen, welche noch nicht mobil sind, muss leider unbedingt an eine Kindesmisshandlung gedacht werden.

59

Was wäre, wenn …

- … es ein Junge gewesen wäre, der 1 Jahr alt ist, bereits laufen gelernt hat, gegen ein Spielzeug gefallen ist und die Mutter von immer wieder großen Hämatomen beim Umfallen berichtet?
  - Dann ist die Differenzialdiagnose der Gerinnungsstörung vordergründig. Bei Jungen muss auch an eine Hämophilie A oder B gedacht werden. Dennoch muss man auch in diesem Fall immer an die Möglichkeit einer Kindesmisshandlung gedacht werden.
- … der 6-wöchige Junge mit dem rechten Arm immer wieder gezuckt und eine leichte Blickdeviation nach links gezeigt hätte?
  - Junge Säuglinge haben in aller Regel relativ subtile fokale Krampfanfälle, die nicht immer einfach zu erkennen sind. Diese müssen aber bei fokalen Symptomen in Betracht gezogen werden. Krampfanfälle können das erste fassbare Zeichen einer Hirndruckerhöhung bei Subduralblutung nach Schütteltrauma sein. Generalisierte (tonisch oder klonische Anfälle) treten in diesem Alter eigentlich nicht auf, da noch keine genügende Reifung der Myelinisierung der Neuronen besteht.
- … der Junge im Schulalter wäre und berichten würde, dass die Großmutter ihn geschlagen habe und es so zu dem Othämatom gekommen sei?
  - Dann soll das Kind möglichst zeitnah ärztlich untersucht werden und eine Fotodokumentation der Verletzungen erfolgen. Zusammen mit der Kinderschutzgruppe soll die Kindesgefährdung eingeschätzt und allenfalls entsprechende Maßnahmen eingeleitet werden. Wichtig ist es vor allem, weitere Fälle von Kindesmisshandlung zu vermeiden und ggf. gefährdete Kinder aus dieser Gefahr zu nehmen.

Zusammenfassung

- Bei Frakturen, Verbrennungen/Verbrühungen und Hämatomen muss immer an die Differenzialdiagnose der Kindesmisshandlung gedacht werden.
- Die Anamnese ist entscheidend! Wenn die Traumanamnese nicht zu den Verletzungen passt, müsst ihr zwingend an Kindesmisshandlung denken.
- Frakturen bei einem Kind, das noch nicht gehfähig ist, sind immer suspekt für eine Kindesmisshandlung.
- Teilt euren Verdacht einer Kindesmisshandlung mit dem Betreuungsteam und holt immer Hilfe von einer Kinderschutzgruppe.
- Sofern präklinisch der Verdacht besteht, dass eine Kindesmisshandlung vorliegt, sollte das Kind unbedingt in eine Kinderklinik gebracht werden.

LITERATUR

AWMF-S3-Leitline Kindesmisshandlung, -missbrauch, -vernachlässigung, unter Einbindung der Jugendhilfe und Pädagogik (Kinderschutzleitlinie).

Berthold O et al. Misshandlung als Ursache von Frakturen im Kindesalter. Deutsches Ärzteblatt 2018; 115(46).

Manan MR et al. A Multispecialty Approach to the Identification and Diagnosis of Nonaccidental Trauma in Children. Cureus July 26, 2022; 14(7).

Paul AR et al. Non-accidental trauma in pediatric patients: a review of epidemiology, pathophysiology, diagnosis and treatment. Transl Pediatric 2014; 3(3): 195–207.

KAPITEL

60

Beate Grass

Eigenen Puls fühlen – ungeplante Hausgeburt

Fallbericht

Alarmierung und Anfahrt

Notruf einer Schwangeren in der 39 4/7 SSW in einer Kleinstadt an einem Freitagvormittag (im Februar) um 10:30 Uhr: spontaner Blasensprung vor 30 min, klares Fruchtwasser, jetzt Presswehen, drittes Kind, „es geht plötzlich alles so schnell", ihre Hebamme sei auf dem Weg zu ihr. Ausrücken des Rettungswagens mit zwei Notfallsanitätern um 10:32 Uhr. Alarmierung des Notarztes, der noch bei einem anderen Einsatz gebunden ist und im Rendezvous-System an den Einsatzort gebracht wird. Eintreffen der Notfallsanitäter am Notfallort zeitgleich mit der Hebamme um 10:38 Uhr.

Eintreffen

Eine Nachbarin nimmt das eintreffende Rettungsteam am Hauseingang in Empfang und führt sie in die Wohnung der Gebärenden im Erdgeschoss. Die Hebamme hat den unauffälligen Schwangerschaftsverlauf regelmäßig begleitet. Betreten einer aufgeräumten Wohnung mit Kinderspielzeug. Die Gebärende war alleine zu Hause (Kindsvater am Arbeitsplatz, beide Geschwisterkinder im Kindergarten).

Ersteindruck

38-jährige Drittgebärende sitzt im Badezimmer auf dem Boden. Hebamme bestätigt vitales Kind unmittelbar vor Geburt, kindlicher Kopf am Durchtreten. Hebamme übernimmt die Leitung der Geburt und die Betreuung der Schwangeren, die Notfallsanitäter bereiten die Erstversorgung des Neugeborenen vor.

Bei unmittelbar bevorstehender Geburt erfolgt oben genannte Ressourcenaufteilung. Beurteilung als rasche Spontangeburt, ungeplanterweise als Hausgeburt.

Bisher kein Hinweis für Komplikationen bei der Schwangeren oder beim Neugeborenem. Teamkonsens, dass Notarzt bereits auf der Anfahrt befindlich und dass zweizeitig großzügiges Nachfordern des zuständigen Neonatologie-Transport-Teams im Verlauf, falls Bedarf. ➤ Tab. 60.1.

Verdachtsdiagnose und Differenzialdiagnosen

Ungeplante Hausgeburt: physiologische Spontangeburt eines Einlings am Termin.

Differenzialdiagnosen: erhöhtes Risiko für Anpassungsstörung beim Neugeborenen bei sehr rascher Geburt.

Tab. 60.1 SSSS-Schema

Scene	Privates häusliches Umfeld
Safety	Keine äußerlichen Gefährdungen
Situation	Unmittelbar bevorstehende ungeplante Hausgeburt, Schwangere unter Spontangeburt am errechneten Termin, Einling
Support	Einsatzkräfte ausreichend, Geburt unmittelbar; Ressourcenaufteilung: Hebamme → Schwangere 2 Notfallsanitäter → Termingeborenes

60.1 Präklinische Therapie

Spontangeburt eines termingeborenen Mädchens um 10:44 Uhr und Begleitung der neonatalen Primäradaptation durch die Notfallsanitäter. Die Kindsmutter ist wohlauf und wird von der Hebamme betreut. Entgegennehmen des Termingeborenen bei noch intakter Nabelschnur, Abtrocknen mit warmen Tüchern, taktile Stimulation. Überprüfung der Herzfrequenz und Atmung. Bei Normokardie, aber insuffizienter Spontanatmung Entscheid zum Abnabeln. ➤ Tab. 60.2.

Tab. 60.2 X-ABCDE

X-ABCDE	Beschreibung	Maßnahme
e**X**sangiation	Nabelschnur noch intakt	Abnabeln nach 30 s (da keine Spontanatmung)
Airway	Offen, kein Sekret	Positionierung in Rückenlage in Schnüffelposition (Schultern unterpolstern zum Ausgleich des physiologisch großen Hinterkopfes)
Breathing	Insuffiziente Spontanatmung	Beutel-Masken-Beatmung mit FiO_2 0,21 (Raumluft), Beatmungsfrequenz 40–60/min
Circulation	Herzfrequenz 110/min	Keine erforderlich (da Herzfrequenz > 100/min)
Disability	Keine Spontanmotorik, reduzierter Tonus	Siehe Breathing
Exposure & **E**nvironment	Nass, blutverschmiert	Abtrocknen, frische trockene warme Tücher

Ab der 2. Lebensminute problemlose Beutel-Masken-Beatmung mit Neugeborenenbeatmungsbeutel (Flow 5 l/min, FiO_2 0,21 [Raumluft]) mit gut sichtbaren symmetrischen Thoraxexkursionen.

Anbringung einer Sauerstoffsättigungsmessung am rechten Handgelenk (**Merke:** Referenz **r**echte Hand zur p**r**äduktalen Messung in den ersten 24 Lebensstunden). Zudem Anbringung einer EKG-Überwachung. Ableitung einer kontinuierlich ansteigenden Herzfrequenz auf 162/min und Sauerstoffsättigung präduktal von 70 % unter Beutel-Masken-Beatmung mit FiO_2 0,21 (Raumluft) (➤ Abb. 60.1, ➤ Abb. 60.2).

Daraus ergibt sich, dass die mittlere präduktale Sauerstoffsättigung im Alter von einer Lebensminute bei 60 % liegt und innerhalb der ersten 10 Lebensminuten auf Werte über 90 % ansteigen sollte. Wird die Ziel-Sauerstoffsättigung gemäß Normogramm bei suffizienter Spontanatmung nicht erreicht, ist eine zusätzliche Sauerstoffgabe indiziert unter kon-

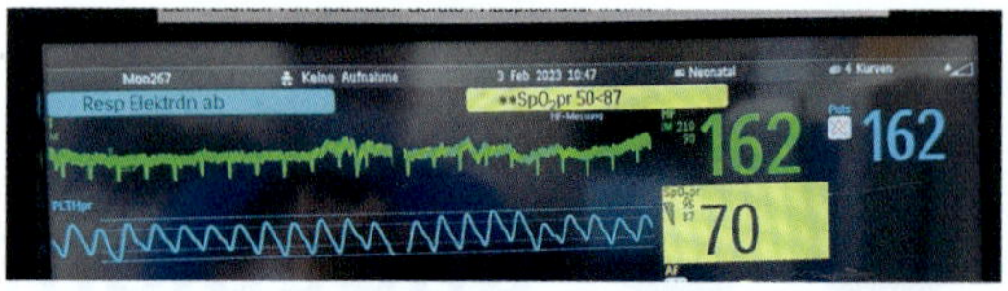

Abb. 60.1 Herzfrequenz- und Sauerstoffsättigungsableitung im Alter von 2 Lebensminuten [T1160]

tinuierlicher Ableitung der präduktalen Sauerstoffsättigungsmessung.

Eine Abgrenzung zwischen den Indikationen zur Beutel-Masken-Beatmung und der Indikation zur Sauerstoffgabe bei Oxygenationsstörung trotz suffizienter Spontanatmung ist wichtig.

CAVE

Bei einer insuffizienten Spontanatmung ist die isolierte Sauerstoffgabe (ohne Beutel-Masken-Beatmung) unzureichend.

DIAGNOSE

Termingeborenes Mädchen der 39 4/7 SSW mit verzögerter Primäradaptation bei insuffizienter Spontanatmung nach rascher ungeplanter Hausgeburt. Stets normokard und altersentsprechende Oxygenation für die jeweilige Lebensminute.

Unter Beutel-Masken-Beatmung symmetrische Thoraxexkursionen und rosig werdendes Neugeborenes. Kontinuierliche Ableitung der Herzfrequenz von 140/min über die Sauerstoffsättigungsmessung und EKG-Überwachung (Sollwert: > 100/min; Norm: 120–160/min bei ruhigem Neugeborenen, bei schreiendem Neugeborenen Herzfrequenz bis ca. 200–220/min zu erwarten).

In der dritten Lebensminute Einsetzen einer suffizienten Spontanatmung und Beendigung der Beutel-Masken-Beatmung. Das termingeborene Mädchen wir der Mutter zum Bonding auf die Brust gegeben und weiterhin engmaschig klinisch überwacht.

Der Notarzt wird telefonisch benachrichtigt über den stabilen Zustand der Kindsmutter und des Termingeborenen und im Teamkonsens für diesen Einsatz abbestellt.

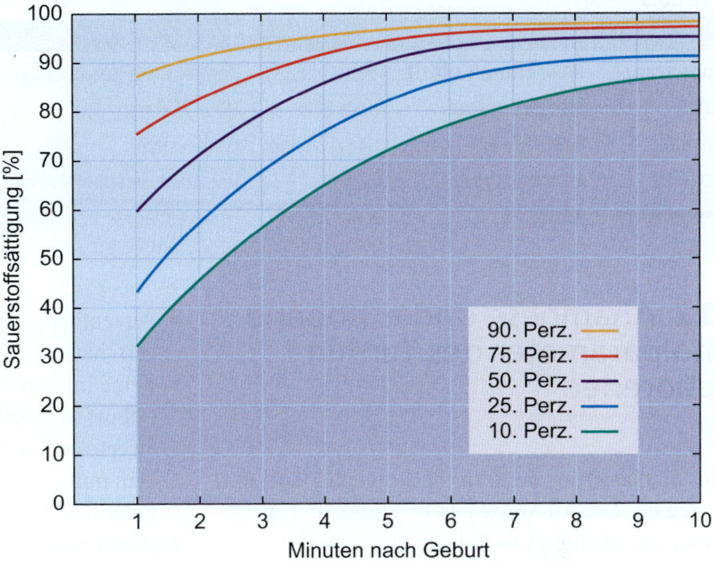

Abb. 60.2 Praxis: „Wie lange ist wie blau normal in den ersten 10 Lebensminuten?" Normogramm der präduktalen Sauerstoffsättigung in den ersten 10 Lebensminuten (nach Dawson et al. 2009) [L231]

MERKE

Die rechtzeitig begonnene und korrekt durchgeführte Beutel-Masken-Beatmung bei
- fehlender oder insuffizienter Spontanatmung und/oder
- Bradykardie < 100/min

ist die wichtigste Erstmaßnahme bei der Primäradaptation des Neugeborenen!

RED FLAGS

- Schwierigkeiten bei der Maskenbeatmung eines Neugeborenen sind häufig bedingt durch Reklination/Inklination des Kopfes und somit Verlassen der Schnüffelposition mit Verlegung der Atemwege.
- Zudem besteht die Gefahr der mechanischen Atemwegsobstruktion durch die kindliche große Zunge durch versehentliches Eindrücken des Mundbodens bei Abrutschen von der Mandibula beim Halten der Beatmungsmaske.
- Empfehlungen zur strukturierten Optimierung der Beutel-Masken-Beatmung: Akronym RALPH (➤ Abb. 60.3)

Bei nur circa 1 % der Geburten sind erweiterte Reanimationsmaßnahmen wie Intubation, kardiopulmonale Reanimation, Infusionsanlage und Medikamentenverabreichung notwendig. Solche Situationen sind auch für erfahrene neonatologische Teams herausfordernd.

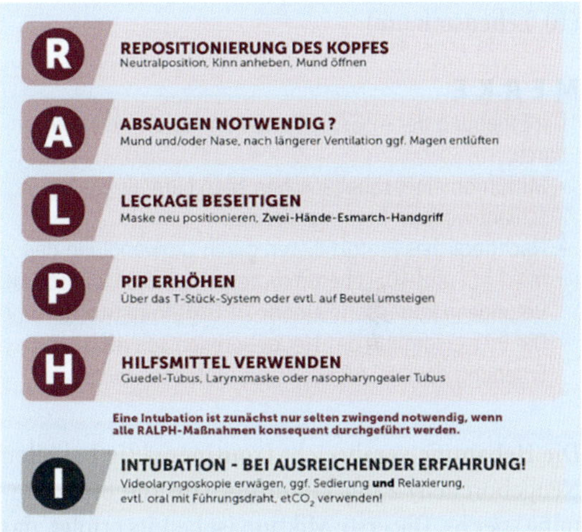

Abb. 60.3 Akronym „RALPH" als Strategie zur Optimierung der Beutel-Masken-Beatmung beim Neugeborenen (Schwindt et al. 2022 licensed by CC BY 4.0 DEED) [F705-023]

60

Tab. 60.3 APGAR

		0	1	2
Appearance	**Aussehen, Kolorit**	Blau, blass	Zentral rosig, peripher zyanotisch	Generalisiert rosig
Pulse	**Herzfrequenz**	Kein Puls	HF < 100/min	HF > 100/min
Grimace	**Mimik**	Keine Mimik	Grimassieren	Schreien
Activity	**Muskeltonus**	Schlaff	Reduziert, leichte Flexionshaltung	Normal, aktive Bewegung
Respiration	**Atmung**	Keine	Unregelmäßige oder insuffiziente Spontanatmung	Regelmäßige und suffiziente Spontanatmung

60.2 Anamnese und erhobene Vitalparameter des Termingeborenen

Nach Stabilisierung des termingeborenen Mädchens werden die APGAR-Werte der 1., 5. und 10. Lebensminute protokolliert (➤ Tab. 60.3).

In diesem Fall ergibt sich somit ein APGAR-Wert von 4 (1. Lebensminute), 8 (5. Lebensminute) und 9 (10. Lebensminute).

MERKE

Die Erhebung der APGAR-Werte kann erleichtert werden durch:

- Mitführen einer tabellarischen Merkhilfe als Nachschlagewerk im Rettungsdienst
- Nachträgliches Protokollieren durch Umwandlung der mit 1., 5. und 10. Lebensminuten erhobenen klinischen Befunde in korrespondierende APGAR-Punktwerte. Die Erstversorgung des Neugeborenen soll **nicht** zur Erhebung des APGAR-Werts unterbrochen werden.

Die Hebamme verabreicht (routinemäßig bei allen Neugeborenen) 2 mg Vitamin K (für die Blutgerinnung) per os. Die erste Miktion ist bereits erfolgt, das erste Absetzen von Mekonium ist noch ausstehend. Die Hebamme misst die rektale Köpertemperatur von 36,3 °C beim Termingeborenen und protokolliert dies. Vorheizen der Ambulanz auf Maximaltemperatur für den Wärmeerhalt des Termingeborenen.

Auf der Ambulanzfahrt in die Zielklinik Erheben der kindlich relevanten Schwangerschaftsanamnese durch den Rettungssanitäter bei Kindsmutter und Hebamme:

- Durchsicht des Mutterpasses: problemloser Schwangerschaftsverlauf mit regelmäßigen Kontrollen beim niedergelassenen Gynäkologen, Geburtstermin gesichert
- Perzentilengerechtes Wachstum in der Schwangerschaft
- Keine Infektrisiken: Blasensprung 45 min vor Geburt (d. h. kein prolongierter Blasensprung), Streptokokken-B-Status der Kindsmutter negativ, kein mütterliches Fieber oder Krankheitsgefühl unter der Geburt

Zudem Protokollierung der vor Abfahrt erhobenen Vitalparameter: ➤ Tab. 60.4.

60.3 Zielklinik und Transport

Ambulanzverlegung in die ortsnahe Gebärklinik mit angeschlossener Neonatologie nach erfolgter telefonischer Rücksprache mit der Leitstelle des Gebärsaals. Stabiler Transport der Mutter (liegend) und des termingeborenen Mädchens (in einem Kindersitz für Neugeborene). Triagierung im dortigen Gebärsaal mit Hinzuzug des diensthabenden Neonatologen zur Beurteilung des Neugeborenen im Alter von 1 Lebensstunde. Vitalparameter, abgesehen von Hypo-

Tab. 60.4 Vitalparameter

	14:45 Uhr, d.h. 20. Lebensminute
Atemfrequenz	58/min
Sauerstoffsättigung (präduktal)	97 % unter Raumluft
Herzfrequenz	142/min
Rekapillarisierungszeit	Zentral 2 s, peripher 4 s
Blutdruck	41 mmHg MAD
Temperatur	36,3 °C
Blutzucker	3,7 mmol/l

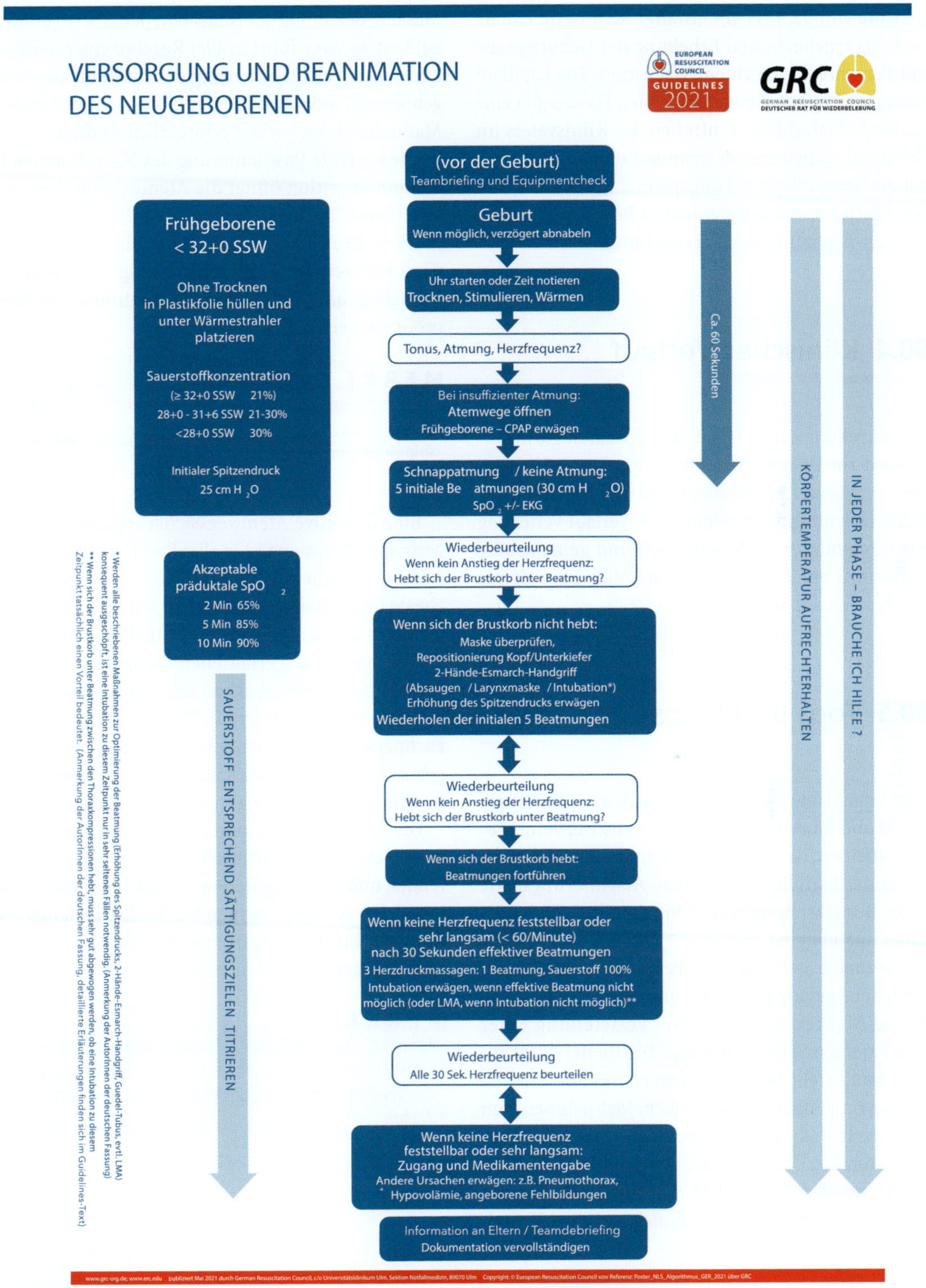

Abb. 60.4 ERC-Neugeborenen-Algorithmus (© German Resuscitation Council [GRC] und Austrian Resuscitation Council [ARC] 2021) [F781-040]

thermie von 35,9 °C, unauffällig. Klinische Untersuchung regelrecht und Erhebung der Geburtsmaße mit Perzentilen-gerechtem Wachstum. Die kapilläre Blutgasanalyse aus der vorgewärmten Ferse ergibt eine leichte Laktatazidose. Eintreffen des Kindsvaters im Gebärsaal. Aufnahme des termingeborenen Mädchens auf die Neonatologie bei ungeplanter Hausgeburt und verzögerter Primäradaptation mit Bedarf der Beutel-Masken-Beatmung zur Überwachung.

60.4 Klinischer Verlauf

Termingeborenes für 24 h in der Neonatologie hospitalisiert zur Überwachung bei ungeplanter Hausgeburt, verzögerter Primäradaptation und Hypothermie. Am 2. Lebenstag bei problemlosem Verlauf Verlegung zur Kindsmutter ins Wochenbett und gemeinsame Entlassung am 3. Lebenstag. Unauffälliger weiterer Wochenbettverlauf.

60.5 Tops und Flops

Eine ungeplante Hausgeburt ist selten im Rettungsdienst und führt unter Umständen zu zwei vulnerablen Patienten: das Neugeborene und die Gebärende. Eine interdisziplinär erarbeitete Alarmierungskette unter Berücksichtigung der lokalen Ressourcen ist daher unabdingbar.

Die zügige Stabilisierung dieses termingeborenen Mädchens gelang durch die umgehend begonnene Beutel-Masken-Beatmung bei Feststellung einer insuffizienten Spontanatmung. Die Beutel-Masken-Beatmung stellt in den allermeisten Fällen neben den Basismaßnahmen (Abtrocken, Maßnahmen zum Wärmeerhalt) die einzig erforderliche Maßnahme zur Unterstützung der Primäradaptation dar.

Im klinischen Alltag erlebt man regelmäßig eine gewisse Zurückhaltung bei der Einleitung einer Beutel-Masken-Beatmung des Neugeborenen. Diese (unnötige) Verzögerung führt in aller Regel zu einer weiteren klinischen Verschlechterung des Zustands des Neugeborenen, sodass unter Umständen weitreichendere Maßnahmen im Verlauf erforderlich werden.

Die korrekte Positionierung des Neugeborenen in Schnüffelposition öffnet die Atemwege und ist entscheidend für das Gelingen der effektiven Beutel-Masken-Beatmung. In der Mehrzahl der Fälle tritt nach kurzzeitiger Maskenbeatmung rasch eine regelmäßige und suffiziente Spontanatmung des Neugeborenen ein.

MERKE

Eine suffiziente Beutel-Masken-Beatmung ist meist die einzig notwendige Maßnahme zur Unterstützung der Primäradaptation Neugeborener.

Eine definitive Atemwegssicherung und eine längerfristige Beatmung ist in aller Regel bei Adaptationsstörungen nicht erforderlich. Somit ist die endotracheale Intubation ausgesprochen selten indiziert und gehört in die Hände einer mit Notfallfallintubationen von Neugeborenen erfahrenen Fachperson (mit entsprechender Verfügbarkeit des größenadaptierten Equipments und Material). Dieses neonatologische Fachpersonal ist primär bei einer ungeplanten Hausgeburt nicht zugegen und muss durch die anwesenden medizinischen Fachpersonen nachgefordert werden.

Die Team- und Ressourcenaufteilung ermöglichte die gleichzeitige medizinische Versorgung der Gebärenden und des Neugeborenen. Auch die Antizipation möglicher Komplikationen bei beiden Patienten ist Schlüssel für das rechtszeitige Nachfordern zusätzlicher Fachkräfte im Bedarfsfall.

MERKE

Kenntnis über die lokalen Alarmierungsstrukturen bei ungeplanter Hausgeburt inklusive Anforderung eines spezialisierten neonatologischen Teams sind von hoher Wichtigkeit!

Was wäre, wenn …

- … noch kein so weiter Geburtsfortschritt mit unmittelbar anstehender Geburt vorgelegen hätte?
  - Sofern aus mütterlicher und kindlicher Sicht vertretbar, zügiger intrauteriner Transport (ggf. unter Tokolyse zur Geburtshemmung) in die Gebärklinik mit Entbindung dort
- … keine Hebamme vor Ort gewesen wäre zur Geburt?
  - Sofortiges Nachfordern von Teamressourcen, da zwei Personen (Gebärende und Neugeborenes) medizinisch versorgt werden müssen und zusätzlich jederzeit mit Komplikationen gerechnet werden muss. Zur Versorgung des Neugeborenen sind zwei medizinische Fachpersonen erforderlich, eine weitere medizinische Fachperson übernimmt die medizinische Betreuung der Schwangeren/Kindsmutter.
- … es eine geplante statt ungeplante Hausgeburt gewesen wäre?
  - Es liegen standardisierte nationale Kriterien vor, wann eine Hausgeburt unter Berücksichtigung der kindlichen und mütterlichen Gesundheit in Erwägung gezogen werden kann.
- … es eine Frühgeburt statt Termingeburt gewesen wäre?
  - Prinzipiell im Rettungsdienst gleiches Vorgehen und gleicher Algorithmus der Erstversorgung für Ersthelfer bis zum Eintreffen eines spezialisierten neonatologischen Teams. Wärmeerhalt umso mehr im Fokus, da rasches Auskühlen, je kleiner das Neugeborene.
- … es eine Mehrlingsgeburt statt Einlingsgeburt gewesen wäre?
  - Erhöhtes Risiko für kindliche (und mütterliche) Komplikationen unter Geburt. Daraus resultiert die Empfehlung, frühzeitig ein spezialisiertes geburtshilfliches und neonatologisches Team nachzufordern.
- … Hinweise für eine vorzeitige Plazentalösung bei vaginaler Blutung der Schwangeren vorliegen würden?
  - Antizipation eines schwer deprimierten Neugeborenen mit dem Bild eines hämorrhagischen Schocks, Ankündigung als solches bei der Leitstelle, Gebärsaal und umgehendes Nachfordern eines neonatologischen Teams

Zusammenfassung

- Ungeplante Hausgeburten sind insgesamt selten im Rettungsdienst. Extremfrühgeburtlichkeit im Rettungsdienst stellt die absolute Ausnahme dar.
- Die regelmäßige Teilnahme (in der Regel Refresher alle 2 Jahre) an einem theoretisch-praktischen Weiterbildungskurs zur Neugeborenen-Erstversorgung ist für Rettungsdienstpersonal dringend empfohlen.
- 90 % der Termingeborenen benötigen Basismaßnahmen zum Wärmeerhalt und keine weiterführende Unterstützung bei der Primäradaptation.
- Eine korrekt durchgeführte Beutel-Masken-Beatmung ist in aller Regel die einzig erforderliche Maßnahme bei den restlichen 10 % der Termingeborenen mit Unterstützungsbedarf.
- Darüberhinausgehende erweiterte Reanimationsmaßnahmen sind äußerst selten (ca. 1 %).
- Im Zweifelsfall empfiehlt es sich, großzügig und frühzeitig ein neonatologisches Transport-Team an- bzw. nachzufordern.

LITERATUR

European Resuscitation Council 2021. Leitlinie Versorgung und Reanimation des Neugeborenen nach der Geburt. Notfall Rettungsmed 2021; 24: 603–649.

Fauchère J C, Bucher H U. Sauerstoff zur Reanimation von Neugeborenen: vom Wohltäter zum Übeltäter? Swiss Medical Forum 2011; 11(1–2): 7–8.

Revidierte Empfehlungen der Schweizerischen Gesellschaft für Neonatologie. Die Unterstützung der Adaptation und Reanimation des Neugeborenen. 2017. https://www.neonet.ch/application/files/4017/0142/6911/2023_Richtlinien_Neugeborenen_Reanimation_DE.pdf (letzter Zugriff 01.02.2024).

Schweizer Neugeborenen Reanimation Algorithmus (Start4Neo): https://www.paediatrieschweiz.ch/die-unterstutzung-der-adaptation-und-reanimation-des-neugeborenen-2023/ (letzter Zugriff 01.02.2024).

Schwindt JC, Schäfer S, Grass B et al. Wenn die Maskenbeatmung beim Neugeborenen schwierig ist. Monatsschr Kinderheilkd 2022; 170: 1016–1022.

Versorgung und Reanimation des reifen Neugeborenen nach der Geburt. Basierend auf der aktuellen Leitlinie des European Resuscitation Council 2021. Monatsschr Kinderheilkd 2022; 170: 588–603.

KAPITEL

61 Galoppierendes Herz: je instabiler, desto Strom!

Ruth Kröss

Fallbericht

Alarmierung und Anfahrt

Der Notruf erfolgt aus der niedergelassenen Kinderarztpraxis um 9:40 Uhr an einem Werktag. Die 6 Monate alte Emma hat dort den U5-Untersuchungstermin. Die besorgte Mutter schildert dem Kinderarzt, dass Emma seit gestern „anders als sonst“ sei: Sie esse nicht ausreichend, schwitze, sei blass und leicht reizbar. Respiratorischer Infekt, Fieber, Durchfall und Impfungen in den vergangene 14 Tagen werden von der Mutter verneint. Beim Betreten der Kinderarztpraxis fällt der Mutter erstmalig eine graue Hautfarbe von Emma auf. Beim Quicklook stellt der Kinderarzt eine hohe Herzfrequenz mit > 250 bpm fest. Er betätigt den Notruf.

Eintreffen

Das ersteintreffende Rettungsteam besteht aus dem bodengebundenen Notarztteam (1 Notärztin, 1 Notfallsanitäter). Die Notärztin sucht auf der Anfahrt nach dem Pädiatrischen Notfalllineal (PädNFL©). In der Praxis finden sie eine aufgeregt besorgte Mutter vor, welche Emma im Arm hält und um deren Leben fürchtet. Der Säugling ist schlapp, nimmt mit der Notärztin nicht Kontakt auf, wimmert leise vor sich hin. Der Kinderarzt hat ein 25-G-Venflon am Skalp gelegt, einen langen EKG-Streifen geschrieben und präsentiert diesen dem Rettungsteam mit den Worten: „Da müssen wir jetzt schnell etwas tun!“ ➤ Abb. 61.1.

Ersteindruck

Nach pädiatrischem Beurteilungsdreieck: ➤ Tab. 61.1.
Cave: 3 Bs → Kind akut gefährdet!
Nach dem ersten abgearbeiteten ABCD fällt eine starre Tachykardie > 300/min auf. ➤ Tab. 61.2.

Verdachtsdiagnose und Differenzialdiagnosen

Verdacht auf supraventrikuläre Tachykardie (SVT). Differenzialdiagnosen:

- Sinustachykardie/Bedarfstachykardie bei Hypovolämie wie bei Sepsis, Fieber
- Anämie bei Blutung/Trauma (beim Säugling Herzfrequenz-Obergrenze bei Sinustachykardien 220/min)
- Tachykardie aufgrund Schmerzen (immer an Kindesmisshandlung denken!)
- Lungenembolie: im TTE ballonierter rechter Ventrikel sichtbar
- Medikamentenintoxikation: Anamnese und Tox-Screening (immer alle leeren Medikamentenschachteln vom Einsatzort mitnehmen)
- Elektrolytentgleisung bei akuter Niereninsuffizienz bei z. B. polyzystischen Nierenerkrankungen oder akuter Leberinsuffizienz
- Hyperthyreose
- Herzkinder mit HRST: Narbe am Thorax sichtbar **(Kinder immer ausziehen!)**

Tab. 61.1 Ersteindruck nach Pädiatrischen Beurteilungsdreieck

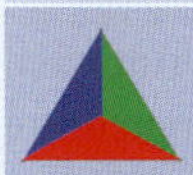	**Allgemeinzustand**	Nimmt keinen Kontakt mit Umgebung auf
	Atmung/ Atemarbeit	Angestrengt, oberflächlich
	Hautkolorit/-perfusion	Grau, marmoriertes Hautkolorit
	Ergebnis:	≥ 2 = kritisch

Tab. 61.2 SSSS-Schema

Scene	Kinderarztpraxis
Safety	Sicher
Situation	„Grauer“ apathischer Säugling
Support	Hubschrauberstart aufgrund dichten Nebels nicht möglich

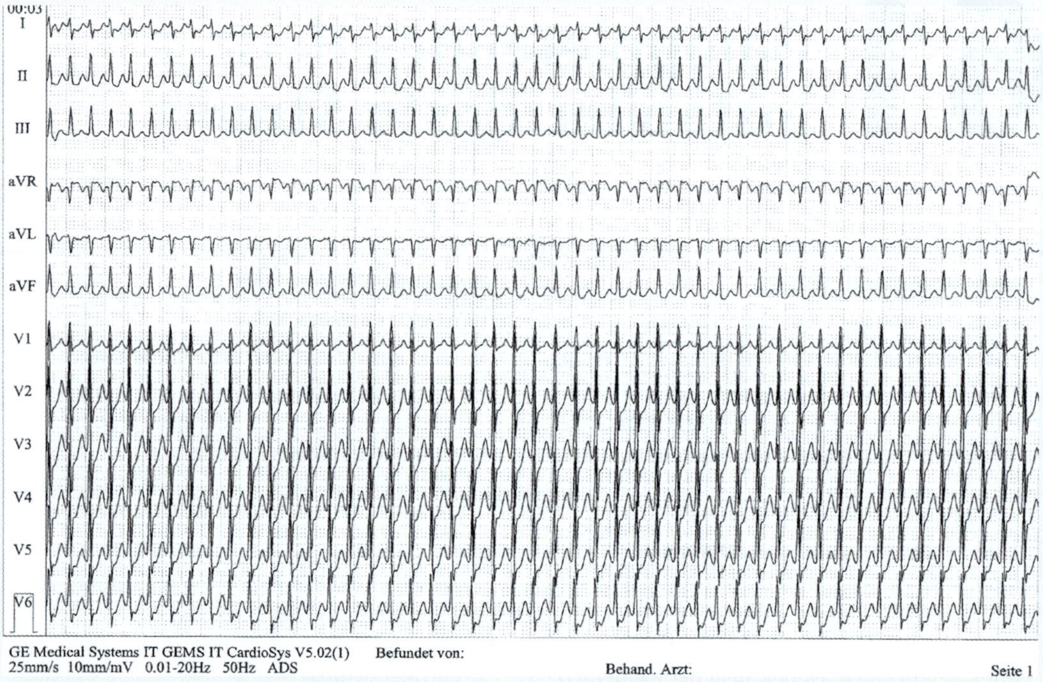

Abb. 61.1 EKG mit einer SVT (~300/min) [T1400]

61.1 Präklinische Therapie

MERKE

Eine supraventrikuläre Tachyarrhythmie wird von Säuglingen und Kleinkindern lange gut toleriert – deshalb keine übersprunghaften präklinischen Therapieentscheidungen.

Die Notärztin entkleidet das Kind und beginnt nach ABCDE-Schema mit der klinischen Untersuchung (➤ Tab. 61.3). Auffällig sind die Tachypnoe, die verlängerte zentrale Rekap.-Zeit von 4 s, die gestauten Jugularisvenen und die Schmalkomplextachykardie mit einer fixen Frequenz von 300/min. Sie teilt in einem Team-Time-out ihrem Team mit, dass es sich hier um ein kritisch krankes Kind handelt. Sie sichert zuerst den Atemweg mit einer Nackenrolle (Windel), einem Esmarch-Handgriff („*Treat first, what kills first*") und passendem Guedel-Tubus und beginnt mit einer assistieren, die vom Säugling akzeptiert wird. Dann übergibt sie die Beatmung dem Notfallsanitäter, um sich das EKG genauer anzusehen.

MERKE

Die Guidelines empfehlen so schnell wie möglich das Anbringen der Defibrillator-Pads +/– EKG-Monitoring.

Im EKG findet die Notärztin eine Schmalkomplextachykardie mit einer starren Frequenz von 300/min. Nach Ausschluss von den 4 Hs und HITS gelangt sie zusammen mit ihrem Team zur Verdachtsdiagnose „Supraventrikuläre Tachykardie"

Da das Kind alle vier Herzinsuffizienzkriterien und Instabilitätskriterien erfüllt, entscheidet sich die Notärztin vor Ort zur Behandlung. Sie berät sich mit dem Kindernotarzt und aufgrund der Instabilität entscheidet sie sich zu einer Kardioversion mit 10 J (1 J/kg KG). Der bereits liegende i. v.-Zugang am Skalp wird als Rückfallebene akzeptiert – auf eine Analgosedierung wird von der Notärztin aufgrund des schlechten Allgemeinzustands von Emma verzichtet. Die Mutter wird über das Prozedere informiert. Die erste Kardioversion mit 10 J ist nicht erfolgreich, erst die dritte mit 20 J und es stellt sich ein stabiler Sinusrhythmusmit 180/min ein. Nach der dritten CV schreit

Tab. 61.3 X-ABCDE

X-ABCDE	Beschreibung	Maßnahme
Airway	Zunge fällt zurück, gefährdet	Schulterrolle, Esmarch
Breathing	Tachypnoe > 60/min Flache Atmung SpO_2 schwach ableitbar, Lunge beidseits. Belüftet, feuchte Rasselgeräusche basal.	Guedel-Tubus Doppel-C-Griff und Masken-Beutel-Beatmung 15 l O_2 mit Reservoir Kapnografie
Circulation	HF 300 min Rekap.-Zeit > 4 s Sternum Puls zentral tastbar Peripher: kalt und marmoriert Jugularisvenen gestaut RR nicht messbar	i. v.-/i. o.-Etablierung Entscheidung: • Stabil: scoop and run; Transport • Instabil: stay and play: Adenosin, Kardioversion
Disability	AV**P**U bei Stadium P Schlapp Reagiert gezielt auf Schmerzreiz	BZ-Bestimmung: 89 mg/dl
Exposure & **E**nvironment	Kind entkleiden Thoraxnarbe?	Anamnese Mutter: Mutter leidet an WPW-Syndrom

das Kind lauthals; Mutter und Emma lassen sich nicht beruhigen. Beim Versuch der Analgosedierung mit Ketanest/Midazolam läuft der i. v.-Zugang para.

DIAGNOSE

Supraventrikuläre Tachykardie (SVT)

Akute symptomatische HRST sind im Säuglings- und Kleinkinderalter selten. Die Inzidenz von SVTs liegt bei ca. 1/4000. In bis zu 70 % der Fälle manifestiert sich eine akute Herz-Kreislauf-Insuffizienz im Säuglingsalter aufgrund eines nicht diagnostizierten angeborenen kardialen Vitiums. Bei einer SVT kommt es durch die schnelle Herzfrequenz zu einer Verkürzung der Diastole und der Füllung der Ventrikel, zu einem erhöhten Sauerstoff- und Energieverbrauch im Myokard und zu einem pathologischen Kontraktionsmuster des Herzens. Diese drei Faktoren können abhängig von der Dauer der HRST besonders beim Säugling und Kleinkind zu einer Herzinsuffizienz führen mit Trinkverweigerung, Blässe, feuchten Rasselgeräuschen und Bewusstseinsverlust. In der akuten Situation durch den Notfallmediziner (Notarzt, Kinderaufnahme, Station) ist nicht die genaue Diagnosestellung wichtig, sondern die Einschätzung des klinischen Zustands des Patienten (stabil – instabil), die Dokumentation der HRST und deren adäquate Behandlung.

CAVE

Immer das Kind therapieren und nie die Herzfrequenz isoliert betrachten!

MERKE

Eine akute Herzkreislaufinsuffizienz liegt vor, wenn mindestens drei dieser fünf Kardinalsymptome vorhanden sind:

- Zentralisation (kühle Akren, Rekap.-Zeit ≥ 3 s)
- Hautfarbe (kaltschweißig, grau, marmoriert)
- Bewusstsein (blass, schlapp, apathisch)
- Tachypnoe
- Ruhetachykardie (> 150/min jenseits des Säuglingsalters)

CAVE

Jede HRST-Therapie ohne EKG-Dokumentation ist fahrlässig!

61.2 Anamnese

Emma hatte bisher eine unauffällige Entwicklung – Schwangerschaft und Geburt aus BEL in der 38. SSW problemlos – Geburtsgewicht 3.200 g – aktuell 8 kg, 68 cm – Impfungen laut Impfpass alle erfolgt. Seit 24 h „anders als sonst": leicht reizbar, trinkt und isst nicht mehr. Seit 1 h ca. blass und grau, kein Fieber, kein Durchfall, kein Husten. Keine Dauermedikation. ➤ Tab. 61.4.

Tab. 61.4 SAMPLER

SAMPLER	Beschreibung
Symptome und Befunde	Blasser, schockiger Säugling mit starrer HF ~ 300 min
Allergien	Keine bekannt
Medikation	Keine
Patientenvorgeschichte	Blande – Mutter WPW-Syndrom
Letzte Mahlzeit	Vor 12 h
Ereignisse direkt vor dem Notfall	Kind wird teilnahmslos, apathisch
Risikofaktoren	Keine < 1a

61.3 Zielklinik und Transport

Nach der dritten Kardioversion mit 20 J zeigt Emma einen stabilen SR mit 180 bpm – maximal agitiert. Da der i. v.-Zugang para ist und die Notärztin nun eine i. v.-Sedierung verabreichen will, startet sie vier frustrane Versuche der Venflonanlage, die von lautem Protest und Festhalten von Emma begleitet werden.

Nach 10 min greift die Notärztin zu einer nasalen Analgosedierung (MAD) mit Ketanest/Midazolam. Nach ca. 8 min beruhigt sich Emma. Nach erneuter Reevaluation mittels ABCDE entscheidet sich die Notärztin aufgrund der jetzt stabilen Kreislaufsituation (HF 180 bpm SR, Rekap.-Zeit < 2 s, rosig, Kind analgosediert), bodengebunden mit pulsoxymetrischer Überwachung und Defibrillator-Pads in situ, in die nächste Kindernotaufnahme zu fahren.

61.4 Klinischer Verlauf

In der Notaufnahme zeigt Emma erneut eine SVT > 300/min. Diese wird nach Anlage eines i. v.-Zugangs am Fuß (V. saphena magna) und unter Monitoring (EKG, SpO_2, Rekap.-Zeit) mittels Adenosin 0,2 mg/kg KG terminiert (➤ Abb. 61.2). Im Gespräch mit der Mutter stellt sich heraus, dass diese an einem WPW-Syndrom leidet. Zur weiteren Überwachung wird Emma auf der Pädi-IMCU aufgenommen. Während des 48-stündigen Aufenthalts tritt die SVT noch

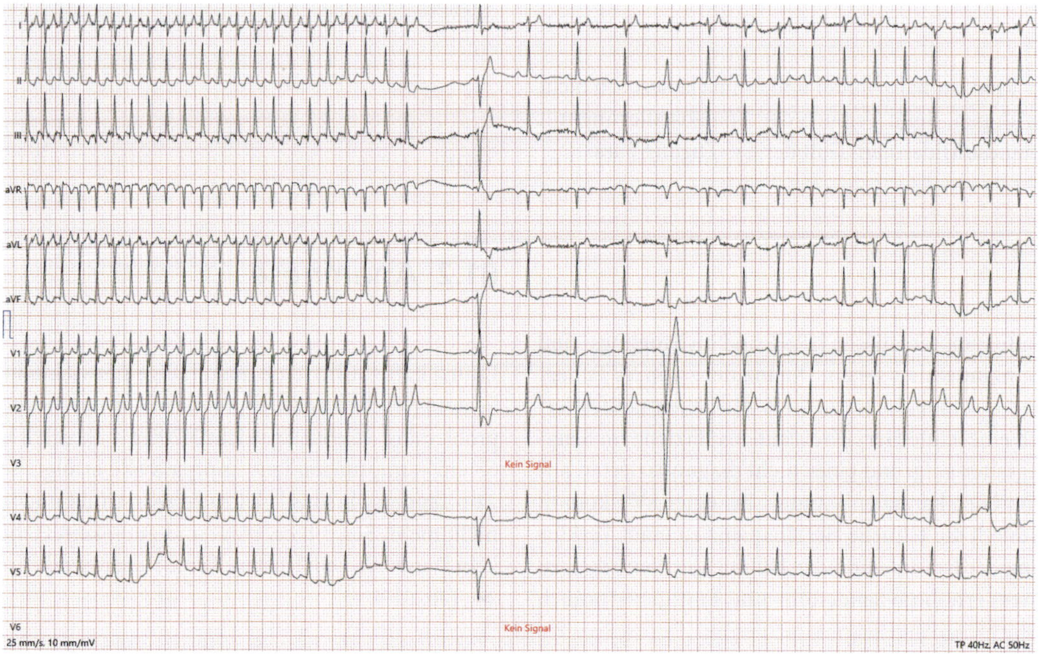

Abb. 61.2 SVT-Konversion nach Adenosingabe [T1400]

4× auf – diese kann durch Adenosin immer wieder unterbrochen werden. Im TTE kann man eine strukturelle Anomalie ausschließen. Der Kinderkardiologe beginnt mit einer Sedacoron-Therapie plus p. o. Betablockertherapie (Propranolol), die dann p. o. zu Hause fortgeführt werden muss. Emma kann nach 5 Tagen mit der Diagnose WPW-Syndrom nach Hause entlassen werden. Im Abschlussgespräch weist der Kinderkardiologie die Mutter darauf hin, dass es aufgrund Veränderungen der effektiven Refraktärphase der Leitungsbahn bis zum sechsten Lebensjahr zu einem spontanen Verschwinden der Delta-Welle kommen kann. Auf Nachfrage der Mutter bezüglich einer Ablationstherapie in Vollnarkose vertröstet sie der Kinderkardiologe bis nach Emmas siebten Lebensjahr. Die elektrophysiologische Untersuchung und Ablation seien – bei weiter bestehendem WPW-Syndrom – die Therapie der Wahl mit sehr gutem Ergebnis (Erfolgsrate 90–95 %), geringer Komplikations- und Rezidivrate, wenn in kinderkardiologischen Kompetenzzentren durchgeführt.

Emma und ihre Mutter werden in 3 Monaten zum Follow-up einbestellt.

61.5 Tops und Flops

Die Notärztin hat nach dem ABCDE-Schema das Kind evaluiert und die HRST als instabil eingeordnet. Präklinisch kennen die Diagnostik und Therapie von akuten HRST im Kindesalter (und auch bei Erwachsenen) nur zwei Richtungen: stabil oder instabil (➤ Tab. 61.5, ➤ Abb. 61.3).

Tab. 61.5 Vorgehen bei präklinischen HRST

	Präklinische Maßnahmen
ABCD	Stabil vs. instabil?
Valsalva-Manöver	Diving-Reflex mit Eisbeutel, Bauchpresse, Spritze (Luftballon) aufblasen
Defibrillator	Defi-Pads anbringen
Zugang	i. v.-/i. o.-Zugang
Dokumentation der HRST	Langer EKG-Streifen (ideal 12-Kanal-EKG) mit 25 mm/s
Therapie	**Ziel:** Stabilisierung des Patienten **„Je instabiler, desto Strom!"**

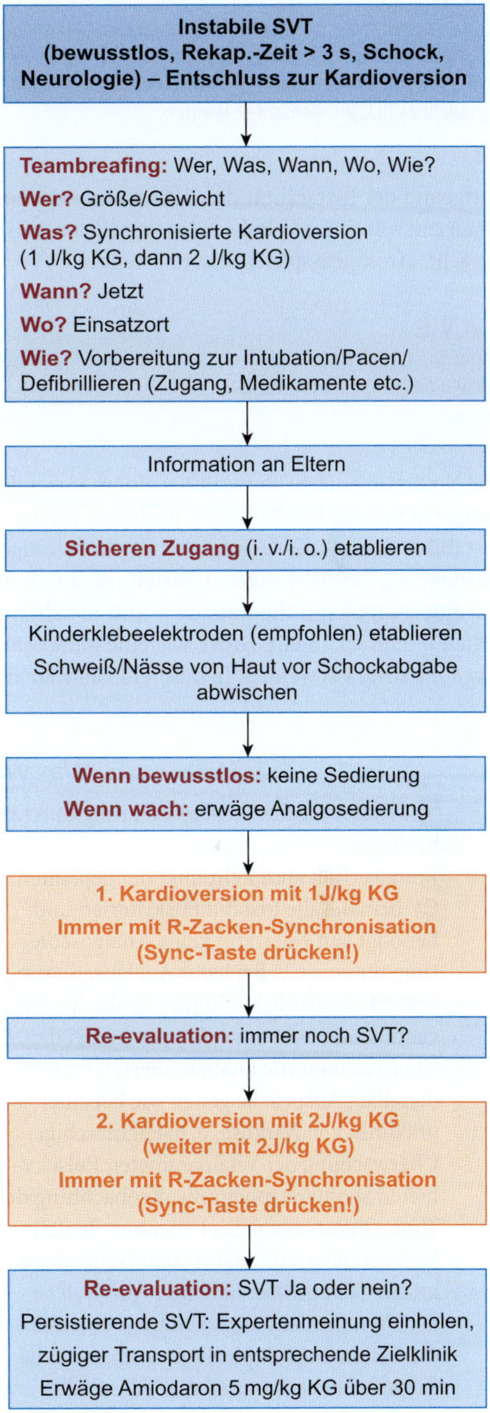

Abb. 61.3 Algorithmus für eine sichere Durchführung einer Kardioversion beim Kind [P1435, L231]

MERKE

Eine Tachykardie mit breiten Kammerkomplexen bei Kindern ist – bis zum Beweis des Gegenteils – eine ventrikuläre Tachykardie und muss als solche nach den ERC-Guidelines (ILCOR) behandelt werden.

Aufgrund der Instabilität des Patienten nimmt die Notärztin von einem Valsalva-Manöver (Eisbeutel ins Gesicht, „Trompete spielen" etc.) Abstand.

CAVE

Kein Druck auf den Augenbulbus als Valsalva-Manöver: Risiko der Netzhautablösung

Die Notärztin entscheidet sich bei einem instabilen Patienten für eine Kardioversion nach dem Motto „je instabiler, desto Strom". Aufgrund der kurzzeitigen Blockierung der AV-Knoten-Überleitung durch die Kardioversion kann theoretisch – und in seltenen Fällen – eine sekundäre HRST wie eine anhaltende Asystolie ausgelöst werden. In unserem Fall wäre das Team auf eine Asystolie nicht vorbereitet gewesen, da diese mögliche Situation im Teambriefing nicht besprochen wurde: Adrenalin mit 0,1 mg/ml war nicht aufgezogen, CPR-Alarmbereitschaft nicht vorhanden. Auch der vom Kinderarzt gelegte i. v.-Zugang wurde vor Beginn der CV nicht erneut auf Durchgängigkeit geprüft (und war schlussendlich para). Die CRM-Regel Nr. 2 „Antizipiere und plane voraus" wurde hier nicht umgesetzt. Der subjektive Zeitdruck (Kinderarzt: „Hier müssen wir aber schnell was tun!") ruft Fehler auf den Plan und verhindert eine strukturierte Abarbeitung der Aufgaben. Durch ein Speaking-up von Seiten eines Teammitglieds im Teambriefing kann diese Situation besprochen und in Ruhe geplant werden. Und auch in diesem Fall gilt das bereits geflügelte Wort von Marcus Rall: *„Dream teams are made – not born. Train together and work together – now!"*

MERKE

- Je instabiler, desto Strom!
- Behandle immer den kleinen Patienten und nicht die Herzfrequenz!
- Speak up!

Was wäre, wenn ...

- ... die Notärztin eine Analgosedierung durchgeführt hätte?
  - Emma erfüllt zum Zeitpunkt der geplanten CV beinahe alle Instabilitätskriterien und benötigt laut Notärztin keine Analgosedierung für eine CV. Bei jeder Analgosedierung besteht ein deutlich erhöhtes Risiko für Hypoventilation bis Apnoen. Es müssen bei der Überwachung von analgosedierten Patienten dieselben Ansprüche gelten wie bei einer präklinischen Narkose, d. h. engmaschige Überwachung der Vitalparameter, Pulsoxymeter, Spontankapnografie, Beobachtung der Thoraxexkursionen des Patienten, Beutelmaskenbeatmung, Absaugung und Intubationsmöglichkeit griffbereit. Und prinzipiell ist der Notfallpatient nie nüchtern – es besteht die Gefahr einer Aspiration. Auch kann die Kreislaufsituation durch die sedierenden und kreislaufdepressiv wirkenden Medikamente (Propofol, Midazolam, Etomidat) bis zu einer Reanimationssituation hin eskalieren.
- ... die Notärztin einen POCUS (Point Of Care Ultraschall) durchgeführt hätte?
  - Die Verfügbarkeit eines im Notarztsystem transportablen Ultraschallsystems als ergänzendes Diagnostikum neben der körperlichen Untersuchung kritisch kranker Notfallpatienten hat sich in den letzten Jahren auf vielen Rettungsmitteln durchgesetzt. Die Durchführung einer fokussierten Point-of-care-Ultraschalluntersuchung bietet die Möglichkeit, Diagnosen zu festigen/zu stellen und Therapien bzw. Transportziele präklinisch anzupassen. Die Sonografie darf nicht lebensrettende Maßnahmen wie eine Herzthoraxkompression verzögern bzw. zu einem kompressionsfreien Intervall führen. In unserem Fall hätte die Notärztin differenzialdiagnostisch subkostal mit Blick Richtung linke Schulter eine Perikardtamponade und eine Rechtsherzinsuffizienz mit dilatiertem rechten Ventrikel ausschließen können (4 HITS). Grob hätte sie über die Leistung des

linken Ventrikels Auskunft erhalten. Das erfordert Erfahrung und Expertise – die Technical Skills für eine pädiatrische POCUS-Untersuchung sind anspruchsvoll und trainingsintensiv. Wenn nicht ausreichend Kenntnisse für den POCUS vorhanden sind, können falsche Interpretationen und somit falsche Therapieentscheidungen getroffen werden – zum Schaden des Patienten. Ob in unserem Fall ein POCUS die Diagnose gefestigt hätte, müssen wir die Notärztin fragen.

Zusammenfassung

- Bei einer Tachykardie mit verbreitetem QRS-Komplex ist im Kindesalter zuerst von einer ventrikulären Tachykardie auszugehen – diese muss nach ERC-Kriterien abgearbeitet werden.
- Bei stabilen Patienten erfolgt der sofortige Transport in die nächste Kinderklinik.
- Die initiale medikamentöse Therapie bei einer stabilen SVT im Kindesalter ist die Applikation von i. v.-Adenosin (herznah).
- Bei instabilen Patienten muss eine Kardioversion nach den ERC/ILCOR-Richtlinien erfolgen.

LITERATUR

Adler A C, Brown K A, Conlin F T et al. Cardiac and lung point-of-care ultrasound in pediatric anesthesia and critical care medicine: Uses, pitfalls, and future directions to optimize pediatric care. Paediatric anaesthesia 2019; 29(8): 790–798.

Backhoff D, Krause U, Müller M et al. Akute Herzrhythmusstörungen bei Kindern und Jugendlichen. Notfallmedizin up2date 2018; 13(3): 331–349.

Engelen C, Fandler M. SOP Analgosedierung in der Notfallmedizin. Notfallmedizin up2date 2018; 13(2): 122–124.

Gliwitzky B, Olivieri M, Bathe J et al. Intranasale Analgesie bei Säuglingen und Kleinkindern. Notfall + Rettungsmedizin 2022; 25(1): 53–57.

Howard S K, Gaba D M, Fish K J et al. Anesthesia crisis resource management training: teaching anesthesiologists to handle critical incidents. Aviation, space, and environmental medicine 1992; 63(9): 763–770.

Kaufmann J. S2k-Leitlinie „Medikamentensicherheit bei Kindernotfällen" – Tipps zur praktischen Anwendung. In: Kaufmann J, Klein T, Bittner S, Eich C. S2k-Leitlinie „Medikamentensicherheit bei Kindernotfällen" – Tipps zur praktischen Anwendung. 2022, Nr. 1–2022: S. 34–41.

Kretz F-J, Beushausen T, Ure B M, Roth B (Hrsg.). Kinder-Notfall-Intensiv. Lebensrettendes Know-how. 3., überarb. Aufl. [Print-on-Demand-Ausg.], München: Elsevier, Urban & Fischer, 2015.

Przybylski R, Michelson K A, Neuman M I et al. Care of Children with Supraventricular Tachycardia in the Emergency Department. Pediatric cardiology 2021; 42(3): 569–577.

Quattrocelli A, Lang J, Davis A, Pflaumer A. Age makes a difference: Symptoms in pediatric supraventricular tachycardia. Journal of arrhythmia 2018; 34(5): 565–571.

Ströbele S, Kaestner M, Apitz C. Kinderkardiologische Notfälle. Notfallmedizin up2date 2022; 17(2): 209–231.

Register